Halo–Pelvic Distraction Techniques for the Spinal Deformity

# 脊柱畸形颅盆牵引技术

主审　卢世璧

主编　田慧中　万　勇　李　明

廣東省出版集團
广东科技出版社
·广　州·

**图书在版编目（CIP）数据**

脊柱畸形颅盆牵引技术／田慧中等主编. —广州：广东科技出版社，2010.2

ISBN 978-7-5359-5180-9

Ⅰ. 脊… Ⅱ. 田… Ⅲ. 脊柱畸形—牵引术
Ⅳ. R682.105

中国版本图书馆CIP数据核字（2009）第180362号

---

责任编辑：周　良

封面设计：林少娟

责任校对：雪　心　方　圆

责任技编：严建伟

出版发行：广东科技出版社

（广州市环市东路水荫路11号　邮码：510075）

E-mail：gdkjzbb@21cn.com

http://www.gdstp.com.cn

经　　销：广东新华发行集团股份有限公司

印　　刷：广州市伟龙印刷制版有限公司

（广州市沙太路银利工业大厦1栋　邮码：510507）

规　　格：889mm × 1 194mm　1/16　印张20.25　字数510千

版　　次：2010年2月第1版

2010年2月第1次印刷

印　　数：1～2 000册

定　　价：180.00元

---

**如发现因印装质量问题影响阅读，请与承印厂联系调换。**

# 主编简介

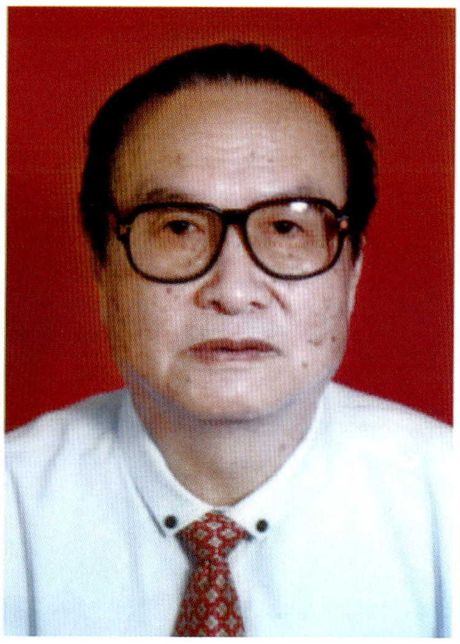

**田慧中**　教授、主任医师、研究员、博士生导师。生于1928年，毕业于国立河南大学医学院。现任新疆医科大学第六附属医院脊柱外科名誉主任兼新疆维吾尔自治区脊柱外科研究所名誉所长。终生享受国务院优秀专家特殊津贴。从事外科、骨科、脊柱外科50余年，亲手做各种外科手术13 000余例。是我国脊柱外科创始人之一。在脊柱外科领域中有突出贡献，如“全脊柱截骨矫正重度脊柱侧弯”为国际首创。发明、设计的田氏脊柱骨刀、小儿轻便颅盆环牵引装置等，均取得国家专利。曾获国家发明奖、国际金牌奖。曾担任和兼任新疆维吾尔自治区脊柱外科研究所所长、新疆脊柱外科医院院长、日本东京大学整形外科客座研究员、日本弘前大学整形外科客座教授、美国中华医学会骨外科学会副会长、《美国中华骨科杂志》主编、中国脊髓损伤研究会副会长、中华骨科学会脊柱外科学组委员、中国医科大学脊髓损伤研究所副所长等职务。主编专业书籍：《脊柱外科论文集》、《脊柱畸形外科学》、《脊柱畸形与截骨术》、《强直性脊柱炎治疗学》、《实用脊柱外科手术图解》、《实用脊柱外科学》、《骨科手术要点与图解》。参编《脊柱外科手术学》等多部专著。在国内和国际上发表论著代表作66篇。

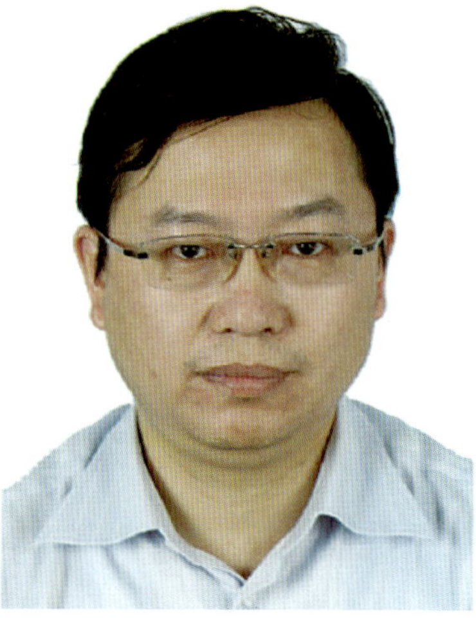

**万　勇**　生于1965年，毕业于北京医科大学医疗系，1991～1996年在中山医科大学攻读骨科研究生，师从李佛保教授，1996年7月获骨科博士学位。1999年任骨科副主任医师，现任中山大学附属第一医院脊柱外科副主任，广东省医学会脊柱外科分会委员。从事骨科临床工作近20年，主要专心于脊柱外科工作，对脊柱侧弯和畸形的三维矫正治疗、颈肩腰腿痛的治疗有相当的经验；在老年性骨质疏松症的临床治疗、脊柱肿瘤的外科治疗、上颈椎畸形的诊治方面积累了丰富的经验。主持和参加国家自然、广东省、卫生厅科研基金项目10项，在核心专业杂志上发表论文20余篇，参与《骨科临床诊断与治疗方案》、《脊柱外科学》、《腰椎外科学》等多部脊柱外科专著的编写与翻译工作。参与的研究项目“诱发电位在脊柱外科的临床应用”获广东省医药卫生科技进步奖三等奖。主要研究方向：脊柱疾病，包括颈椎病、腰椎疾病、脊柱畸形、脊柱肿瘤等。

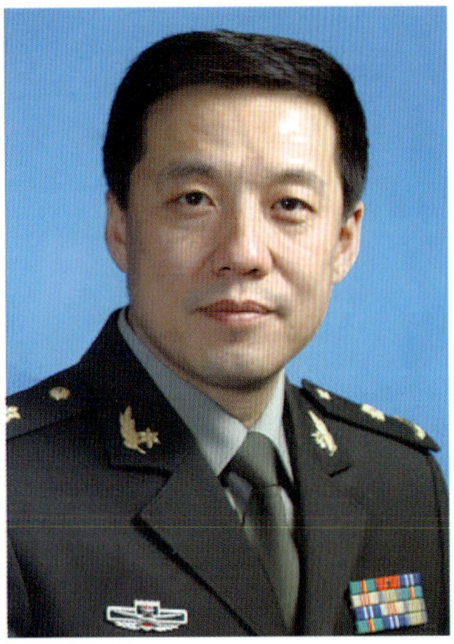

**李　明**　医学博士，主任医师、教授，博士生导师。现任第二军医大学长海医院骨科主任，第二军医大学-新加坡国立大学脊柱畸形联合研究中心主任，享受国务院政府特殊津贴。现担任国际脊柱促进会中国分会（SAS）副主任委员，上海市中西医结合学会脊柱专业委员会主任委员，同时在全国、全军及上海市骨科专业委员会等多个国内外学术团体任职。在国内外刊物上发表论文150余篇，其中SCI收录论文20篇；主编、主译出版了《脊柱关节成形术》、《脊柱畸形精要》、《脊柱侧凸三维矫形理论与技术》等10余部专著。作为第一申请人获得国家自然科学基金5项、全军医学科技攻关项目2项、上海市重大项目和上海市科技启明星等基金5项，作为子课题负责人获国家科技支撑计划项目2项。作为第一完成人获得国家科技进步三等奖1项、上海市医学科技奖一等奖1项、军队科技进步二等奖2项。先后被授予上海市优秀学科带头人、上海市青年医学专家、上海市科技启明星、上海市第七届银蛇奖一等奖、上海市新长征突击手、上海市卫生系统先进工作者、解放军总后勤部科技新星等荣誉称号，荣获上海市政府记大功1次、解放军三等功2次。医疗特色：脊柱外科，在颈椎病、腰椎间盘突出症、腰椎管狭窄症、腰椎滑脱症、脊柱骨折、肿瘤、结核等方面积累了丰富经验，尤其在脊柱侧后凸畸形矫治领域有很深的造诣。

## 编委名单

| | |
|---|---|
| 主　审 | 卢世璧 |
| 主　编 | 田慧中　万　勇　李　明 |
| 副主编<br>（以姓氏笔画为序） | 马　原　王　彪　吕　霞　孙玉清　余　江　张　勤　陈环球　郑君涛　胡永胜　骆兆配　黄卫民　曾昭池　窦书和 |
| 编委、作者<br>（以姓氏笔画为序） | 万　勇　马　原　马　涌　马　谦　王　彪　王武昌　牛瑞红　井　梅　田慧中　宁利宏　吕　霞　刘　伟　孙玉清　余　江　李　明　李　磊　张　勤　张金波　张玉堃　杜晓宣　陈环球　阿　曼　周　纲　孟祥玉　郑君涛　胡永胜　骆兆配　秦泗河　高小亮　黄卫民　眭江涛　曾昭池　程俊杰　谢　江　窦书和　薛振海　沙吾提江　吐尔洪江 |

# 内 容 提 要

本书共分10章，着重叙述了脊柱畸形的矫正与颅盆牵引技术的应用，包括：我国脊柱畸形治疗发展史，Ilizarov牵拉成骨技术，颅盆支撑牵引治疗重度脊柱弯曲的生物力学，脊柱畸形的影像学检查，颅盆支撑牵引应用范围，颅盆支撑牵引操作技术，颅盆环牵引的禁忌证，颅盆牵引的并发症及其防治，脊柱外科麻醉，颅盆牵引患者的护理。每章末均附有参考文献。本书突出了内容的科学性、新颖性、实用性和权威性，弥补了我国脊柱外科在这方面的空白。本书适用于各级骨科医师、脊柱外科医师及研究人员阅读参考。

# 序　言

田慧中、万勇、李明医师主编的《脊柱畸形颅盆牵引技术》一书在治疗重度脊柱弯曲畸形中是一种重要的治疗手段。颅盆牵引配合植入器械内固定，能扩大手术治疗的范围和加强手术治疗的效果，使单纯植入器械难以矫治的脊柱侧弯变成可以矫治的脊柱侧弯，是一种为手术治疗重度脊柱侧弯创造条件的有力措施，值得推广应用。这本书乃根据作者多年来在临床实践中的经验撰写而成，是一本具有实用价值的好书。内容翔实、新颖，着重叙述了脊柱畸形的矫正与颅盆支撑牵引技术的应用，弥补了我国脊柱外科在这方面的空白。特向广大读者推荐此书。

中国人民解放军总医院骨科院士　卢世璧

# 前　言

近年来脊柱侧凸新型内固定器械层出不穷，在治疗轻型、顺应性较好的脊柱侧凸上取得了好的效果。但仅用单纯器械来矫正重度脊柱侧弯时，常因弯曲的脊柱与器械之间呈弓弦关系，难以使器械发挥应有的作用。这就显示出术前颅盆牵引的重要性，所以颅盆牵引在治疗重度脊柱弯曲中是决定胜负的先驱。结合Ilizarov牵拉成骨理论，使我们进一步认识到颅盆牵引在矫正发育性脊柱侧凸中的巨大潜力。

作者于1980～2008年行手术治疗脊柱侧凸病人1 732例，其中颅盆牵引做术前准备者855例，颅盆牵引、全脊柱截骨加置入器械内固定者245例。颅盆牵引配合器械内固定产生了事半功倍的矫正效果，积累了丰富的临床经验。1987年起先后主编了《脊柱外科论文集》、《脊柱畸形外科学》、《脊柱畸形与截骨术》、《强直性脊柱炎治疗学》、《实用脊柱外科学》与《实用脊柱外科手术图解》，在此基础上与广州中山大学附属第一医院万勇教授、第二军医大学附属长海医院李明教授联合主编本书，以弥补我国脊柱外科在这方面的空白。编写过程中广泛汲取了国内外脊柱外科同道们的宝贵意见，丰富了本书的内容。

本书着重叙述了脊柱畸形的矫正与颅盆牵引技术的应用，共分10章，内容包括：我国脊柱畸形治疗发展史，Ilizarov牵拉成骨技术，颅盆支撑牵引治疗重度脊柱弯曲的生物力学，脊柱畸形的影像学检查，颅盆支撑牵引应用范围，颅盆支撑牵引操作技术，颅盆环牵引的禁忌证，颅盆牵引的并发症及其防治，脊柱外科麻醉，颅盆牵引患者的护理。

本书在编写过程中曾得到各位同仁、专家们的大力协助与指导，在此深表谢意。特别感谢卢世璧院士在百忙中给予指导和审校，使本书更臻完善。感谢新疆医科大学第六附属医院、广州中山大学附属第一医院、上海第二军医大学附属长海医院给予的大力支持与鼓励。

本书的编写由于时间短，作者水平所限，谬误之处在所难免，敬请广大读者予以批评指正。本书在编写中所引用插图的出处，统一在参考文献中列出，遗漏之处，望与本书作者联系以便酬谢！

田慧中　万　勇　李　明

# 目　录

# 第一章　我国脊柱畸形治疗发展史

## 第一节　脊柱畸形治疗史的回顾

20世纪50年代最常见的脊柱畸形就是强直性脊柱炎驼背畸形、脊柱侧弯等，当时被认为是“不治之症”。1945年Smith Peterson为强直性脊柱炎驼背做截骨矫正手术，1962年Harrington治疗脊柱侧弯器械的问世，给了我们骨科同道较大的启示。

作者在1961年遵照Smith Peterson的手术方法，做了第一例强直性脊柱炎驼背畸形的“脊柱截骨术”，取得成功。1962年Harrington首篇手术治疗脊柱侧弯的论文在英文版《骨与关节杂志》上发表，当时这篇论文的启发，与新疆拖拉机厂（前苏联专家协助开办的一流企业）的高级工程师联合制造出整套的Harrington手术器械和内置入器械，并做了大量的动物实验，但未应用于临床。直到20世纪70年代末期在北京召开首届全国科技大会之后，我国骨科工作者才再次振奋精神、学习国际经验，引进新知识、新技术，进行了大量的科研与临床实践，各自在自己不同的工作岗位上，做出具有各自特色的成就。如北京的吴之康、卢世璧、叶启彬、党耕町，四川的饶书城，山西的马景昆，上海的戴克戎、赵定麟，苏州的唐天驷，青岛的胡有谷，广州的陈之白、周良安、李佛保，新疆的田慧中等都是在我国开展脊柱外科较早的尖兵。1980年以后在吴之康教授的倡导下成立了“中华骨科学会脊柱外科学组”，由吴之康教授担任组长，点燃了我国脊柱外科的火炬，使全国热心于脊柱外科事业的同道们成长壮大起来。新疆脊柱外科研究所于1985年成立。当时，在《中华骨科杂志》上报道为“全国第一所脊柱外科研究所在新疆成立”。由吴之康、叶启彬教授主办的“Armstrong脊柱外科学习班”是最早的一次脊柱外科学术活动（图1-1）。

中华骨科学会于1983年召开了第一届全国脊柱外科学术会议，在此基础上1985年正式成立了脊柱外科学组。1987年召开了第二届全国脊柱外科学术会议，以后每3年召开1次。从20世纪90年代开始，我国脊柱外科事业蓬勃发展，全国部分大医院均设立了脊柱外科专业科室、研究所或中心。实现了吴之康教授生前所提倡的把我

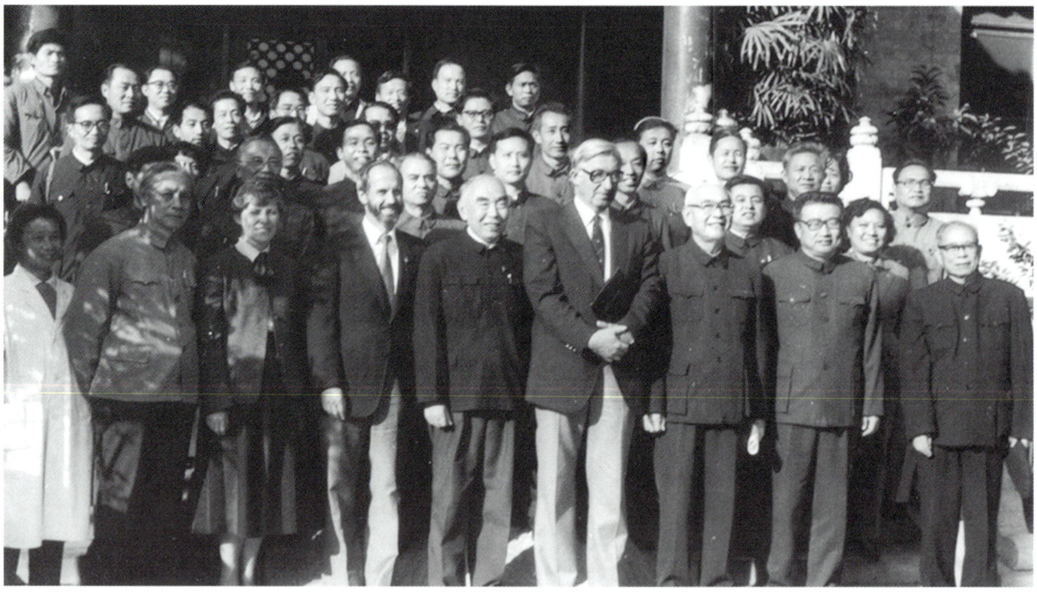

图1-1　1981年在北京协和医院召开了“全国首届脊柱外科专业学习班”

国的脊柱外科事业普及、发展和提高的遗愿。

2005年在北京大学第三医院由脊柱外科学组组长党耕町教授组织召开了“中华医学会骨科学分会脊柱外科学组成立20周年庆典大会”，参加会议的新老委员已达到43人，可见我国脊柱外科事业正在蓬勃发展。

根据我们从事脊柱侧弯矫治30余年的临床经验，对脊柱弯曲的矫治工作大致可分为3个时期：单纯器械矫治时期，牵引加器械矫治时期，牵引、截骨加器械矫治时期。

1. 单纯器械矫治脊柱弯曲　是从1962年Harrington手术问世之后，再加上Luque手术传入中国，利用其纵向撑开力及横向推拉力来矫正脊柱弯曲畸形，对一些弯曲在70°～80°以内的病例、年龄小、不僵硬的病例，能产生较好的效果。但对90°以上且僵硬的病例，无论是用任何单纯器械的方法，都难以达到满意的矫正效果。单纯器械对旋转的矫正也只限于弯度小、旋转轻的病例。

2. 牵引加器械矫治脊柱弯曲　对重度僵硬型、软组织挛缩型脊柱弯曲，术前采用颅盆牵引，直至软组织松解，躯干拉长，弯曲度减轻后再做置入器械内固定，所得到的矫正效果远比单纯器械矫正法优越。通过100例颅盆牵引加器械矫治的临床经验，认为确实能把重度、无法矫正的脊柱侧弯变成可以置入器械矫治的脊柱侧弯，而且收到较好的治疗效果。

3. 牵引、截骨加器械矫治脊柱弯曲　在颅盆牵引下全脊柱截骨矫正脊柱弯曲畸形，再加上合理的置入器械内固定，是治疗重度脊柱弯曲的有效手段。我国地大物博，人口众多，相比之下重度脊柱侧弯的病例也多。1980～2008年应用颅盆牵引下全脊柱截骨置入器械内固定治疗重度脊柱侧弯245例，在矫正度、人体外形和X线片上（平均矫正率70.32%）均得到满意的治疗效果。

改革开放30年来遵循邓小平“发展才是硬道理”的方针路线前进，我国对脊柱畸形的外科治疗工作也同样取得高速发展，对脊柱弯曲畸形矫治方法的多样化，内固定器械的更新换代，颅盆牵引和全脊柱截骨术，逐渐被认可和应用于临床，在某些环节上已跨越世界先进行列。

## 第二节　颅盆支撑牵引治疗脊柱畸形的回顾

1959年Perry与Nickel首次介绍了应用颅环支撑牵引装置，为麻痹性颈椎和胸椎疾病做脊柱融合术治疗中进行制动；1967年Moe应用颅环–股骨牵引；继之，Rancho Los Amgos医院用此法治疗麻痹性脊柱侧凸。后来发现颅环–股骨牵引对脊柱控制不够，又不能早期离床活动，并有因过牵而引起了髋关节脱位和其他损伤。1969年Levine才开始制成了颅环–骨盆环支撑装置治疗严重先天性脊柱侧凸，以后并成功地用于脊柱多种疾病，如脊柱外伤性不稳定，先、后天性脊柱侧凸和后凸等。1970年Dewald与Ray应用颅环–骨盆环矫正脊柱结核严重后凸畸形，并获得较好疗效。1972年Haulkin和Levine将Perry和Nickel设计的颅环冕上之附架去掉，改由两侧肩部作支撑，称为颅环枷。自此以后，颅环支撑牵引的应用逐年推广。目前，美国、日本以及欧洲各国均已有了定型器械，得到较广泛的应用。

我国骨科医生使用颅环的还较少，1980年协和医院王桂生教授在北京市骨科学会上首先报告了4例应用颅环支撑牵引治疗颈椎骨折脱位的病例。山西马景昆教授自1980年开始制成颅环冕，治疗寰枢椎半脱位获得成功，后继续应用于颈椎骨折脱位；以后制成了颅环–骨盆环支撑牵引装置，矫正脊柱结核严重后凸畸形获得成功，以后逐渐将其应用到脊柱侧凸、脊柱骨折严重移位的病例。新疆脊柱外科研究所田慧中于1979年开始应用自制的颅环石膏背心治疗颈椎骨折脱位。1980年以后应用颅盆牵引装置做术前准备，治疗重度发育期间的脊柱侧弯病例。至1986年已达150余例。使一些重度脊柱侧弯，用单纯器械难以矫正的病例，在颅盆支撑牵引下手术，取得较大度数的矫正畸形和身高增加。1990年以后，作者又将颅盆牵引装置进一步改进为“轻便式颅盆牵引装置”，配合弹性生长分叉棒矫治重度脊柱侧弯，取得较好的治疗效果，侧弯矫正率达70.32%。至2008年已用此方法治疗1 100例重度脊柱侧弯病例，取得单纯器械所不能达到的治疗效果。根据28年应用颅盆牵引配合手术治疗发育期间重度脊柱弯曲的经验，并结合Ilizarov牵拉成骨理论，认为颅盆牵引在矫正重度脊柱弯曲中的潜力很大，可以使单纯器械法不能达到矫治目的病例，配合颅盆牵引的慢性牵拉使挛缩的体壁软组织蠕变延长，变成能进行器械矫治的病例。另外，作者还对个别病例经颅盆牵引后脊柱侧弯已矫正得很直，效果非常明显，但因其家人坚决不同意做内固定手术，只好采用颅盆牵引与石膏外固定交替进行的治疗方法，颅盆牵引10周后更换石膏背心外固定10周，拆石膏后休息1周。第二次再进行颅盆牵引10周，又更换石膏背心固定直至术后10个月拆除石膏，仍能维持牵引后的身高，X线片未见明显的侧凸角度丢失，继续更换支具维持，期待最后的结果。表明牵拉成骨与外固定交替进行的方法也是有前途的。

（田慧中）

# 第二章　Ilizarov牵拉成骨技术

## 第一节　Ilizarov理论在矫形外科中的应用

20世纪50年代前苏联Ilizarov创造性设计应用了环形固定器及微创技术，用于矫形和创伤的治疗。这一技术的问世，解决了许多矫形外科中以往不能解决的难题，尤其是治愈了许多第二次世界大战后前苏联遗留下来的四肢慢性骨髓炎、骨缺损、骨不连、骨关节畸形等顽症。得到了前苏联政府的重视，在库尔干设立了开展Ilizarov技术的矫形外科医院及研究所，至1982年该院的病床发展到1 200张。对四肢骨外固定技术，做了大量的研究和实践工作。对牵张应力效应，促使组织生长的作用，做了大量实验研究，最终形成了牵引性骨发生的Ilizarov生物学理论（张力-应力学说）：即使生长中的组织慢慢地受牵拉，产生一定的张力，刺激软组织和骨组织的再生和活跃生长，像胎儿组织一样以细胞分裂的方式活跃起来，后经许多学者重复研究获得证实，并通过大量的组织学研究确定，人的牵拉成骨作用，纯属膜内骨化形成新骨。国内自20世纪80年代以后也有许多骨科同道，如李起鸿、秦泗河、夏和桃等也曾同时设计应用了环形固定器或半环形固定器，用来做四肢的延长术或治疗骨缺损、骨不连、骨关节畸形等顽症。

Ilizarov牵拉成骨技术法则的问世，使肢体畸形的矫正或肢体短缩的延长成为可能，为解决用传统方法难以解决的问题，开辟了一条新途径。传统手术和昂贵器械内固定，试图在一次手术过程中完成畸形的三维矫正，特别是对那些重度的脊柱弯曲畸形，常常是不可能的。Ilizarov法则因其增加了“时间”这个可调节的变量，所以已不是三维矫正了，应属于一种“四维性”的矫治方法。“时间”这一可调节的变量，用在四肢矫正畸形和延长术上，具有不可估量的内在潜力，同样“时间变量”也可以用在治疗脊柱弯曲畸形和脊柱的延长术上。因此，Ilizarov牵拉成骨技术和Ilizarov法则无形中在当代的矫形外科中已形成了一个划时代的里程碑。张力-应力学说不但能应用在矫形外科，也同样能应用在小儿外科、整形外科、神经外科、脊柱外科等领域。目前，在俄罗斯和东欧国家的医院中，Ilizarov技术已得到应有的重视和临床应用，并积累了大量的病例。但国内的矫形外科领域中，仍限于采用那些传统手术和单纯昂贵器械解决问题的治疗方法，对Ilizarov技术的学习和推广，与西方国家相比尚有一定差距。

## 第二节　Ilizarov牵拉成骨理论在脊柱外科中的应用

根据新疆脊柱外科研究所1980年开始应用颅盆环牵引配合手术治疗重度脊柱侧弯的临床经验，证实了Ilizarov牵拉成骨技术延长四肢的治疗方法，也可应用在颅盆环牵引治疗发育期间脊柱的弯曲畸形或牵拉成骨延长脊柱的方面来。“时间变量”在治疗发育期间的脊柱畸形上具有很大的潜力，能使传统手术和昂贵单纯器械所无法矫正的脊柱侧弯得到矫正。通过慢性牵拉成骨的作用，能使弯曲的脊柱伸直，能使侧弯凹侧挛缩的软组织蠕变松解，能使发育畸形的椎体和椎弓逐渐向着正常的方向衍变，能使侧弯凹侧的椎体间透明软骨间隙增宽，最后达到矫正脊柱畸形和延长脊柱的目的。通过1 100例颅盆环牵引、截骨加器械矫正重度脊柱侧弯的临床实践（图2-1），体会到利用颅盆环牵引，在缓慢逐渐拉直脊柱，三维矫正脊柱畸形的基础上，对10例发育期间的脊柱侧弯患者，采用了单纯牵拉成骨技术，不做截骨和内固定手术，也不做脊柱融合术，对个别病例只做简单的凹侧松解或凸侧经皮穿针压缩的微创疗法，经过70～120天的牵拉成骨过程，使弯曲段脊柱的凹侧椎体高度增加，凸侧椎体高度减低，使原来的楔形椎体向着方形衍变。然后给予石膏背心外固定，避免了一次截骨矫正内固定的大手术，初步认为是一种有意义的微创手术方法，但尚需进一步研究积累病例以证实其最终治疗结果。

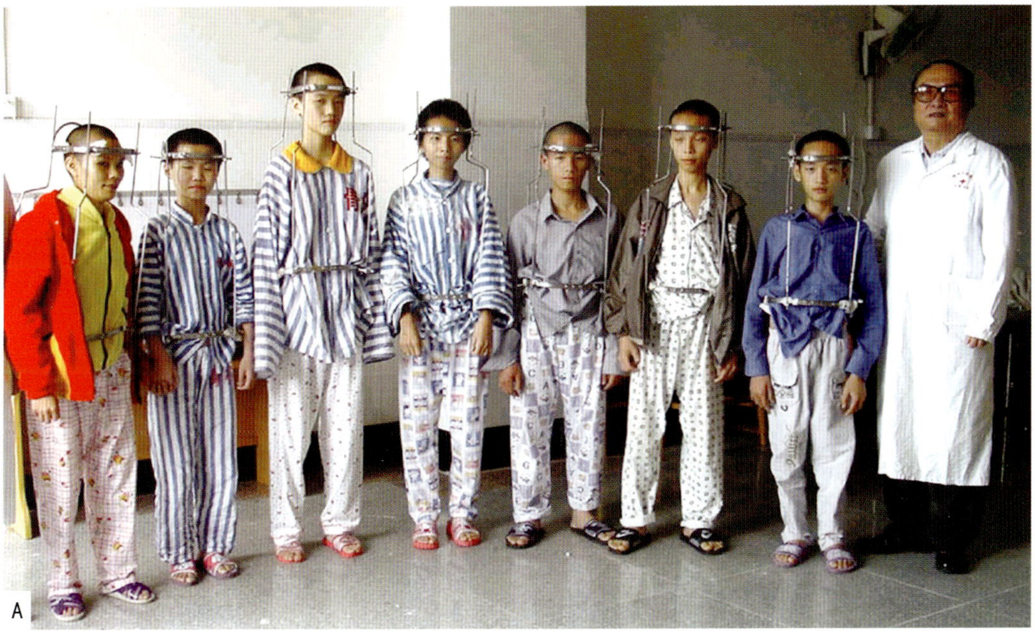


图2-1A　改良轻便颅盆环

专门用于正在发育期间的脊柱侧弯患者，整套颅盆环的总质量不超过1kg，适合中国人、日本人等亚洲人使用。利用它缓慢逐渐延长的作用，使弯曲的脊柱伸直、挛缩的软组织松解，达到矫正脊柱畸形和延长躯干的作用

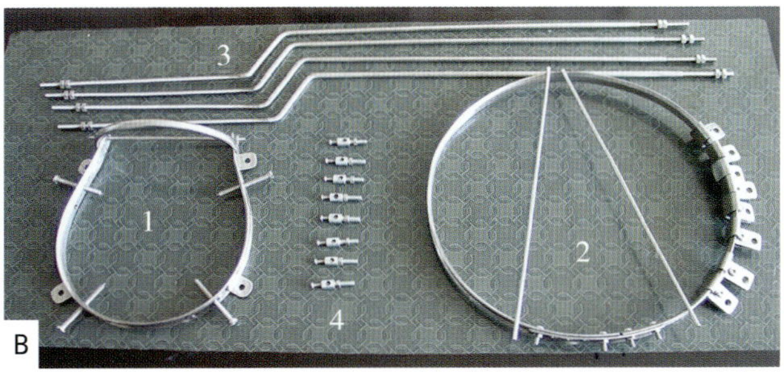


图2-1B　轻便颅盆环牵引装置

1-颅环、螺钉　2-盆环、骨圆针　3-立柱　4-接头

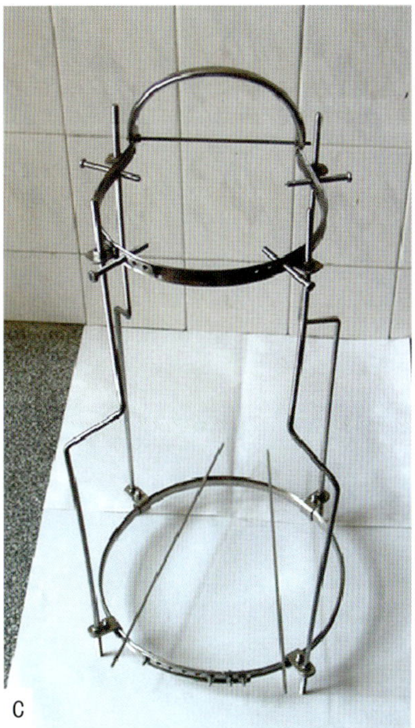


图2-1C　组装起来的颅盆环牵引装置

## 第三节　牵拉成骨技术治疗脊柱弯曲的临床应用

### 一、病例的选择

脊柱牵拉成骨的治疗方法，主要是针对发育期间的先天性或特发性脊柱弯曲畸形，其年龄阶段为3～18岁的患者，当然，年龄越小治疗效果越好。但应除外同时合并脊髓纵裂或其他手术禁忌证的病例。

**（一）发育期间的儿童**

3岁以内的儿童因其头颅骨的骨缝尚未完全闭合，颅骨骨质软弱，无法承受颅环牵引。髂骨薄弱，穿针困难，承受力也较差，盆环的反作用力受到限制。其次是小儿在3岁之前站立行走不稳，不宜配戴颅盆环。3岁以上的儿童应视为颅盆环牵拉成骨的适应证，对先天性脊柱畸形来说，牵拉成骨的治疗方法，进行得越早越好，甚至单靠牵拉成骨与石膏、支具外固定交替进行，即可达到矫正脊柱畸形和伸直脊

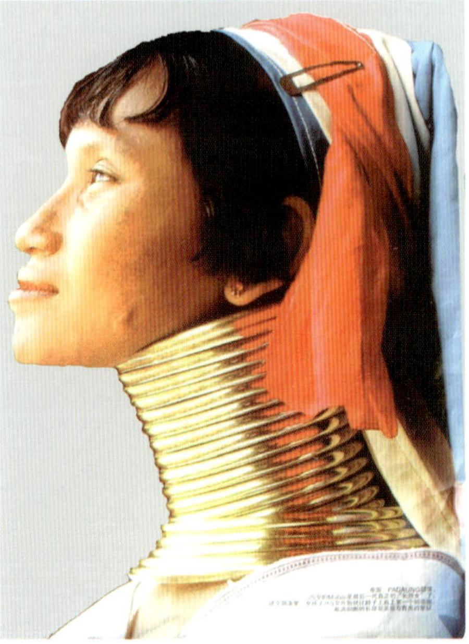

图2-2　缅甸女人为了人体造型美，用缠颈的方法，使脖颈变长

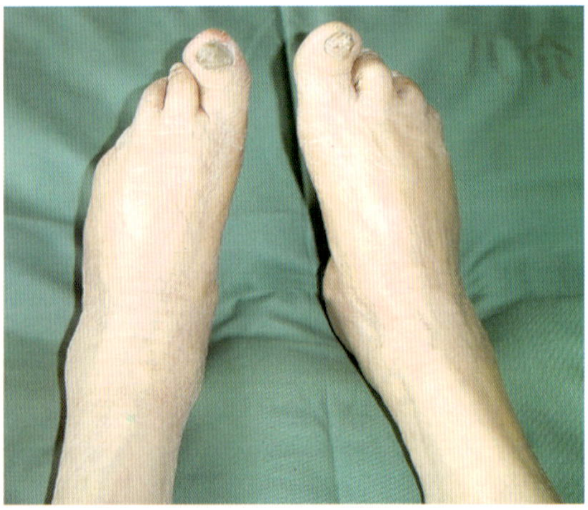

图2-3　中国古代女人利用缠脚的方法，使正常脚变小脚，俗称“三寸金莲”

柱的目的。对那些年龄较大的儿童（14～18岁）和畸形较重的病例，常常单靠牵拉成骨的方法，很难达到满意的效果，则应配合凹侧松解和凸侧压缩的手术方法或脊柱截骨术和置入器械内固定，才能达到有效的矫正畸形。特别是在发育期间儿童的骨组织和软组织具有很大的可塑性，通过人工塑造能使正常的躯干或四肢，变为异常形态，如缅甸女人为了人体造型美，而用缠颈的方法，使脖颈变长（图2-2）、中国古代女人利用缠脚的方法，使正常脚变小脚（图2-3），这些都是经过人工塑造可以达到的。而脊柱侧弯和脊柱畸形，也同样能通过牵拉成骨或人工塑造，使弯曲缩短的脊柱伸直和延长。

**（二）年龄阶段**

3～8岁的脊柱畸形患儿，颅骨和骨盆的发育虽然软骨成分较多，但已能承受颅钉或盆针的压力，当颅环上的4枚螺钉拧紧固定在颅骨上时，已不会产生颅骨凹陷或穿通颅骨的现象发生，但应注意螺钉对颅骨外板的压力不宜过大，仅将其螺钉的钉尖刺入颅骨外板即可。3～8岁患儿髂骨的发育虽然较薄，但已形成内板层和外板层，两层之间能允许3.0～3.5mm直径的骨圆针通过，由于软骨成分较多，当骨圆针通过内外板之间时，常可将髂骨的内外板撑开膨大，使骨圆针沿着内外板之间走行，故其固定效果稳定，耐受压力亦较好。最重要的是骨盆穿针技术要求较高，如能准确无误地进行穿针，3岁以上的小儿就可接受颅盆环牵拉成骨治疗了。

9～13岁的重度脊柱弯曲畸形患者，是进行颅盆环牵引治疗的最佳年龄。本组1 100例经颅盆环牵引配合内支撑、内固定的绝大部分病例，均属于该年龄段。经过4～6周的颅盆环牵引做术前准备，能使重度脊柱侧弯的度数减少50%～70%，给下一步进行内支撑、内固定手术带来极大的方便，其矫正效果远远超过单纯器械矫正脊柱侧弯所得到的矫正度数。因为利用颅盆环牵引的慢性牵拉作用，能克服侧弯凹侧已挛缩、紧张的软组织，在4～6周漫长的牵引下，挛缩、紧张的软组织逐渐蠕变延长，同时使弯曲的脊柱逐渐伸直，侧弯的角度逐渐变小，使进一步置入内支撑、内固定器械时，减少了弓与弦的关系，使置入器械容易安装，并能产生更大的矫正作用。

14～18岁的重度脊柱侧弯患者，这组病例是脊柱外科中的难题，病人往往走遍了全国各大医院，不能得到住院和治疗，乃因他们的弯度大、病情重、风险大、疗程长，不是单纯昂贵器械所能解决的对象，故常常被拒之门外。作者对这组年龄段病例的治疗方法，采用了颅盆环牵引、全脊柱截骨，再加置入器械内固定和术后外固定的治疗策略，战胜了这个难题。在185例重度脊柱侧弯的矫治中，其平均矫正率达到70.32%，取得了较满意的治疗结果。

### （三）应除外脊髓纵裂等手术禁忌证

脊髓纵裂是一种少见的先天性脊柱脊髓畸形，文献报道脊髓纵裂在先天性脊柱侧凸中约占5%，作者经手术治疗113例先天性脊柱侧凸患者中，发现有脊髓纵裂者5例，占4.4%。在进行牵拉成骨治疗脊柱弯曲畸形或颅盆环牵引治疗先天性脊柱侧弯之前，应首先排除有否脊髓纵裂存在，因为脊髓纵裂是颅盆环牵引或牵拉成骨的绝对禁忌证。如有脊髓纵裂存在，则应先切除脊髓纵裂的中央骨嵴或骨栓后，再进行颅盆环牵引或牵拉成骨，否则，由于脊柱的拉长，将会造成被骨栓固定的脊髓受到牵拉损伤，重则并发截瘫。

## 二、牵拉成骨和支具交替进行

牵拉成骨、支具固定交替进行，直至畸形矫正为止。在颅盆环下进行慢性牵拉成骨的方法，应选择年龄小且正在发育期间的病例，最好是在3～8岁时，开始采用牵拉成骨和支具交替进行的方法，经过半年至1年的过程，即首次牵拉成骨时限为45～65天，然后更换石膏背心或支具外固定70～90天，拆石膏背心或支具后拍片复查，必要时再行二次牵拉成骨，时限仍为45～65天，然后再更换石膏背心或支具外固定70～90天，总过程约需半年至1年（图2–4）。

## 三、配合手术矫正畸形

凹侧松解、凸侧压缩、半椎体摘除、全脊柱截骨、器械内固定。当接受治疗的患儿脊柱弯曲度较大且僵硬，年龄亦偏大时，则常常单纯采用牵拉成骨的方法难以奏效。如在9～13岁年龄组内的重度脊柱侧弯病例，绝大部分都需要术前进行颅盆环牵拉准备4～6周，然后再做置入器械内支撑内固定，所得到的矫正效果，远远比单纯器械矫正方法优越。在14～18岁的年龄组内，除去颅盆环牵引做术前准备之外，常常还需要配合脊柱截骨术，然后再做置入器械内支撑内固定，方能达到矫正脊柱畸形的目的（图2–5）。

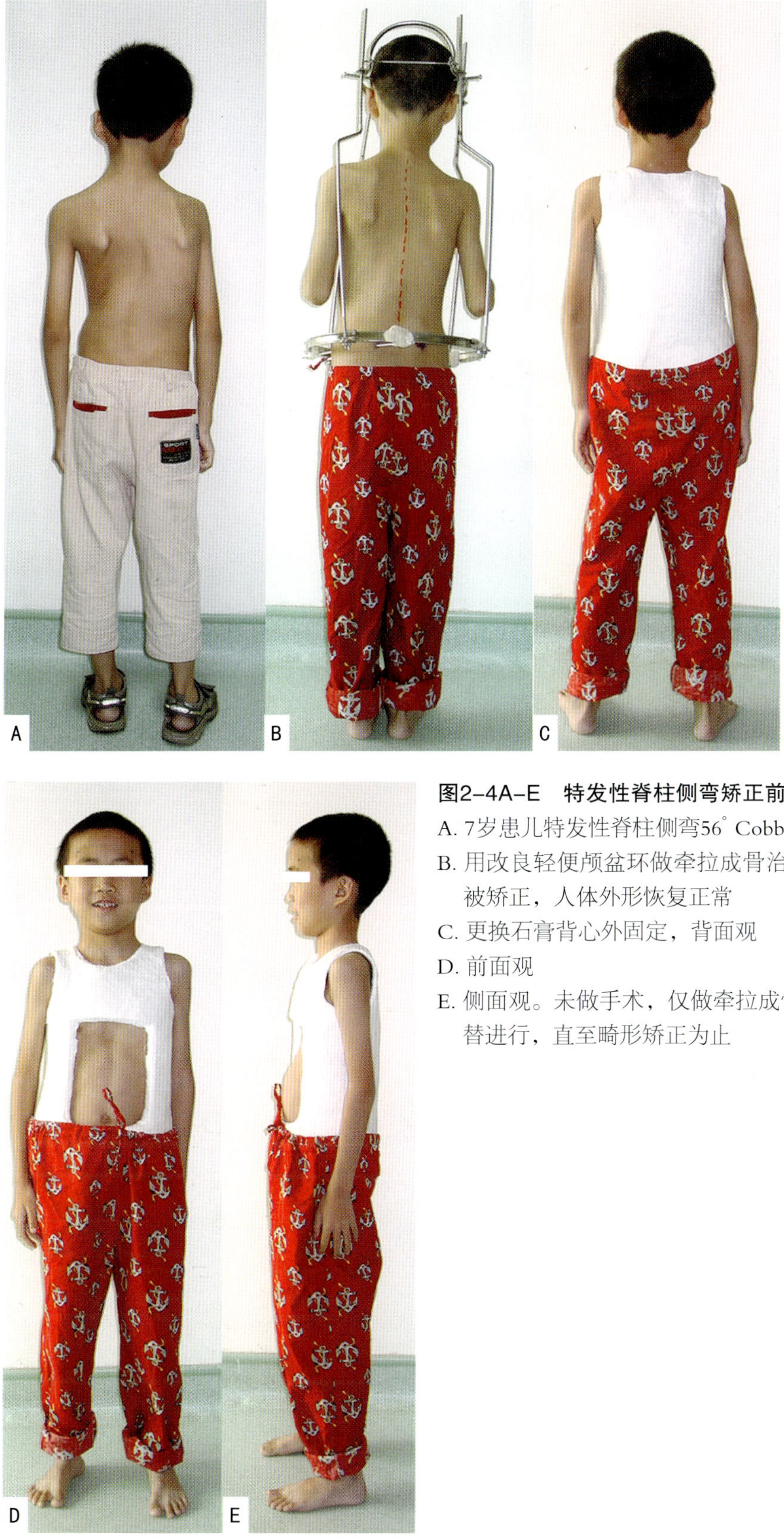

**图2-4A-E　特发性脊柱侧弯矫正前后对比**

A. 7岁患儿特发性脊柱侧弯56° Cobb's角

B. 用改良轻便颅盆环做牵拉成骨治疗，8周后侧弯被矫正，人体外形恢复正常

C. 更换石膏背心外固定，背面观

D. 前面观

E. 侧面观。未做手术，仅做牵拉成骨、石膏固定交替进行，直至畸形矫正为止

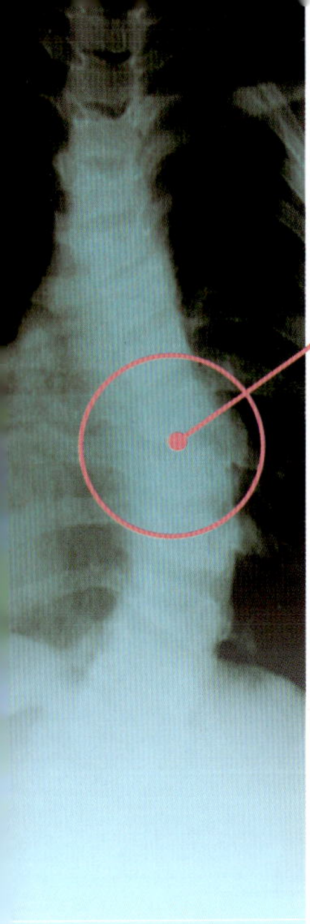

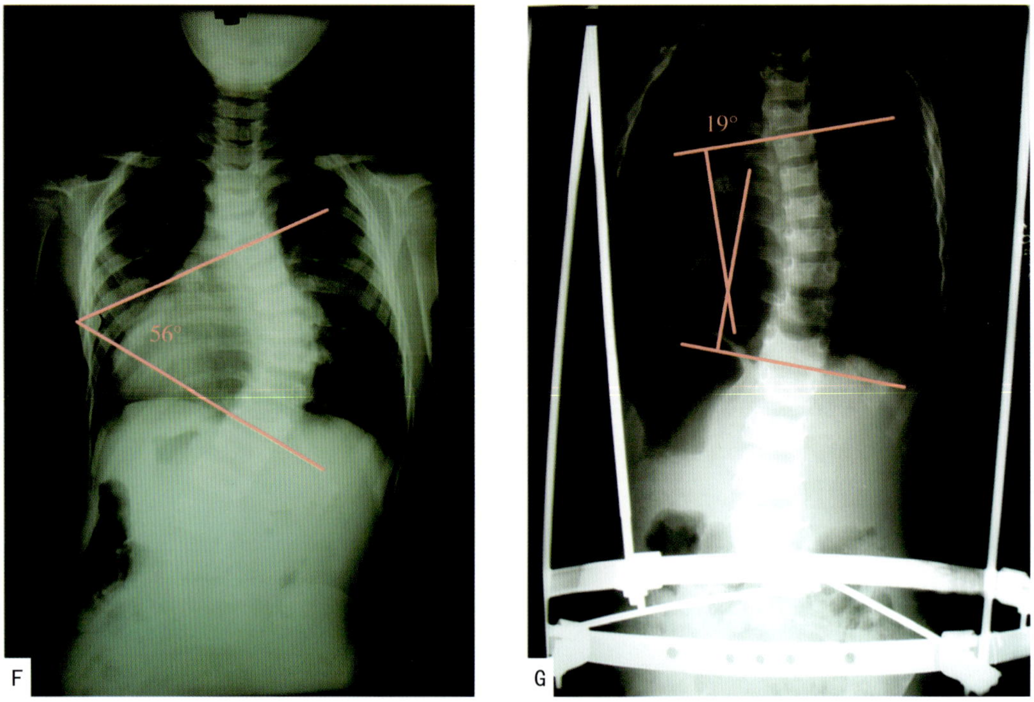


**图2-4F-G　特发性脊柱侧弯矫正前后X线表现**

F. 患儿特发性脊柱侧弯56° Cobb's角　G. 牵引4周后脊柱侧弯变为19° Cobb's角

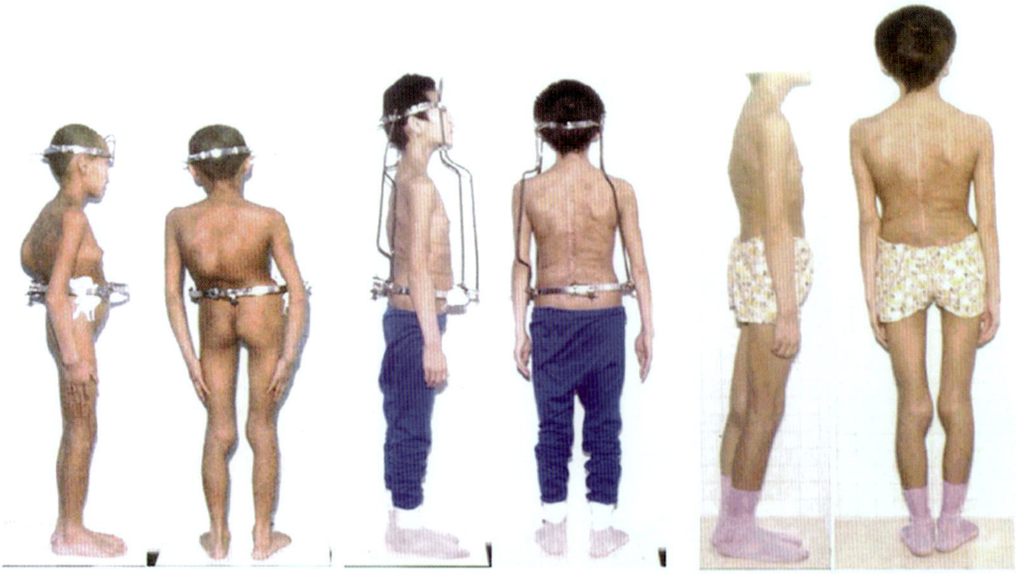

A．术前正侧位　　B．术后正侧位　　C．3年后随访

**图2-5A-C　患先天性重度脊柱后侧凸畸形经颅盆环牵引全脊柱截骨加器械矫正术手术前后对照（患者，女，15岁）**

A. 术前身高130cm　B. 术后身高142cm　C. 术后3年随访身高152cm，已接近正常人身高标准，人体外形完全恢复正常

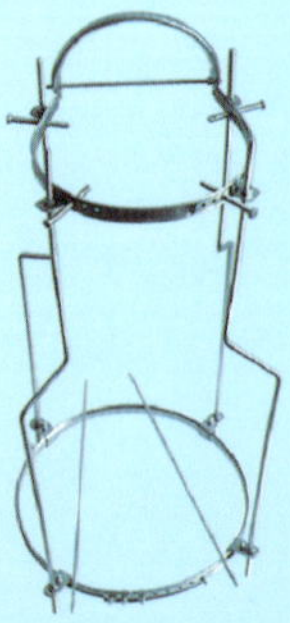

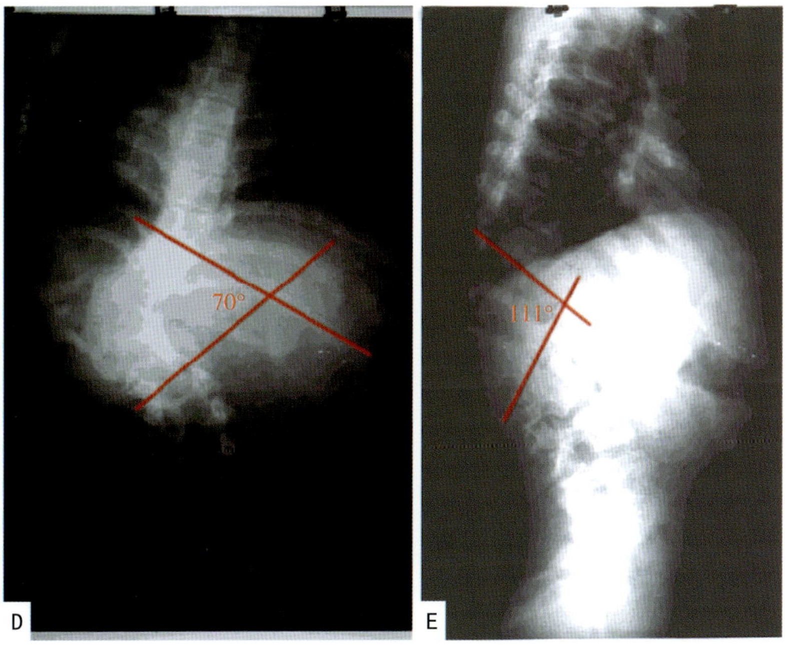


图2-5D-E　术前正位，侧凸角70°。术前侧位，后凸角111°

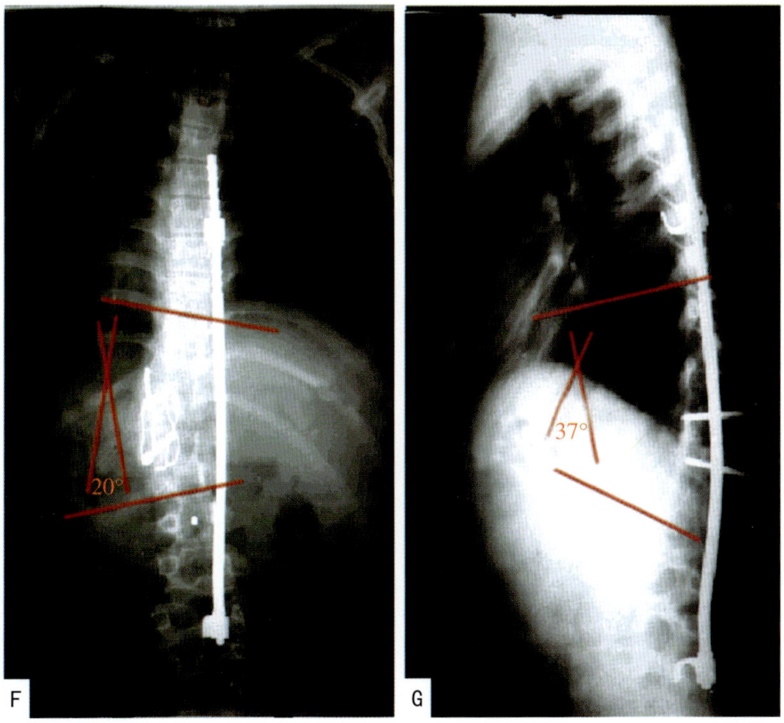


图2-5F-G　术后正位，侧凸角变为20°。术后侧位，后凸角变为37°

（田慧中　陈环球　吕　霞）

## 参 考 文 献

1. 穆雄铮，冯胜之，张涤生，等. 兔下颌骨牵拉成骨动物模型的建立及初步观察. 中国修复重建外科杂志，1999，13（6）：377～381

2. 李刚，秦泗河. 牵拉成骨技术的基础研究进展与带给骨科的启示. 中华外科杂志，2005，43（8）：540～543

3. 夏和桃，彭爱民，韩义连，等. 矮身材和侏儒症的双下肢内外结合延长术（附638例报告）. 中国矫形外科杂志，2005，13（17）：1285～1288

4. 田慧中，刘少喻，马原. 实用脊柱外科手术图解. 北京：人民军医出版社，2008. 48～54

5. 房国军，吴其常. Ilizarov技术的临床应用. 中国矫形外科杂志，2005，13（20）：1579～1581

6. 田慧中，曲龙，吕霞，等. 牵拉成骨技术在发育期间脊柱畸形中的应用. 中国矫形外科杂志，2006，14（13）：969～971

7. 田慧中，马原，吕霞. 颅盆牵引加弹性生长棒内固定治疗发育期间的脊柱侧凸. 中国矫形外科杂志，2008，16（21）：1660～1663

8. 田慧中. 头盆环牵引治疗侏儒症. 中国矫形外科杂志，2003，11（6）：419

9. 田慧中，吕霞，马原. 头盆环牵引全脊柱截骨内固定治疗重度脊柱弯曲. 中国矫形外科杂志，2007，15（3）：167～172

10. 田慧中，刘少喻，马原. 实用脊柱外科学. 广州：广东科技出版社，2008. 87～107

11. Tian Huizhong，Lv Xia，Tian Bin. Halo Pelvic Distraction in Combination with Total Spine Osteotomy and Internal Fixation for Treatment of Severe Scoliosis. Orthopedic Journal of China，2006，1（1）：11～16

# 第三章　颅盆支撑牵引治疗重度脊柱弯曲的生物力学

## 第一节　脊柱的生物力学

脊柱生物力学是一门研究正常脊柱和畸形脊柱在静止状态、运动状态下力学变化及其发展规律的学科。了解脊柱正常运动的力学变化和在脊柱侧凸或后凸的病理情况下脊柱运动的力学变化，有助于发展有关脊柱的医疗器械和设计提高矫正脊柱畸形效果的最佳实施方案。

### 一、椎体和椎间盘

椎骨的前部椎体是脊柱的主要负重部分。椎体中心部骨松质在超负荷力的作用下可发生塌陷骨折，同样如果出现骨质疏松，正常负荷下也会骨折。Bisgard曾试用放射线照射椎体，使骨质破坏而出现椎体压缩、楔形变，最后导致脊柱侧弯。先天性脊柱侧弯就是由于椎体先天畸形或半椎体畸形，随着椎体生长发育左右不平衡而出现严重侧弯。有人做椎体楔形切除模拟半椎体畸形，随着发育，脊柱侧弯逐渐加重。椎体的生长依靠上下软骨终板的增殖，软骨终板的切除或阻滞也可以导致脊柱侧弯。Roarf通过动物实验用U形钉固定一侧椎体成功地复制了脊柱侧弯，以后他又将此法用于临床，治疗有效率为84%。Nachlas等也做了同样的实验。U形钉固定6周后动物脊柱出现明显侧弯，取钉后再固定对应的另一侧椎体，相同时间脊柱侧弯又得到了纠正。可见软骨终板的生长潜力以及其在脊柱矫形中起着重要的作用。

椎间盘作为椎体间的缓冲垫，在轻度脊柱侧弯时并不被破坏，它仅表现为椎间盘向凹侧突出，髓核仍能保持原来的位置。随着弯曲度的增加以及侧弯时间的延长，椎间盘可发生改变。Sarwark等观察用椎旁牵拉固定方法制作的大鼠脊柱侧弯模型，发现如果固定超过6～8周，椎间盘就发生不可逆的变化，髓核也向凸侧移位。Ghosh对15例脊柱侧弯患者髓核进行生化分析，发现其氨基多糖、6-硫酸软骨素含量均低于正常，表示椎间盘发生了退行性变。

## 二、椎板和椎弓根

Mcafee等在分析椎体骨折所发生的形态及空间位置变化时发现椎板及椎弓根在脊柱生物力学中具有重要作用，提出脊柱的三柱理论，这一理论引导着近代脊柱力学的发展。椎弓根是连接脊柱中、后柱结构的枢纽，虽然它不直接承担体重的压力，但它却平衡着椎体在空间的位置。脊柱侧弯伴随的椎体旋转，一部分原因就是加在椎板上的力量不平衡。从患者凸、凹侧椎板的厚薄长短可以看到棘突旋转方向所指侧的椎板厚而短，相反方向的一侧椎板薄而长，椎体向凸侧旋转。依此理论诞生了众多脊柱矫形器械，器械与椎体大多通过椎弓根这一调节椎体的最佳位点相连接。Smith和Dickson的实验是通过椎板下穿线固定相邻椎体一侧椎板，使脊柱在轻度前凸基础上倾斜，结果发现产生脊柱侧弯的同时椎体也向凸侧发生了旋转。

## 三、关 节 突

在一个完整的脊柱运动节段负荷实验中，关节突关节大约承担18%的负荷。为了分析脊柱侧弯关节突的生物力学变化，Enneking等对其病理学变化进行了观察，结果发现凹侧关节突较正常薄而窄，镜下关节软骨细胞排列紊乱，软骨下骨厚度增加，关节软骨退行性变，表明凹侧关节突关节受到了较大力的压迫；Pal在实验中切除一侧关节突后脊柱很快侧弯，Cobb's角平均33°。有人提出关节突病变是否为特发性脊柱侧弯的始发原因。Enneking等通过对关节突关节病变和侧弯程度作相关性研究，对这一假设作了否定回答。

## 四、肋骨和横突

肋骨与椎体和横突相关节，并通过肋横突韧带、提肋肌等结构进行连结。这一关系形成了力量传递，肋骨通过横突把负荷传给椎体。如果中断这一传递媒介就会加重对侧压力，使脊柱失衡，实验性切除一侧肋骨及横突，脊柱很快向对侧倾斜。如果不切除肋骨单纯使一侧肋骨负荷加重，6~8周后也可以得到恒定的脊柱侧弯动物模型。脊柱在冠状面的力量失衡可以导致脊柱侧弯，同样在横断面上的失衡也可以导致脊柱侧弯。Sevastik等缩短一侧肋骨，脊柱凸向手术一侧。近年又有人使用金属钉延长肋骨，即刻在X线下检查，可见脊柱凸向手术对侧。由此可见肋骨至少在两个平面上影响着脊柱的稳定。

## 五、肌肉和神经

脊柱运动依靠椎旁肌肉及其与之相联系的神经支配。Roaf把椎旁肌分成深浅二层：浅层为纵行肌群，其作用使脊柱后伸，较少侧屈；深层为斜行及横行肌群，主要起旋转和侧屈作用。脊髓灰质炎患儿如果深层肌群麻痹可并发脊柱侧弯。Ewen用手术使动物一侧椎旁肌发生瘢痕挛缩，结果脊柱弯向手术侧。Stilweill行椎旁肌大段切除，结果脊柱弯向了对侧。Sarwark等使用尼龙线牵拉固定一侧肩胛和骨盆制作脊柱侧弯模型，分析其肌纤维的变化，结果发现Ⅰ型纤维在凸侧增加，肌电活动凸侧强于凹侧，很显然凸侧受牵拉后肌力得到了发展，这一变化与临床变化相仿。因此，认为特发性脊柱侧弯肌内变化是继发病变。

神经系统在脊柱侧弯中的变化尤其是中枢神经系统在脊柱侧弯中的变化近年来逐渐得到重视。Yamada等总结了30多年的临床病例研究和动物实验提出了下丘脑后部的病变，可能是特发性脊柱侧弯的病因。Mochida等研究鸡特发性脊柱侧弯的脊神经后根，发现凸侧神经纤维呈退行性变。Alexander等切断了脊髓神经根，破坏其肌肉神经反射弧，使一侧肌力降低，脊柱弯向对侧；肋间神经的离断、肋间肌的麻痹却使脊柱凸向对侧。Agadir等解释为：肋间神经切断后肋间血管失去了收缩作用，扩张的血管为肋骨提供了更多的养分，使患侧肋骨的发育生长快于健侧。这符合单纯肋骨延长所致的脊柱变化。

### 六、脊　柱

人体脊柱由多节段脊椎骨组成，要达到人体正常运动的平衡与运动则需要足够的效能（人体功率学）。正常脊柱由7个颈椎、12个胸椎、5个腰椎与其下方融合的骶椎及残留的尾骨组成。正常脊柱的外形，从前面观看是垂直的，从侧位看有生理性颈前凸、胸后凸和腰前凸。吴广森等人采用计算机图像处理技术，对378例正常人体颈椎中间位侧位片弦、弧长度进行测量，通过二元一次方程求解计算出正常颈椎生理曲度。男女颈椎生理曲度平均值为34.57° ± 5.26°，95%的正常值范围为24.27° ~ 44.88°，男女组之间无统计学差别（$P$>0.05）。低年龄组（11 ~ 30岁）颈曲较大，随年龄增长颈曲减小；31 ~ 60岁之间男女颈曲呈波动变化；高龄组（60岁以上）颈曲随年龄的增加又有增大趋势。Stagnara报告一组法国和意大利正常成人胸后凸平均是37°，而腰前凸平均为-50°，这些值可能还会有变化。Roaf与Rockwell的研究结果与其相似，胸后凸为20° ~ 40°，平均为35°。

人类是唯一使用单轴骨两足行走的动物。在矢状面上，头和上部躯干的重心保持在骨盆的纵轴垂直线上，因此，只需花费较小的力量就能使躯干维持直立。上肢没有支持躯体的作用，但它能承担从事人类社会工作的各种复杂运动。任何病理因素所造成的矢状面上的形态异常，如腰前凸消失、胸后凸加大，或脊柱冠状面上的倾斜（如脊柱侧凸）都可影响人体正常运动的平衡和协调，干扰内脏功能，促使脊柱过早退变或引起相应的神经功能障碍。

（张金波　田慧中　孟祥玉）

## 第二节　脊柱畸形的机制

当用生物学系统观察脊柱畸形或弯曲时会发现脊柱运动更加复杂。Euler用数学模式经过分析表明脊柱所有的负重都通过身体的垂直线和中心线。脊柱的两端必须限定，一端固定（不能旋转），另一端悬起（自由旋转）（图3-1）。这些精确的数学定义的先决条件也不能正确地计算出脊柱周围肌肉的不平衡、躯干的失代偿、骨盆倾斜、肋骨长度不等、神经性疾病、胸廓异常和内在结构疾病（如肿瘤、创伤、炎症、骨病、放射线病以及先天性畸形）。

按照短柱和长柱的脊柱区分方法，可将脊柱疾病进行分析。短柱稳定的定义为$P<YA$，这里的$P$是负重压力，$Y$是脊柱成分的顺应张力，$A$是脊柱的横断面。当压力保持在一定限度以内时，脊柱畸形将不会发生；当压力负荷增加到超过一定限度时，可致长柱畸形；同样在创伤或椎骨的张力下降（如骨病或肿瘤）时，也可致长柱畸形。

很多脊柱畸形可归属为长柱稳定性问题。为了讨论的目的，稳定仅限于接受较轻的负荷后脊柱能恢复正常解剖结构的条件。Euler的长柱稳定性数学公式是$P<K\frac{E_1}{L_2}$。

$K$是恒定的，它包括脊柱两端给予活动度的先决条件，$E_1$是脊柱僵硬系数，$L_2$是脊柱的长度。在人类畸形脊柱长度的关系中能做出几种有意义的观察。特发性脊柱侧凸病人统计身长较高，他们的单个椎体比无侧凸病人的高。由于长度反比和幂数的影响，即使脊柱高度增加很少，都将成为明显的不稳定因素。$E_1$是脊柱几何学的积或习惯性矩和脊柱的弹力系数。脊柱越细长就越易弯曲。已发现女性的脊柱比男性的细长。惯性距和系数协同表现在脊柱骨与软组织抵抗力畸形的反应上。此种情况如Marfan综合征、Ehlers-Danlos 综合征、成骨不良和其他伴有脊柱畸形的结缔组织疾病。

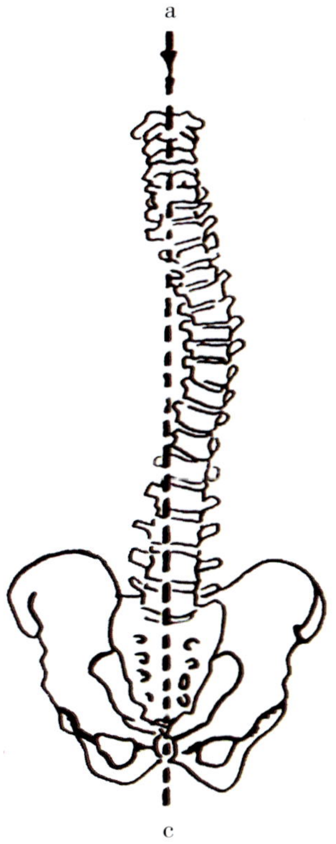


**图3-1 代偿性脊柱侧凸**

头颈部和腰骶部的椎体中心（a）应位于身体的中线（c）上，必须确定出活动轴（能旋转）或不活动轴（不能旋转）

$P$是压力性负荷，包括重力和肌力的合力。在$P$保持一定限度以内时，脊柱的稳定性可以持续存在。当躯干失代偿时（枕骨不在骶骨的中心线上），又附加了一个弯矩压力，使脊柱产生畸形（图3-2）。假设创伤、炎症、先天性畸形和骨内在疾病所致重力结构异常都不算，那么肌肉不平衡是畸形发生的主要因素。肌肉和神经疾病，如脊髓灰质炎、脑瘫、家族性共济失调症、脊髓损伤、肌营养不良和其他引起肌肉张力减低或不平衡的疾病，它们之间常有微妙的联系。特发性脊柱侧凸的畸形机制和椎旁Ⅰ型、Ⅱ型肌纤维分布不对称，但要想测定力在畸形中的作用很困难。Euler的压力与长柱稳定之间的数学关系为评论分析提供了一个开端，但在描述临床侧凸时，要考虑许多其他参数，使这些数学关系更为复杂了。还没有一个联合

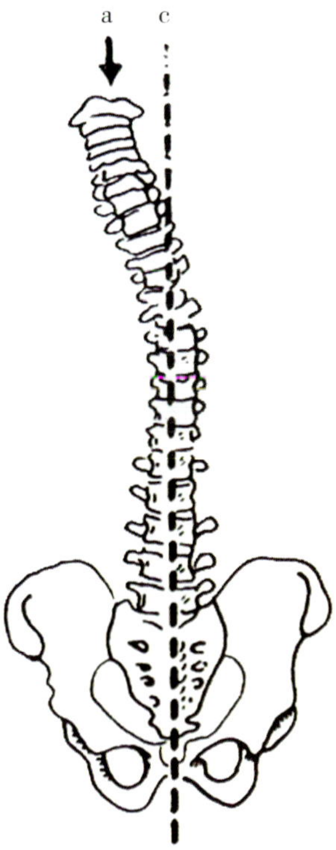


**图3-2　失代偿脊柱**

椎体中心离开人体中心线为脊柱失代偿，产生弯线运动。Euler's数学表明：仅为a和c柱不能集中在一点

的数学方程式能作为精确地描写和预示脊柱侧凸畸形的公式被应用。

1950年，Lovett观察了胸段脊柱侧弯，当屈曲时，椎体伴有双向旋转。至今仍有争议的双向旋转，已被White和其他作者证实。在正常情况下，脊柱侧屈伴有椎体向凹侧双向旋转，在颈椎和上胸椎比较恒定，而下胸椎和腰椎则很难预测。生理性双向旋转与特发性胸段脊柱侧凸对比，后者常同时有生理后凸消失，椎体向凸侧旋转和侧弯。在脊柱侧凸中正常后凸的消失和椎体旋转由Adams首先在1865年描述。Maclennan、Somerville和后来Roaf也指出后凸减少和旋转是特发性脊柱侧凸的原发病变，而冠状面的畸形是继发的。Dickson认为，特发性胸段右侧凸先出现胸后凸减小，然后再出现侧弯，常发生在青春生长的加速期。这可能由椎体左前方邻近的主动脉搏动形成了畸形的转力矩（torque）。在右位心的病人，会出现另一种侧弯时，但这种现象为数甚少，而左胸段侧凸为数就更少了。看来主动脉搏动在发病机制中也不一定是主要因素，因为侧凸在有右位心的紫绀症病人中，后伸固定使椎体前部减少压力，根据Hueter-Volkmann原理，椎体变成向后楔形与Scheuermann's 病的向前楔形相反。冠状面的畸形为继发结果，通过正位X线很容易观察测量。当侧凸畸形的顶椎从中线旋转移位时，凸侧的椎旁肌肉必须增强收缩来维持平衡。Reuber等指出如果直立机制无法供给一种力量来矫正不平衡的小弯时，而椎旁肌肉平衡力可使弯曲脊柱有所改善。使轻的特发性脊椎侧凸自然矫正是不可能的，这可以表明内在的直立机制与最初的机械弯曲的反应。激素和先天性因素决定了生长方式，这能够解释临床青春型特发性脊柱侧凸的家族遗传分布。非标准的椎体旋转是常见的，但有临床侧凸表现的却罕见。

特发性侧凸的病理机制一直有争论，可将其简述为进展型及非进展型。在研究特发性脊柱侧弯其他的发病机制中，要区别原发性与继发性也很困难。Ⅰ型与Ⅱ型肌纤维分布不均匀、椎旁肌肉分布不对称、平衡功能障碍等都被注意到，但原发病因仍不能清楚地确定。椎间盘生长和胶原不对称是继发现象，尤其在Reuber发现椎间盘抵抗侧弯每度少于2nm，肌肉收缩造成的侧方拉力很容易超过40nm，比椎间盘的抵抗力大得多。在侧凸或后凸畸形达到一定严重程度后，地心重力的杠杆作用将是一个很大的畸形发生力。

汪学松等人利用有限元分析软件abaqus建立$T_1$至骶骨的青少年特发性脊柱侧弯三维实体有限元模型，建成后的三维有限元模型精确模拟了11岁青少年特发性脊柱侧弯的特性，结构完整；Huefer-Volkman原理中有关脊柱侧凸椎体两侧应力不对称和楔形变形均在有限元模型得到了验证。Viviani等于1986年最早将有限元方法应用在脊柱侧凸领域，用于指导手术矫正，并对矫正方案进行了优化。Azegami 等引用有限元法按压缩屈曲学说模拟$T_4$ ~ $T_{10}$青少年特发性脊柱侧弯畸形，模拟的脊柱侧凸形成过程与临床观察完全一致。Rohlmann等通过对比不融合弹性双棒内固定和无弹性硬棒侧凸矫形过程的生物力学有限元分析，认为不融合可延长弹性固定，虽然对于椎体旋转矫正效果不如无弹性硬棒矫正效果好，但是也可以获得良好的侧弯矫形并且不影响脊柱的正常生长。van derPlats等用有限元分析的方法研究了脊柱侧弯生长过程中凸侧和凹侧的非对称性。Azlan等利用有限元的方法研究了HUKM脊柱矫形系统对特发性脊柱侧弯的矫形效果。Duke等对脊柱俯卧位全麻状态下脊柱侧凸的矫正进行了有限元模型的建立和力学分析，对比侧卧位、仰卧位和俯卧位脊柱侧弯的改善程度，认为脊柱侧弯的纠正程度和手术中的体位有关，强调手术中要使用合适的体位垫子。Lafage等对CD系统脊柱侧凸矫形进行了有限元分析和模拟，Carrier、Perie和Aubin等多年从事对脊柱侧凸的有限元模型的分析研究，做出了包括特发性脊柱侧凸的发病机制、支具治疗、侧凸患者椎体的材质变化、矫形中肋骨的影响等多方面的有限元分析研究。Goto等重建了$C_2$ ~ $L_5$整个脊柱连同肋骨的整个胸廓脊柱模型，研究脊柱侧弯的发生机制，证实脊柱侧凸的形成与应力引起椎体的骨吸收和骨重建失衡有关。

（张金波　田慧中　张玉堃）

## 第三节　使用器械矫正脊柱畸形的机制

用外科手术矫正脊柱的力分为4种类型，即分离力、压缩力、折弯力和扭转力（图3-3）。虽然许多作者设计了一些分离器械，从第一代的Harrington系统，到第二代的Luque系统，再到CD及由此发展出的TSRH、Moss Miami等第三代矫形

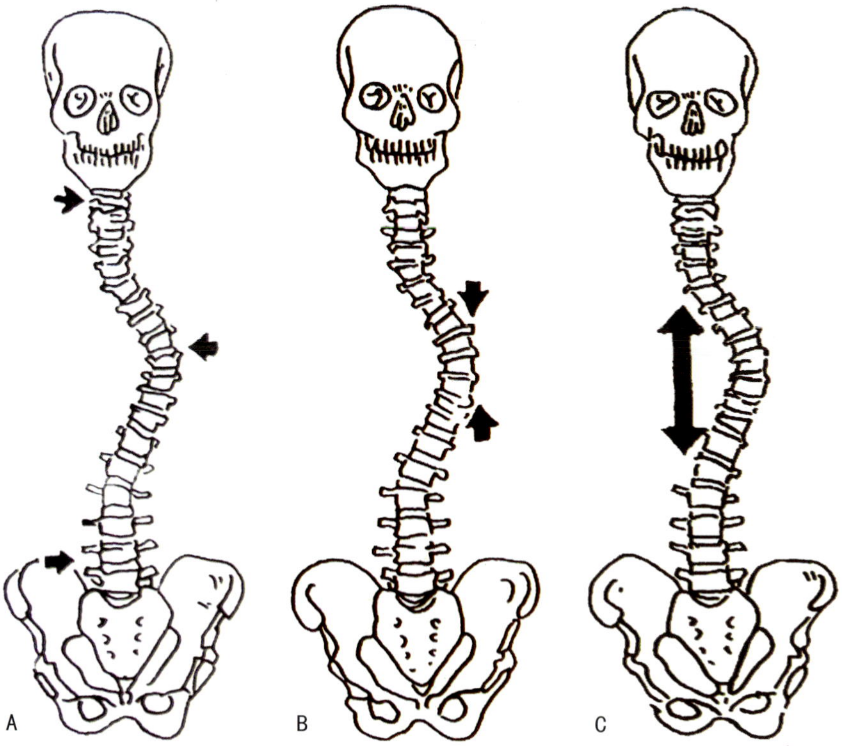

图3-3 横向作用力和纵向作用力（压缩或分离）都能使脊柱形状改变

系统，在矫正原理上，Harrington棒是通过二维的单纯撑开加压进行矫正，CD、TSRH、Moss Miami等也是通过节段性撑开加压及去旋转进行矫正，都属于纵向撑开系统，Luque系统则是通过椎板下钢丝的横向牵拉进行矫正的侧方矫正系统。但Paul Harrington设计的分离器械在改善脊柱侧凸畸形的手术中很实用且很有效。哈氏棍分离器械，置钩于胸腰椎的椎板下，作用在脊柱上的分离力可超过650 N 。腰椎板的支持耐受力比胸椎板大2倍。当侧凸角减小后再继续改善侧凸，则需加大矫正力。当90°的脊柱侧凸时，则有70%的分离力作用在矫正侧凸上，而一个45°的脊柱侧凸，仅有35%的分离力直接作用在改善侧凸上。

单独使用分离器械，不能够控制矢状面的形状，更不能矫正原发性旋转。尤其在腰段脊柱，可继发平背姿势，使平衡中心前倾，病人必须屈膝来维持直立。每端仅用一只钩子，骨着力点缺乏支撑力，用多个钩子可增加分离力。在脊柱上段两椎板或更多椎板挂钩能增加支撑力，能加大弯曲的矫正力，但牵张性脊髓损伤和血供受影响的可能性就越大。使用分离器械矫正脊柱侧凸，撑开力的极限是椎板骨折或神经损伤。一般来说，分离力只能作用于单一面的矫正，当使用在脊柱侧凸中，无法对旋转、前凸或后凸产生控制作用。

在矫正53°以下的侧凸畸形中，横向矫正力比纵向撑开力有效。金属器械的使用已很普及，脊柱器械可以不靠横向矫正力，采用管形石膏也能有效地矫正可屈性脊柱畸形。虽然Morscher最早在1970年就使用椎板下钢丝，但Luque将此种多节段椎板下钢丝的使用普及开来，此方法能产生横向力量。还有人采用棘突或横突固定，使其产生侧方矫正力，这样可以避免进入椎管。这种方法可将矫正力分散到多节椎板上，减少力的集中和可能引起的椎板骨折，矫正的几何原理与Luque系统的原理基本相似。先将Luque棒预先折弯，放在椎板上，再将椎板下钢丝扭紧产生矫正力，在椎板与Luque棒接触后，预先折好棒的几何形状限制进一步再矫正。典型的脊柱矫正器械应该在几何学和力的作用上能使脊柱得到牢靠和矫正。

如果作用力不通过脊柱中心，与脊柱纵轴成直角时均可产生扭转力。现有的横向负荷器械，使用在手术中都能使脊柱扭转，有加重脊柱病埋性旋转的趋势。Luque采用椎板下钢丝与纵行棒固定的方法在几何学上能产生较大的向量（vector）改善。节段性钢丝与纵行棒固定可提供改善病理性负荷与后凹的作用。临床证明，Luque系统在控制矢状畸形中比单纯使用哈氏分离棍更有效。屈矩与扭转力的联合作用能够控制畸形脊柱的活动方向。单纯使用分离器械只能对冠状面畸形起作用，现有的任何后路器械对矫正椎体旋转的作用力都很小。

压缩力使用在畸形脊柱的凸侧能产生明显的矫正向量。用在椎弓后方能减少后凸，与分离器械联合使用能防止过撑，为脊柱提供节段性稳定。它们改善脊柱侧凸的作用不大，但对矫正矢状面畸形作用最大。

凸侧使用压缩棒、横向钢丝与凹侧分离棒固定，这样产生的力能加重旋转畸形和过度减少后凸。在矫正后凸畸形中压缩棒非常有效，在不想减少后凸时，使用压缩棒要特别当心。

脊柱侧凸矫正的前路器械由Dwyer于1969年发明。在器械固定的区域内切除椎间盘，从椎体的凸侧钉入松质骨螺钉。然后把这些螺钉用一条可屈性缆索连在一起，收紧缆索在螺钉头上钳夹扣紧产生矫正力。用不平衡的压缩椎间隙的方法矫正脊柱侧凸。该器械的缺点有螺钉从疏松的椎体内脱出和在器械固定的范围内有加重后凸的作用。因为钛缆索不能提供牢靠的内固定，所有的Dwyer手术均需要外固定支持直到融合出现。

Zielke用一螺纹棒代替缆索起压缩作用。硬棒能不断调整压缩力，弥补了Dwyer方法的缺陷。用前凸杆bar旋转Zielke棒，在压缩线前方椎间植骨，对矫正旋转，控制前凸有良好效果。细弱的螺纹棒固定要求术后病人必须穿戴管型石膏或支具直至融合为止。

骨质疏松症的病人，其椎体的疏松远比椎弓的疏松更加严重。压缩力作用在Dwyer和Zielke螺钉上时可引起螺钉拔出。Dunn和Bolstad已经寻找出椎体螺钉骨折的处理方法。当螺钉松动时，取出它向椎体内注入液性甲基丙烯酸甲酯（骨水泥），可完全恢复椎体结构，再重新打入螺钉。在骨水泥变硬后，这个椎体又能同原来的结构一样承受矫正力。

短跨度的椎弓根钉棒系统用于治疗胸腰段骨折、退变性不稳等能收到较好的效果。但对长跨度的钉棒系统用来矫正重度脊柱侧弯往往会遇到很多困难，因为脊柱的弯度大、跨度长，且伴有旋转、置钉的顺序很难排列在一条直线上。脊柱的旋转重、椎弓根螺钉的置入方向受到限制，无法正确置入椎弓根内。脊柱的弯度大利用转棒法复位困难，勉强转棒将会造成“切割”或“拔钉”、“断钉”现象的发生。长跨度的钉棒系统用于发育期间的病例，其上下两端钉棒锁紧之后还可继发“曲轴”现象的逐日加重。

在脊柱侧弯的临床治疗中，张嘉等人设计了脊柱侧弯板棍系统（plate rod system for scoliosis，PRSS）。PRSS根据侧弯矫正的原理设计，由一根板棍、一根圆棍、多节段的钉钩及横向连接器组成。棍的上端用螺钉栓固定，下端穿出下位固定横位连接体的圆孔下一段长度，且不予固定。其设计特点：①以钢板的弹性力作为横向矫形力矫正脊柱畸形，并通过拧紧侧弯凹侧的椎板钩或椎弓根螺丝钉向后提拉凹侧椎板实现去旋转的目标；②其椎板钩设计有椎板固定装置，避免了术后脱钩；③术中一般只融合顶椎及上、下一个椎体共3个节段，大大减少了融合节段，并依靠钢板的弹性力，试图在青少年的生长发育期提供持续和稳定的矫正作用。

（张金波　田慧中　刘　伟）

## 第四节　颅盆支撑牵引矫正发育期间重度脊柱侧弯

脊柱侧弯是脊柱正常中心线的侧向弯曲伴椎体旋转。弯曲和旋转使椎骨变形。脊柱既在冠状面有侧向弯曲，又绕垂直轴异常旋转，故其病变是在整个脊柱及与之相连的肋骨、椎旁肌肉等共同构成的三维空间的变化，它既有节段的因素，也有整体因素。

作者在1980～2008年，用颅盆支撑牵引配合内支撑内固定手术治疗发育期间重度脊柱侧弯1 100例，其平均矫正率达到70.32%，起到了单纯器械内固定治疗无法达到的治疗效果。

颅盆支撑牵引法（图3-4）：是将颅环用4枚螺钉固定在颅骨上。将盆环用2根骨圆针固定在骨盆上，两环之间用4根立柱支撑。每天上调颅环上的螺母，逐日延长躯干，应先快后慢，每日增高1～3mm，牵引期限为4～8周。利用其慢性撑开的作用使侧弯凹侧挛缩的软组织逐渐蠕变松解拉长，脊柱侧弯也逐渐由弯变直（图3-5）。跟随着脊柱伸直，脊柱的“曲轴”旋转现象也相应恢复。脊柱凹侧的胸廓塌陷和凸侧的剃刀背也相对恢复平衡（图3-6）。骨盆倾斜和双下肢不等长也逐渐改善。

通过颅盆环的纵向牵引把重侧弯变成了轻侧弯，为下一步置入内支撑和内固定器械创造了条件，使棒与脊柱之间的弓弦关系大为改善，特别是颅盆牵引配合弹性分叉生长棒治疗发育期间重度脊柱侧弯时，更能显示它的优越性（图3-7）。颅盆环牵引是利用Ilizarov的生物力学原理，再加上“时间变量”使脊柱弯曲变直，弹性分叉生长棒和分次撑开的微创手术，使脊柱跟随着发育生

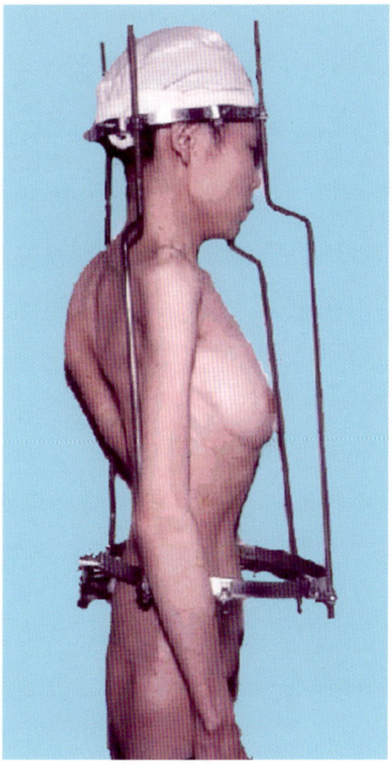

图3-4　颅盆环支撑牵引法

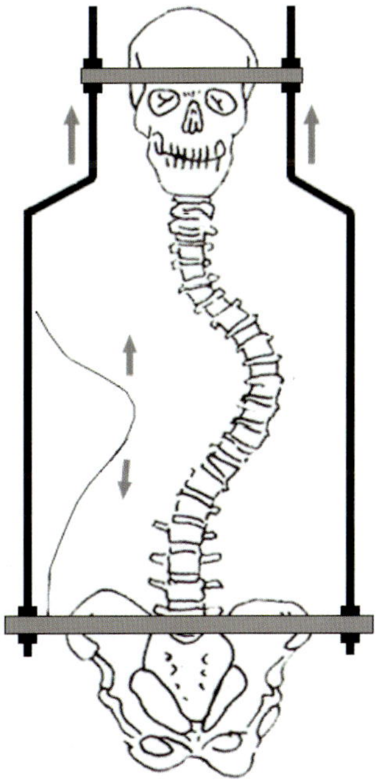

图3-5　利用颅盆牵引的慢性撑开力，使躯干周围软组织逐渐蠕变松解延长，重度弯曲的脊柱变直

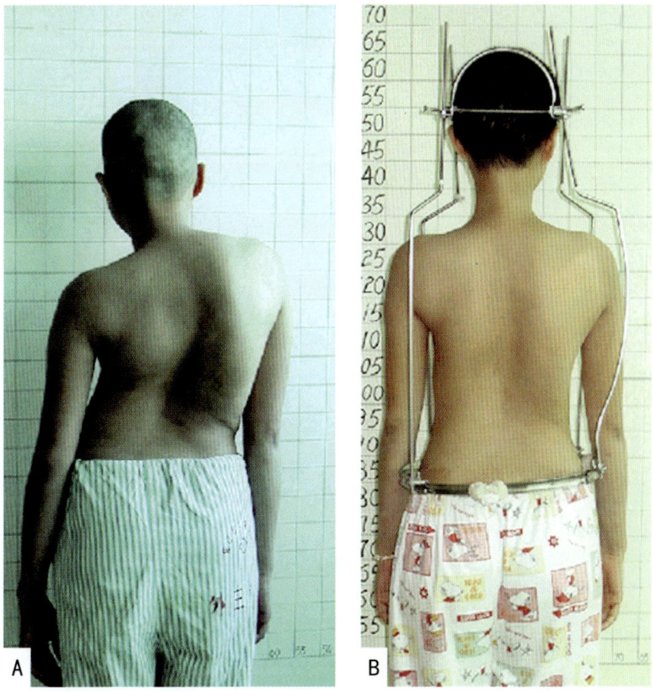


图3-6　颅盆牵引后脊柱伸直，“曲轴现象”有所恢复，凹侧的胸廓塌陷和凸侧的刀背畸形相对平衡

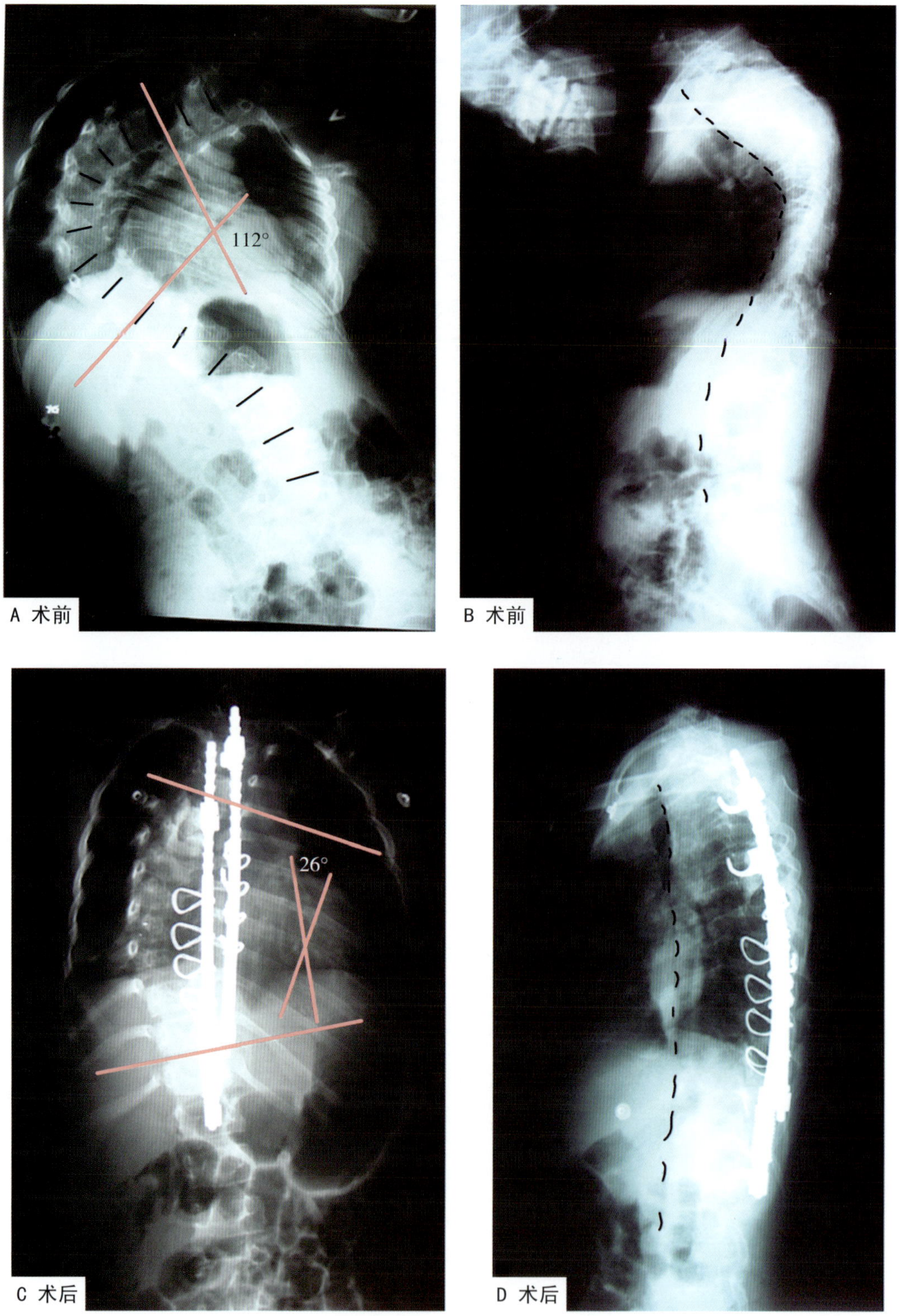


**图3-7 颅盆牵引加弹性分叉棒治疗重度脊柱侧弯**

A. 术前正位Cobb's角112° B. 术前侧位合并严重后凸畸形 C. 术后正位Cobb's角变为26° D. 胸后凸亦得到矫正

长逐渐矫正侧弯畸形，这是一种符合生物力学原理的治疗方法。

用长跨度，上下端弓根螺钉锁紧的钉棒法治疗发育期间的脊柱侧弯，将会跟随着年龄的增加产生“曲轴现象”（图3-8）。

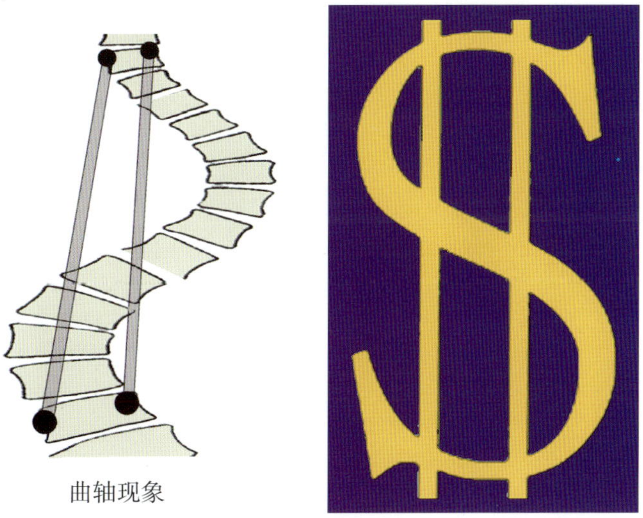


**图3-8　长跨度椎弓根螺钉锁紧的钉棒固定，能造成脊柱“曲轴现象”的加重，形成美弗状畸形**

作者对颅盆牵引在脊柱外科中的用途归纳如下：

1. 颅盆牵引配合弹性分叉生长棒矫正发育期间的重度脊柱侧弯（见图3-7）。
2. 颅盆牵引加截骨加器械矫正重度脊柱弯曲（图3-9）。

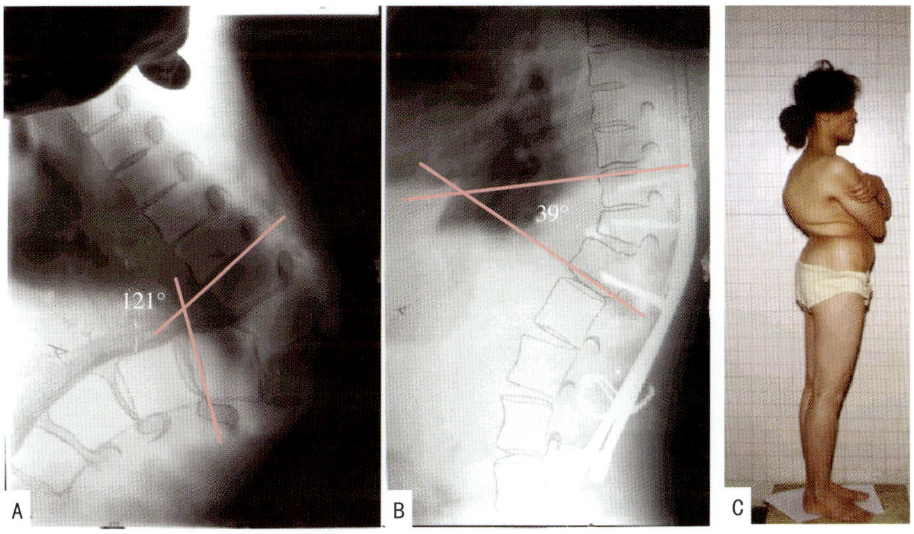


**图3-9A-C　颅盆牵引加截骨加器械矫正重度脊柱弯曲**

A. 重度结核性脊柱后凸121°　B. 颅盆环牵引全脊柱截骨矫正术后，后凸角变为39°
C. 术前人体外形矮小、后凸畸形

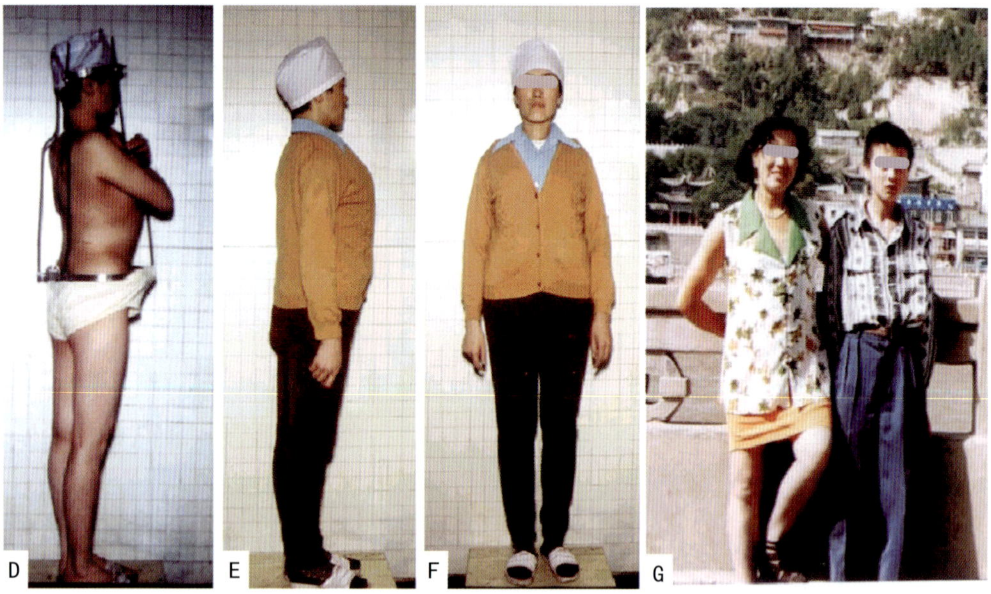


**图3-9D-G　同一病例**

D. 颅盆环牵引截骨术后，身高增加12cm　E-F. 拆除颅盆环后正侧位人体外形恢复正常
G. 1990年手术，2000年随访病人一切功能恢复良好，内固定至今尚未拆除

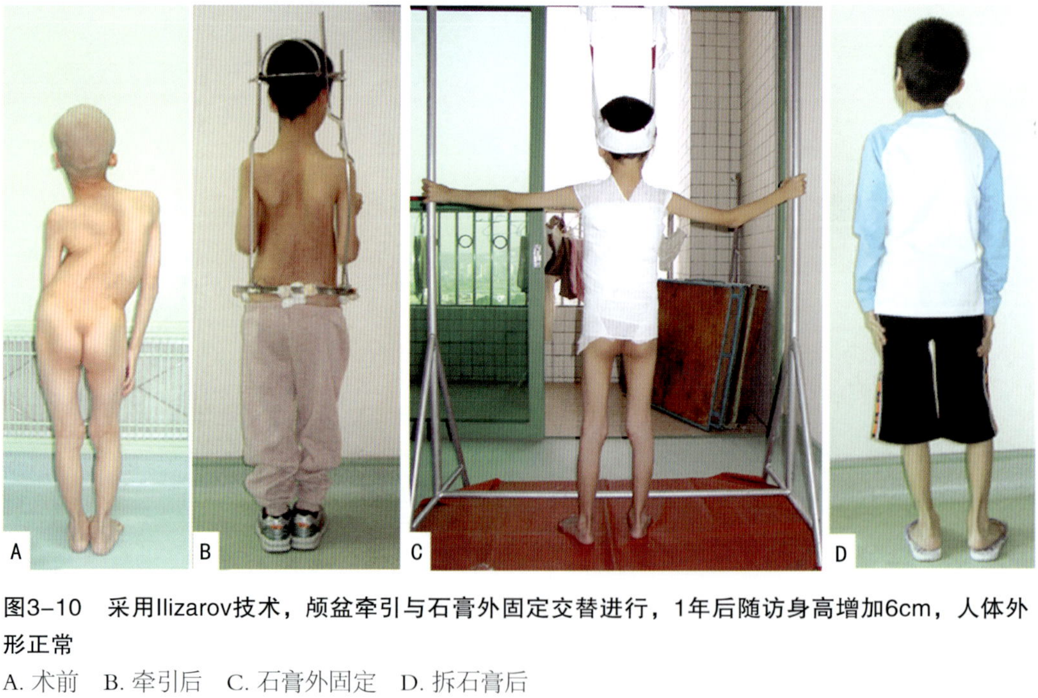


**图3-10　采用Ilizarov技术，颅盆牵引与石膏外固定交替进行，1年后随访身高增加6cm，人体外形正常**

A. 术前　B. 牵引后　C. 石膏外固定　D. 拆石膏后

3. 颅盆牵引配合外固定交替进行矫正重度脊柱侧弯（图3-10）或侏儒症。使其在牵拉下成骨延长，不用内固定器械。

（黄卫民　骆兆配　田慧中）

# 第五节　颅盆环支撑牵引的生物力学

1．颅盆环支撑牵引属于主动可控的骨牵引。上端的支撑点在颅骨，下端的支撑点在骨盆，其作用力切实可靠。它与颅环背心和颅环石膏牵引不同，因为这些均属于皮牵引，时间长和质量大了均可造成皮肤压伤。悬吊骨牵引是位于颅盆环支撑牵引与颅环背心和颅环石膏牵引之间的过渡牵引形式。

颅盆环支撑牵引由于能维持较长时间和较大质量的牵引，故其牵引作用是切实可靠的。颅盆牵引缓和而持久，能逐渐拉开凹侧挛缩的肌肉、韧带等软组织，使各个椎骨间的韧带、小关节松动，可使胸腔扩张拉长，并增加脊髓的耐受性和适应能力，并为脊髓等结构提供了一个逐渐适应及调整的过程。一旦出现脊髓过牵，适当放松牵引便可使脊髓功能迅速恢复，预防术中、术后发生神经系统并发症。

2．受牵拉的作用力仅限于头颅与骨盆之间，卧位时作用力平均产生在脊柱及其周围的软组织上，特别是侧弯凹侧挛缩的软组织上。立位时的牵引力则需要减去两上肢及躯干部的重力，所以在立位时承受牵拉力最大的部位是上颈椎，故对接受颅盆牵引的病人，应密切注意$C_1 \sim C_2$是否有过牵症状的出现。

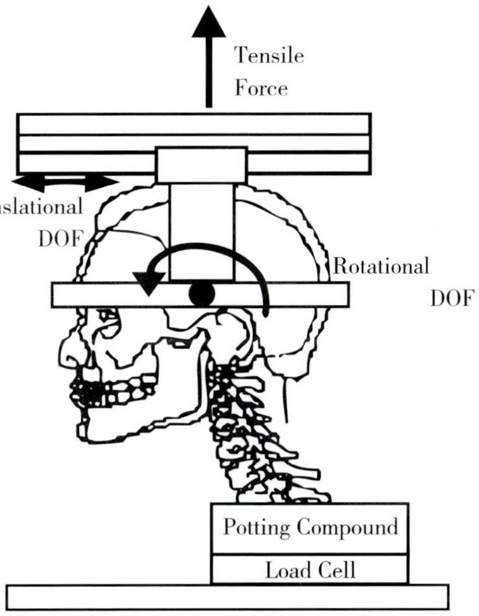

图3-11　拉伸测试装置

欧阳钧在10具2～12岁具有完整韧带结构但无肌肉附着及肌紧张的儿童颈椎标本上进行标准静态测试，颅至$C_2$、$C_2 \sim T_2$、颅至$T_2$的平均扭转刚度分别为（0.718 ± 0.068）N•m/deg、（0.071 ± 0.068）N•m/deg和（0.041 ± 0.007）N•m/deg。发现平均扭转刚度与儿童年龄无关。在破坏性拉伸测试（图3-11）中，平均拉伸力为（725.7 ± 171.0）N及平均位移为（20.20 ± 3.24）mm时标本被破坏。2～4岁组标本的平均最大拉伸力［（594.5 ± 142.5）N］与6～12岁组标本的平均最大拉伸力［（867.8 ± 70.5）N］相比差异有显著性意义（$P<0.05$）。拉伸负载的平均线性刚度为（34.7 ± 5.7）N/mm。儿童年龄对平均线性刚度无显著性影响。

3．颅盆牵引适用于发育期间重侧弯的病例，纵向牵引矫正脊柱弯曲的作用力是弯度越大矫正力就越大（图3-12）。大部分重侧弯均位于胸段或胸腰段。特别是发育期间的病人身材单薄、体重较小，胸段或胸腰段周围的肌肉不太发达，对抗牵引的阻力较小，脊柱的弯曲容易矫正，为颅盆牵引的适应证。

4．侧弯凹侧人体体壁收缩力（见图3–5）是形成脊柱侧弯逐年加重的重要原因，体壁的软组织与弯曲的脊柱之间产生强大致畸的杠杆作用力，形成弓与弦的关系，假设脊柱为弓，体壁软组织为弦，如欲将弓展开伸直，则必须先将弦松开，否则因紧张的弦在牵拉着，弓是无法展直的。颅盆牵引是松解侧弯凹侧体壁软组织的有效方法（见图3–5）。也是矫正重度脊柱侧弯的先决条件。单独用器械矫正脊柱，不松解其周围软组织的做法是不符合生物力学的做法。

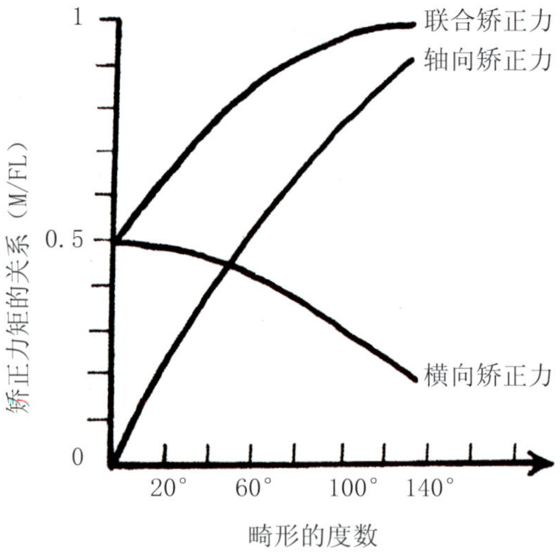


**图3–12　横向矫正力对轻度侧凸效果显著，而轴向牵引治疗重度侧凸更有效。在53°左右，两者作用相等**

5．对先天性半椎体或结核性角形脊柱弯曲，其邻近椎节已形成骨性连接者，则应采用颅盆牵引、截骨、内固定的联合治疗方法。

6．强直性脊柱炎后凸、青年性驼背、老年性驼背畸形均不是颅盆牵引的适应证。

（郑君涛　张金波　田慧中）

**参 考 文 献**

1. 田慧中，李佛保．脊柱畸形与截骨术．西安：世界图书出版公司，2001．75～149

2. 田慧中，刘少喻，马原．实用脊柱外科学．广州：广东科技出版社，2008．38～111

3. 田慧中，吕霞，马原．头盆环牵引全脊柱截骨内固定治疗重度脊柱弯曲．中国矫形外科杂志，2007，15（3）：167～172

4. 田慧中，马原，吕霞．颅盆牵引加弹性生长棒内固定治疗发育期间的脊柱侧凸．中国矫形外科杂志，2008，16（21）：1660～1663

5. 田慧中，曲龙，吕霞，等．牵拉成骨技术在发育期间脊柱畸形中的应用．中国矫形外科杂志，2006，14（13）：969～971

6. Bell D B，Lucas G B. Mechanics of the Spine. Bull Hosp Joint Dis，1970，31：115～131

7. Francois L，et al. Three–dimensional geometrical and Mechanical modellingy the lumbar spine. J

Bimecha，1992，25（10）：1153～1155

8. Adams MA，et al. The resistance to flexion of the Lumbar intervertebral joint. Spine，1980，3：245～248

9. Waters R L，Morris J M. Effect of spinal support on the electrical activity of muscles of the trunk. J Bone Joint Surg，1970，52A：51～55

10. Bartelink D L. The rote of abdominal pressure in relieving the pressure on the Lumbar intervertebral discs. J Bone Joint Surg，1957，39B：718～721

11. Mal colm H，Pope Ph D，John W，et al. Occupational Low Back Pain. New York：CBS Educational and Professional Publishing，1984. 46～56

12. King A I，Prasad P，Ewing C L. Mechanism of spinal injury due to caudocephalad acceleration. Orthop Clin North Am，1975，6：19～21

# 第四章　脊柱畸形的影像学检查

## 第一节　X 线 检 查

### 一、概　　述

随着现代科技的迅猛发展，影像学检查手段、内容和方法均不断丰富，它不仅能使我们从中发现、识别病变及早作出诊断，还有利于我们了解病变的准确位置、范围、发展阶段和病变与脊柱周围组织的关系，对制订治疗方案，选择手术途径，以及对术前检查、评估阶段治疗效果等诸方面都具有重要意义。

X线检查在诊断和治疗脊柱侧凸中非常重要，特别是重度脊柱侧凸的病人，常伴有脊柱的旋转畸形和其他先天性畸形同时存在，一般依靠X线片的帮助能区别侧凸的原因、分类以及弯度、部位、旋转、骨龄、代偿度及伸缩性等，因此对脊柱侧凸的病人进行常规的X线摄片检查是不可缺少的。摄仰卧位脊柱的X线片与站立位脊柱的X线片相比较，来测定有否自身矫正度。再摄矫正位X线片观察侧弯的顺应性，来作为术前的常规检查。对脊柱侧弯病人在垂直牵引下摄片检查意义重大。特殊体位摄片，如Stagnara位摄片法，能清楚地看到主弯段顶椎的真正前后位，能排除有否脊髓纵裂和中央骨嵴存在。脊柱的侧位片也很重要，可以发现后侧半椎体、先天性分节不良。对有脊髓纵裂、骨性纵隔、椎管狭窄或伴有截瘫的病人，应补加特殊造影检查。其次是X线片的阅读和判断：侧别的确定、头尾椎的确定、顶椎的确定、原发侧凸和继发侧凸的区别、Cobb's角的画线方法、椎体旋转度的测定方法、骨龄的鉴定等在脊柱侧弯病人的X线检查与诊断中都是重要环节。

Stagnara位X线摄片法，在诊断和治疗重度脊柱侧凸中非常重要，由于重度脊柱侧凸病人，大多伴有脊柱的旋转畸形，侧凸的严重程度与脊柱旋转畸形的严重程度成正比。如按照一般规律给病人拍照脊柱的正侧位片时，在正位片上所看到的是主弯上段和主弯下段的脊椎的前后位，而在主弯段所看到的则是脊椎的斜位，甚至是侧位，而且因高度旋转造成影像重叠不清，甚至难以分清椎体的数目。欲弄清主弯顶点的几个椎体和椎弓根的真正面目，则必须投照Stagnara位X线片，只有在Stagnara位X线片上，才能显示出真正的脊椎前后位，才能分清椎体和椎间隙，才能看到两侧的椎弓根、椎板和棘突。只有在Stagnara位上才能确定诊断和鉴别有无脊髓纵裂和其他先天性异常存在。在重度脊柱侧弯的病例中，如能正确地进行Stagnara位检查时则有不少的病例能找到先天性异常存在，故在重度脊柱侧弯病人的发病原因中，是以先天性脊柱畸形占多数的，而在轻度脊柱侧弯病人的统计中是以特发性脊柱侧弯居多，两者是不一致的。

## 二、X线的投照方法和要求

常规X线片，应包括站立位的脊柱全长正、侧位摄片。投射距离，球管到底片为1.5m。下端包括双侧腰骶关节及髂骨翼，上端包括几个下颈椎。因国内尚缺乏35.56cm × 91.44cm（14英寸 × 36英寸）的胶片，故国内常用的X线片为35.56cm × 43.18cm（14英寸 × 17英寸）胶片。

摄仰卧位与站立位X线片作比较，应用35.56cm × 43.18cm（14英寸 × 17英寸）的胶片，尽可能包括下部颈椎和$S_1$，观察其不同的伸缩度。并在固定骨盆的情况下，使脊柱向凸侧或凹侧弯曲，分别摄前后位X线片，可以计算出其代偿角度，是为术前一种测定矫正度的方法（图4–1）。

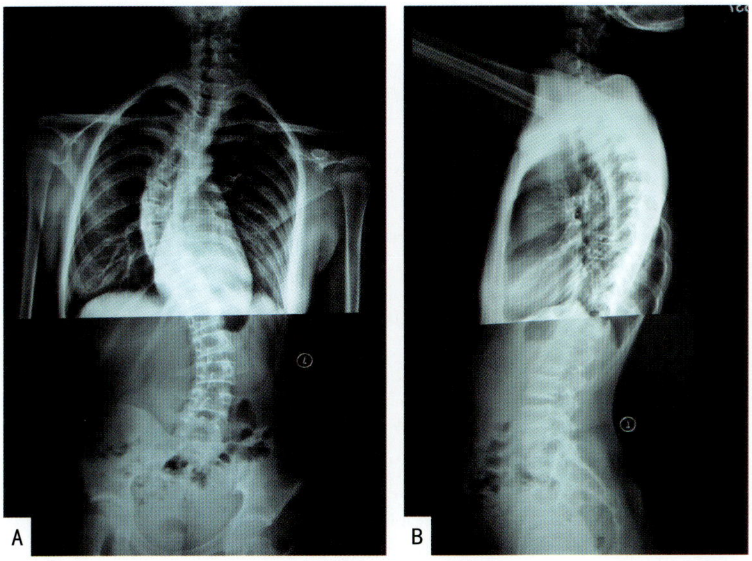


**图4–1A–B　脊柱侧弯X线片投照法**

A. 正位全脊柱X线片投照法，使胸腰椎均能显示清楚　B. 全脊柱侧位X线片，使胸腰椎均能显示清楚

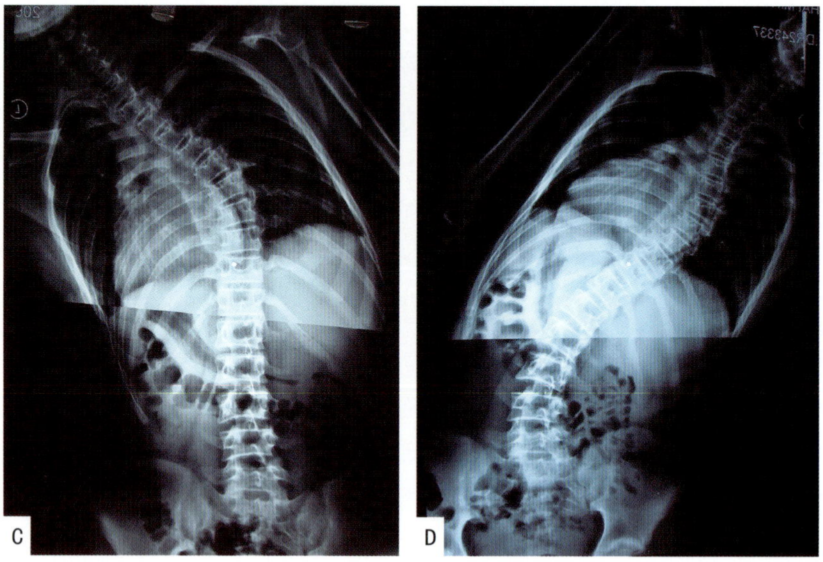


**图4–1C–D　同一病例**

C. 脊柱左屈位，观察脊柱的柔软度和顺应性　D. 脊柱右屈位，观察脊柱的柔软度和顺应性

在垂直悬吊下行牵引位摄片，与站立位片相比较，观察其矫正度。

特殊造影，许多先天性侧凸，不但脊椎有畸形，脊髓本身也常有改变。脊髓造影极为重要，可以发现脊髓纵裂、骨嵴形成、椎管狭窄等。对有截瘫的病人，脊髓造影更为重要，可以显示部分或全部梗阻，以及压迫脊髓的骨质部位和压迫程度。配合CT扫描和磁共振检查有很大帮助。

## 三、Stagnara位投照方法

### （一）投照方法

令病人采取站立位，35.56cm×43.18cm（14英寸×17英寸）的X线底片放在病人的背后，使病人面向球管，球管至底片的距离为1.5m，中心线对准主弯顶点。先照正侧位X线片（图4–2），然后再根据脊柱侧弯的弯度大小，来调整病人躯干部的旋转度，如为70°以下的轻侧弯，则应让病人的背部（包括凸侧和凹侧）直接与片盒贴近，这样所造成的旋转度数，就可以照出顶椎部位的真正前后位来，这就是Stagnara位；如果脊柱侧弯在100°左右，则应将脊柱侧弯的凸侧离开片盒10～12cm，凹侧仍贴近片盒；如果脊柱侧弯在130°左右，则应将脊柱侧弯的凸侧离开片盒15～17cm，凹侧仍贴近片盒；如果脊柱侧弯在160°左右，则应将脊柱侧弯的凸侧离开片盒

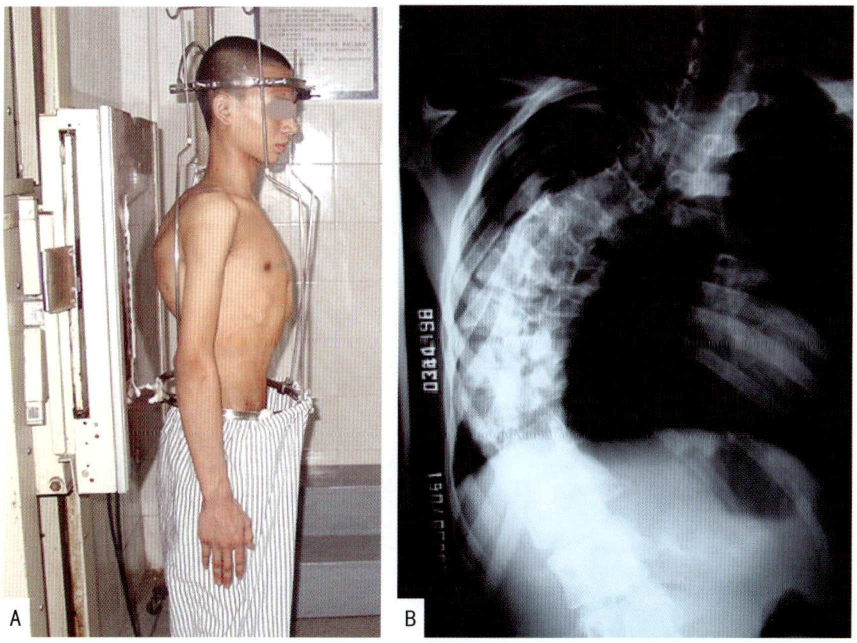

**图4-2　脊柱侧弯前后位投照法**

A. 脊柱侧弯前后位X线片投照法　B. 在前后位片上，主弯段影像重叠显示不清晰

20 ~ 22cm，凹侧仍贴近片盒，这样就可以照出顶椎部位的真正前后位来，也就是Stagnara位（图4-3、图4-4）。根据以上原则进行摆体位投照，一般均能得出顶椎部位的真正椎体和椎弓根的前后位相来，待照片冲洗完成后，再从X线片上观察如果旋转还不够满意时，还可进行补照，直至达到真正的Stagnara位为止。

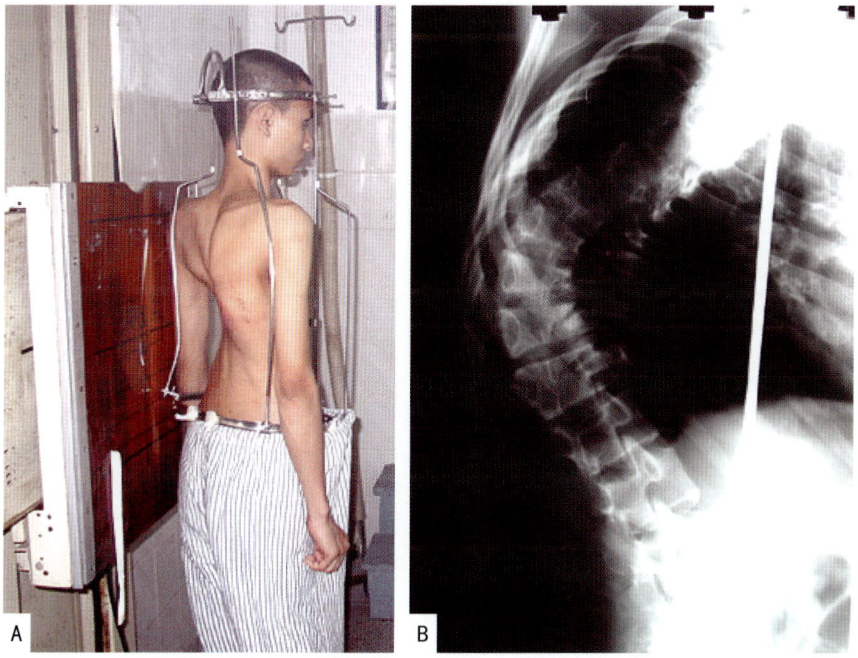

**图4-3　Stagnara位投照法**

A. 主弯段离底片15cm　B. 主弯段椎体和椎弓根清晰可见

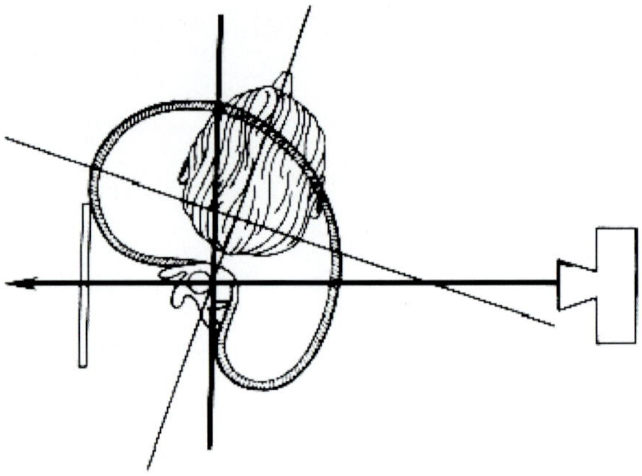

图4–4 Stagnara 位投照法，片盒–人体–球管之间的关系，当主弯顶点 Cobb's 角为130°时，片盒与凸侧之间的距离为15cm

### （二）X线摄片条件

患者的脊柱侧弯其主弯位于胸段（膈肌以上）时需要的条件低，其主弯位于腰段（膈肌以下）时需要的条件高。其次还应根据病人的年龄、身高、体重、胸围来选择摄片的适当条件。一般在胸段拍照Stagnara位所需要的条件与照胸椎正位片的条件相差不大，如表4–1。

表4–1 主弯位于胸段的重度脊柱侧弯Stagnara位摄片所需要的条件

| 侧弯度数（cobb's角） | 背离底片（cm） | 胸腔最小直径（cm） | KV | MAS | MSEC |
|---|---|---|---|---|---|
| 70°以下 | 背贴底片 | 18 | 66 | 63 | 0. 16 |
| 100°左右 | 10～12 | 17 | 65 | 63 | 0. 16 |
| 130°左右 | 15～17 | 16 | 64 | 63 | 0. 16 |
| 160°左右 | 20～22 | 14 | 63 | 63 | 0. 16 |

注：以上给予的投照条件数值，还应按照病人的年龄、身高、体重、胸围来变换。

### （三）Stagnara位摄片对重度脊柱侧弯的诊断价值

Stagnara位摄片法能显示主弯顶点的数节椎骨的真正前后位，能分清椎体与椎间隙，能看到对称的两侧椎弓根及其根间距离，能明确诊断有否先天性畸形存在，特别是在诊断脊髓纵裂和有否中央骨嵴存在意义重大。故Stagnara位投照法在脊柱外科中是一种有利的诊断手段，希望脊柱外科医师和放射科技师能纯熟地掌握其操作和读片方法。

## 四、X线片的阅读和判断

1．侧别　凸侧向哪一边，就称为该侧侧凸，如凸向右侧，就定名为右侧凸。特发性脊柱侧凸一般凸侧向右侧，如为左侧凸则可能有脊髓空洞症存在。

2．头椎或尾椎（移行椎）　即主弯上下与代偿弯之间的椎间隙两侧宽度相等的间隙，就是移行椎。位于主弯上端的叫头椎，位于主弯下端的叫尾椎。

3．顶椎（apex vertebra）　为脊柱侧弯向侧方突出最明显的部位，即最高点。原发性主弯的顶椎，若位于胸段则为胸椎侧凸，位于腰段则为腰椎侧凸，总之，位于哪一段就是哪段的侧凸。有两个原发性主弯者则称双主弯脊柱侧凸。

4．原发侧凸和继发侧凸　①一般弯度最大的曲线为原发性的。②向侧方弯曲最大，而活动伸缩性最小的为原发性曲线。③如果X线片上有3个弯度，一般中间的一个是主弯。④如果有4个曲线，其中部的2个称为双原发性曲线。⑤凡是椎体有旋转的，旋转中心部位的曲线为原发性。代偿性曲线的脊椎，一般椎体没有旋转。⑥原发性曲线常常是僵硬的，代偿性曲线则很容易因体位变化而改变其弯度。

## 五、Cobb's角的测定法

在国际上对脊柱侧凸度数的测量方法，优选使用Cobb's角测量法，因为Cobb's角测量法要比Ferguson测量法所得到的结果更加确实可靠，采用Cobb's角测量法作为统一标准，当Cobb's角测量法用于轻侧弯的病例时，上头椎椎体上缘的平行线与下尾椎椎体下缘的平行线，几乎是平行的，故必须用90°的垂直交叉线相交（图4-5），才能画出Cobb's角的度数来。但在重度脊柱侧弯的病例时，上头椎椎体上缘的平行线与下尾椎椎体下缘的平行线，能够直接相交而得出Cobb's角的度数来（图4-6），而不需要再作90°的垂直线，这是作者在治疗大量重度脊柱侧弯病人中所取得的经验。这种直接画线的方法，对那些只治疗轻侧弯的同道们，还有些想不通，其实两者所得到的结果完全是一样的。

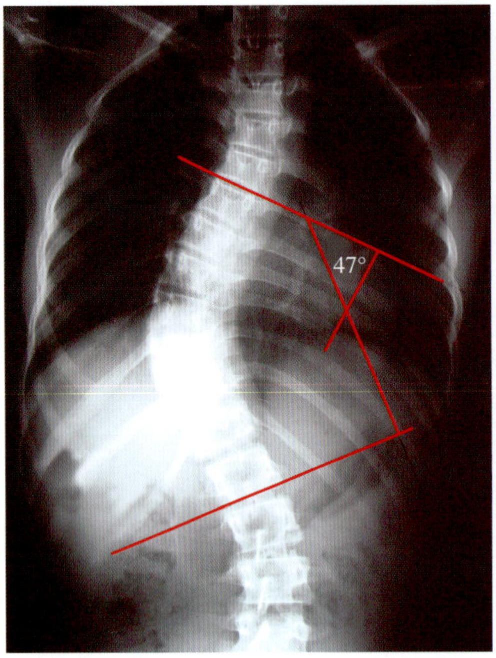


图4-5　Cobb's角间接画线法，适用于轻度脊柱侧弯

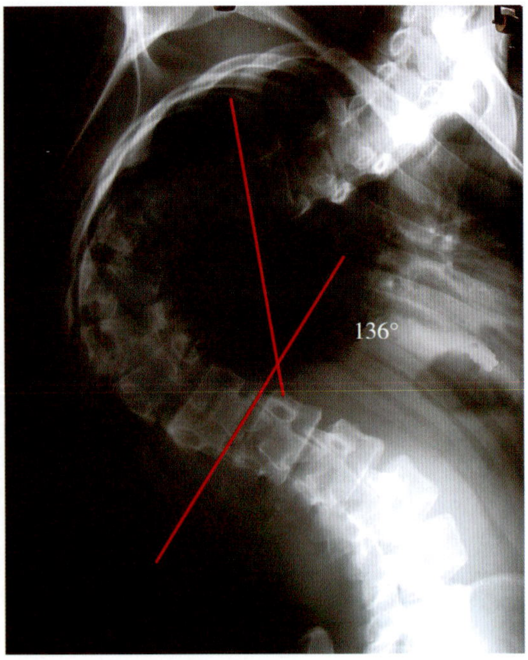


图4-6　Cobb's角直接画线法，适用于重度脊柱侧弯

## 六、脊柱侧弯与脊柱旋转

重度脊柱侧弯病人均伴有顶椎部位数个椎体的旋转畸形，在一般常用的脊柱正侧位片上很难显示出顶椎部位数个椎体的正位相来，因为脊柱的旋转畸形主要产生在主弯段的数节脊椎，而其主弯上下的两端旋转畸形递减，故在伴有重度旋转畸形的病人，他们的颜面部和骨盆部仍然是朝前的，从外观上来看病人的身体并不存在“向右旋转”或“向左旋转”的现象，故脊柱的旋转只限于脊柱侧弯的中段，其上下两端并不旋转，故上边的头和两肩、下边的骨盆和下肢依然是一致的朝前。对椎体旋转度的测定法，在脊柱侧凸中，病变中心的椎体常有不同程度的旋转畸形。测定旋转度的方法是在正位片上，观察双侧椎弓根的位置，可以分成5等份。零度即阴性者，双侧椎弓根的位置正常；最严重者为4度，即右侧椎弓根旋转到椎体中线的左侧；如右侧椎弓根正位于椎体中线上则为3度。据此就可以区分出其等级（图4-7）。

| 旋转分度图 | 旋转分级 | 凸侧弓根位置 | 凹侧弓根位置 |
|---|---|---|---|
| 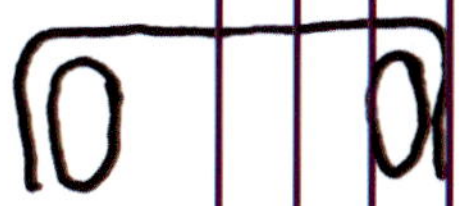 | 0级 | 对称 | 对称 |
| 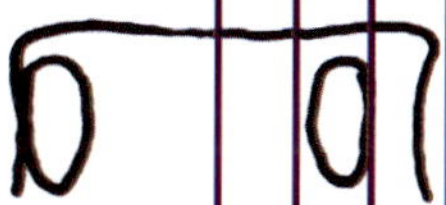 | 1级 | 早期偏科 | 部分消失 |
| 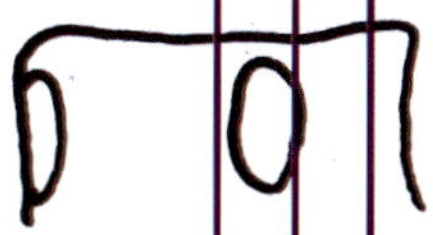 | 2级 | 移至第二等份内 | 大部分消失 |
| 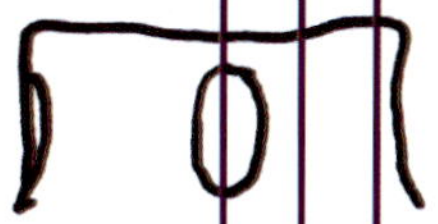 | 3级 | 移至中线 | 不见 |
| 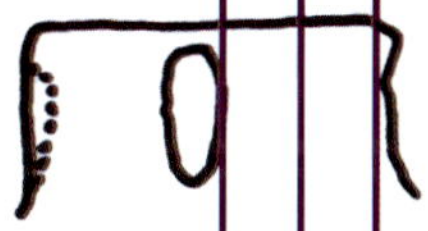 | 4级 | 移过中线到凹侧 | 不见 |

**图4-7　椎体旋转度测定等级**

## 七、骨龄的鉴定

要做到治疗适时，就必须知道骨骼是否继续生长，继续生长与骨龄有关。女孩骨生长发育成熟期为16.5岁，男孩则比女孩要多15 ~ 18个月。因此要摄左手及腕的X线片，观察骨骺发育的年龄。更重要的是摄髂骨嵴看骨骺是否成熟，此法称为Risser方法。把髂前上棘到髂后上棘的总长度分为4段，由前向后数，前1/4有骨骺出现为1度，前1/2有骨骺出现者为2度，前3/4有骨骺出现者为3度，前4/4有骨骺出现者为4度，骨骺下方的软骨完全骨化融合者为5度。这个骨骺为全身闭合最晚的一个骨骺，闭合年龄为24岁。如果已经达到5度，说明全身骨骼不再发育了，一般侧凸畸形也就不发展了。当然也可以根据胸椎或腰椎的清晰X线片，来观察椎体软骨骺，如软骨骺为断续状，表明骨生长尚未完成；若已不能看出骨骺软骨，表明椎体骨骺已愈合，即发育生长已完成。

因为脊柱侧弯的矫正手术时机，最好是在发育期间的儿童时期进行，过了这个时期，骨骼已发育完成，关节已僵硬，这将对脊柱畸形的矫正效果逐渐递减。故脊柱外科医师应重视对骨骼年龄的研究，有时年龄与骨骼年龄之间有差距，应特别注意骨龄对脊柱畸形的矫正手术更有参考意义。手与腕关节的正位X线片、双侧髂嵴的正位X线片、脊柱的正侧位X线片等均对确定骨骼年龄有参考价值（图4-8）。

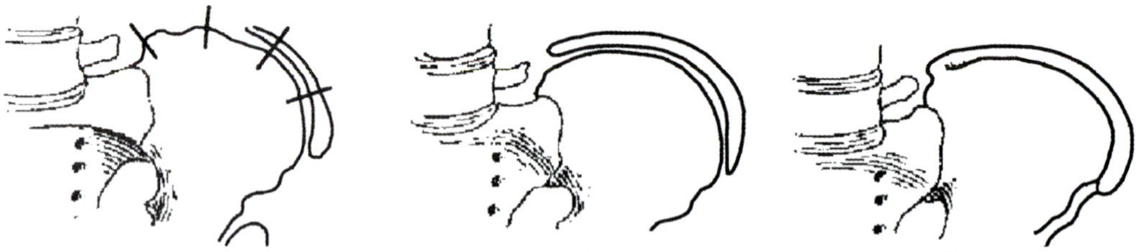

3度　　4度　　5度

图4-8　髂骨嵴骨骺的骨化和 Risser sign 分度

（马　谦　谢　江　田慧中）

## 第二节　CT、MRI检查

### 一、电子计算机断层X线扫描（CT）

电子计算机体层摄影（computed tomography）是Hounsfield于1972年完成设计的。它是将电子计算机和X线发生系统相结合以获得人体横向联合断面图像的方法，简称CT扫描。

**（一）特点**

与普通X线相比，CT检查有以下不同：①CT扫描采集人体局部薄层断面成像，克服了与其他层面组织的重叠；②利用X线细窄较集中的辐射线束，消除散射，增强影像清晰度；③利用动态量各范围很宽的X线强度；④应用电子计算机运算和处理投影数据并重建断层影像。

CT扫描在脊椎和脊髓、神经根病损诊断方面具有明显的优越性：①能清晰显示椎骨、椎管内、椎旁组织的结构细节。尤其是对枕颈部、颈胸段等普通X线片显示不清的部位。②由于密度分辨较普通X线片高20倍，故通用性识别病变性质为实体、囊性或侵蚀性。而且能提供三维结构，但不能作出组织学诊断。③可做脊髓造影CT检查，以进一步了解脊髓及其周围的病变情况。

### （二）临床应用

1．脊柱损伤方面　CT检查不需搬动体位，对损伤类型观察得更全面，特别是爆裂型骨折，椎体后份折块、椎弓或小关节骨折对椎管的影响，及对椎管环破坏移位的实情，脊髓受压的具体情况及其因素等均有了清醒的认识，这样有利于临床医师在术前选择合理的手术方案。

2．椎间盘突出方面　CT能清晰地直接显示椎间盘突出的部位、类型及大小。可以辨认脊膜囊前方脂肪层的移位或消失或受压，也可见到神经根鞘的移位及受压情况，特别是对偏外侧的突出物观察，更具优越性。但应鉴别椎间盘膨出与突出，前者是老年性退变常见的正常现象。

3．椎管狭窄方面　不能单凭椎管径线测量来诊断椎管狭窄，因为椎管大小正常变异较大。应结合椎管形态，特别是脊膜囊的形态、大小，硬膜外脂肪层的厚薄、有无受压来判断。临床更重视继发性椎管狭窄。许多先天性发育异常，并不产生症状，一直要到同时存在继发性病变才出现症状，即所谓混合型狭窄。因此，观察椎体后纵韧带骨化、黄韧带增厚、小关节突增生肥大及其对椎管矢状径和侧隐窝狭窄的程度、脊髓及神经根移位的情况等有重要意义。

4．脊椎肿瘤方面　判断骨肿瘤对椎体及其附件，椎旁软组织的侵蚀部位、范围等具有更精确的特点。对肿瘤向椎管扩展的趋势和程度，肿瘤是否已侵犯累及邻近重要组织如大血管，并发现纵隔淋巴结增大等均有帮助。

5．脊柱畸形方向　在角形脊柱后凸、重度脊柱侧弯合并有脊髓神经功能障碍时，可选用CT检查，以了解脊髓及神经根与突出物的关系。一般圆形脊柱后凸及轻度侧弯畸形不用CT检查。

但是，CT检查也受到限制，诸如对了解椎间孔大小、小关节的移位、椎动脉孔的情况、钩椎关节的变化等尚不尽如人意。

## 二、MRI 检 查

MRI（magnetic resonance imaging）是一种新的无损伤性多平面成像检查方法，利用人体组织的磁特性。骨骼肌肉系统有良好固有的对比，脂肪、肌肉、肌腱、韧带、纤维软骨、透明软骨、骨髓在体内含H原子核不同的参数和质子密度，含量多的组织显示强亮度，成像呈白色清晰；相反则呈低亮度和暗色。脊椎骨皮质、后纵韧带、黄韧带均呈低亮度，黑色。骨赘显示差。松质骨内骨髓及脂肪亮度较高，硬膜外脂呈白色高亮度，小关节也呈高亮度。纤维环呈黑色圈，髓核为中等亮度，神经根鞘及马尾均呈低亮度。故MRI可以较好地显示椎管及神经根管内软组织的成像。由于能通过矢状面、冠状面多平面成像，根据硬脊膜外或神经根周围脂肪的减少、消失等差异来判断硬脊膜及神经根是否受压。尤其对椎管侧隐窝狭窄，较CT成像更清晰。在观察椎管和脊髓损伤，以确定部位、范围及脊髓损伤性质是水肿、压迫、血肿、脊髓萎缩方面也优于CT。特别在颈髓、胸髓饱和恢复成像上显示最佳。还可分辨椎管内软组织和脑脊液的界线。

MRI的优势在显示椎管内病变分辨力强。故椎间盘突出物的成像，对神经根、硬膜囊压迫程度，后纵韧带骨化类型、范围、形成椎管狭窄程度及对脊髓产生压迫与否，都比CT检查显示得完整。

MRI的不足表现在：①断层间隔大，不如CT检查精细，可遗漏细节；②对骨化、增生缺乏信号，不能显示明显图像；③体内戴有金属的患者不适宜做MRI检查；④椎管狭窄的病变显示不如CT。

## 三、螺旋CT和三维图像重建

螺旋CT扫描与三维图像诊断是医学技术在20世纪70年代发明CT技术以来的又一次飞跃，它具有扫描时间短，无层隔，短时间内一次可完成大区域性扫描，MPR和三维重建后图像细腻、失真度小等优点，能提供与人体大体标本相媲美的影像效果。我国自20世纪90年代初期引进螺旋CT，至今已得到了一定的普及。

1. 螺旋CT原理　螺旋CT设备在其供电部即连续转动的CT心脏部，采用了高度可靠的滑环结构。通过滑环供电方式，扫描时CT的心脏部只圆滑地向一个方向平衡地转动，不需要给转动系统增加额外的负担，可以实施稳定的快速扫描。实施螺旋CT扫描时，X线球管及探测器连续360°旋转并产生X线束，与此同时，检查床也在纵轴方向匀速移动，短时间内对体轴方向进行大范围的扫描，也可以说是大容量扫描，并获得容积扫描数据，每360°的床移为一典型层厚，这样对于被扫描区域X线束所运行的轨迹呈螺旋状，即螺旋CT扫描技术。

2．三维图像重建及其他成像功能　三维图像重建是指利用计算机软件技术对由螺旋CT扫描得到的影像进行综合性处理，使之呈现具有立体感的三维结构。分为多相位扫描、容积透视法和最大强度投影法3种：多相位扫描是把物体表面形状用多角形的集合立体显示；容积扫描法是含物体内部结构的显示方法，故能做任意断面的切出或行内部透视法观察，而且还能将CT值加上颜色，从而能更准确地显示解剖学构造；最大强度投影法具有较高的解像度又保持了原有的CT值，可以改变其对比性，与容积透视法的影像合成则可以得到具有高解像度的三维图像。

其他成像功能还有MPR（multi planar reconstruction）成像及三维图像内视法（CT内视镜，CT endoscopy mode）等。重建的MPR成像可以获得良好的细腻的冠状面、矢状面及横断面图像，真实地再现了病变的部位与全貌，特别是对肝肾的占位病变和椎管内占位性病变更具有独到之处。三维图像内视法是在螺旋CT薄层扫描的图像上进行MPR和三维图像显示，使单纯的CT断面显示升华到三维立体显示和一些血管、气管的腔内观察达到腔内视法的目的，在某种程度上达到了内视镜的效果和目的。常用于大血管、心脏房室腔内、气管、支气管、总胆管、膀胱及结肠内的观察。

3．螺旋CT和三维图像重建在脊柱外科中的应用　由于螺旋CT三维图像重建技术具有扫描时间短、被检区长、无层隔及重建的图像几乎达到仿生学的效果，所以，螺旋CT及三维成像技术在脊柱外科中应用越来越广泛。它能很容易地把脊柱从中央面切开观察，从而显示出侧神经孔、侧隐窝、关节突关节及椎间盘的形态及位置情况。对于脊柱骨折的病人，它可以立体、清楚地显示椎管内是否存在有骨折碎片、椎弓根是否有骨折及韧带损伤情况；对于脊柱滑脱病人，它可以清楚地显示脊柱滑脱的程度及脊柱有无排列不稳；对于脊柱肿瘤和结核的病人，它能立体地显示肿瘤及结核的发源部位，骨破坏程度，肿瘤大小、密度、毗邻关系，有无脓腔及脓腔大小等；对于脊柱畸形方面，它可以准确立体地显示畸形的角度大小、旋转程度、脊椎变形情况、脊柱排列序列及有无半椎体畸形等。认为用螺旋CT进行矢状面扫描，对诊断重度脊柱后凸所造成的椎管狭窄，压迫脊髓的现象意义重大。术前检查能提示手术切除的范围。术后复查能观察减压是否足够，是否还遗留狭窄存在。螺旋CT三维成像能提示有利的诊断依据。

如将螺旋CT应用于全脊柱截骨术的手术前、后，进行对照观察，将对全脊柱截骨术的研究工作帮助很大。但全脊柱截骨术常同时应用内固定器械，在术后复查时可能会受到一定影响。

（马　谦　马　原　田慧中）

## 参 考 文 献

1. 田慧中，李佛保. 脊柱畸形与截骨术. 西安：世界图书出版公司，2001. 515～519

2. 田慧中，陈秀琴. 脊柱侧弯X线片测量方法. 中华放射学杂志，1987，21：23

3. 田慧中. 角形脊柱后凸的手术治疗. 中华骨科杂志，1992，12（3）：162

4. 田慧中. 椎弓椎体联合截骨术治疗脊柱后凸和后侧凸. 中华骨科杂志，1989，9：321

5. 田慧中，原田征行，田司伟. 后方侵袭による脊椎骨切り术. 脊柱变形，1992，7（1）：4

6. 田慧中. 头盆环牵引治疗侏儒症. 中国矫形外科杂志，2003，11（6）：419

7. 田慧中. 脊柱外科医师要善于使用咬骨钳和骨刀. 中国现代手术学杂志，2002，6(1)：67

8. 田慧中，吴杰，李青，等. 分叉钩棍治疗重度脊柱侧弯. 中华骨科杂志，1988，8（3）：205

9. 王以进，田慧中. 脊柱截骨加器械矫正治疗脊柱后侧凸的生物力学原理及临床应用. 中华骨科杂志，1990，10（2）：100

10. 田慧中. 对脊柱截骨术名词的商榷. 中国脊柱脊髓杂志，1991，1（2）：83

11. 田慧中，刘少喻，马原. 实用脊柱外科学. 广州：广东科技出版社，2008. 60～77

12. 田慧中，吕霞，马原. 头盆环牵引全脊柱截骨内固定治疗重度脊柱弯曲. 中国矫形外科杂志，2007，15（3）：167～172

13. 田慧中. “田氏脊柱骨刀”在矫形外科中的应用. 中国矫形外科杂志，2003，11（15）：1073～1075

14. Tian Hui-zhong. Total spinal osteotomy for the treatment of kyphosis and kyphoscoliosis. Japanese Scoliosis Society Program of the 25th Annual Meeting，1991，25：23

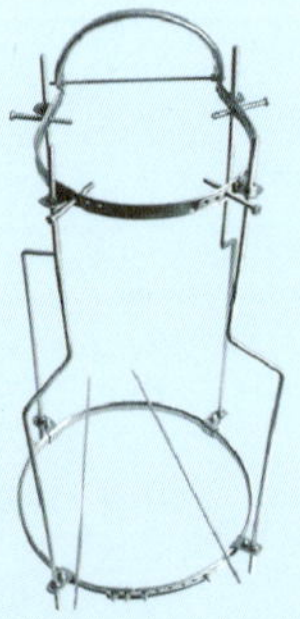

# 第五章　颅盆支撑牵引应用范围

## 第一节　颅盆牵引配合弹性生长棒治疗发育期间脊柱侧凸

### 一、概　　述

颅盆牵引配合弹性生长棒治疗发育期间的脊柱侧弯，是一种符合生物力学原理的治疗方法，利用牵拉组织再生和牵拉成骨的Ilizarov理论，在颅盆牵引下，通过“时间变量”将弯曲的脊柱逐渐增高伸直，再配合弹性生长棒内固定来扶持脊柱向纵长生长发育，由于人的脊柱正在发育增长，内置入器械的弹簧也在逐渐弹开延长，再加上分次小切口撑开矫正能扶持脊柱向纵向生长直至发育成熟，因此任何坚强昂贵的、高质量的内固定器械都难以达到一次性将发育期间的重度脊柱侧弯矫正过来的目的。

介绍颅盆牵引加弹性生长棒矫治发育期间脊柱侧凸的手术方法和临床治疗经验，与椎弓根螺钉系统坚强内固定的治疗方法相比较，对患者通过2～15年的随访，结果证实平均脊柱侧凸的矫正率为70.32%，术后身高增加5～22cm，远期随访时保留下来的脊柱活动度均优于椎弓根螺钉系统的坚强内固定。脱钩的发生率为2%，断棒的发生率为3%。脱钩断棒的原因与早期开展这项工作时内固定器械的安装固定方法不当有关，改革后，脱钩断棒的发生率明显下降。颅盆牵引配合弹性生长棒内固定治疗发育期间的脊柱侧凸，是一种符合生物学原理的治疗方法，不影响脊柱的纵向成长，能克服坚强的椎弓根螺钉内固定系统带来的并发症——“曲轴现象”的产生。

## 二、颅盆牵引配合弹性生长棒的临床应用

### （一）小儿轻便颅盆牵引装置的设计和研制

作者设计的小儿颅盆牵引装置（国家专利号：ZL02360722.X）整套总质量不超过1kg，专门用于治疗发育期间的脊柱侧凸（图5-1、图5-2）。

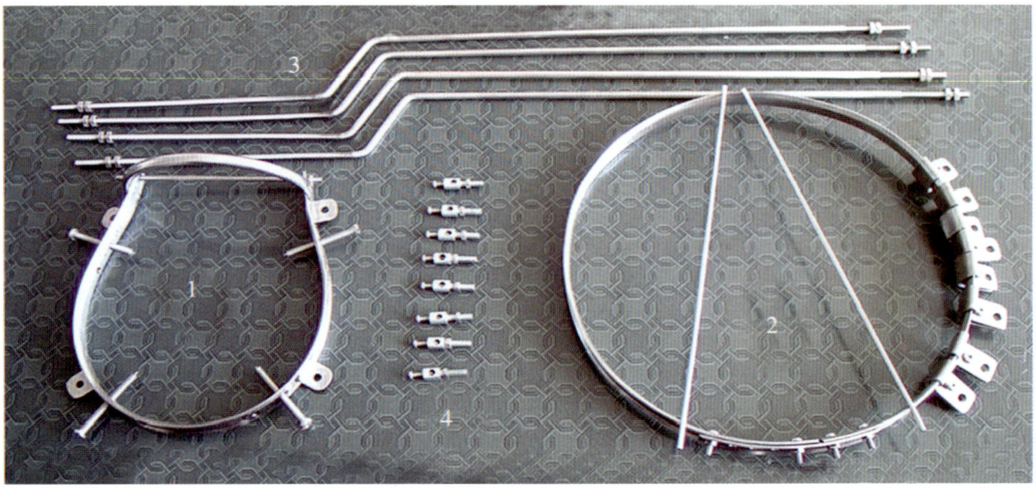


**图5-1　轻便颅盆牵引装置**

1-颅环、螺钉　2-盆环、骨圆针　3-立柱　4-接头

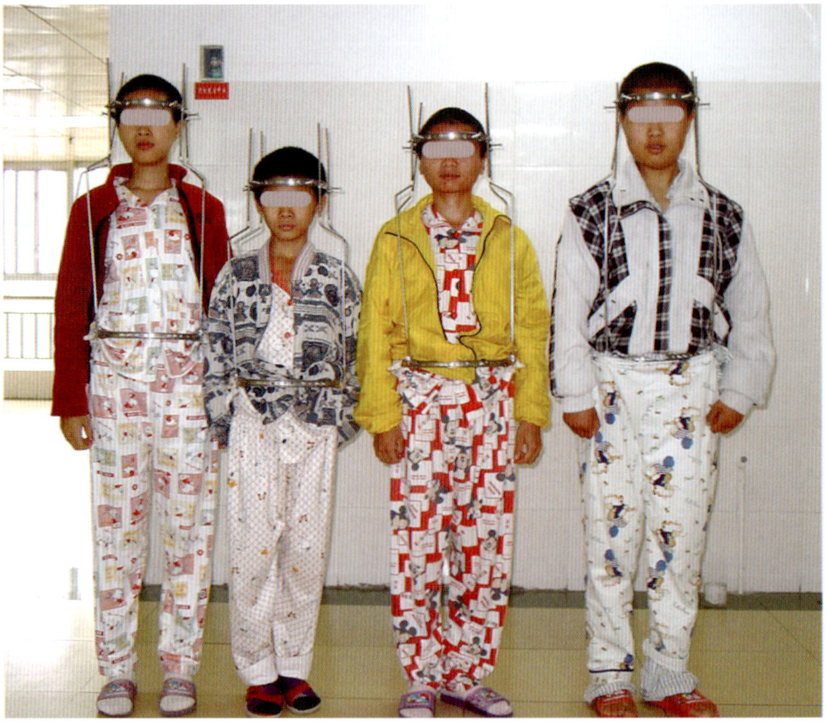

**图5-2　轻便颅盆牵引装置的应用**

颅盆牵引用于发育期间儿童的脊柱侧弯，除能矫正弯曲畸形外，还能产生牵拉成骨的作用，促使脊柱向纵长生长，使身高增加，心肺功能改善

**（二）弹性生长棒的设计研制**

1．弹性生长棒的设计原理　作者乃根据脊柱的解剖结构像一座宝塔，下端大，上端小，其骨质结构也是越向上端越薄弱，因此，把原始Harrington器械的等力撑开作用变成非等力撑开作用，即在脊柱的上端骨质薄弱的胸椎下关节突上给两个骨着力点，在脊柱的下端骨质坚强的腰椎全椎板上给一个骨着力点，解决了因撑开力过大发生胸椎下关节突压缩骨折的可能性（图5-3）。

2．弹性生长棒的临床应用　采用Harrington钩棒法的原理，下端用1只钩挂腰椎全椎板，上端用2只钩挂胸椎下关节突，1棒和2棒之间用棒间接头相连接，在1棒的末端与棒间接头之间套有弹簧，以便跟随着脊柱的生长，自动弹开延长（图5-4）。对发育期间较长的儿童，还可在钩与棒的锁口之间作小切口分次撑开，扶持脊柱纵向成长直至骨骼发育成熟。

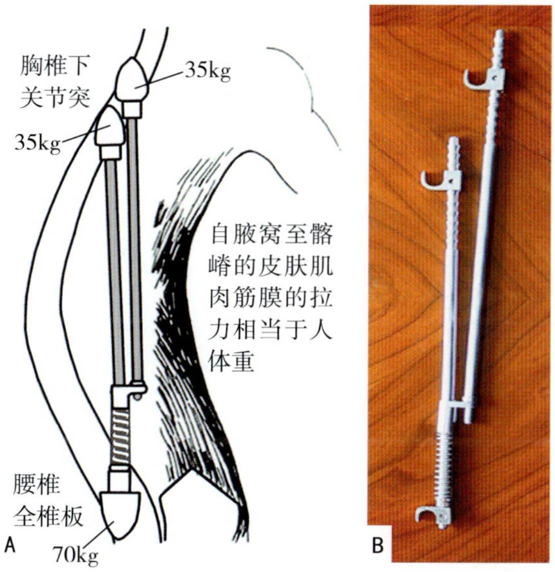


**图5-3　弹性生长棒**

A. 弹性生长棒矫正脊柱侧弯示意图　B. 弹性生长棒连接好之后

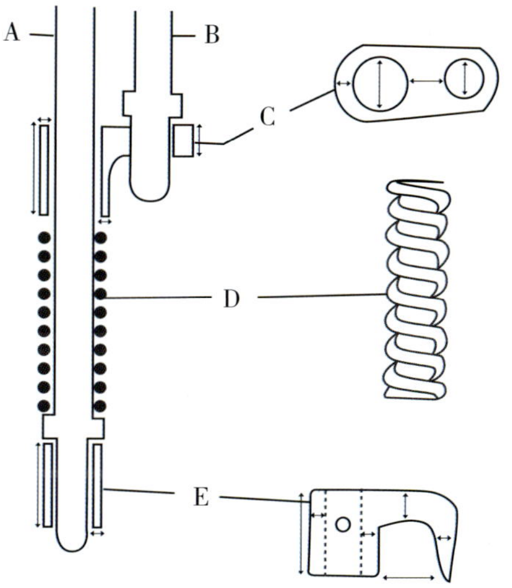


**图5-4　弹性生长棒的制造结构**

A-1棒　B-2棒　C-棒间接头　D-弹簧　E-下钩

## 三、手术方法

**（一）术前准备**

重度侧弯患者应先用颅盆环牵引3～8周，做术前准备。对重度、僵硬型、软组织挛缩型脊柱弯曲，术前采用颅盆环支撑牵引，直至软组织松解、躯干拉长、脊柱弯曲度减轻后，择期再做置入器械的矫正术，所得到的矫正效果远比单纯器械的方法优越。

### （二）麻醉的选择

因病人是在颅盆牵引下进行手术，以局部浸润麻醉为主，也可根据病人的需要和麻醉师的意见选择其他麻醉方法。

### （三）卧位

1．在颅盆环牵引下手术，戴颅盆环俯卧在手术台上，用填料垫实，不要让病人悬空在架子上，颅环与四根立柱之间的螺母，上下各松开3cm，留有撑开的余地，术毕重新拧紧（图5-5）。

2．不戴颅盆环的患者取俯卧位，卧于Hall- Relton架上，使腹部悬空，腹内压减低，静脉出血减少。应仔细地垫好上臂和肘部，肩关节外展不要超过90°。4点托架的上两点托住胸部，不要托在腋窝；下两点托住髂前上棘处，不要托在腹部（图5-6）。

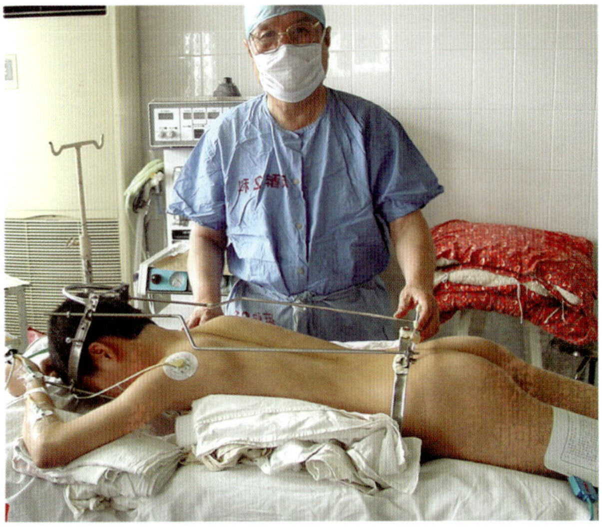

图5-5 戴颅盆环的病人，俯卧在手术台上，应将人体与手术台之间用填料垫实，不能让病人悬空在架子上

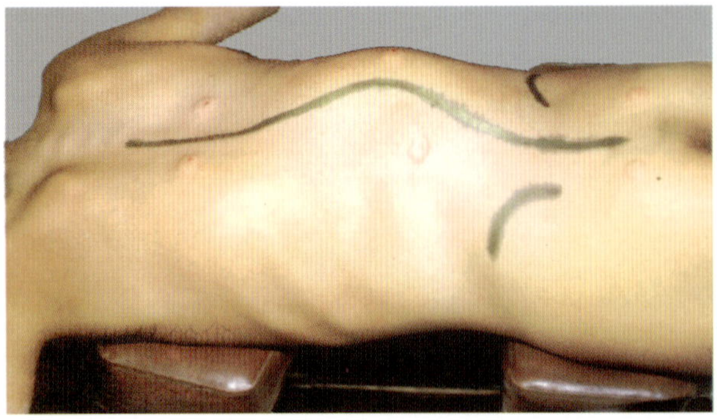

图5-6 对不戴颅盆环的病人，俯卧在Hall-Relton 架上，进行手术

（四）手术操作程序

1．第一步　卧位摆好后，消毒铺单，沿棘突行局部浸润麻醉，切开皮肤、皮下组织，暴露棘突，再行椎板后肌肉层的局部浸润麻醉，暴露双侧椎板、关节突、横突和主弯两侧的部分肋骨，在主弯上段的胸椎下关节突上选择两节合适的置钩部位，切除部分下关节突，置入两枚上钩，再在主弯下段合适的腰椎椎板上缘置入1枚下钩。

2．第二步　在第1根棒上穿上弹簧和棒间接头，先将棒的锁口端插入低位上钩的孔内，再将其末端装入下钩的孔内，轻轻撑开锁口使侧弯得到部分矫正，然后，再将第2根棒插入高位上钩的孔内，倒回来将其末端装入棒间接头的孔内，然后两棒进行交替撑开，每根棒的撑开力可达25～35kg，让病人活动下肢证明无神经损害后，再进行下一步骤。

3．第三步　第3～5节椎板下Luque钢丝固定在第1根棒上，第3～5节提肋钢丝固定在第2根棒上，然后再将两棒之间用钢丝横向固定，形成一矩形面起稳定作用（图5-7、图5-8）。最后，电烙止血，放负压引流管，分层闭合切口，将松开的颅盆牵引装置拧紧固定，送回病房。

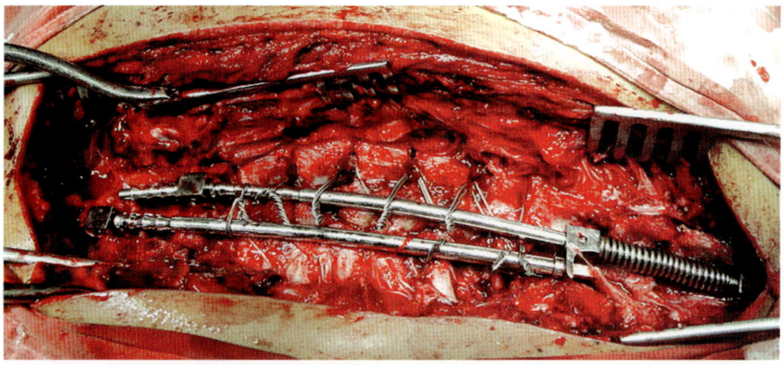

图5-7　一般弹性生长棒的安装原则，是两根棒之间的夹角越小越好，这样才能产生较大的矫正脊柱畸形的作用

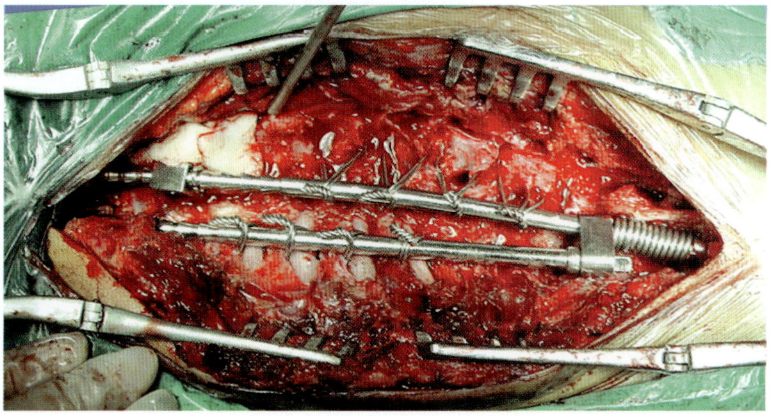

图5-8　主要显示Luque钢丝拧紧固定在第1根棒上，提肋钢丝已固定在第2根棒上。骨水泥垫在第1根棒的上钩与椎板之间，防止上钩翻转

**（五）术后处理**

回病房后按颅盆牵引术后护理，术后第2天令患者戴颅盆环下地活动，一般无疼痛。拆线后石膏背心或支具外固定6～10个月。

## 四、典型病例

例1，患者，男，12岁，于2004年11月12日入院，主诉严重脊柱侧弯，呼吸困难，口唇发绀。曾去过北京、上海、南京各大医院检查，未得到入院治疗，慕名来我院要求手术治疗。经拍片检查诊断为重度脊柱侧弯Cobb's角112°，凹侧肋骨并拢，凸侧剃刀背明显，严重影响呼吸功能。于入院后第3天行颅盆环支撑牵引，牵引4周后脊柱侧弯明显减轻，身高增加9cm，呼吸功能明显改善。于2004年12月20日在颅盆牵引局麻下行弹性分叉生长棒矫正术，术后脊柱侧凸由112°变为26°，凹侧肋间隙明显张开，凸侧剃刀背明显改善，身高增加10cm，胸后凸和脊柱旋转出现三维矫正（图5-9）。

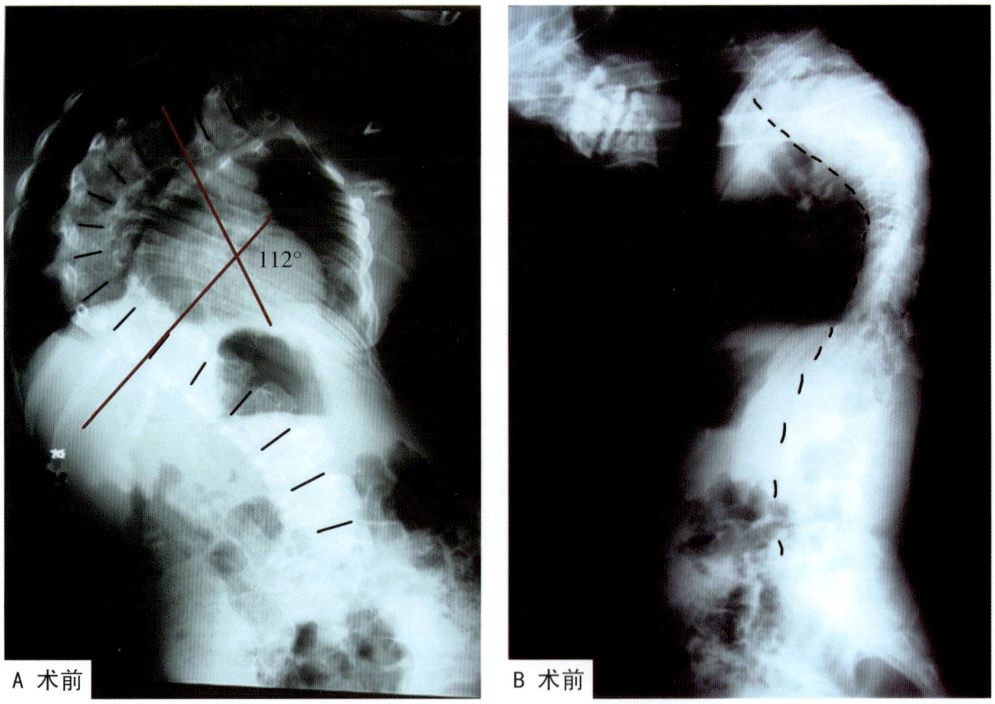


**图5-9A-B　重度先天性脊柱侧凸X线表现**

A. 术前正位，重度先天性脊柱侧凸112°，凹侧肋骨并拢，凸侧剃刀背明显　B. 同一病例术前侧位，脊柱后侧凸合并重度旋转畸形

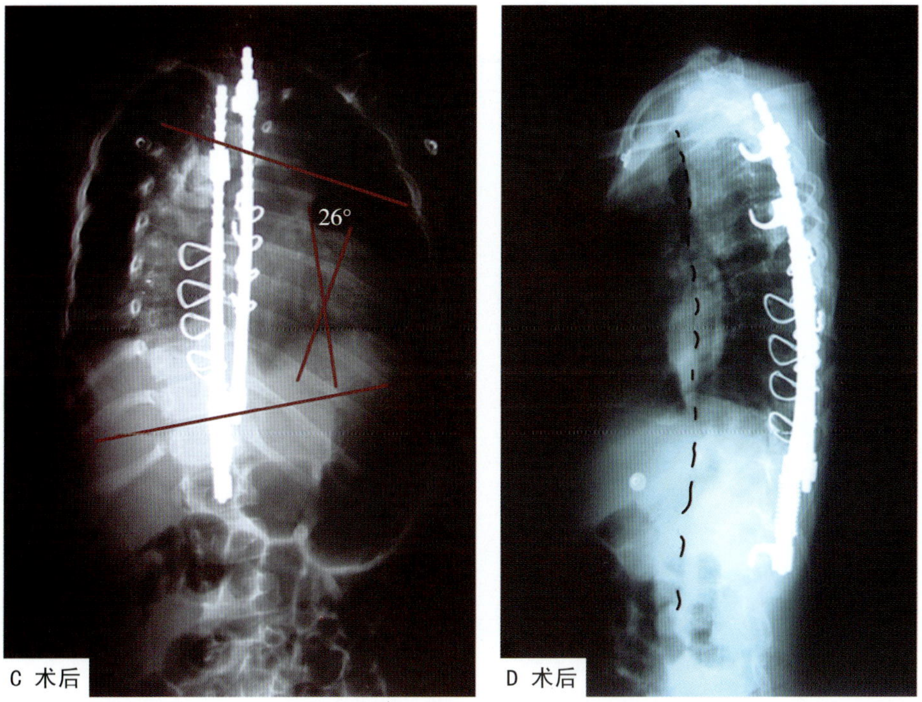


**图5-9C-D 同一病例**

C. 弹性生长棒矫正术后，脊柱侧凸由112°变为26°，凹侧肋间隙明显张开

D. 术后侧位，胸后凸和脊柱旋转得到三维矫正

例2，顾某某，女，14岁，特发性脊柱后侧凸，Cobb's角89°，凸向右侧，胸廓畸形明显。于2002年11月10日入院，经颅盆牵引4周后，在颅盆牵引局麻下行弹性分叉生长棒矫正术，术后经过顺利，Cobb's角由89°变为10°，人体外形恢复正常，身

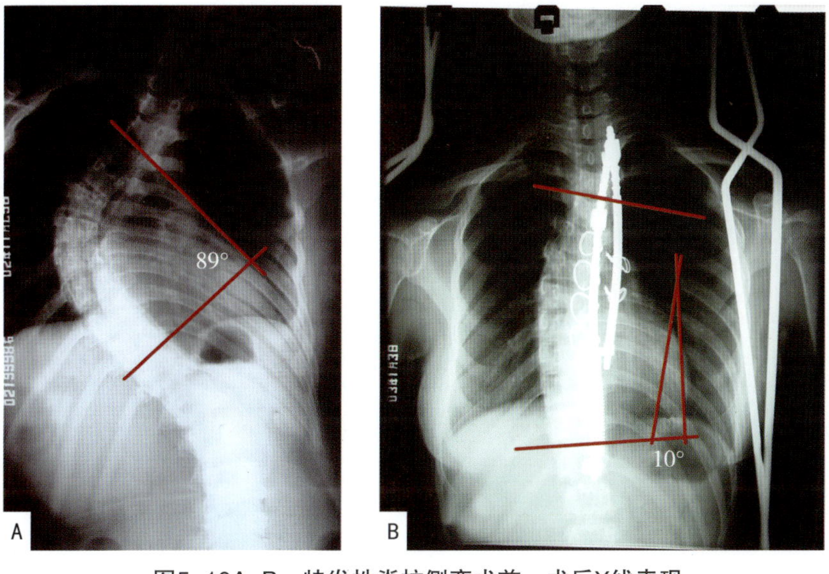


**图5-10A-B 特发性脊柱侧弯术前、术后X线表现**

A. 特发性脊柱侧弯术前89°，侧弯凹侧肋骨间隙并拢 B. 颅盆牵引加弹性生长棒矫正术后侧弯变为10°，侧弯凹侧肋骨间隙张开

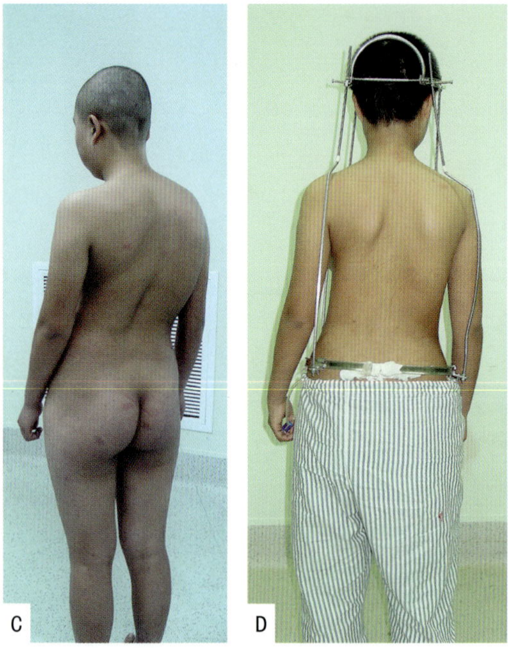


**图5-10C-D　特发性脊柱侧弯牵引前后比较**

C. 术前人体外形　D. 牵引后人体外形

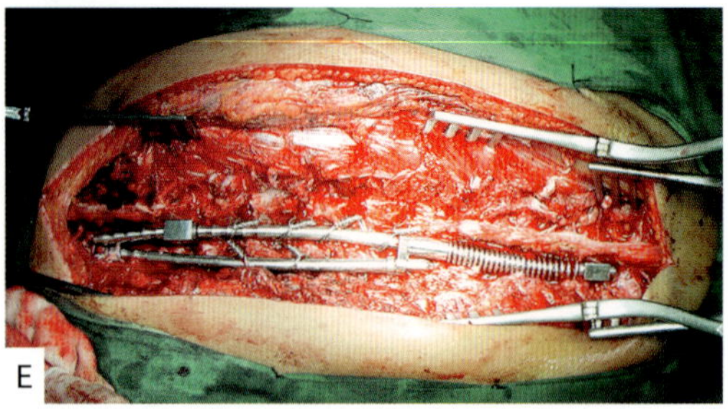


**图5-10E　同一病例**

用弹性分叉生长棒矫正畸形，1棒与椎板下钢丝拧紧，矫正脊柱侧弯，2棒提肋固定，矫正胸廓塌陷

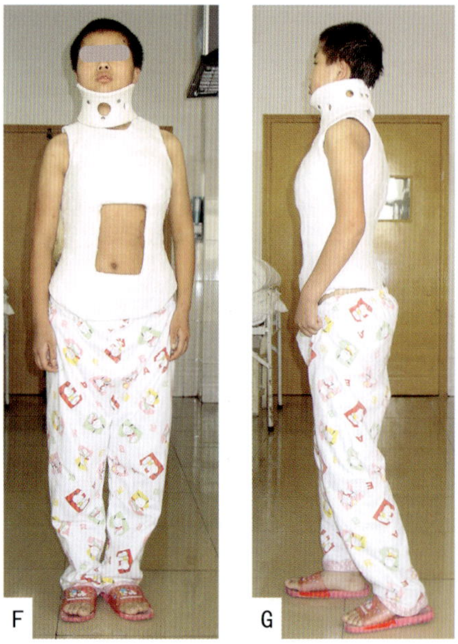


**图5-10F-G　同一病例**

术后穿石背心外固定（固定期限为8～10个月）

高增加8cm，病人及其家属均满意，给予石膏背心外固定而出院（图5-10）。术后随访2年，Cobb's角丢失2°，无脱钩断棒发生，人体外形未见改变，已回复学业。

例3，许某某，女，17岁，特发性重度脊柱后侧凸，Cobb's角104°，右胸剃刀背明显，左胸塌陷，人体外形丑陋。于2002年11月4日入院，经颅盆牵引5周后，在颅盆牵引局麻下行弹性分叉生长棒矫正术，术后经过顺利，Cobb's角由104°变为20°，身高增加12cm，人体外形明显改善，术后给予石膏背心外固定8个月（图5-11）。术后随访2年，未见脱钩断棒，Cobb's角未见丢失，人体外形较满意。

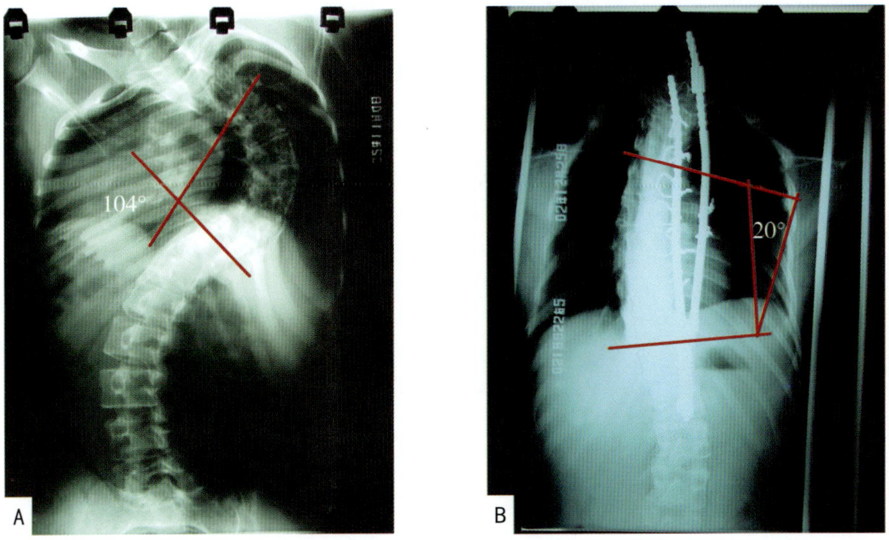


**图5-11A-B　特发性重度脊柱后侧凸X线表现**

A. 术前Cobb's角104°　B. 经颅盆牵引加弹性分叉生长棒矫正术后Cobb's角变为20°

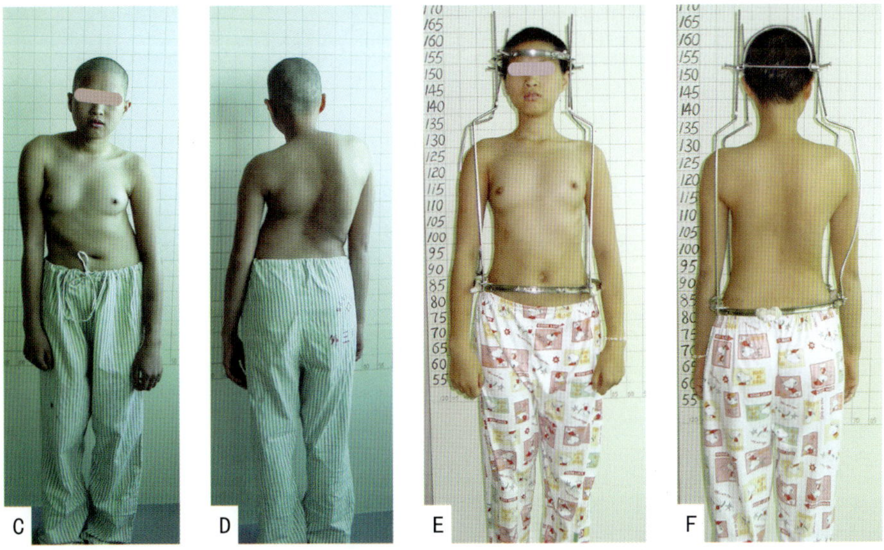


**图5-11C-F　同一病例**

C. 术前正面观　D. 术前背面观　E. 颅盆牵引后正面观　F. 颅盆牵引后背面观

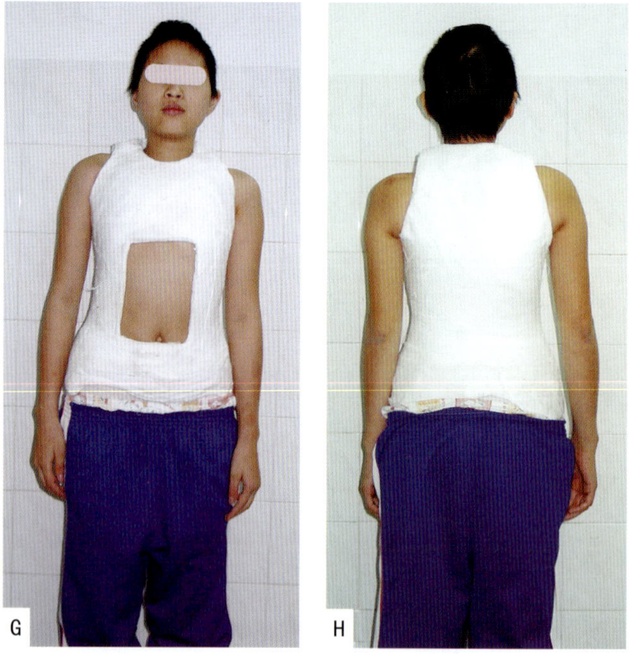

**图5-11G-H　同一病例，术前采用颅盆牵引与术后外固定配合疗法**
G. 正面观　H. 背面观

## 五、结　果

1. 用颅盆牵引加弹性生长棒治疗的发育期间脊柱侧凸患者200例的临床资料作分析研究。通过2～15年的随访观察，其平均矫正率为70.32%，术后身高增加5～22cm（平均7.85cm），远期随访脊柱活动度优于105例采用椎弓根螺钉坚强内固定的病例组。本组脱钩者4例（占2%），断棒者6例（占3%），脱钩断棒的原因与早期开展这项工作时内固定器械的安装固定方法不当有关，改革后，脱钩断棒发生率明显下降。

2. 压缩弹簧的逐渐弹开能使第2根棒上移，扶持脊柱纵向成长，但第1根棒的上钩往往松动，需要作分次撑开，故本组分次小切口撑开的次数为102次，因小切口撑开操作简单，未见有并发症发生。

3. 对3～7岁的年龄组中有27例采用单纯哈氏器械固定法，10例采用弹性生长棒固定法，结合分次撑开治疗。8～12岁年龄组均采用弹性生长棒治疗，弹簧压力选用10～15kg。对13～17岁者，弹簧的压力选用20kg。

4. 本组脱钩的4例主要是椎板下Luque钢丝拧得过紧，造成上钩外翻力过大而致下关节突骨折脱钩，经用骨水泥在钩与椎板间做垫后，防止了这种现象的发生。

5. 本组断棒的6例主要是由于哈氏棍锁口基部承受Luque钢丝的侧压力过大所致，方法改进后，将Luque钢丝向椎板方向的牵拉力与Luque钢丝向肋骨方向的牵拉力相对应拧紧之后解决了断棒的发生问题。

## 六、结　语

### （一）发育期间年龄阶段与矫正效果

本组病例分为3个阶段，即3～7岁、8～12岁、13～17岁3个年龄组。以往对3～7岁病例总认为年龄小不适宜手术，但根据作者后来的经验，认为特别是先天性畸形的进行性加重是比较快的，应该在3～7岁时就考虑预防性早做手术治疗，防止以后病情加重。预防性早做手术的观点已被多数学者所公认。8～12岁是颅盆牵引加弹性生长棒治疗的最佳年龄，本组这个年龄段的病例最多，疗效最好。13～17岁的重度脊柱侧弯病例单纯颅盆牵引加弹性生长棒治疗有时效果欠佳，则需要配合脊柱截骨术，方能较满意地矫正畸形。

### （二）术后病人晚期脊柱活动度的保留

颅盆牵引加弹性生长棒治疗发育期间的脊柱侧弯，因其不做植骨融合又是弹性内固定，所以保留了脊柱的晚期活动度，而不产生脊柱长节段的强直固定。与本研究所用CD、CDH、TSRH等坚强内固定治疗的102例脊柱侧弯相比较，有其如下优点：①晚期脊柱的活动度较好。②身高增加5～22cm（平均7.85cm）高于CD组，弯曲度矫正率70.32%，也超过CD组。③CD组中有3例产生明显的“曲轴现象”，颅盆牵引弹性生长棒组则没有。

### （三）弹性生长棒的生物力学

脊柱的弯曲度越大，其纵向牵引力的矫正作用也就越大，本组200例中80°以上的157例占78.5%，故其纵向牵引力或纵向撑开力为其主要的矫正作用力。故颅盆牵引与弹性生长棒的应用为其最佳选择，只有在轴向牵引力达到最大限度，使脊柱接近伸直后再将弹性生长棒固定在脊柱上起纵向支撑和三维矫正作用，并借助弹簧的作用扶持脊柱纵向增长。两枚上钩挂胸椎下关节突，1枚下钩挂腰椎全椎板，3点形成一个面，中间由多根椎板下钢丝固定第1根棒，多根提肋钢丝固定第2根棒，形成一矩形结构固定在椎板和肋骨上，能起到良好的矫正脊柱侧弯和扶持脊柱向纵向生长的作用。

（田慧中　李　明　眭江涛）

# 第二节　颅盆牵引下先天性半椎体切除术

## 一、概　　述

总结前10年的手术治疗先天性半椎体的经验，作者认为对先天性半椎体畸形的患儿，应首先从X线诊断上来判断它的发展趋势（图5-12），如在X线正位片上见到同一侧（左侧或右侧）有1～2个半椎体存在时，则预料到将来会有较严重的脊柱畸形出现，如在X线正位片上见到在脊柱的两侧各有1个半椎体存在，而且两个半椎体的节段距离较近，则可以预料到将来的脊柱弯曲畸形不会发展到严重程度，也可采用保守观察和支具外固定的方法，不急于早做手术。但对那些发生在同一侧1～2个半椎体存在的病例（图5-13），应该尽早进行半椎体切除术，以免将来造成严重的脊柱侧弯畸形。作者后10年对半椎体切除术的年龄问题认为是越早越好，本组50例中年龄最小的是3岁，预防性地早做半椎体切除术（图5-14），手术方法简单、出血少，只做压缩固定合拢半椎体切除后的间隙即可。作者经随访观察10年以上，认为预防性早期切除半椎体的治疗效果颇佳。所以后10年对手术治疗先天性侧旁半椎体畸形的年龄问题大为提前。

对发育期间的先天性半椎体畸形，椎体间尚未形成骨性连接的病例，且脊柱弯曲明显的病例，应先用颅盆牵引做准备，使弯曲段的每节椎间组织松解后再进行半椎体截骨切除术，这样可使截骨后的楔形间隙容易合拢，脊柱弯曲得到一次性的矫正。作者设计的小儿轻便颅盆牵引装置可用于3岁以上的患儿（图5-15）。半椎体

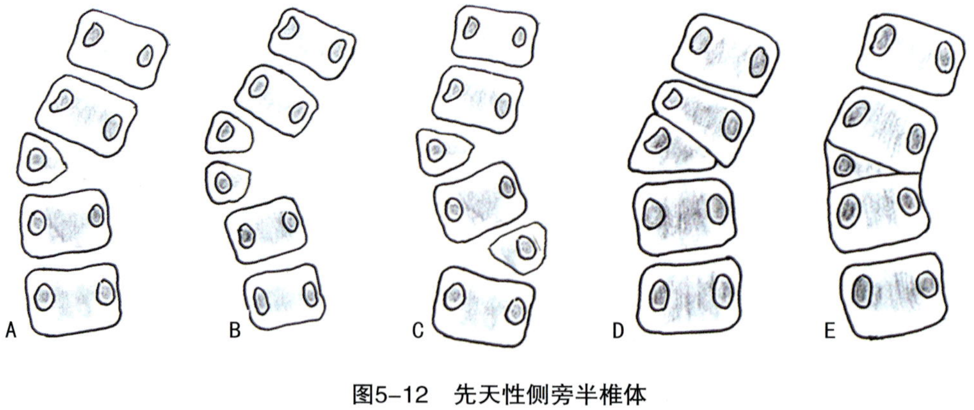


**图5-12　先天性侧旁半椎体**

A. 单侧1个半椎体　B. 单侧2个半椎体　C. 双侧代偿性半椎体　D. 与上节椎体不分节的半椎体　E. 与上下节椎体全不分节的半椎体

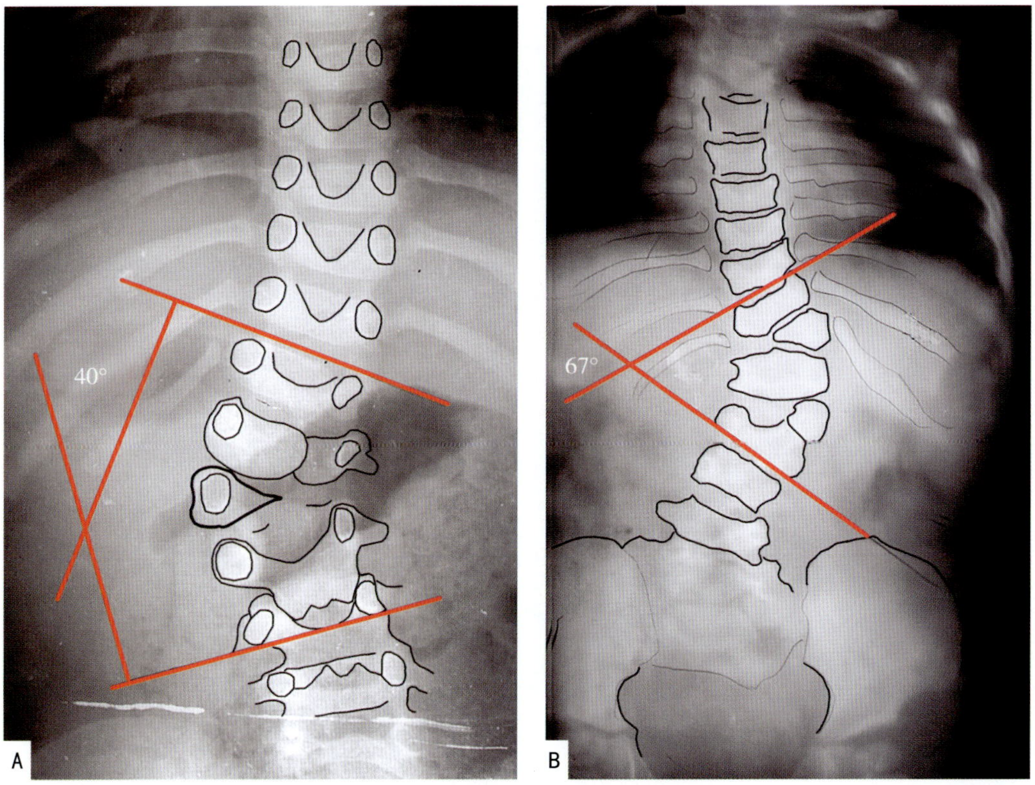


**图5-13　先天性半椎体畸形X线表现**

A. 为单侧一个半椎体　B. 为同一侧2个半椎体

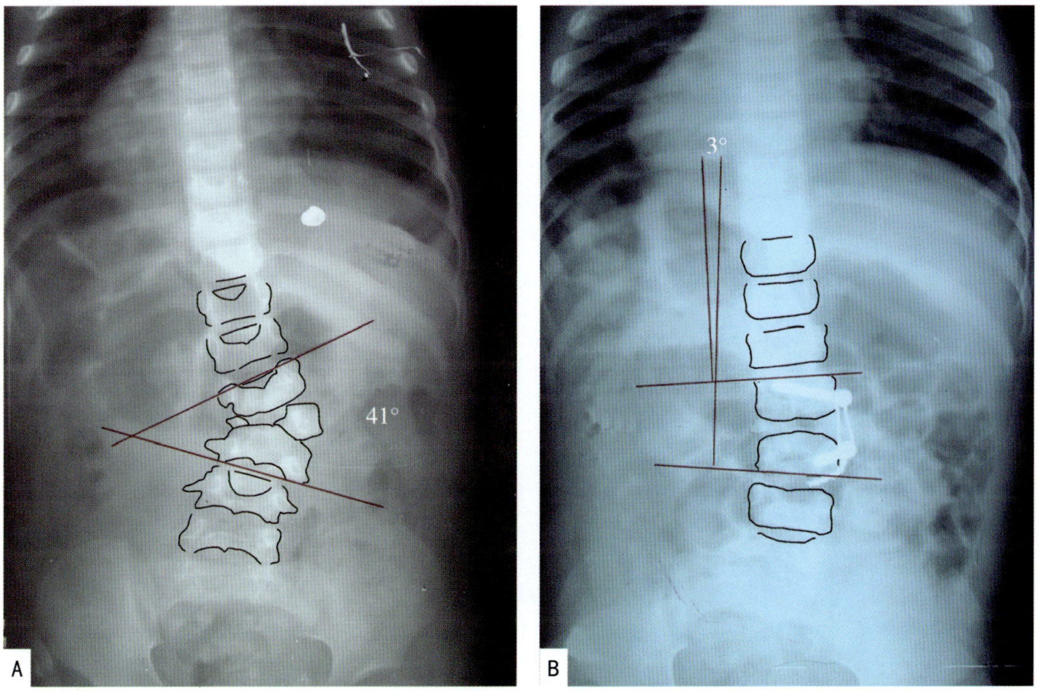


**图5-14A-B　半椎体切除术前后X线表现**

A. 患者女，3岁半，单侧半椎体合并脊柱侧弯41°　B. 行半椎体切除弓根螺钉加钢丝压缩术后，随访半年，脊柱侧弯变为3°

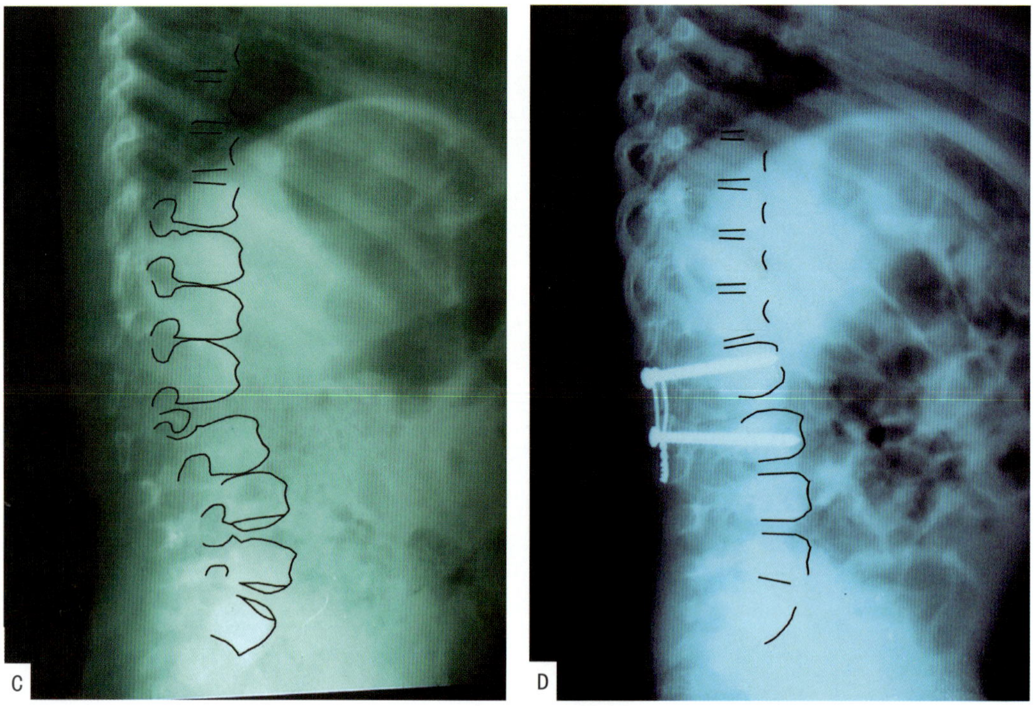


**图5-14C-D　同一病例**

C. 术前侧位伴有轻度后凸畸形　D. 半椎体切除术后，侧位X线片显示后凸畸形已得到矫正

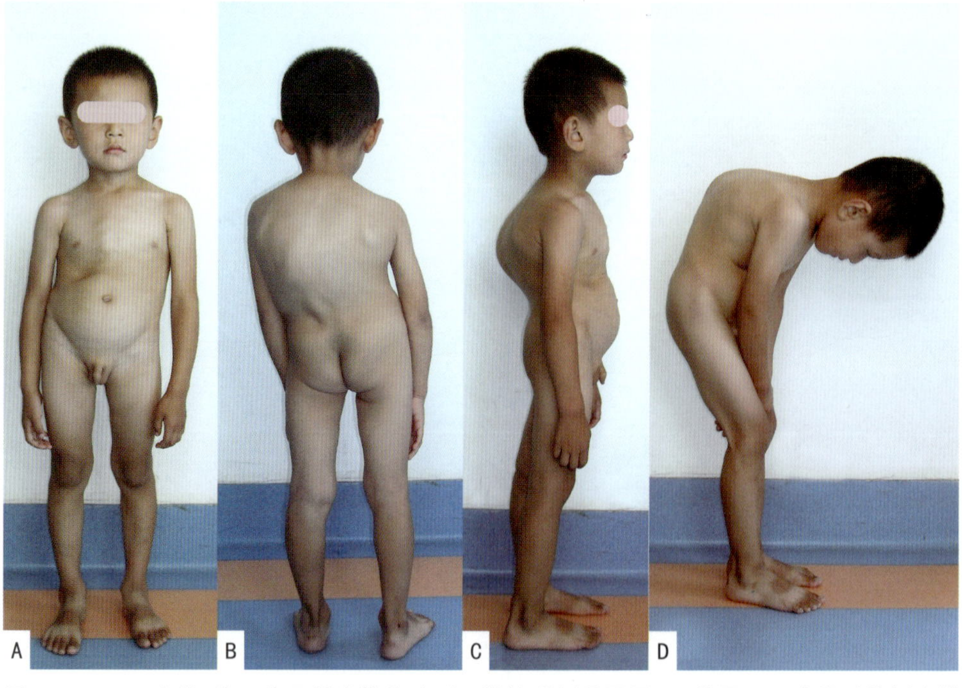


**图5-15A-D　患儿4岁，先天性半椎体畸形，脊柱后侧凸明显，X线显示下胸段后外侧半椎体畸形，颅盆牵引前照片**

A. 正面观　B. 后面观　C. 侧面观　D. 弯腰侧面观

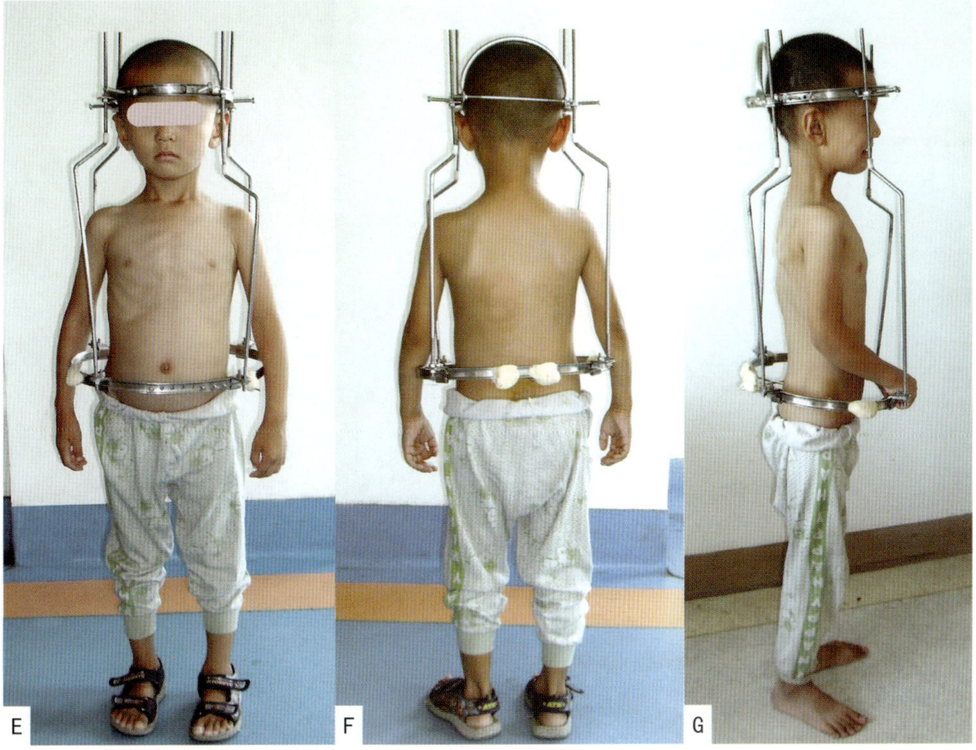


**图5-15E-G　同一病例，经颅盆牵引后，脊柱畸形得到矫正**

E. 正面观　F. 后面观　G. 侧面观

切除术前和术后应用，可以代替半椎体切除术后的长节段内固定器械，截骨切除术后仅用短节段固定，术后靠颅盆牵引稳定脊柱矫正畸形直至截骨端愈合坚固即可。

颅盆牵引对早期发育期间的儿童具有牵拉成骨和慢性矫正脊柱畸形的作用，术后配戴颅盆环可以早期下地活动促进脊柱向着纵向生长。长节段的椎弓根螺钉内固定不宜用于早年发育期间的儿童，因为内固定物对脊柱的生长发育有影响，所以颅盆牵引配合短节段内固定治疗早期发育期间的半椎体畸形是一种优选的治疗方法。

半椎体畸形的成因：半椎体的形成可能与胚胎发育有关，在母体内胚胎时期，每节椎骨由3个原发性骨化中心所构成：椎体骨化中心、椎弓根和椎弓骨化中心（左右两块）。故每节椎骨由3块原发性骨化中心所构成，在椎体骨化中心的中央部有一条在胚胎早期遗留下来的脊索痕迹，当正常胚胎发育过程当中，位于椎体中央部位的脊索痕迹逐渐消失，而相当于椎间盘部位的脊索痕迹向左右两侧扩展而形成椎间隙，故在正常发育中位于脊索痕迹左右两侧的骨化中心，互相结合形成一体，而至位于中央的脊索遗迹完全消失，这样就产生了具有一连串椎体和椎间盘的脊柱形态。侧旁半椎体形成的病理原因，可能是单侧（左侧或右侧）半椎体骨化中心发育障碍或不发育，而另一侧骨化中心照常发育，则形成半椎体畸形，是以后脊柱侧凸畸形的根源。如果同一个椎体双侧（左侧或右侧）骨化中心，都有发育不全，则形成蝴蝶椎，但一般不会造成脊柱畸形。如果在脊柱的同一侧产生两节半椎体畸形，则预后将会造成较严重的脊柱侧凸畸形。如果半椎体发生在脊柱的两侧且数目相等，节段距离也不远，其预后较好，以后造成脊柱侧凸的现象，可以互相代偿，一般外观畸形不大。只有单侧（左侧或右侧）有1个以上的半椎体存在时，才有早期预防性切除半椎体的手术指征。

半椎体的生长发育导致角型脊柱侧凸加重：先天性侧旁半椎体的患儿，往往在10～15岁年龄阶段脊柱侧凸畸形发展最快，在正位X线片上可见有60°～90°Cobb's角。在侧位X线片上可见有30°～60°Cobb's角后凸畸形，在成角的椎板之间常出现自发性骨性融合，在成角的椎体间隙的后缘，常可见到椎间盘突出造成椎管狭窄，使病人产生跟膝反射亢进等压迫脊髓的预兆，到这时再进行手术治疗，其手术的难度相对增大，风险性也相对增高，势必要采用全脊柱截骨切除半椎体减压脊髓的复杂方法来解决。故预防性早做半椎体切除十分必要。

先天性侧旁半椎体与先天性后侧半椎体：在临床上半椎体畸形中最常见的有两种，一种是侧旁半椎体，另一种是后侧半椎体。先天性侧旁半椎体较先天性后侧半椎体多见，先天性后侧半椎体的形成，可能与双侧椎弓根骨化中心向前伸展，与椎体骨化中心的后部成分相融合，其椎体前部的骨化中心发育障碍而形成先天性后侧半椎体。先天性后侧半椎体的手术治疗，将在以下内容中叙述。

## 二、先天性脊柱畸形的分类和术语

诊断先天性脊柱畸形，乃根据有脊柱发育上的先天性异常存在，这些异常可以在X线片上和手术直视下发现。在出生后几个月内的脊柱侧凸不一定都是先天性的，也有可能是婴儿期特发性脊柱侧凸。

先天性脊柱畸形可用以下几种方式分类：①脊柱畸形的位置（颈段、颈胸段、胸段、胸腰段、腰段、腰骶段）。②畸形的表现（侧凸、后侧凸、前凸、后凸）。③发育异常的特殊类型。

脊柱发育异常有两个基本型：①分节不良。②形成不良。而真正的单一的分节不良或形成不良表现十分罕见，几乎所有病人都是混合型的，只不过是某一种型表现得较为突出。分节不良可以引起侧凸（单侧阻滞椎），后外侧分节不良可引起前侧凸（即前方阻滞椎）。有的是环形分节不良，这种病例不引起畸形，但可以减少脊柱运动的节数，同时也减少脊柱的长度（图5-16）。

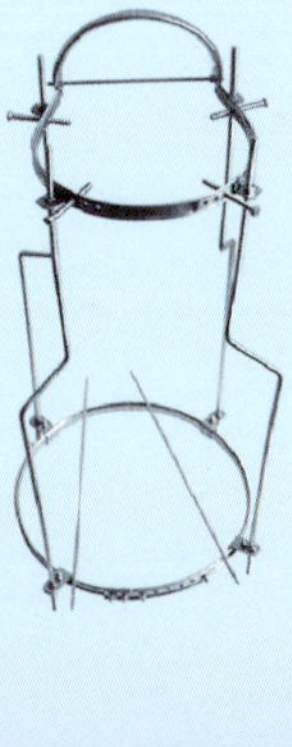

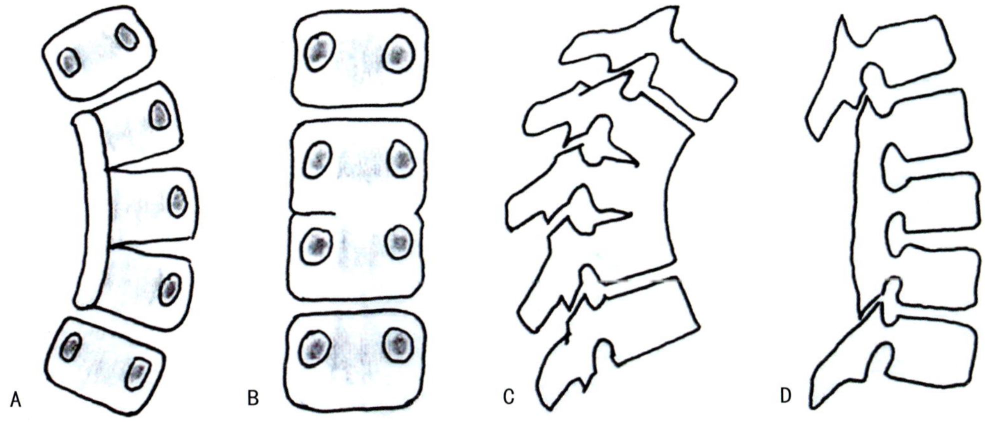

**图5-16　脊柱分节不良类型**

A. 单侧分节不良，也可称为单侧不分节，这种畸形常可造成重度而迅速发展成侧凸　B. 双侧对称性分节不良，也称为阻滞椎，不引起畸形加重　C. 前部分节不良，可引起后凸　D. 双侧后弓分节不良可引起前凸

形成不良是胚胎组织供给正常发育椎体的材料不足所造成的。如后部成分的不足造成脊柱裂，这些问题均在组织胚胎章节中讨论。椎体的一侧发育不良将形成半椎体。最主要的是不要把半椎体当作额外的一块骨头加入脊柱，而它是正常椎体的一半，只因对侧一半缺如或发育不良而造成。

如果整个椎体都缺如或发育不良，而后部成分发育正常，那将造成后凸畸形。常见的形成不良多位于脊柱的侧方和前方，仅有后外侧1/4椎体存在时，才引起真性后侧凸，常常称为“后1/4半椎体”。

半椎体的形式很多或多种形式同时存在，重要的是要知道各种形式的自然发展史是有区别的。脊柱内有一个半椎体，有时不造成任何弯曲，乃因相邻椎体有相应畸形。这种情况称为封闭性半椎体，也就是一般所说的善良型，它与进展型相对应。

一个半椎体可以与其邻近一个或两个椎体不分节。如果有一个间盘与邻近的椎体分开，就称为半分节半椎体；如与邻近的上下两个椎体不分开，称为非分节半椎体；如与邻椎完全分开，就称为游离半椎体，或叫完整半椎体。

有时可同时出现一个以上的半椎体，如果两个半椎体都在脊柱的同一侧，其预后较差。其两个半椎体可以成一体或完全分开。如两个半椎体分别在脊柱的两侧，可以使脊柱更加平衡，但也可能产生两个进展型侧凸。

半椎体和分节不良可以同时出现，如单侧阻滞椎，这是造成脊柱侧凸最严重的一种类型。

## 三、检 查 方 法

常规进行脊柱的X线正侧位摄片，观察半椎体畸形的节段和部位有否脊柱侧弯存在，半椎体位于左侧或右侧，是否在脊柱的同一侧有1～2个半椎体存在，还是半椎体位于脊柱的两侧，互相起代偿作用，这些与决定是否进行手术治疗有关。对发现有半椎体存在的病例，最好补做CT、MRI或脊髓造影检查，以除外伴有脊髓压迫症或脊髓纵裂存在。

## 四、侧旁半椎体截骨切除术

### （一）适应证

1．单侧半椎体或双侧半椎体的数目不同、不对称，预计将会跟随着发育造成严重的脊柱侧凸畸形，为其预防性早期手术的适应证。

2．年龄在10岁以内，其治疗效果是年龄越小越好。

### （二）禁忌证

1．合并先天性心脏病或其他重要器官异常者。

2．影像学检查合并脊髓纵裂、脊髓空洞症和重度脑脊膜膨出者。

### （三）手术方法

1．术前准备

（1）术前X线片确定半椎体的部位、数目，分析侧弯畸形的进展情况（见图5-13）。

（2）应准备好半椎体切除和全脊柱截骨的手术器械（图5-17）、近端压缩用的内固定器械。

（3）因为是预防性手术，应与家属详细交代，取得家属的同意和签字。

2．麻醉　气管内插管全麻。

3．体位　俯卧位。

4．手术操作程序

（1）第一步：令病人取俯卧位，消毒铺单后，沿棘突做后正中切口，暴露双侧的椎板、关节突和横突。先松解对侧横突间附着的韧带和软组织，然后再彻底暴

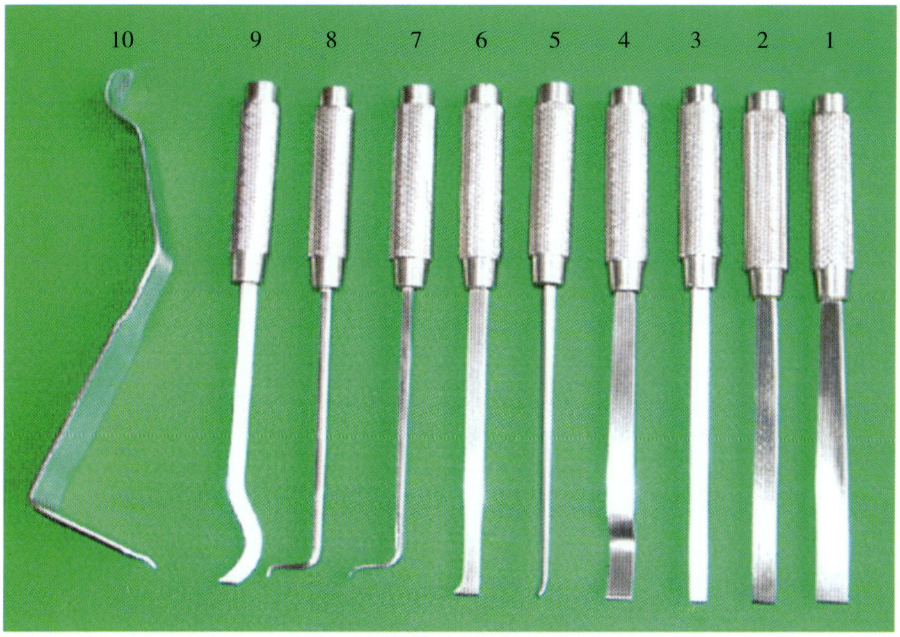


图5-17 用来做半椎体切除术的田氏脊柱骨刀一套

露半椎体一侧的椎板、关节突和横突，切除半椎体的椎板、关节突和横突后，暴露椎弓根（图5-18）。沿椎弓根的外侧缘，用无名氏（田氏骨刀内的一种）向前剥离，直达椎体前外侧缘，再用椎体剥离器，严格地自骨膜下向前剥离，暴露半椎体（图5-19）。

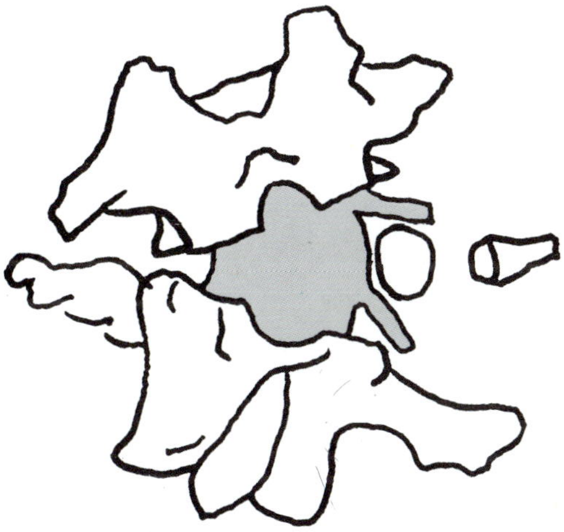

图5-18 切除半椎体的椎板后，暴露半椎体的椎弓根

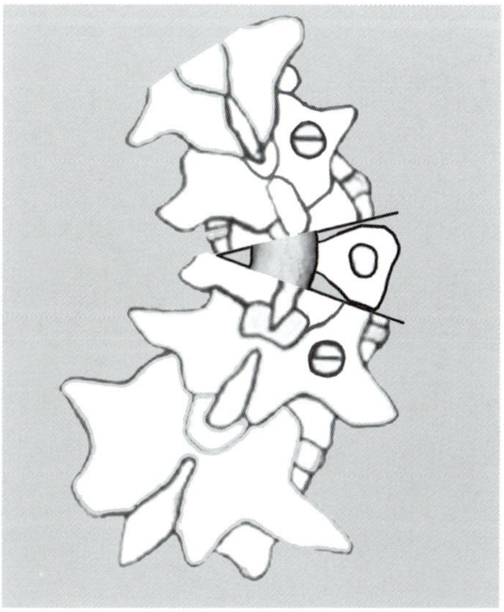

图5-19 半椎体暴露后，先在半椎体上下的椎弓根内置入螺钉，然后再做半椎体截骨切除术

（2）第二步：不能只将半椎体挖掉，要用楔形截骨切除半椎体的方法，才容易闭合截骨间隙矫正侧弯畸形（图5–20）。因为儿童的椎骨为软骨与骨组织混合构成，故磨钻和电、气动摆锯都是无能为力的，只有薄刃锐利的骨刀才是做切除手术得心应手的工具。

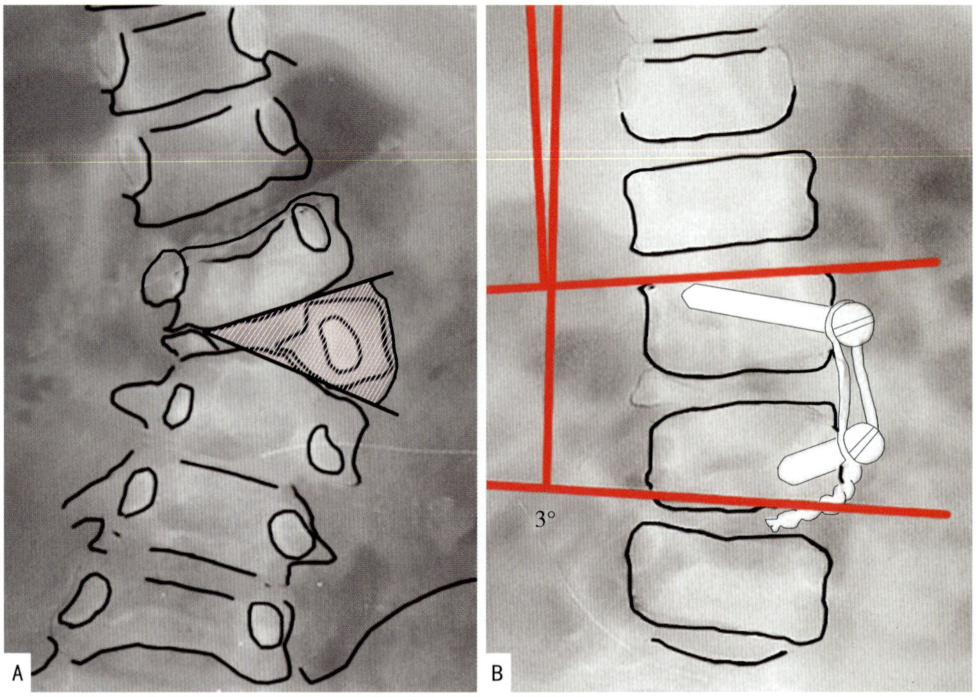


**图5–20　半椎体截骨切除术**

A. 截骨切除半椎体的范围　B. 对年龄小的患儿，截骨切除半椎体后，仅做压缩钢丝固定即可矫正畸形

（3）第三步：术中绝对禁止过度牵拉硬膜和压迫脊髓，以免隔着硬膜造成脊髓损伤，术后引起截瘫。要利用田氏骨刀的各种弯度，绕过硬膜周围，切除半椎体（图5–21），绝不允许对硬膜产生任何的挤压和碰触，这是避免脊髓损伤的关键。对硬膜外静脉丛的出血问题，既不能靠钳夹又不能靠电烙，只能在迅速切除半椎体后，尽快将上下椎弓根内已钉好的螺钉用钢丝加压拧紧（图5–22），使半椎体切除后的间隙合拢，由于硬膜管的缩短膨胀，压迫硬膜外静脉丛，出血将会自然停止（图5–23）。

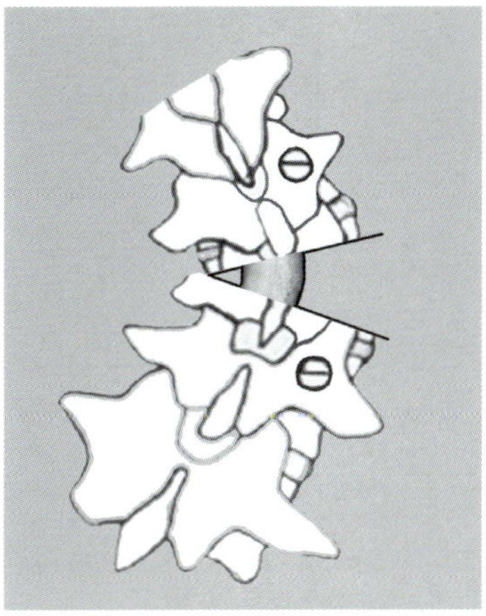

图5-21　在截骨切除半椎体的过程中，绝不允许过度牵拉或碰触硬膜管，因为隔着硬膜可造成脊髓损伤

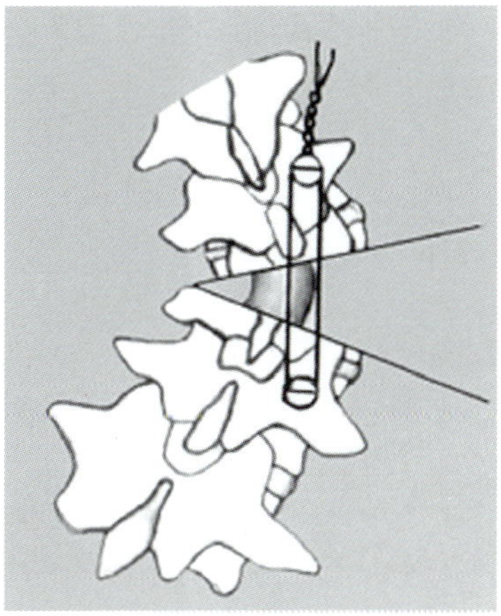

图5-22　截骨完成后，立即将椎弓根螺钉上的钢丝拧紧，使间隙合拢

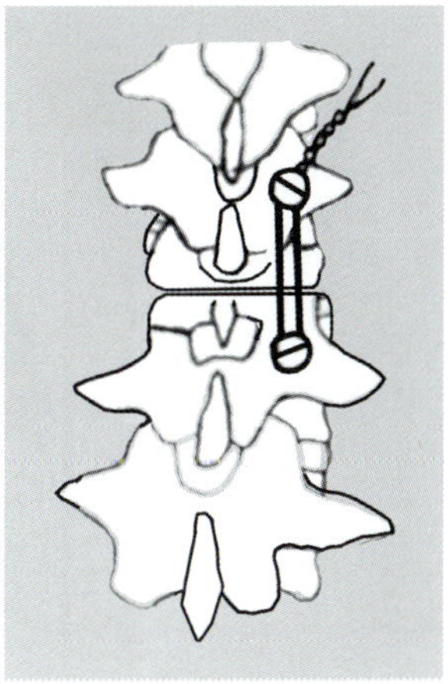

图5-23　截骨间隙合拢后，由于硬膜管缩短膨胀，压迫硬膜外静脉丛，出血自然停止

（4）第四步：内固定方法有两种，一是利用椎弓根螺钉加钢丝，二是利用椎弓根螺钉加压棒，以达到闭合截骨间隙和矫正脊柱畸形的目的。一般在年龄小的儿童只需要做凸侧的压缩，而不需要做凹侧的撑开（图5-24）。但在年龄大的儿童，除做凸侧压缩之外，还要做凹侧的撑开加椎板下节段钢丝固定（图5-25）。术毕放置T形引流管，以便术后做负压引流，分层闭合伤口，手术结束。必要时术中可做唤醒试验或诱发电位监测。

5. 术后处理　回病房卧平床，24～48 h拔除负压引流管。拆线后石膏背心外固定6～8个月。

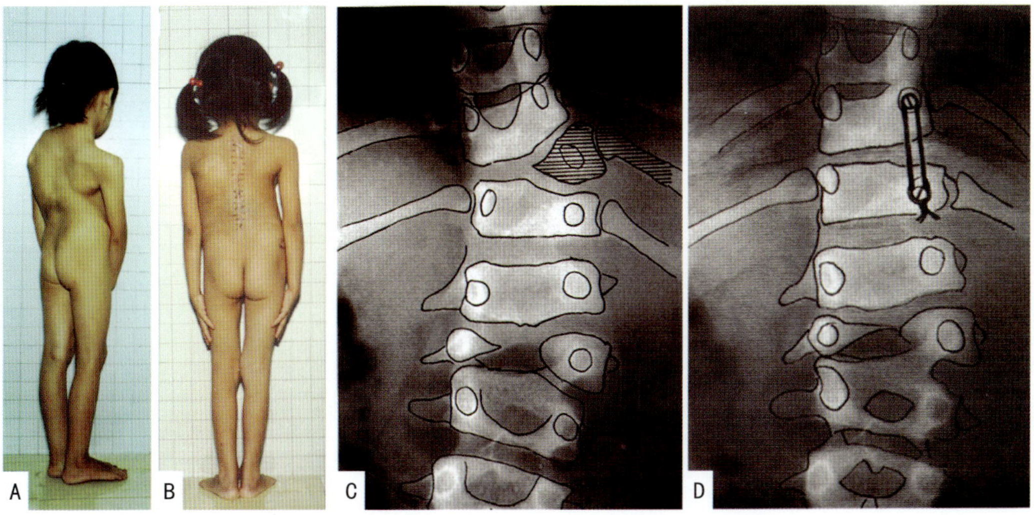


图5-24　患者，女，5岁，先天性半椎体脊柱侧弯

半椎体截骨切除术后，脊柱侧弯畸形被矫正，人体外形大大改善，随访3年，治疗效果满意

A. 术前人体外形　B. 术后人体外形　C. 术前X线片　D. 术后X线片

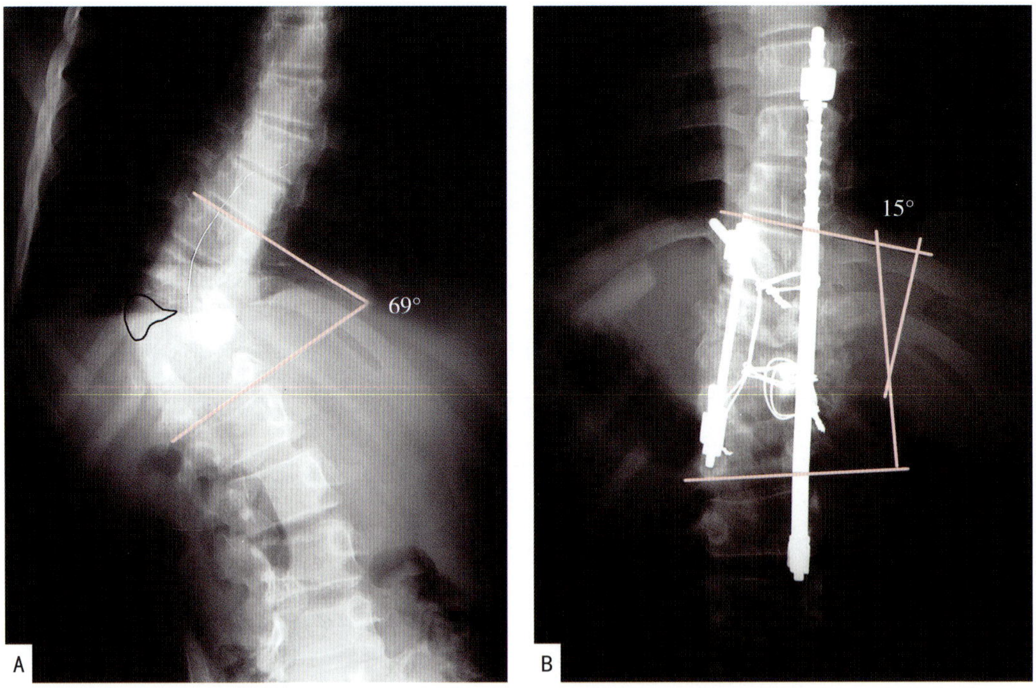


**图5-25　患者男性，15岁，先天性半椎体畸形伴脊柱侧弯**

A. 术前侧弯69°　B. 行半椎体截骨切除术后，凸侧压缩凹侧撑开矫正脊柱侧弯，Cobb's角变为15°

**（四）并发症防范要点**

1. 剥离暴露时应当心有无隐性椎板裂存在，以免造成脊髓损伤。

2. 术中应先松解对侧椎旁软组织，为截骨后复位创造条件。

3. 小儿的椎体大部分为软骨，故磨钻或电、气动摆锯的作用欠佳，只有锐利的薄刃骨刀才是得心应手的工具。

4. 器械对硬脊膜的多次碰触或磨损，隔着硬膜能造成脊髓损伤。

5. 不能只将多余的半椎体切除就算完成任务，而是要同时做脊柱截骨压缩固定，才能合拢截骨间隙矫正畸形。

6. 截骨间隙以上和以下椎弓根内的螺钉应事先钉好，以免截骨后因螺钉不稳造成脊髓损伤。

7. 椎前节段血管不需要结扎，靠严格的骨膜下剥离，用撬板挡开的方法即可达到止血目的。

8. 椎弓根螺钉钢丝固定适用于年龄较小、只做凸侧压缩而不做凹侧撑开的病例。对年龄较大的患儿则需凹侧撑开与凸侧压缩同时进行。

9. 硬膜外静脉丛的出血，靠截骨后快速闭合间隙，使硬膜管缩短变宽，压迫硬膜外静脉丛即可达到止血目的。

10. 因术中截骨面对合整齐，一般不需要植骨。

11．失血性休克　以往认为患儿的年龄小、血量少，在切除半椎体和截骨中，可能会因血液的丢失而造成休克。实际上并非如此，年龄越小的儿童在做半椎体切除术时出血越少，其原因是他的椎弓、椎体的软骨成分较多，故当手术切除时，出血量更少。

12．脊髓神经损伤　多因硬膜管与骨性椎管粘连较重不易剥离所造成，一般年龄越小的儿童其硬膜外间隙越容易剥离，与成人相比更不容易发生损伤。

13．发生椎弓根螺钉或压缩钢丝断裂的原因是只做了半椎体切除，而未做脊柱截骨，单靠压缩钢丝的作用来拉拢截骨间隙，因负荷力过大，而造成钉或钢丝的断裂。预防措施为：除切除半椎体外，还应做脊柱截骨和松解对侧脊柱上附着的软组织，才能达到容易闭合截骨间隙、矫正脊柱侧凸畸形的目的。

## 五、后侧半椎体截骨切除术

### （一）适应证

先天性后侧半椎体畸形、各种原因所致角形脊柱后凸畸形。

### （二）禁忌证

同“侧旁半椎体截骨切除术”。

### （三）手术方法

1．术前准备　在X线片上认真测量截骨角度和拟达到的后凸矫正情况（图5–26），备好截骨切除的手术器械、需要采用的内固定方法和内固定器械。

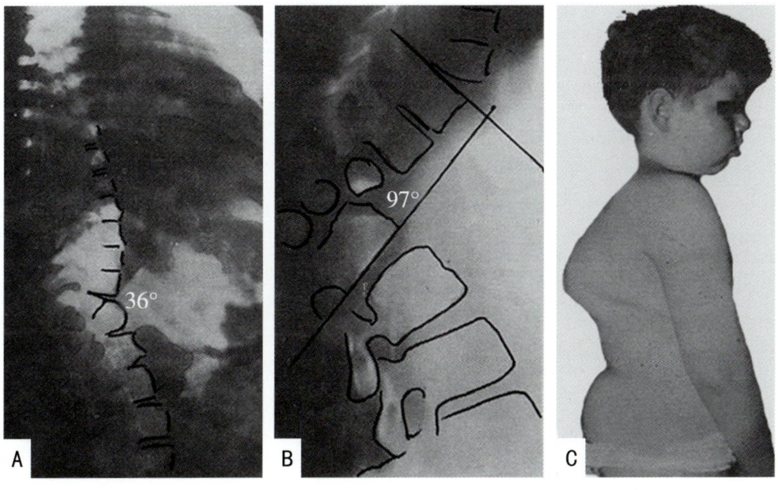


**图5–26　先天性后侧半椎体**

A. 男性1岁时先天性后侧半椎体后凸角36°，未治疗　B. 同一病例至7岁时，后凸角变为97°　C. 7岁时的人体外形

2. 麻醉　气管内插管全麻。

3. 体位　俯卧位。

4. 手术操作程序

（1）第一步：令病人取俯卧位，消毒铺单后，沿棘突做后正中切口，暴露双侧的椎板、关节突和横突。确定后侧半椎体的双侧横突，切除横突，沿椎弓根外侧缘向前自骨膜下剥离暴露半椎体及其上下椎体的前外侧缘。自双侧插入撬板暴露椎体（图5-27）。

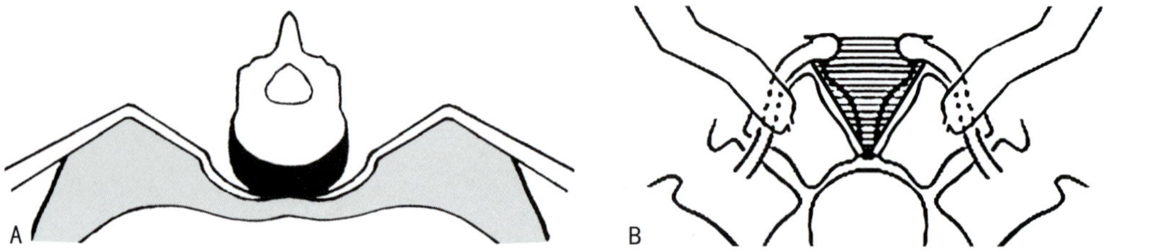


**图5-27　后侧半椎体截骨切除术第一步**

A. 后侧半椎体双侧暴露已完成　B. 用神经根拉钩牵开上下节段的神经根，显示截骨切除的范围

（2）第二步：用骨刀或咬骨钳先切除半椎体的整个椎板，暴露双侧椎弓根、硬膜管和脊神经根的背侧面（图5-28）。

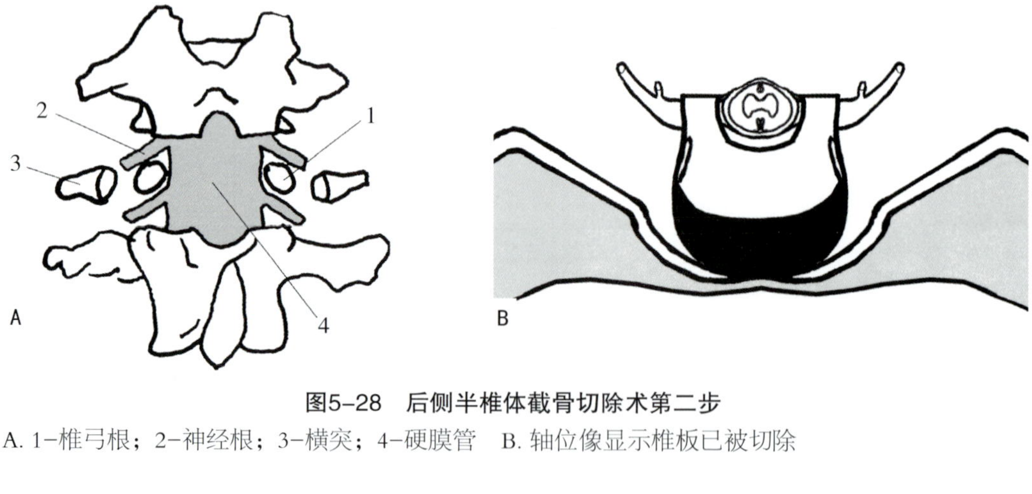


**图5-28　后侧半椎体截骨切除术第二步**

A. 1-椎弓根；2-神经根；3-横突；4-硬膜管　B. 轴位像显示椎板已被切除

（3）第三步：自半椎体的两侧确定其上下缘，用骨刀做成楔形基底向后的截骨范围，其楔形的尖端到达椎体前缘，其基底到达后纵韧带，双侧的楔形截骨线互相对准（图5-29）。

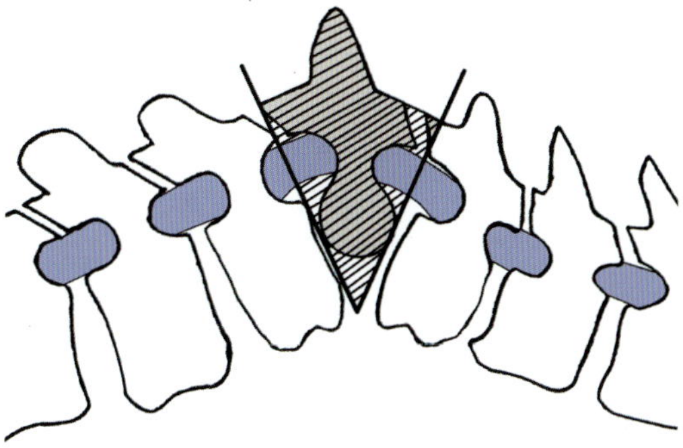

**图5-29　后侧半椎体截骨切除术第三步**
楔形截骨切除范围为一基底向后至后纵韧带，其尖端向前到达前纵韧带的楔形范围

（4）第四步：用骨刀自椎弓根和椎体的外侧缘开始分层切除，至椎弓根的内侧缘，切除椎弓根内侧缘后，暴露硬膜管的外侧（图5-30）。

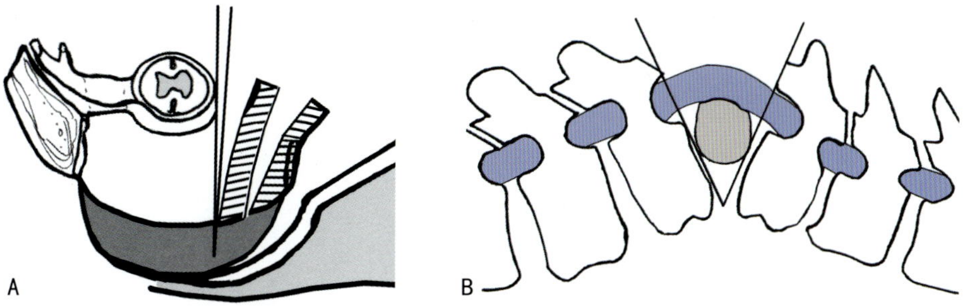


**图5-30　后侧半椎体截骨切除术第四步**

A. 用直骨刀分层切除椎弓根和椎体，直至硬膜管外侧缘　B. 椎弓根已切除，显露硬膜管外侧缘

（5）第五步：保留半椎体后缘的薄层骨片，以免造成硬膜前静脉丛的出血。用适当弯度的骨刀切除半椎体和楔形线以内的组织（图5-31），直到双侧截骨切除完成之后，手指可以在椎体的前方会师为止。

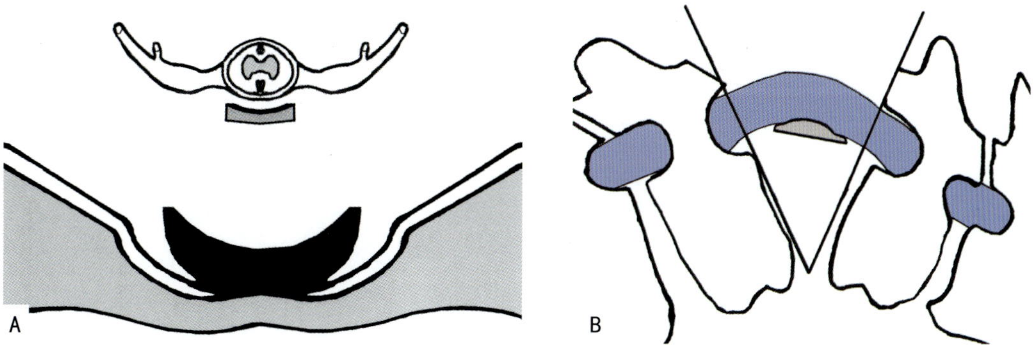


**图5-31　后侧半椎体截骨切除术第五步**

A. 双侧椎弓根和半椎体已切除，只剩下椎体后缘薄层骨片　B. 从侧位像观大部椎体已切除，椎体前方已掏空，只剩下椎体后缘薄层骨片

（6）第六步：在椎体尚未完全截断之前，先在其上下的椎弓根内安置椎弓根螺钉，以免椎体截断之后不稳造成脊髓损伤（图5-32）。

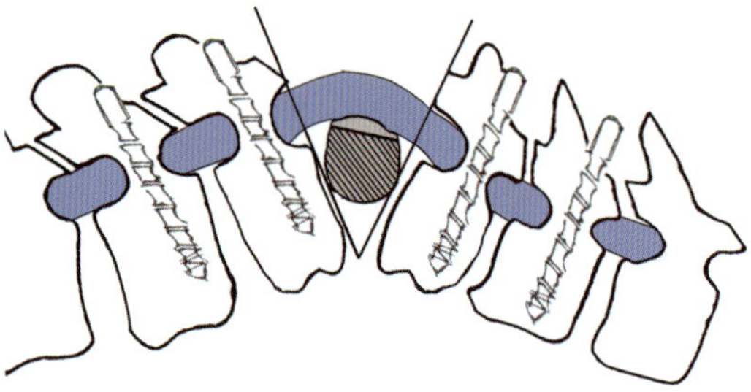

**图5-32　4枚椎弓根螺钉已安装好**

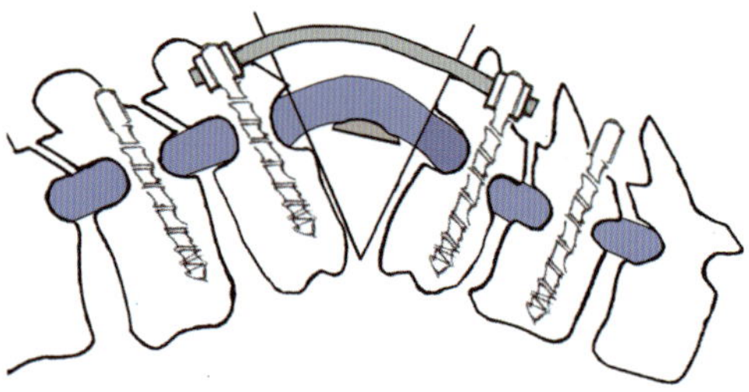

**图5-33　临时固定棒已安装好，准备切除后缘骨片**

（7）第七步：在切除椎体后缘之前，先用钢丝或钉棒做临时固定，防止脊柱全断后不稳造成脊髓损伤（图5-33）。半椎体后缘的切除则需要用后纵韧带剥离器，推开后纵韧带和硬膜前静脉丛，然后用推倒刀推倒椎体后缘的薄层骨片，用髓核钳将碎骨片取出（图5-34）。

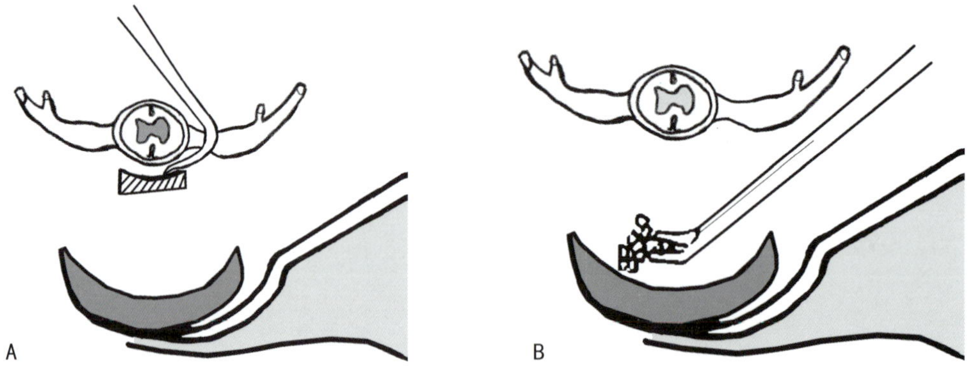


**图5-34　后侧半椎体截骨切除术第七步**

A. 用推倒刀推倒后缘骨片，并切除　B. 用髓核钳清除碎骨片，完成整个截骨过程

（8）第八步：待椎弓和后侧半椎体完全切除之后，进行复位内固定（图5-35），由于复位后硬膜管缩短膨胀压迫硬膜外静脉丛，出血将会自然停止。

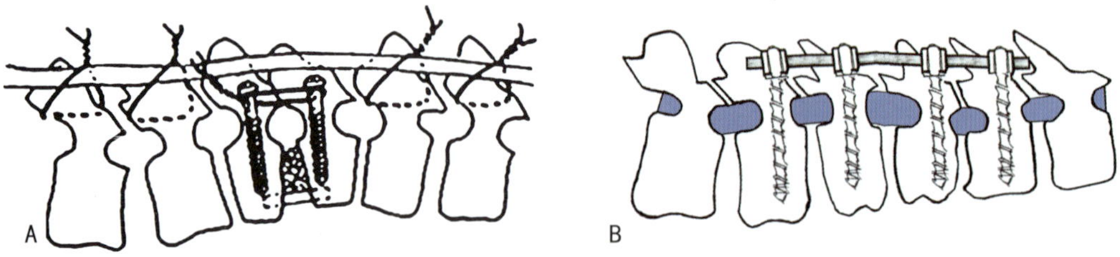


**图5-35　手术后内固定方法**

A. 用近端压缩和远端撑开的内固定方法　B. 用钉棒系统作内固定的方法

5. 术后处理

（1）年龄小未经颅盆环牵引的病例回病房卧平床，24～48 h拔除负压引流管。拆线后石膏背心外固定6～8个月，定期来院拍X线片复查。

（2）戴颅盆环牵引、年龄较大的病例回病房后，按颅盆环牵引护理，术后第2天即可戴颅盆环下地活动，术后2周拆除颅盆环更换石膏背心外固定（图5-36）而出院，每6～12个月来院拍X线片复查，6～8个月拆除外固定。

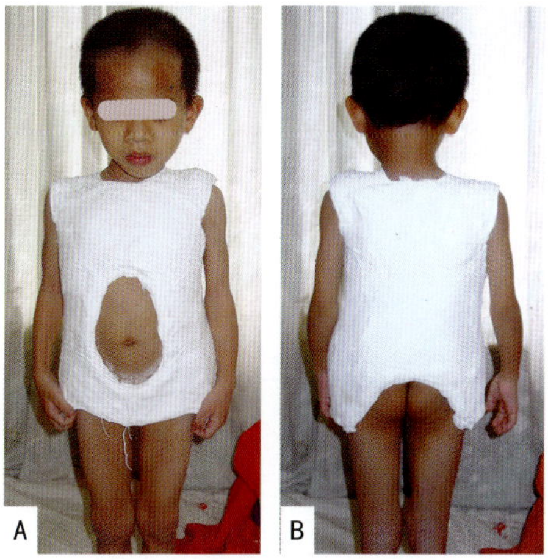


**图5-36 石膏背心外固定**

石膏背心外固定对术后发育成骨帮助很大，术后不用外固定仅靠内固定维持的思想是错误的，术后外固定应该持续8～10个月。

A. 正面观 B. 背面观

**（四）并发症防范要点**

1. 术前应明确诊断，是先天性后侧半椎体畸形，还是结核性角形后凸畸形（图5-37），因为先天性后侧半椎体是本手术的绝对适应证，其手术操作时难度不

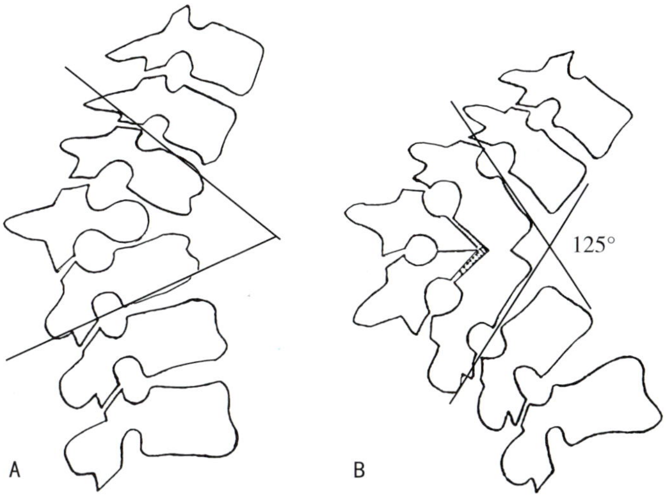


**图5-37 先天性后侧半椎体畸形与结核性角形脊柱后凸畸形**

A. 先天性后侧半椎体畸形，半椎体呈圆形，向背侧突出，上下椎体呈鱼嘴形，椎间隙无骨性融合，后凸角在90°以内 B. 结核性角形脊柱后凸畸形，后凸角常>90°，顶椎部位第3～4节椎间常伴有骨性融合

大。而结核性角形后凸做全脊柱截骨术的难度较大，如果思想准备不够，把结核性后凸当先天性后侧半椎体去做，很可能会遇到困难。

2．术中应谨慎确定半椎体的椎板，不能搞错位置，应只将一节半椎体的椎板切除，必要时可在C形臂X线机下确定部位。

3．切除椎体时应保留椎体后缘，以免硬膜前静脉丛的出血给手术造成困难。

4．椎体后缘骨片与硬脊膜间粘连而剥离困难时，可用薄骨片漂浮方法处理。

5．在全脊柱截骨完成之前，应先做好暂时性椎弓根螺钉加钢丝或钉棒法内固定的保护措施，以免截骨断端不稳造成脊髓损伤。

（李　明　田慧中　吐尔洪江）

## 第三节　颅盆牵引加全脊柱截骨治疗重度脊柱弯曲

### 一、概　　述

在脊柱畸形的矫正手术中，位于中上胸段的脊柱侧凸或后侧凸的重度病例，经过颅盆牵引或垂直悬吊作为术前准备，轻度脊柱弯曲适用于单纯后路器械加植骨融合术。但位于胸腰段和腰段的脊柱后凸、后侧凸以及伴有明显旋转的脊柱侧凸，因脊柱的结构越向下端越粗壮，其坚硬度越大，故这一段脊柱畸形单纯用器械矫正的方法则难以达到矫正目的。

前路椎体间松解加截骨和凸侧拉拢的方法，仅适用于不伴有脊柱后凸或伴有脊柱前凸的病例，但这部分病例为数甚少，而对大部分伴有后凸的病例却不是其适应证，而是全脊柱截骨加器械矫正的适应证，故全脊柱截骨术的适应证远比前路器械的适应证广泛。

在Armstrong和吴之康等采用前后路两期手术的基础上，田慧中设计并采用了一期经后路行椎弓椎体联合截骨加器械矫正的方法，给185例脊柱后凸、后侧凸和侧凸的病例做了顶椎部位的楔形切除全脊柱截骨加器械矫正术，一次性将弯曲的脊柱达到或接近完全伸直。消除置入器械与脊柱之间在形状上弓与弦的关系，增加了脊柱的稳定性，使术后平均矫正率达到70.32%，其效果明显优于单纯器械矫正或一期松解、截骨加二期器械矫正的方法。但必须采用田慧中设计的专门手术器械（田氏骨刀）和手术方法，经后路一次行椎弓椎体联合截骨术（围绕硬膜管的环截）。根据脊柱弯度的大小和方向决定椎弓椎体楔形切除的度数和方向。

全脊柱截骨术治疗脊柱后凸和后侧凸，为一冒险性极大的手术操作，稍有不慎将会造成出血死亡或不可逆性瘫痪。当进行椎体截骨时，椎体松质骨窦的出血和硬膜外静脉丛的出血量甚大，如果止血方法不当，手术操作不熟练和手术时间的延长将会使病人失血死亡。椎体截骨需要绕过椎管在出血中进行快速操作。全脊柱截骨术对脊柱后凸和后侧凸的矫正效果非常显著，治疗185例，平均矫正率为70.32%，是其他方法所难以达到的，其矫正作用产生在后凸或后侧凸主弯的顶点，而不是在主弯上下的几个椎间隙上起代偿作用。

全脊柱截骨术治疗锐角型或骨性强直后凸和后侧凸的价值，除强直性脊柱炎的后凸截骨术已成为定型手术外，其他类型的后凸或后侧凸尚缺乏有效的治疗方法。特别是锐角型后凸或椎体已形成骨性融合者，不论采用颅盆牵引或前后路两期手术都不是理想的方法。颅盆牵引只能作用于主弯上下两端的椎间隙，使胸段和腰段产生代偿性前凸，而主弯顶点的弯度不变。前后路两期手术对病人打击大，而且在矫正效果上也并不理想，故颅盆牵引加全脊柱截骨术为治疗这类病人的有效方法。

## 二、适　应　证

由各种不同原因所致的，位于$T_{10}$～$L_3$范围内的脊柱后凸、后侧凸，其弯曲度在45°～90°Cobb's角者均可选择顶椎部位做全脊柱截骨术，对90°以上的重度病例宜先用颅盆牵引3～8周，根据牵引后的改善情况决定能否手术治疗。后凸或后侧凸顶点数节椎骨有骨性融合者并非手术的禁忌证。手术适应证：如先天性脊柱后凸、后侧凸，特发性脊柱后侧凸，结核性脊柱后凸（结核病灶已稳定者），强直性脊柱炎所致后侧凸，外伤性脊柱后凸、后侧凸，脊柱侧弯矫正植骨术后并发侧弯后凸加重的病例等。根据脊柱弯度的大小不同，楔形截骨的范围分为椎体腰部截骨和包括1～2个椎体间隙的截骨。

## 三、禁 忌 证

1．年龄在25岁以上，且伴有骨质稀疏的病例，术前测定凝血机制不好的病例，术中出血可能较多，应严格考虑能否采取手术治疗，必要时也可在手术中更换其他手术方法。

2．结核性重度后凸，其弯曲度已经变成U形袢，且伴有角形后凸的上下段脊柱前凸者，其Cobb's角在120°以上者，无论是否用颅盆环牵引，其矫正效果和矫正率总是不满意的。

3．伴有先天性心脏病或Marfan's综合征的病例，选择手术时应该慎重。

4．没有后凸的甚至伴有前凸的脊柱侧弯病例，不应采用本手术治疗，这类病人为前路手术的适应证。

5．伴有脊髓纵裂的病例，术前应做脊髓造影和CT检查确定诊断后，必要时可考虑同时切除椎体后缘骨嵴，故非本手术的绝对禁忌证。

## 四、手 术 方 法

### （一）术前准备

颅盆环牵引3～8周后（图5-38），根据牵引情况，可在颅盆环支撑下手术，也可不在颅盆环支撑下手术。术中病人应俯卧在脊柱外科专用的手术床架上，使腹部完全空出不受挤压，这样能减少截骨部位松质骨窦的出血量，使手术容易进行。术中输血问题应该先慢后快，从开始切皮、剥离椎板暴露横突和肋骨直到切除横突肋骨，这段时间出血量不多，故输血速度不宜过快，最多输入400mL血就只够。从开始椎体截骨至推倒椎体后缘骨皮质，在这段时间因有松质骨窦的出血和硬膜外静脉丛的出血较多，应该加快输血速度以免血容量减低形成低血容量休克，但一般在局麻下手术时病人的血压能维持在较低于正常水平即可，术中输血量1 000～2 000mL，过早过快的输血反而会使松质骨窦的出血量加大，使手术难以进行。

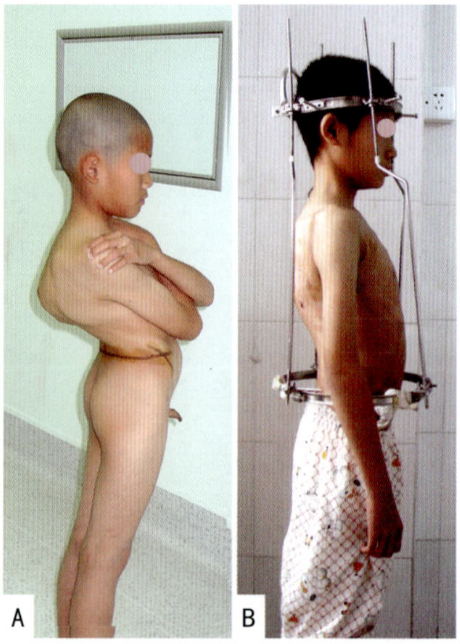


**图5-38　重度脊柱后凸术前先用颅盆牵引，使后凸畸形减轻后，再进行内支撑内固定手术**

A. 牵引前　B. 牵引后

### （二）手术器械及其使用方法

经后路一次性全脊柱截骨术的手术器械包括：椎体剥离器、撬板、神经根牵开器，各种弯形椎体骨刀，椎体后缘剥离器，后缘骨刀，后缘铲刀，推倒刀和空心刮勺等共20把（图5-39）。

椎体剥离器主要用于在骨膜下剥离椎体的侧面和前外侧面，剥开后将撬板插入椎体与前纵韧带之间，以便暴露椎体进行椎体截骨术。神经根牵开器用于牵开自椎间孔内穿出的脊神经根，并具有压迫止血的作用。各种弯形的骨刀主要用于绕过硬膜管在椎体上进行楔形截骨。椎体后缘剥离器，后缘骨刀和推倒刀主要用于截除椎体后缘靠近硬膜管的薄层骨片。用空心刮勺和取除钳将截下的骨块取除。

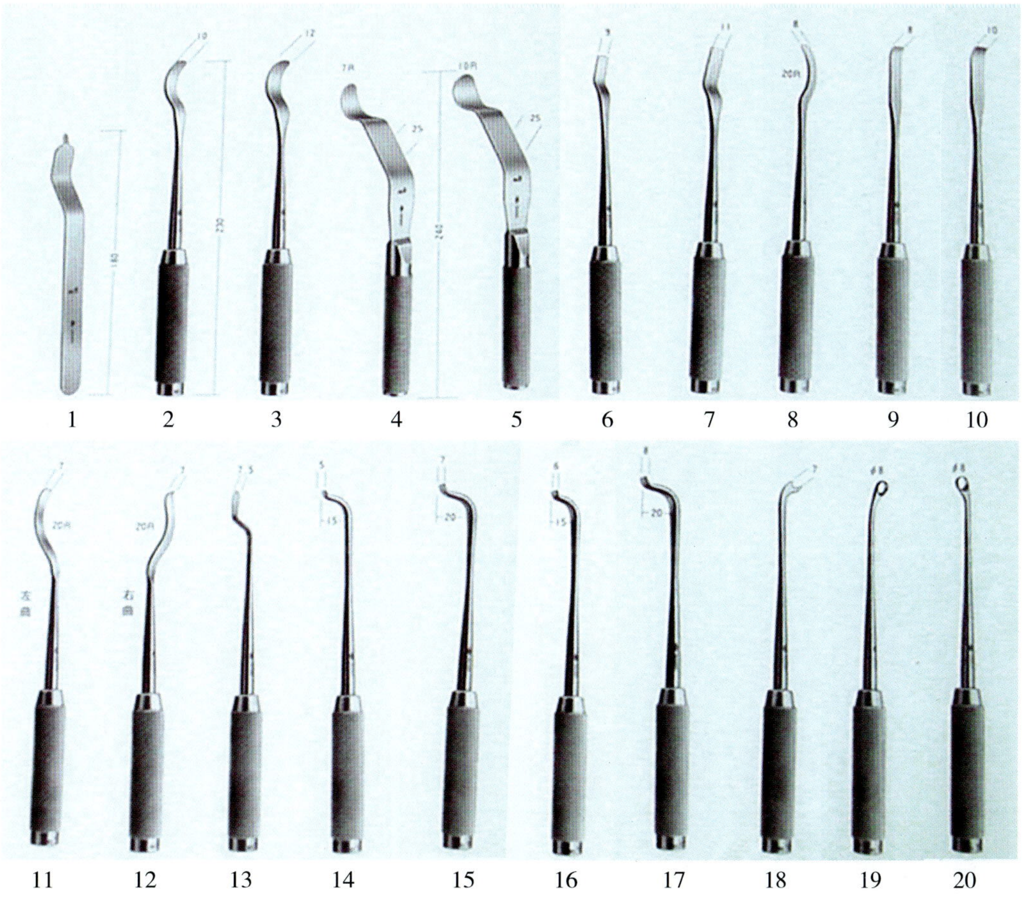


**图5-39 田氏脊柱骨刀1套**

1-神经根拉钩 2、3-椎体剥离器 4、5-撬板 6、7-铲刀 8-月牙刀 9、10-无名氏 11、12-左右弯刀 13-后纵韧带剥离器 14～17-推倒刀 18-后缘骨刀 19、20-空心刮勺

### （三）麻醉

局部浸润麻醉或气管插管全麻。

已往对脊柱后凸或侧凸等手术多采用全麻，对脊髓功能的观察借助于唤醒试验或诱发电位监护，作者对185例后凸或后侧凸病例，不论是在颅盆环牵引下，还是不在颅盆环牵引下手术，一律采用局部浸润麻醉，均获得较好的麻醉效果。由于局麻药液中加有肾上腺素，故术中出血量较少，术后病人恢复顺利。更大的优越性是病人清醒，可随时询问病人两下肢的感觉和运动情况，术中对脊髓的任何碰触或牵拉，病人都能及时向术者提示，这在全脊柱截骨术中是最可信的依据。局麻药液的配制：盐酸普鲁卡因2.5g，2%盐酸利多卡因20mL，盐酸肾上腺素（1∶1 000）1mL，注射用水加到1 000mL，分次进行局部浸润麻醉。切开皮肤之前注射杜冷丁50mg（10岁以下者减半），椎板横突剥离暴露完之后再给杜冷丁50mg肌注。

**（四）体位**

在颅盆支撑牵引下进行手术，令病人俯卧在手术床上，用填料垫实（图5-40），使腹部空出不受挤压，这样能减少截骨部位松质骨窦的出血量，使手术容易进行。

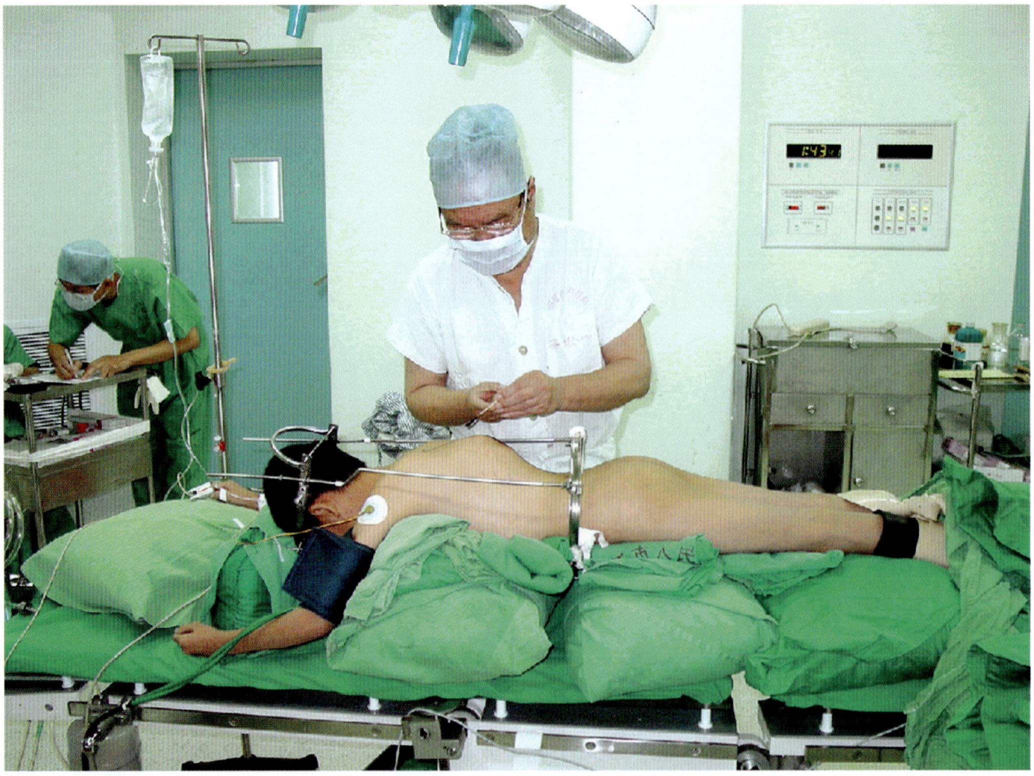

**图5-40　术中卧位**

戴颅盆环俯卧在手术台上，用填料垫实，不要让病人悬空在架子上，颅环与四根立柱之间的螺母，上下各松开3cm，留有撑开的余地，术毕重新拧紧

（五）手术操作程序

经后路用特制的手术器械做全脊柱截骨，同时进行内固定和植骨融合术。作者主张在局麻下手术，因在局麻下做椎弓椎体环形截骨安全可靠，不易损伤脊髓神经，麻醉作用也较好，一般病人都能做到较好的配合，随时可以询问其两下肢的感觉及运动情况。

1. 切口　沿棘突切口（图5-41）长20～30cm，在后凸顶点预计截骨部位，应广泛地向两侧剥离，暴露横突（图5-42）。切口的上下两端仅暴露椎板即可。

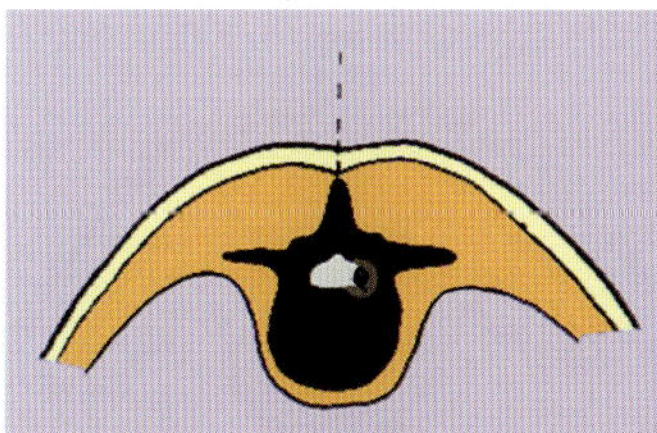

图5-41　沿棘突切口

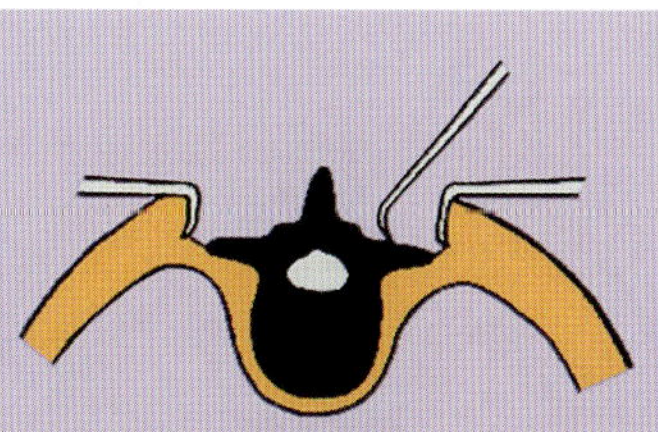

图5-42　剥离椎板、横突

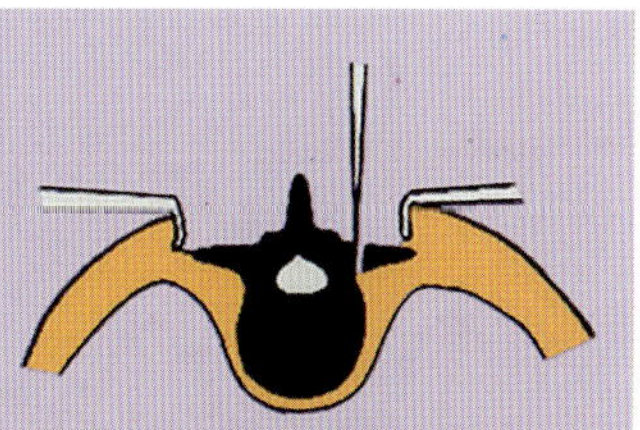

图5-43　切断横突

2. 椎弓截骨术　脊柱后凸顶点的椎板间有骨性融合者应直接做截骨术，无融合者应切除后凸顶点拟截骨的椎弓，暴露硬膜管和两侧椎弓根，并仔细探查有否脊髓纵裂存在。自椎弓根外缘平面截断横突（图5-43），沿椎弓根的外侧缘用椎体剥离器自骨膜下向前剥离至椎体的前外侧缘（图5-44、图5-45），推开骨膜和前纵韧带，放入撬板，暴露椎体侧面（图5-46），准备下一步做椎体截骨术。

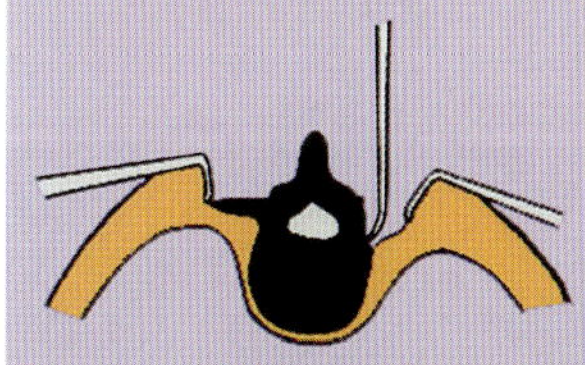

图5-44　剥离椎弓根、椎体

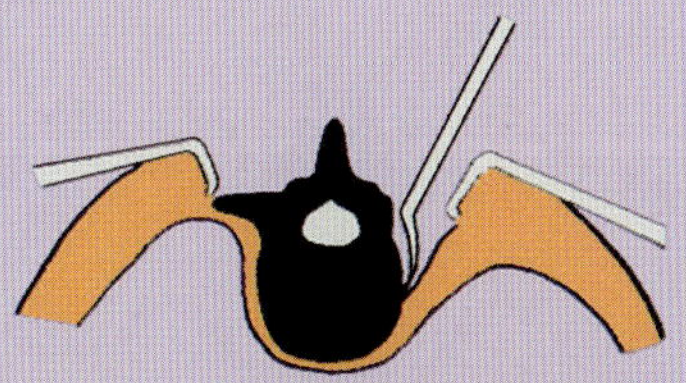

图5-45　骨膜下剥离椎体

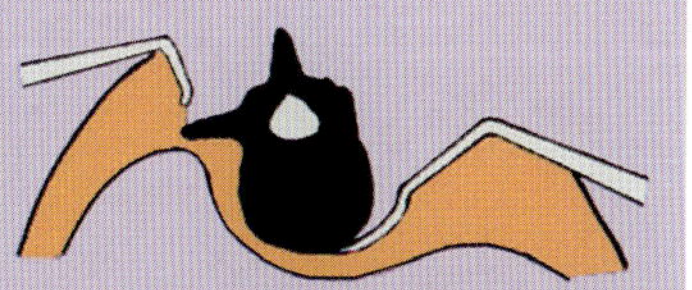

图5-46　暴露椎体

3. 在做椎体截骨术之前，应先将上下端脊柱凹侧椎板上的分离钩或椎弓根螺钉安装好，并将椎板下穿钢丝和拧入弓根螺钉的工作做好，以免在椎体截骨完成之后，脊髓和硬膜管游离在截骨间隙之中，任何移位或牵伸力量均可引起脊髓损伤导致两下肢瘫痪。尤其是在颅盆环下手术时应特别注意，由于截骨间隙增宽能使脊髓遭受过牵损伤，故应及时将已准备好的椎板下钢丝拉拢拧紧，防止脊髓的过牵现象发生。

4. 椎体截骨术　经后路绕过椎管进行椎体截骨术是本手术的关键步骤，椎体前软组织的出血因受撬板压迫而自止，不需要结扎肋间或腰动、静脉。自上下椎间孔内穿出的脊神经根用特制的神经根拉钩牵开（图5-47），暴露清楚后，待椎板、椎弓根截骨完成之后（图5-48、图5-49），再开始进行椎体截骨（图5-50、图5-51），保留椎体后缘骨皮层，避免引起硬膜外静脉丛的出血（图5-52），对椎体内松质骨窦的出血，可用骨蜡涂抹止血，椎体截骨大部完成后（图5-53），用明胶海绵填塞，纱布条压迫止血，借此机会检查安装矫正器械等工作。返回来再处理已被压迫止血的截骨部位，用特制的椎体后缘器械，以最快的速度截除椎体后缘（图5-54至图5-56），这时硬膜外静脉丛会有活跃的出血，椎体后缘截骨完成后（图5-57），立即用钢丝拉拢椎弓根螺钉（图5-58），拧紧钢丝使截骨间隙闭合（图5-59），硬脊膜松弛膨胀和增宽，压迫硬膜外静脉丛起止血作用，到截骨间隙完全闭合后，伤口深部出血可完全停止。

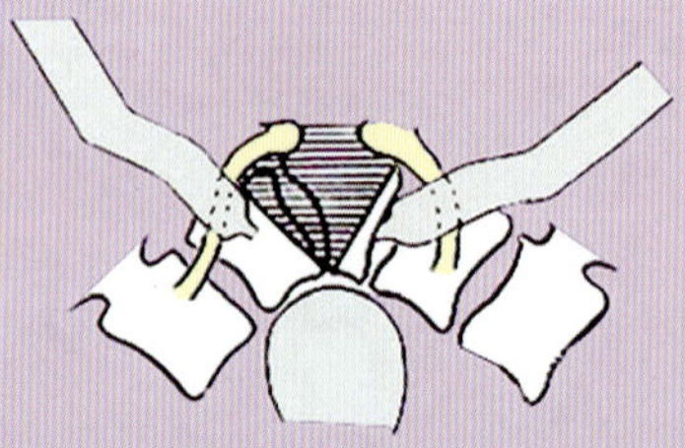
图5-47　拉开神经根

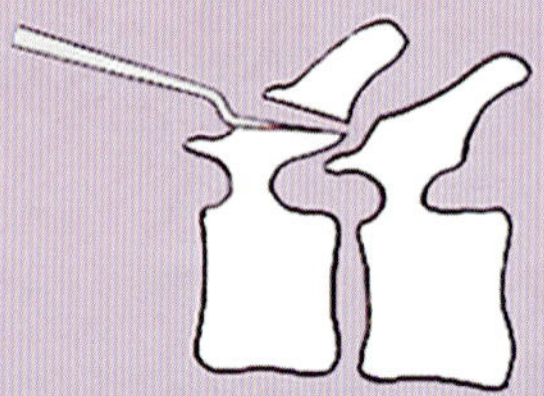
图5-48　切除椎板

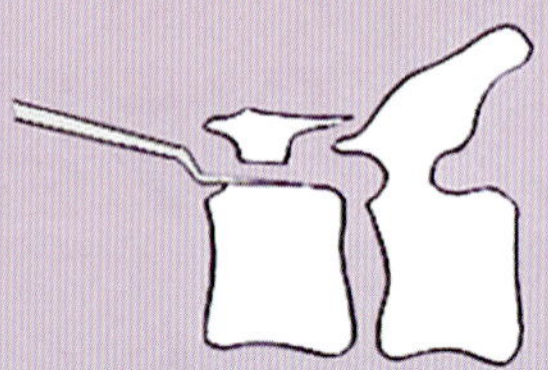
图5-49　切除椎弓根

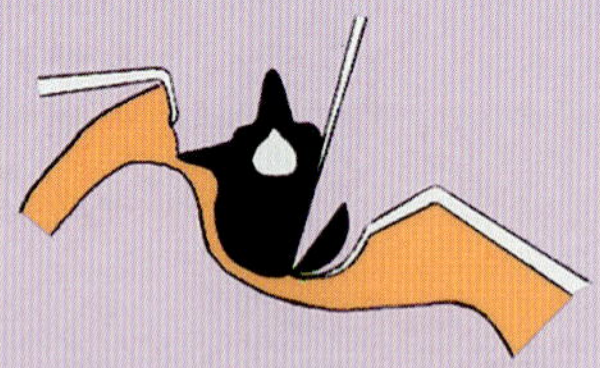
图5-50　切除椎体（1）

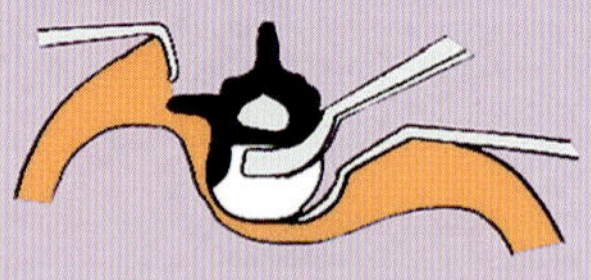
图5-51　切除椎体（2）

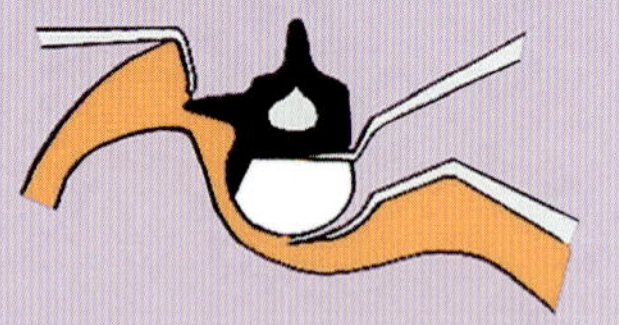
图5-52　保留椎体后缘

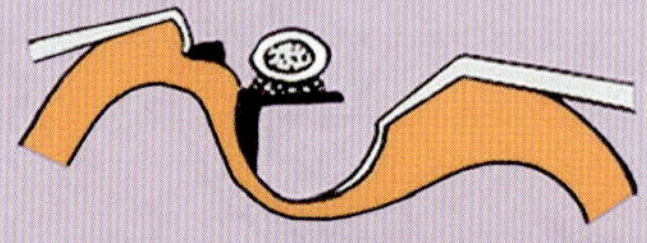
图5-53　大部椎体已切除

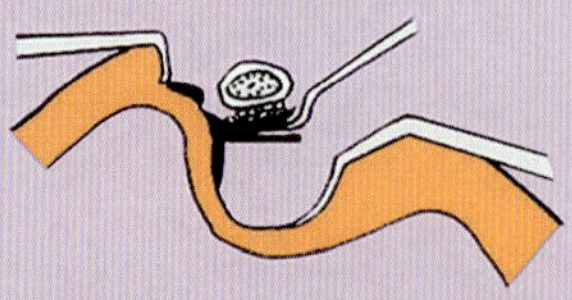
图5-54　剥离后纵韧带

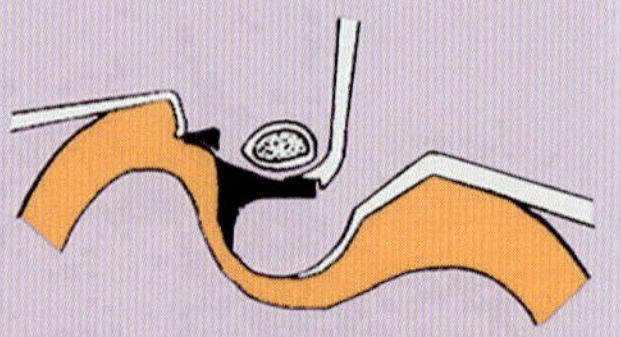
图5-55　切除椎体后缘

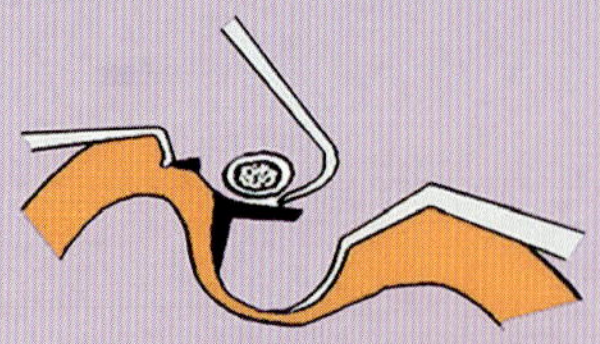
图5-56　推倒椎体后缘

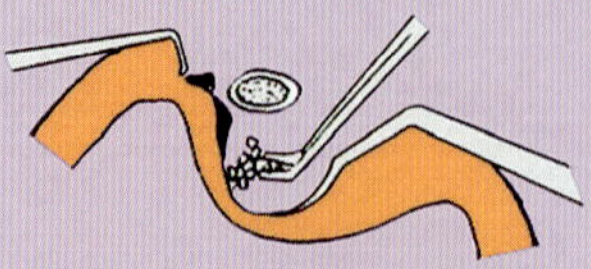
图5-57　取除碎骨块

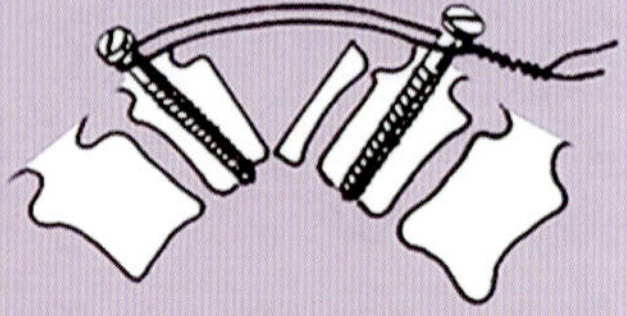
图5-58　椎弓根螺钉加钢丝

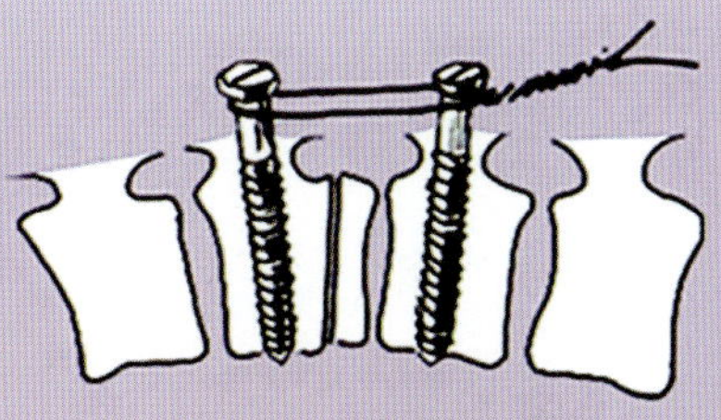

图5-59 闭合截骨间隙

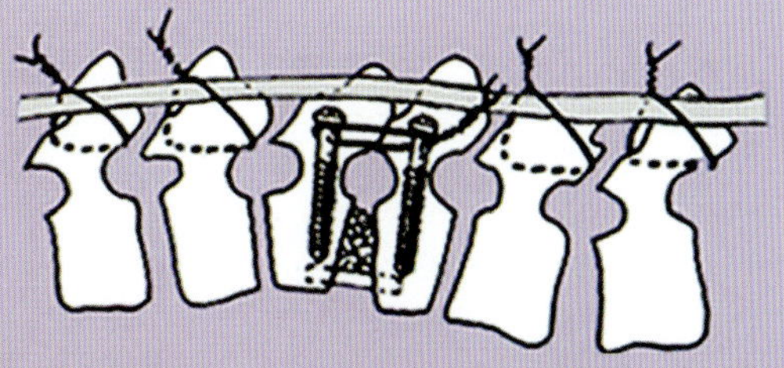

图5-60 近端压缩、远端撑开

5. 内固定方法 截骨断端可用椎板下穿钢丝或弓根螺钉加钢丝拉拢的方法使截骨间隙闭合（图5-60）。在侧弯凹侧截骨部位的上下远端用分离棒进行撑开，维持脊柱伸直，再加椎板下穿钢丝固定棒。凸侧截骨断端的弓根螺钉用钢丝拉拢，用上下远端的分离棒撑开和Luque钢丝拧紧，三者应该同时交替进行，直至截骨间隙闭合，脊柱伸直，分离棒贴在椎板上为止，最后补加椎板后植骨。

### （六）脊柱后凸截骨方法

应切除两侧相对称的椎弓根，沿椎弓根和椎体的外侧缘做基底向后的楔形截骨，常用的方法有3种：①保留椎体两端的终板（end plate），只在椎体的腰部做楔形截骨（图5-61A），最后使松质面相对合而代替植骨。②包括一端椎间盘在内的椎体楔形截骨术（图5-61B）。③包括两端椎间盘在内的整个椎体切除术（图5-61C、图5-62）。自椎体前缘上下两端埋入纵行骨条植骨。后凸矫正后能使椎体后缘闭合，前缘的骨条起支撑作用。

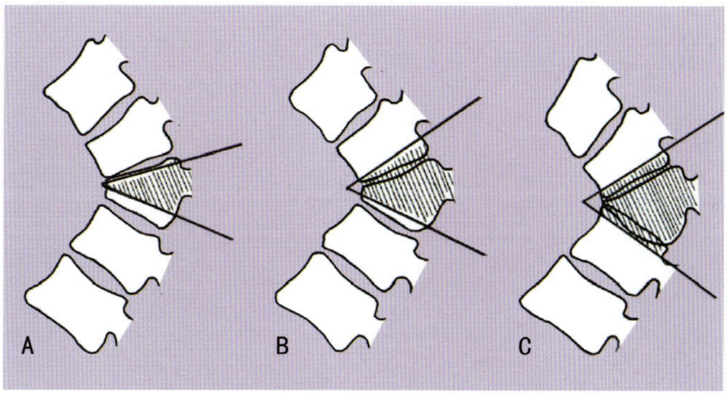


**图5-61 截骨范围**
A. 保留终板的椎体腰部截骨切除术
B. 包括一个椎间隙的截骨切除术
C. 包括两个椎间隙的截骨切除术

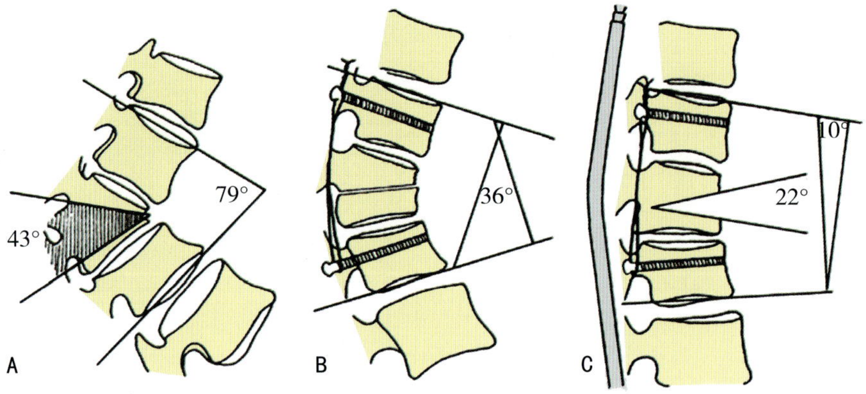


**图5-62　脊柱锐角后凸截骨术**

A. 截骨角度　B. 椎弓根螺钉钢丝内固定　C. 远端用分离棒撑开进一步矫正后凸畸形

### （七）脊柱后侧凸截骨方法

除同样椎板切除暴露硬膜之外，仅切除单侧椎弓根，在椎体上做成一基底向后外侧方的楔形截骨（图5-63A）。从截骨部位上下脊椎的椎弓根内，向着椎体的方向钉入螺钉各1枚，然后用钢丝拉拢螺钉闭合截骨间隙（图5-63B）。在截骨线的周围填入松质骨块植骨。

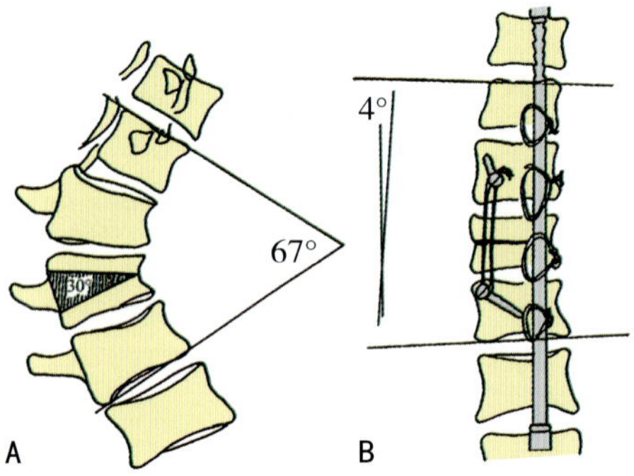


**图5-63　脊柱后侧凸截骨术**

A. 楔形基底应向后外侧
B. 同时行内支撑内固定

## 五、典 型 病 例

例1，杨某某，女，12岁，1987年1月15日入院。主诉背部畸形7年余，5岁开始胸腰段脊柱后凸逐渐加重，至12岁形成严重的驼背。X线报告为先天性脊柱后侧凸，脊柱侧凸70°，脊柱后凸111°。入院后用颅盆环牵引做术前准备，8周后在局麻下行椎弓椎体联合截骨加内支撑内固定和植骨融合术，术后经过顺利，无神经并发症发生。术后2年立位拍X线片，见脊柱侧凸变为20°，脊柱后凸变为20°。身高增加11cm，人体外形完全恢复正常（图5-64）。

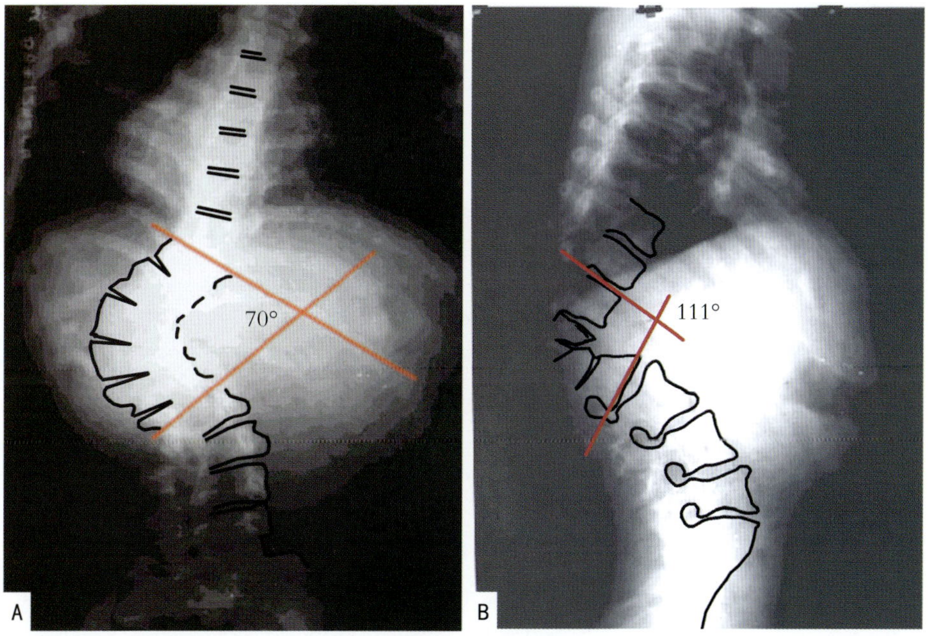


图5-64A-B　先天性重度脊柱后侧凸畸形手术前后X线照片

A. 术前正位脊柱侧凸Cobb's角70°　B. 术前侧位，脊柱后凸Cobb's角111°

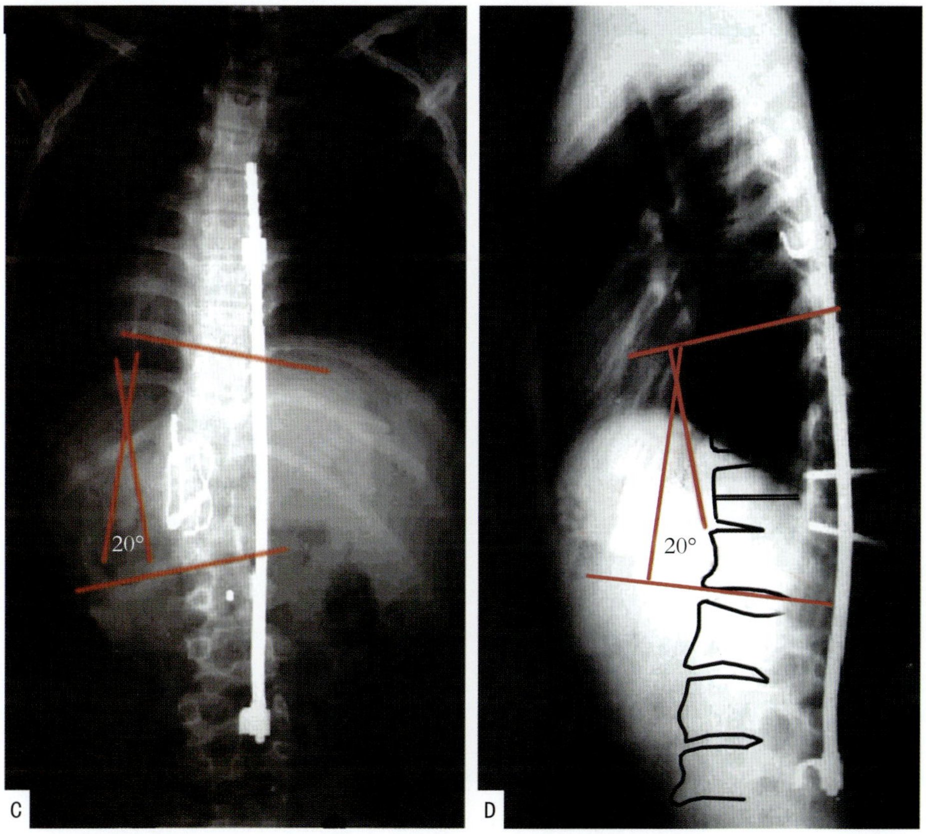


图5-64C-D　同一病例，经颅盆牵引全脊柱截骨加器械矫正术后

C. 术后脊柱侧凸Cobb's角从70°变为20°　D. 术后脊柱后凸Cobb's角从111°变为20°

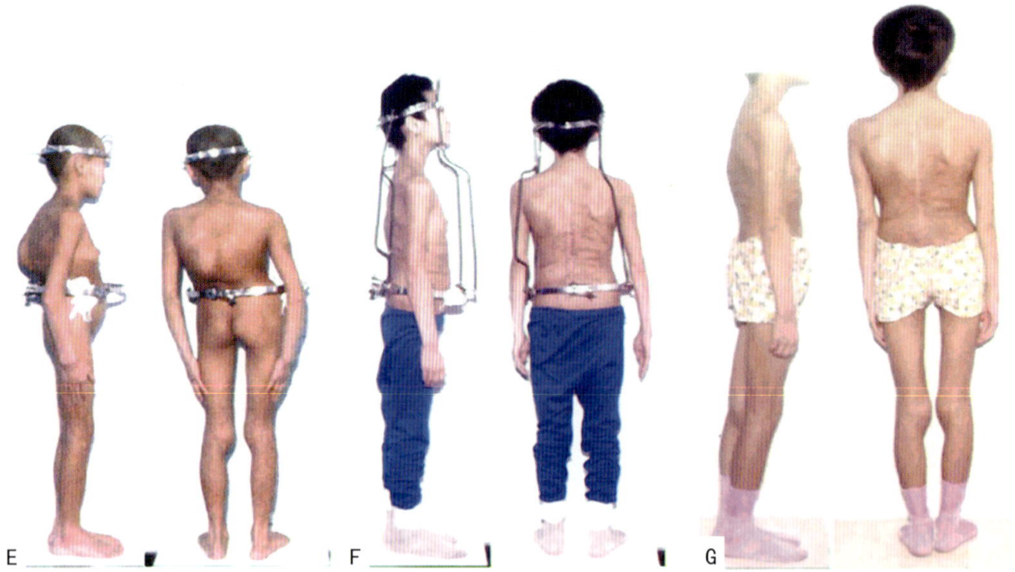


**图5-64E-G　同一病例，先天性重度脊柱后侧凸畸形手术前后人体外形对照**

E. 术前正侧位　F. 术后正侧位　G. 术后2年随访正侧位

例2，艾力某某，女，12岁，1987年4月12日入院，X线诊断为先天性脊柱后侧凸。术前斜位相Cobb's角79°，术前侧位X线片45°。经颅盆环牵引后，于同年5月23日在局麻下行椎弓椎体联合截骨加内支撑内固定和植骨融合术。术后1年立位拍X线斜位相Cobb's角从79°变为20°，侧位相从45°变为15°，矫正率为74.7%（图5-65）。术后身高增加8cm，人体外形完全恢复正常。

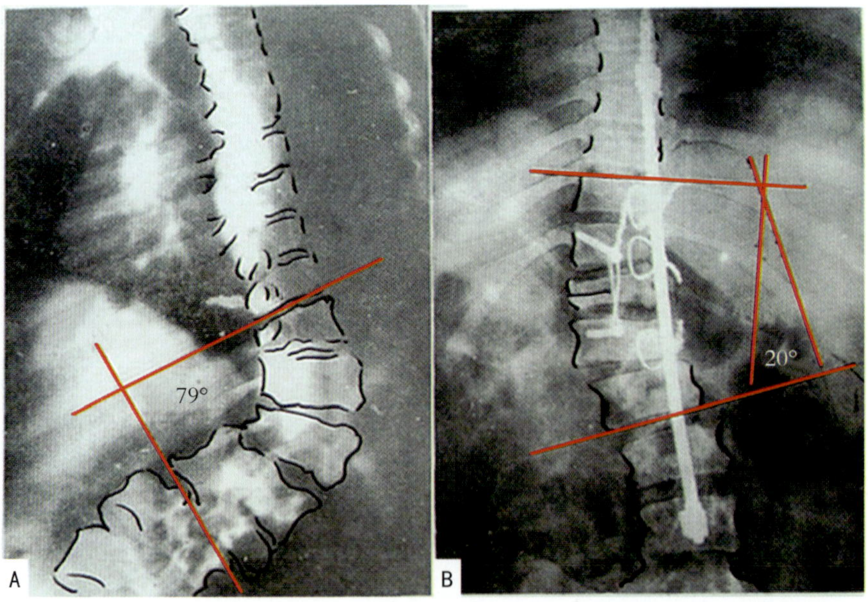


**图5-65A-B　先天性脊柱后侧凸，经颅盆环牵引全脊柱截骨加器械内固定术，手术前后X线片对照**

A. 术前Cobb's角79°　B. 术后侧凸20°

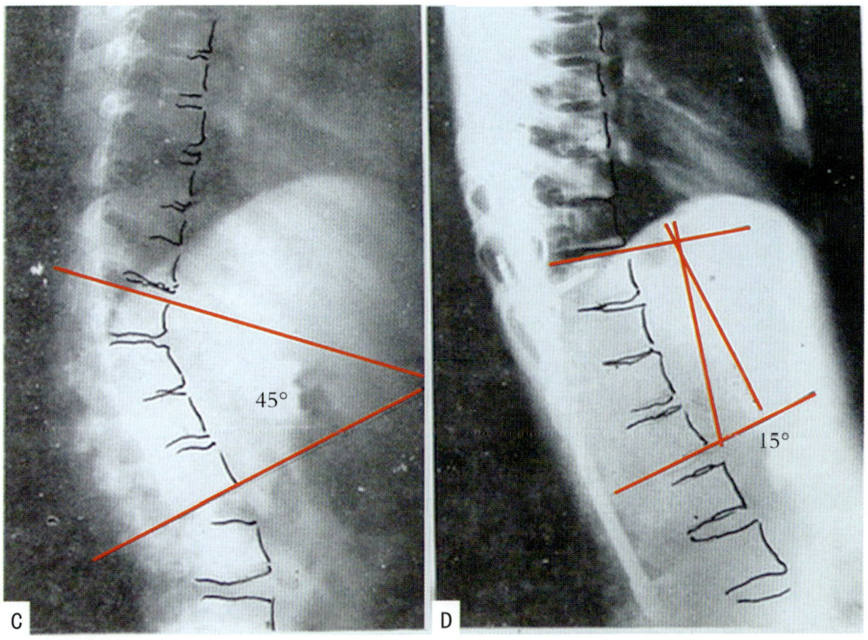


**图5-65C-D　同一病例**

C. 术前后凸45°　D. 术后后凸15°

例3，奴斯某某，女，25岁，患结核性脊柱后凸Cobb's角96°。于1991年12月15日入院，入院后经颅盆环牵引3周后，在颅盆牵引局部浸润麻醉下行全脊柱截骨角形后凸切除术。术后经过顺利，Cobb's角从96°变为15°，后凸畸形已达到完全矫正，人体外形恢复正常。拆除颅盆环后更换石膏背心外固定，固定期限8个月（图5-66）。

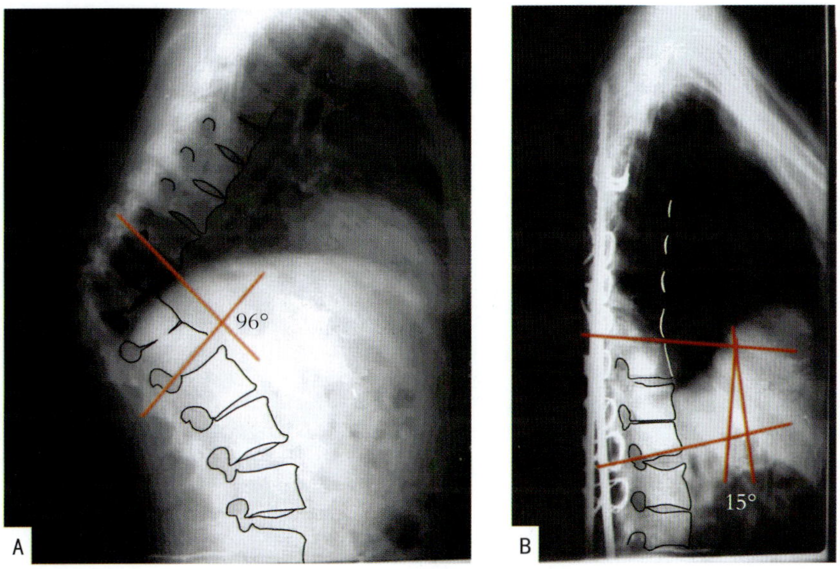


**图5-66A-B　结核性脊柱后凸**

A. 术前X线片示脊柱后凸Cobb's 角96°　B. 经颅盆牵引全脊柱截骨术后Cobb's 角变为15°

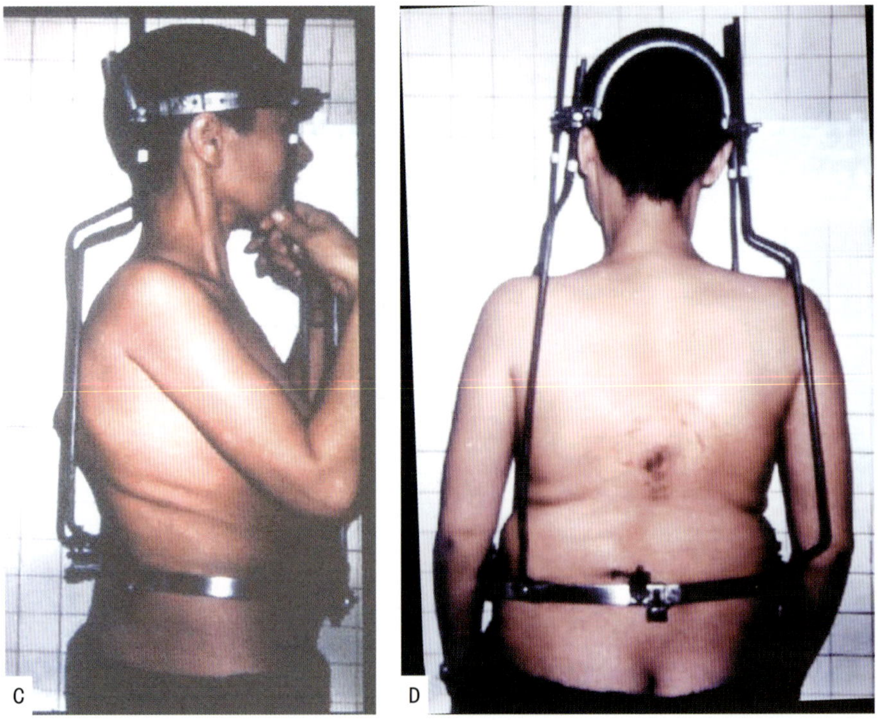

**图5-66C-D　同一病例**

C. 入院后先行颅盆环牵引做术前准备，待牵引到一定程度后，再行全脊柱截骨加内固定手术，术前戴颅盆牵引侧面观　D. 术前戴颅盆牵引背面观

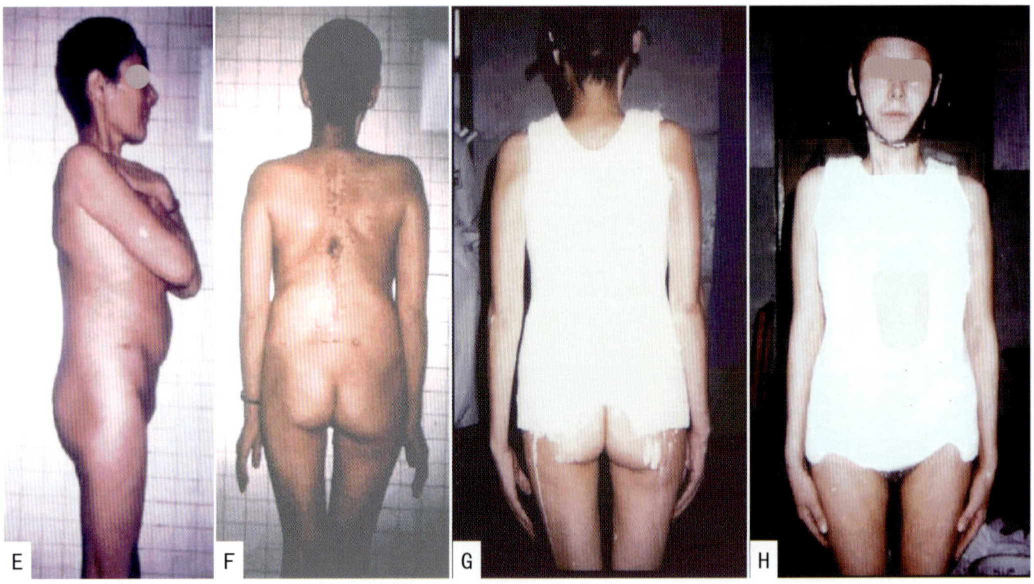

**图5-66E-H　同一病例，经颅盆牵引全脊柱截骨角形后凸切除术后**

E. 术后拆除颅盆环侧面观，脊柱后凸消失，人体外形正常　F. 后面观，脊柱伸直，后凸角消失，人体外形正常　G-H. 由手术者亲自给病人制作的石膏背心，固定可靠，矫正效果良好。石膏背心制作要求：①必须是塑型符贴的石膏；②必须是有效的固定；③必须是身材线条优美；④必须是轻巧方便；⑤必须是能坐高板凳、能站立

## 六、截骨术中出血和止血问题

当椎体截骨时可能造成出血的来源有三个：①椎体松质骨窦；②硬膜前静脉丛；③横过椎体的肋间血管或腰动静脉。为防止这些出血，应该认真地进行椎体的骨膜下剥离，以免损伤横过椎体的血管。在椎体上做截骨时应该做成整齐的刀切面，以便进行骨蜡涂抹止血。应保留椎体后缘靠近硬膜管的薄层骨片，留待最后用最快的速度处理。截骨完成，截骨间隙复位闭合后，由于硬膜管的缩短膨胀，压迫硬膜外静脉丛出血自然停止（图5-67）。

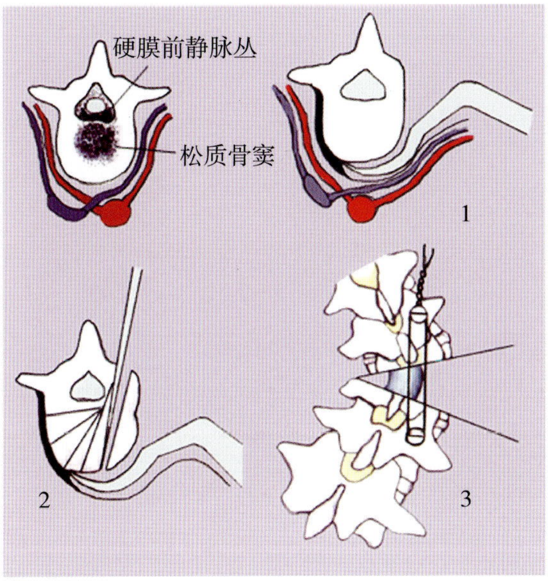


**图5-67　椎体截骨的止血方法**

1-松质骨窦出血的止血方法：是在整齐的刀切面上用骨蜡涂抹　2-肋间血管和腰血管的止血方法：是严格的骨膜下剥离，用撬板挡开压迫止血　3-硬膜外静脉丛出血的止血方法：是快速闭合截骨间隙矫正畸形，使硬膜囊缩短变宽压迫静脉丛，出血自然停止

## 七、并发症及其防治

经后路做全脊柱截骨术为难度高和危险性大的手术操作，术中可能发生的并发症：①对脊柱的解剖概念不明确，手术操作不熟练，止血方法不得当，拖长了手术时间，可因出血过多而造成低血容量休克，甚至危及生命。②围绕硬膜管的环形截骨术，时刻具有损伤脊髓造成瘫痪的可能性，特别是当全脊柱截断之后，截骨间隙的增宽或错位均能造成脊髓过牵或压迫损伤。③全脊柱环形截骨不彻底靠硬掰来矫正畸形也是造成脊髓损伤原因。由于该手术是在局麻下进行，术中病人可以立即回答问话是个有利条件。

晚期并发症应予以重视：

（1）保留终板截骨，正确做到骨面对骨面，椎体间骨性愈合良好，若在椎间隙上进行截骨，则应注意做椎体间和椎板间的碎骨块植骨，否则会发生骨不连和形成假关节。

（2）矫正度数的丧失问题，由于手术的病例大多是发育期间的儿童，因进行了凸侧压缩和凹侧撑开，故在2年后随访时，有些病例不但没有度数的丧失，反而有继发性矫正现象出现。

（3）因手术后一次性将脊柱伸直，大大减少了器械的承受力，故脱钩断棒现象不易发生。

## 八、结　　语

对脊柱弯曲的矫治工作，大致可分为3个时期：单纯器械矫治时期；牵引加器械矫治时期；牵引、截骨加器械矫治时期。

1．单纯器械矫治脊柱弯曲　是从1962年Harrington手术问世之后，再加上Luque手术传入中国，利用其纵向撑开力及横向推拉力来矫正脊柱弯曲畸形，对一些弯曲在70°～80°以内的病例及年龄小、不僵硬的病例，能产生较好的效果。但对重度（90°以上）脊柱弯曲，无论是用任何单纯器械的方法，包括CD、TSRH、ISOLA、USS、VSS等都难以达到满意的矫正。单纯器械对旋转的矫正作用，也只限于弯度小、旋转轻的病例，对弯度大、旋转重的病例，也很难达到满意的矫正。

2．牵引加器械矫治脊柱弯曲　对重度、僵硬型、软组织挛缩型脊柱弯曲，术前采用垂直悬吊或颅盆环牵引，直至软组织松解，躯干拉长，脊柱弯曲度减轻后，择期再做置入器械的矫正术，所得到的矫正效果远比单纯器械的方法优越。作者应用颅盆环牵引做术前准备的成功经验，通过185例患者的临床应用，认为确实能把重度、无法矫正的脊柱侧弯变成可以置入器械矫治的脊柱侧弯，收到较好的治疗效果。

3．牵引、截骨加器械矫治脊柱弯曲　应用颅盆环牵引做术前准备，全脊柱截骨矫正脊柱弯曲畸形，再加上合理的置入器械固定，是治疗重度脊柱弯曲的有效手段。

（田慧中　马　原　李　磊）

## 第四节　颅盆牵引加水平牵引治疗脊柱侧凸胸廓塌陷

### 一、概　　述

颅盆牵引对重度脊柱侧弯病人具有增加呼吸量、改善肺功能的作用，如能同时在侧弯凹侧将塌陷的肋骨折弯变圆，用弹性牵引线水平连接在颅盆装置上做牵引，则更进一步增大了胸腔容积，加大了呼吸量，外观上也纠正了胸廓畸形，无论是对脊柱侧弯的矫正，还是对胸廓畸形的矫正都具有重大意义。介绍重度脊柱侧弯合并严重胸廓塌陷的病例，在颅盆牵引的过程中，同时采用肋骨成形术加水平牵引治疗胸廓塌陷。治疗方法是颅盆牵引3周后，脊柱侧弯矫正到一定程度时，在侧弯凹侧肋骨塌陷最重的部位，与肋骨交叉做横切口，暴露3～6条肋骨，用特制的肋骨折弯器将肋骨折弯变圆，用10号双股粗丝线将每条肋骨提起，自皮肤穿出通过橡皮膜在颅盆装置的立柱上做牵引。能使塌陷的胸廓变圆、呼吸功能明显改善，嘴唇和甲床紫绀消失，给下一步脊柱侧弯矫形手术提供了安全条件。颅盆牵引装置是个有利的牵引固定点，能使折弯变圆的肋骨借助于颅盆装置做牵引，给恢复胸廓塌陷提供了有利的条件，故在颅盆牵引下除矫正脊柱侧弯外，也是同时治疗胸廓塌陷的好时机。

### 二、适 应 证

1. 重度脊柱侧弯合并胸廓塌陷畸形（图5-68）。
2. 年龄在5～25岁之间，最好是发育期间的儿童（图5-69）。
3. 对肺功能不全无法接受脊柱矫形手术的病例，也是本手术的适应证。

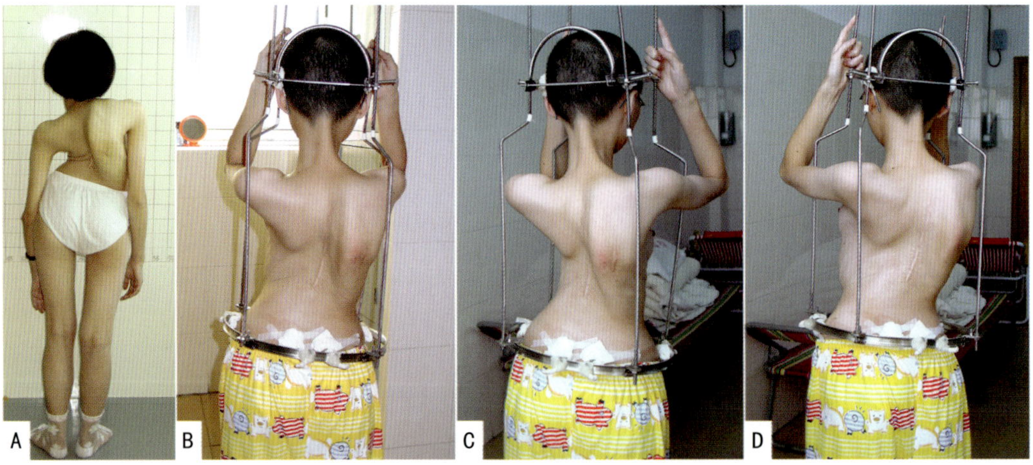


**图5–68　重度脊柱侧弯合并胸廓塌陷**

A.（患者，女，22岁）重度脊柱侧弯合并胸廓塌陷，剃刀背明显　B. 后面观，左侧胸廓塌陷，右侧剃刀背明显　C. 右后斜面观，重度脊柱侧弯椎体旋转，右侧剃刀背突出明显　D. 左后斜面观，肋骨呈垂直方向生长，胸廓塌陷明显，肩胛下角撬起，形成一深沟

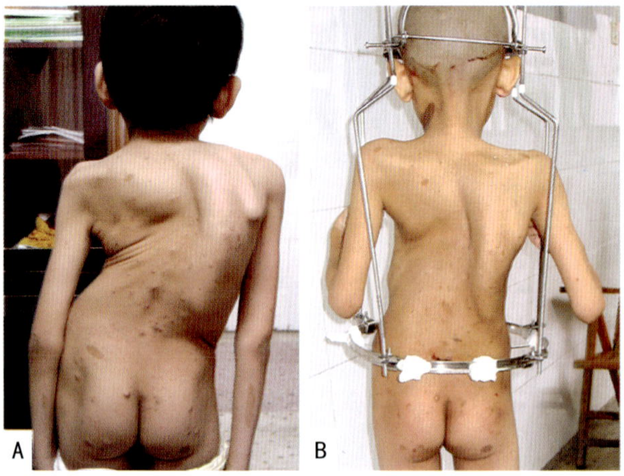


**图5–69　颅盆牵引加水平牵引治疗胸廓塌陷，最好是在发育期间的儿童，年龄越小效果越好**

A. 8岁患儿，身材单薄、消瘦，左侧胸廓塌陷严重，右侧剃刀背明显

B. 颅盆牵引矫正脊柱侧弯到一定程度后，准备行胸廓塌陷成形术

## 三、禁 忌 证

1. 原发性肺不张或先天性肺缺如的病例。
2. 合并其他主要脏器异常，无法耐受手术的病例。
3. 大面积肋骨缺损无法做肋骨悬吊牵引者。

## 四、自主创新手术方法和手术器械

作者创用了垂直牵引与水平牵引相结合治疗重度脊柱侧弯合并胸廓塌陷的手术方法，本着“工欲善其事，必先利其器”的指导思想设计制作了轻便颅盆牵引装置、弹性分叉生长棒系统、肋骨折弯器和水平牵引疗法。轻便颅盆环乃根据中国人的身材，将质量减低到每套1kg。分叉生长棒专门用于发育期间的重度脊柱侧弯病人，并具有同时矫正凹侧胸廓塌陷的作用。垂直牵引与水平牵引相结合的治疗方法，是作者根据生物力学原理设计应用的。

## 五、自主创新的生物力学原理

在颅盆环垂直牵引的条件下，再加上水平牵引矫正肋骨畸形胸廓塌陷，是一种能产生事半功倍效果的联合治疗。垂直牵引与水平牵引相结合在生物力学上能产生巨大的畸形矫正力，除去配合肋骨成形术治疗胸廓塌陷外，还能加强脊柱侧弯、脊柱旋转的矫正作用。单纯垂直牵引或肋间撑开的治疗方法，只能使胸腔上下径拉长、肋间距增宽，但很难使塌陷的肋骨向外凸起，胸腔仍处于偏平状态，胸腔容积虽有改善，但尚未解决根本问题。只有肋骨成形术加水平牵引才是增加呼吸量和延长生命的有效措施。

## 六、手 术 方 法

**（一）术前准备**

先做颅盆牵引矫正脊柱侧弯，到一定程度后，根据X线拍片、肺功能检查情况，再做胸廓塌陷成形术（图5-70）。

**（二）麻醉**

基础加局麻。

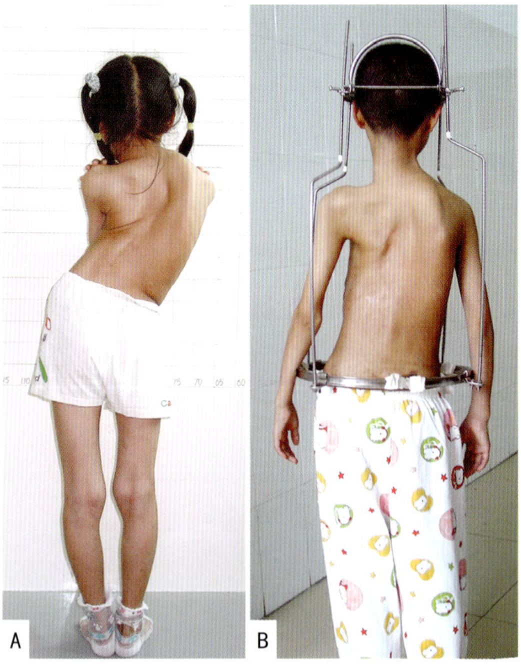


**图5-70　颅盆牵引做术前准备**

A. 重度脊柱侧凸弯曲度位于稳定区之外，失代偿，站立不稳易跌脚

B. 经颅盆牵引后，脊柱侧凸位于稳定区之内，站立稳定，行走方便，呼吸功能大为改善，但左侧胸廓塌陷尚未恢复，下一步应先做胸廓塌陷成形术，后做弹性分叉生长棒矫形术

### （三）体位

在颅盆牵引下取侧卧位。

### （四）手术操作程序

1. 第一步　胸廓塌陷成形术，是在侧弯凹侧肋骨塌陷变直、肋缘撬起最重的3～6条肋骨上，与肋骨的走行方向交叉做横切口（图5-71），长约5～8cm，暴露3～6条肋骨。

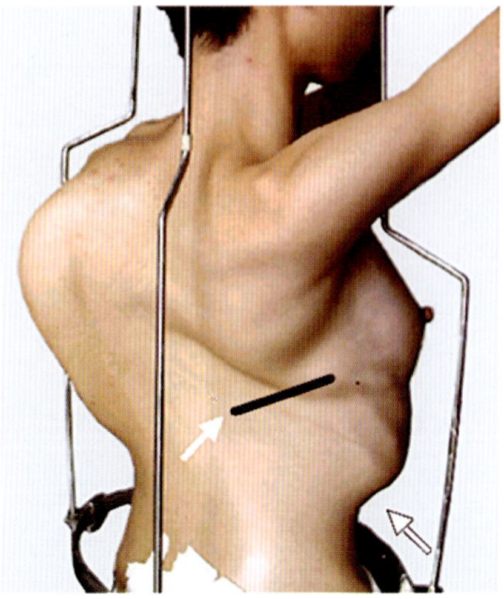

**图5-71　胸廓塌陷成形术的皮肤切口，上箭头示皮肤切口，下箭头示肋缘撬起**

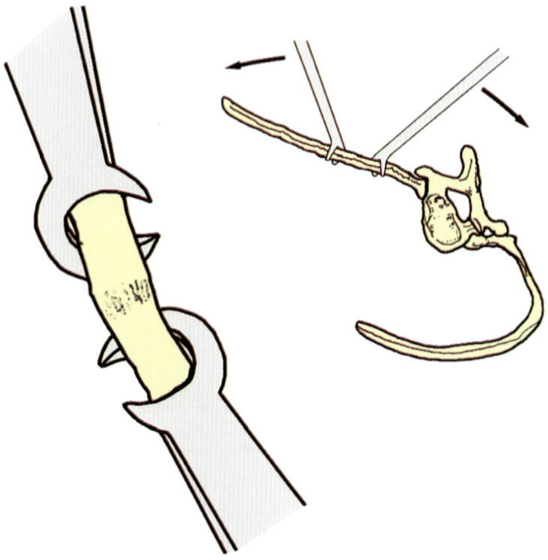

**图5-72　用自制的肋骨折弯器，将肋骨折弯变圆，使其产生青枝骨折**

2．第二步　切开肋骨骨膜，尽可能少的围绕肋骨剥离骨膜，通过两把肋骨折弯器将肋骨折弯变圆（图5–72、图5–73）。若需要多处肋骨折弯时，可按照同样方法操作。

3．第三步　然后用双股10号粗丝线用穿线导引器自肋骨下通过，再自切口的两侧软组织内穿出皮肤，连接橡皮条将其固定在颅盆装置上（图5–74）。每条肋骨均按此方法折弯固定，共做3～6条肋骨，然后分层缝合切口，放置橡皮片引流，手术结束。

**（五）术后处理**

回病房后按颅盆牵引护理，允许早期下床活动。术后常规胸透，看有否气胸存在。练习深呼吸、吹气球以加强肺功能。术后24～48h拔除引流片，10天后拆除皮肤缝线。3周后拆除肋骨牵引线（图5–75）。等待下一步做脊柱侧弯矫形术。

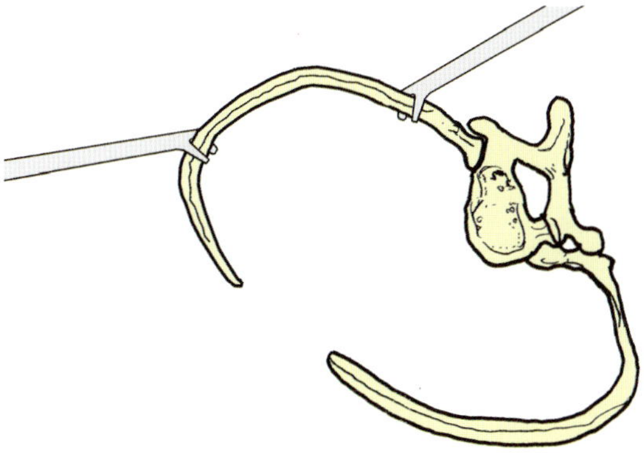

图5–73　已折弯变圆的肋骨，准备下一步做提肋成形术

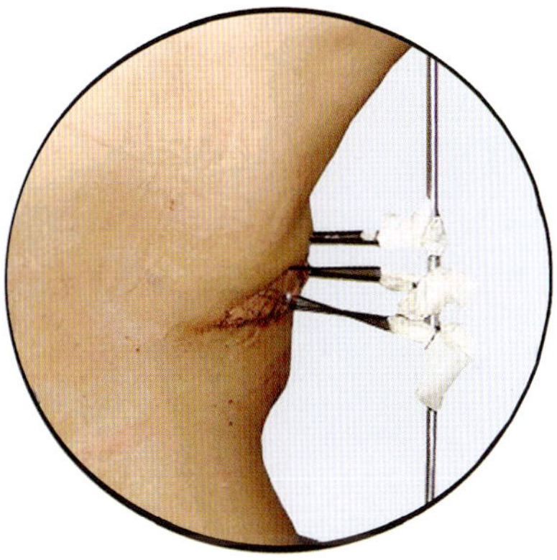

图5–74　将塌陷变直的肋骨折弯变圆后，再用双股10号粗丝线，将3～6条肋骨提起，通过橡皮膜将其固定在颅盆牵引装置的立柱上

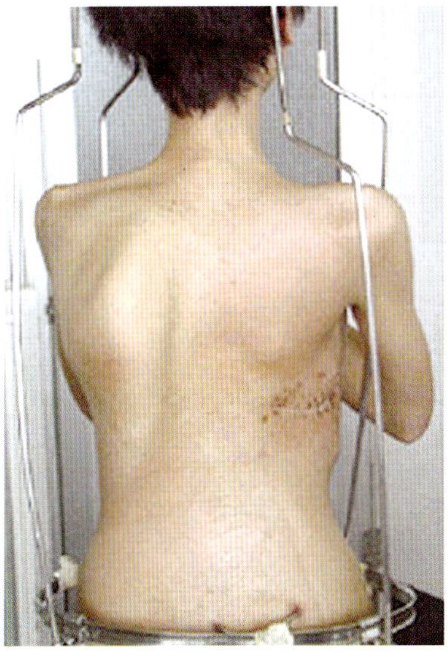

图5–75　3周后拆除提肋固定线，见塌陷的胸廓已恢复圆形

## 七、典型病例

患者，黎某某，女，19岁，先天性重度胸椎侧弯合并重度胸廓塌陷畸形（图5–76A–C），于2002年1月4日入院，术前X线片胸椎侧弯Cobb's角186°（图5–76D），右侧胸廓严重塌陷，心肺功能受到严重影响，心跳加快，呼吸困难，口唇、甲床紫绀。经颅盆牵引30天，胸椎侧弯从186°变成120°（图5–76E），继续牵引至45天胸椎侧弯变成99°（图5–76F）。然后，先行胸廓塌陷矫形术，术中将4条肋骨折弯变圆，吊在颅盆装置的立柱上，中间通过橡皮条做弹性牵引，3周后拆除牵引线，见胸廓已扩张变圆，外观明显改善（图5–76G–I），呼吸量增加，碳氧交换明显改善，以往的口唇、甲床紫绀等缺氧现象恢复正常，给下一步脊柱侧弯矫正手术带来安全。于同年3月12日在颅盆牵引、局部浸润麻醉下，做了弹性分叉生长棒脊柱矫形术，术后恢复良好，身高增加22cm（图5–76J–N）。术后随访4年，已恢复原工作，内固定尚未拆除。

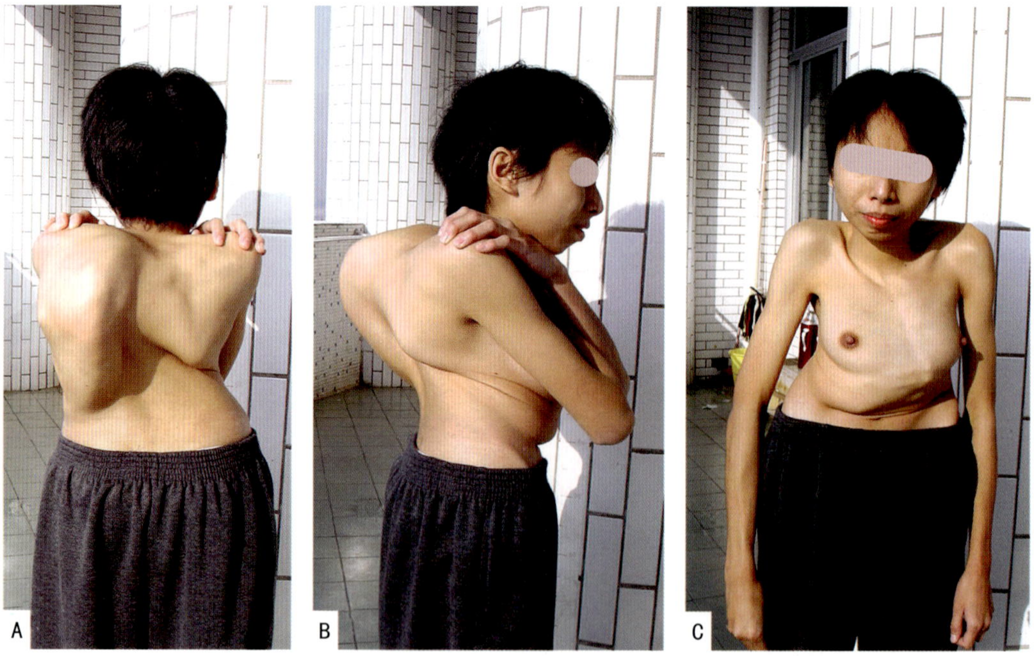


**图5–76A–C　先天性重度胸椎侧弯合并重度胸廓塌陷畸形**

A. 后面观，左侧剃刀背明显，右侧胸廓严重塌陷　B. 侧面观，脊柱后侧凸明显，右侧胸廓严重塌陷，肋骨变直，肋前缘撬起，胸腔矢状径加大，躯干部缩短　C. 前面观，胸廓向前突出偏向左侧，腹部内陷，骨盆偏向右侧，躯干部缩短，两手到达膝关节

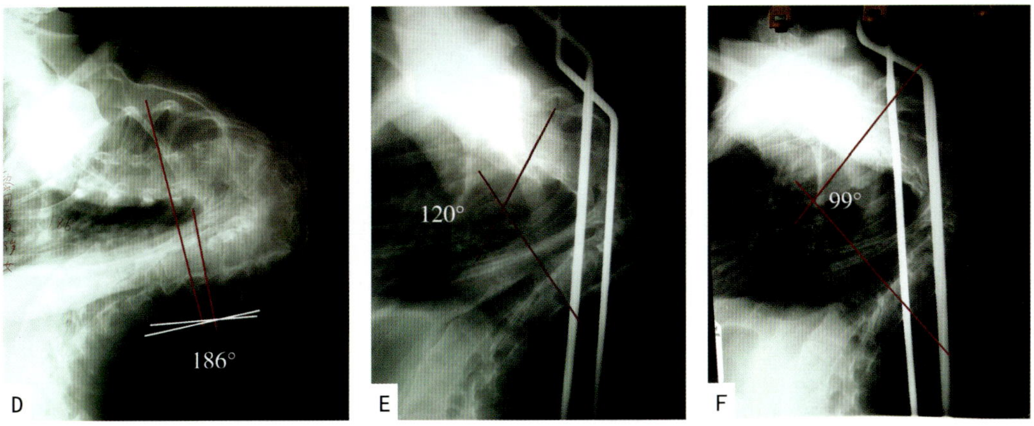


**图5-76D-F　同一病例**

D. 胸椎后侧凸Cobb's角186°，为脊柱侧弯病人中最大的角度。其弯曲段已形成U形袢，比180°还超过6°　E. 经颅盆牵引30天，胸椎侧凸从186°变成120°　F. 继续牵引至45天胸椎侧凸变成99°

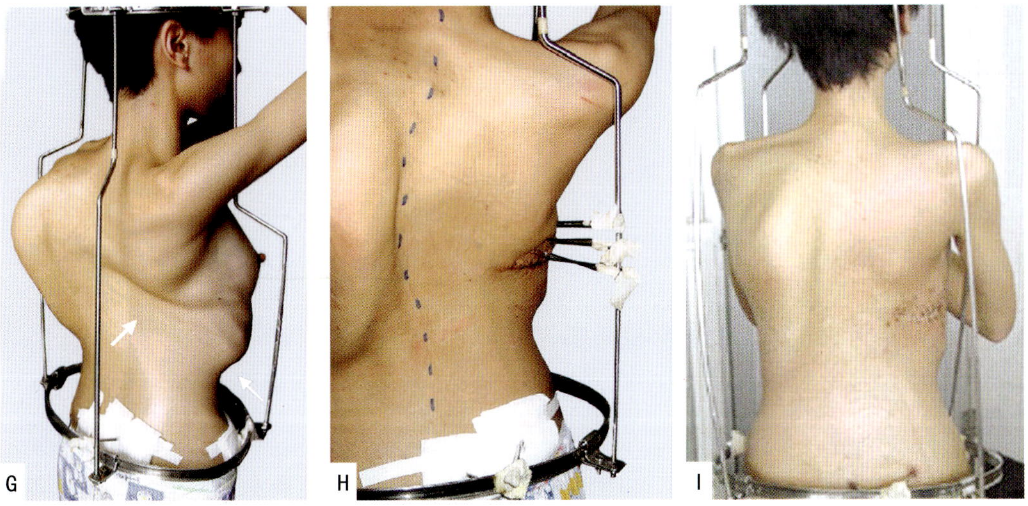


**图5-76G-I　同一病例**

G. 经颅盆牵引后胸廓塌陷大部改善　H. 将4条肋骨折弯变圆后，用粗丝线加橡皮条固定在颅盆装置的立柱上做水平牵引　I. 胸廓成形术已完成，拆除牵引线后见胸廓塌陷已隆起变圆，胸腔容积加大

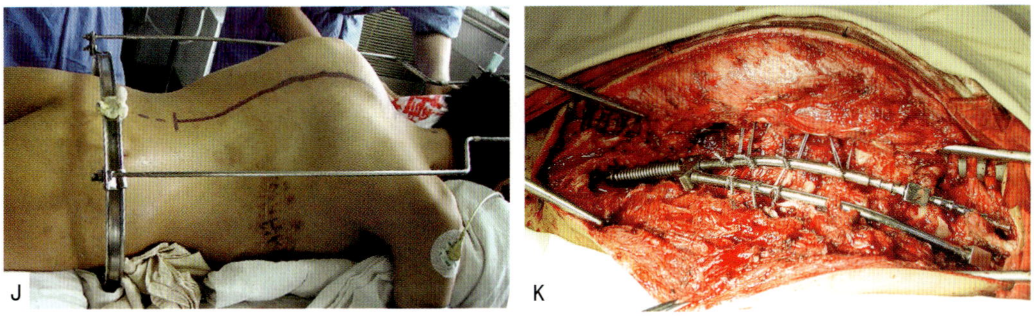


**图5-76J-K　同一病例**

J. 在颅盆牵引局部浸润麻醉下的卧位　K. 弹性分叉生长棒的固定方法，1棒与2棒的安装，椎板下钢丝固定在1棒上，提肋钢丝固定在2棒上，两棒交替撑开，弹簧已被压缩，使两棒之间形成矩形面，使其产生生物力学稳定效应

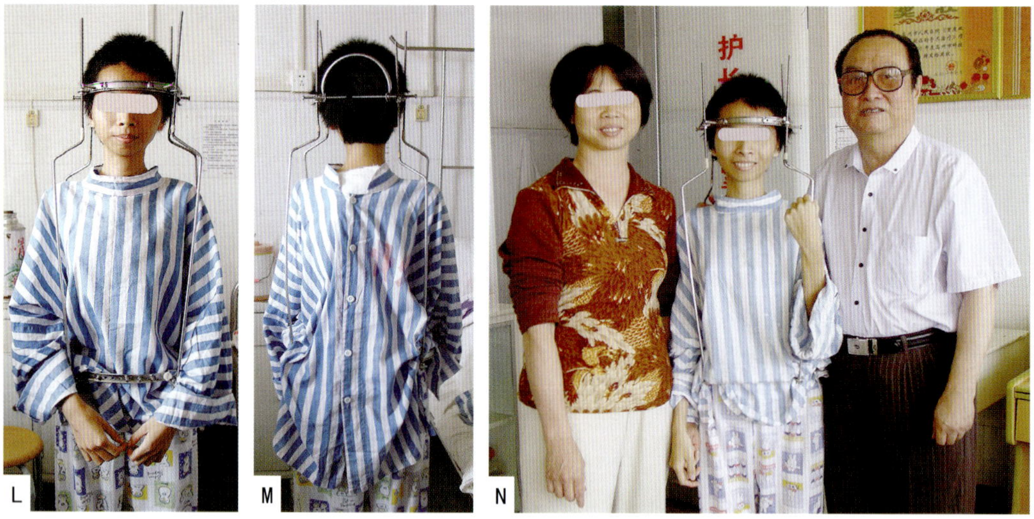


**图5-76L-N　同一病例**

L-M. 内固定术后戴颅盆环早期下床活动，躯干部延长，身高增加22cm，人体重心居中，行走方便，人体外形大为改善　N. 拆除颅盆环之前合影

## 八、优　　点

1. 在颅盆牵引下同时做胸廓塌陷成形术，能提供一个可靠的牵引固定点。

2. 侧弯凸侧切除肋骨能使肺活量降低，侧弯凹侧胸廓塌陷成形能使肺活量增加，且改善了胸壁畸形。

3. 多根肋骨折弯变圆、悬吊在颅盆装置上的办法，能直接将塌陷的胸壁提起，撬起的肋骨边缘降低，除加大了呼吸量之外，还属于一种胸廓美容手术。

4. 在颅盆牵引下做胸廓塌陷成形术，操作简单，对病人损伤不大，患者容易接受。

## 九、并发症防范要点

1. 剥离肋骨骨膜时应注意勿损伤胸膜，以免造成气胸，术后必要时应做胸部透视，如有气胸存在应及时抽气，必要时放置胸腔引流管。

2. 肋骨牵引线悬吊在颅盆装置的立柱上，根据病人的耐受情况随时调整松紧。

3. 如在颅盆牵引及肋骨悬吊过程中出现脊髓功能障碍的早期症状时，则应及时松解或拆除牵引和悬吊，待其功能恢复后再重新进行。

## 十、结　　语

**（一）探讨重度脊柱侧弯、胸廓塌陷的治疗方案**

对重度脊柱侧弯、凹侧胸廓塌陷的治疗，应采用"垂直牵引"与"水平牵引"相结合，"肋骨成形术"与"脊柱截骨术"相结合，"脊柱内固定"与"提肋固定"相结合的治疗原则，才能达到其矫正目的。重度脊柱侧弯、胸廓塌陷的治疗，绝非是单纯置入器械能够解决的问题。

**（二）垂直牵引即颅盆牵引**

是治疗发育期间由各种原因所致的重度脊柱侧弯与胸廓畸形的有效措施，利用其慢性牵引的特点，将脊柱拉直，达到内置入器械容易安装的目的。其次还有提肋扩大胸腔改善肺功能的作用。

**（三）肋骨成形与水平牵引**

当胸弯过大、凹侧胸廓塌陷过重，严重影响肺功能时，则应在颅盆牵引下，先做肋骨成形术，将塌陷的3～6条肋骨折弯变圆，经水平牵引连接在颅盆装置的立柱上，这样能使塌陷的胸腔容积进一步加大，改善了缺氧状态，给病人带来生机。

**（四）弹性分叉生长棒**

是作者自主创新的，专门用于治疗重度脊柱侧弯胸廓塌陷的手术器械，对发育期间的儿童，能跟随着脊柱的生长，其弹簧逐渐弹开延长，起到生长棒的作用。对合并胸廓塌陷的病人，其弹性分叉生长棒的第2根棒起到提肋固定的作用，能使胸腔进一步扩大变圆，改善肺功能。

（田慧中　黄卫民　马　涌）

# 第五节　颅盆牵引治疗脊柱弯曲合并漏斗胸

## 一、概　　述

当脊柱侧弯合并胸段脊柱后凸时，常常造成胸腔前后径的加大，形成脊柱后凸（驼背）和胸骨前凸（鸡胸）（图5-77），这在临床上是比较多见的一种畸形，如结核性角形后凸畸形或先天性胸椎后凸畸形。当脊柱侧弯合并生理胸后凸消失或已形成胸椎前凸时，将会造成胸腔前后径缩小，则形成扁平胸或漏斗胸（图5-78）。这种畸形在临床上比较少见，作者在1 732例脊柱侧弯的矫正手术中，仅见到5例患者合并漏斗胸，约占3.1‰。漏斗底的深浅和漏斗底与棘突尖端的距离轻重不同，一般在6～9cm。扁平胸的程度也有轻重之分，重者可使肺活量大大降低，影响氧的交换，还可压迫心脏，使心脏移位，造成血液循环功能障碍。脊柱侧弯合并漏斗胸畸形的儿童，应当在儿童发育期间尽早给予治疗，因为这种畸形最大的危害性是影响心肺功能，如不抓紧治疗将会造成严重的发育障碍，甚至造成早年夭折而死亡。

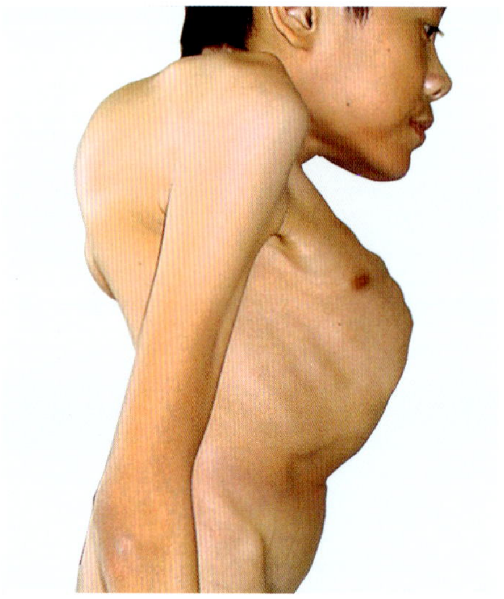

图5-77　脊柱后凸合并胸前凸（鸡胸）畸形

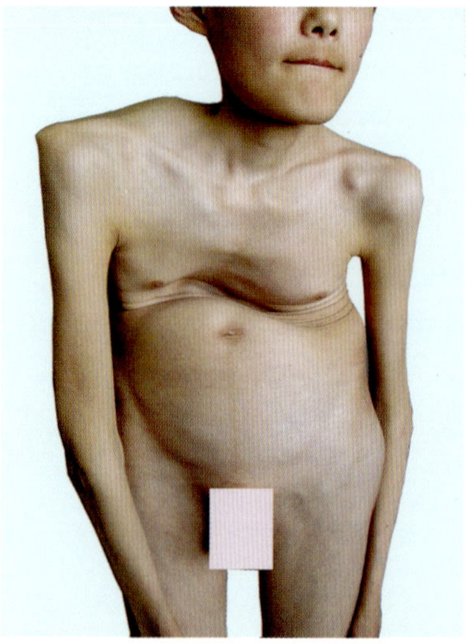

图5-78　脊柱侧弯合并胸廓塌陷（漏斗胸）畸形

## 二、脊柱弯曲合并漏斗胸的形成和危害

当脊柱侧弯合并生理胸后凸消失，或进一步发展已形成病理性胸椎前凸时，将会造成胸腔前后径的缩小，轻者则形成扁平胸，重者将会造成漏斗胸。其漏斗胸的严重程度不同，轻者从表面上仅见有胸骨下端与剑突部位的凹陷畸形（图5-79），并无内脏受压的表现存在；重者漏斗底加深合并扁平胸（图5-80），使胸腔的容积变小，胸式呼吸和膈肌运动受到限制，大大影响了呼吸功能和氧的交换。由于漏斗底陷入较深，几乎与胸前凸的胸椎椎体相接近，挤压心脏，使心脏移位，造成心功能障碍。所以漏斗胸在儿童的发育期间，远远比鸡胸的危害性大，鸡胸是增大了胸腔的前后径，而漏斗胸则是缩小了胸腔的前后径。故对脊柱侧弯合并漏斗胸的病人，应该提高认识，要做到早期诊断和早期治疗。

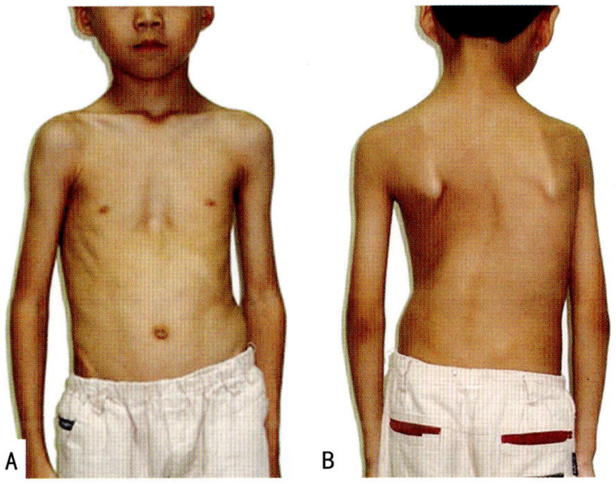


图5-79　轻度漏斗胸合并胸前凸消失的脊柱侧弯，使胸腔的前后径变小，影响肺功能

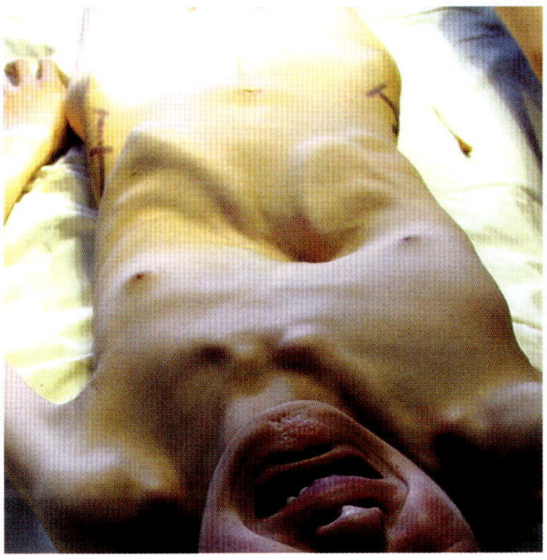

图5-80　重度漏斗胸，漏斗底与椎体相接触，使心脏移位，心肺功能严重受损

## 三、临 床 资 料

在1 732例脊柱侧弯矫正手术中，发现合并漏斗胸者5例，占脊柱侧弯手术病例的3.1‰。一般资料：男3例，女2例。年龄范围：7～15岁。5例患者均为胸段脊柱右侧凸，带有生理胸后凸消失或胸椎前凸，漏斗底与棘突间的距离为6～9cm（见表5-1）。

**表5-1　脊柱侧弯合并漏斗胸统计表**

| 例序 | 性别 | 年龄 | 顶椎部位 | 侧弯度数 | 胸前凸程度 | 漏斗底与棘突间距离（cm） |
|---|---|---|---|---|---|---|
| 例1 | 男 | 7 | $T_9$ ~ $T_{10}$ | 56° | 生理后凸消失 | 7 |
| 例2 | 男 | 8 | $T_8$ ~ $T_9$ | 70° | 生理后凸消失 | 6.5 |
| 例3 | 男 | 15 | $T_9$ ~ $T_{10}$ | 99° | 胸椎前凸 | 8 |
| 例4 | 女 | 10 | $T_9$ ~ $T_{10}$ | 85° | 胸椎前凸 | 7 |
| 例5 | 女 | 12 | $T_8$ ~ $T_9$ | 80° | 生理后凸消失 | 9 |

## 四、颅盆牵引加水平牵引治疗漏斗胸

对心肺功能影响不大的病人，应先做颅盆环牵引矫正脊柱侧凸，在颅盆环牵引的第2周或第3周，行漏斗底钢丝牵引提升术。在胸骨体的末端和剑突的两侧，行骨膜下剥离暴露胸骨的内侧面，插入撬板撬开内侧骨膜。再自胸骨体的外面钻孔，插入1.0mm直径的双钢丝，自胸骨体的下缘穿出，通过皮肤以备作牵引用，分层缝合切口，手术结束。然后，将钢丝与橡皮条连接，固定在颅盆装置前柱的横杆上（图5-81），利用橡皮条的弹性来提升漏斗底，使其在慢性牵引的过程中，将漏斗底提升。

对个别重度脊柱侧弯和重度漏斗胸的病例（图5-82），预计在颅盆环牵引过

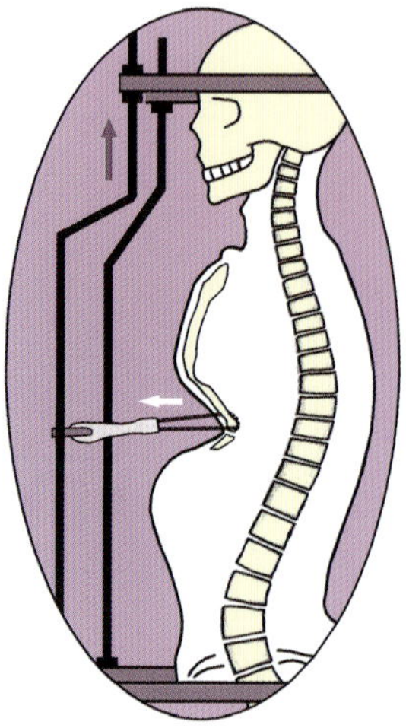

图5-81　颅盆牵引加水平牵引治疗漏斗胸

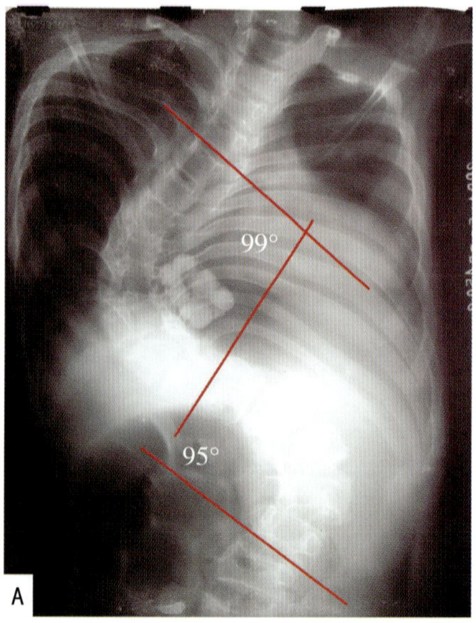


图5-82A　重度双弯脊柱侧凸合并漏斗胸X线表现（马某，男，15岁）

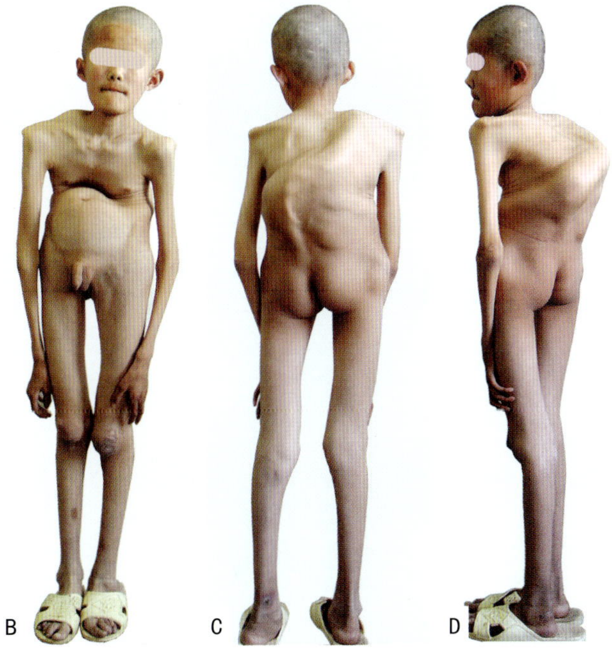


图5-82B-D　同一病例人体外形
B. 下段胸骨和肋软骨塌陷，漏斗底与胸骨接近，腹部膨隆　C. 背侧观，脊柱呈S形侧弯并后凸　D. 侧面观，脊柱畸形严重

程中，会造成漏斗胸压迫心脏发生危险的病例，可先做漏斗胸牵引提升矫形术（图5-83）。然后，再进行颅盆环牵引治疗脊柱侧弯（图5-84）。

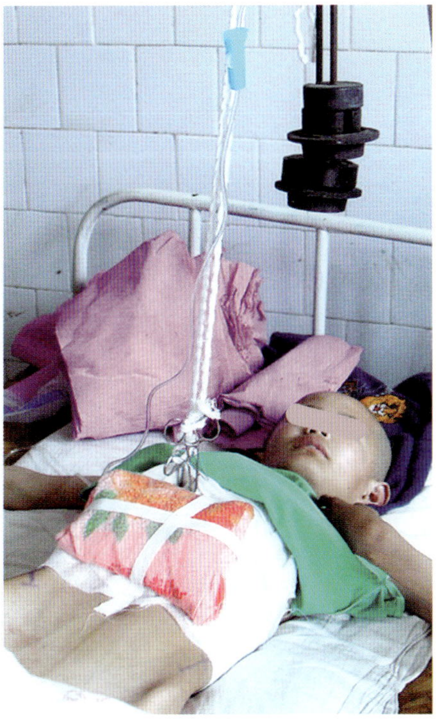

图5-83　重度漏斗胸，不允许直接进行颅盆牵引者，先做漏斗底钢丝牵引提升术，待心肺功能好转后，再做颅盆环牵引

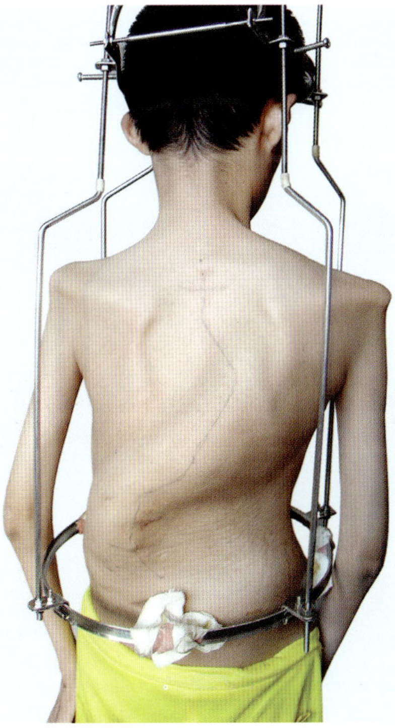

图5-84　经漏斗底钢丝牵引提升术后，心肺功能明显改善，然后更换颅盆环牵引矫正脊柱侧凸

治疗原则：①颅盆环牵引能矫正脊柱侧凸和过度胸椎前凸。②跟随着脊柱侧凸和胸椎前凸的矫正，能相应地产生提肋作用，加大胸腔的前后径。③在颅盆环牵引的同时，进行漏斗底提升成形术，是个很好的机会，由于两根前柱之间可以安装横杆，便于提升漏斗底。④在两根后柱之间安装横杆，通过椎板下钢丝向后牵拉椎弓做反方向对抗牵引，能增大胸腔前后径和矫正胸椎前凸。⑤发育期间的儿童很适合用这种方法治疗，一般不需要行漏斗胸翻转成形术即可解决问题。

## 五、漏斗底钢丝牵引提升术

对重度漏斗胸的病例，预计在颅盆环牵引过程中，会造成漏斗胸压迫心脏发生危险的病例，可先做漏斗底钢丝牵引提升矫形术，然后，再进行颅盆牵引治疗脊柱侧弯。

### （一）麻醉

局部浸润麻醉或气管插管全麻。

### （二）体位

仰卧位。

### （三）手术操作程序

1．第一步　消毒铺单后，自漏斗底部做4～6cm长的纵切口，暴露胸骨末端、剑突和两侧的肋软骨与胸骨的交界处。

2．第二步　沿着胸骨体和剑突的两侧，自骨膜下剥离暴露直达胸骨体的内侧面，插入撬板，撬开内侧面的骨膜，然后，再自胸骨体的外侧面钻孔，插入1.0mm直径的双钢丝，自胸骨体的下缘穿出，通过皮肤穿出体外，准备做牵引用。

3．第三步　分层闭合切口，将钢丝通过弹性橡皮条连接固定在颅盆装置前柱的横杆上（见图5-81）。借助橡皮条的弹性提升漏斗底，使其在慢性牵拉过程中，将漏斗底抬高变平。

4．第四步　如为严重漏斗胸或年龄较大的儿童，还可将胸骨两侧的肋软骨弓各切断3条以利畸形矫正。

5．第五步　如为漏斗胸合并胸椎前凸造成心肺功能损害的病人，也可加用椎板下钢丝向后做水平牵引以增加胸腔容积和矫正胸椎前凸畸形，前面用钢丝提升漏斗底，将钢丝与橡皮条连接，固定在颅盆装置前柱的横杆上。后面用椎板下钢丝向后做水平牵引，以增加胸腔容积和矫正胸椎前凸畸形（图5-85），待心肺功能好转后再作内支撑内固定手术。

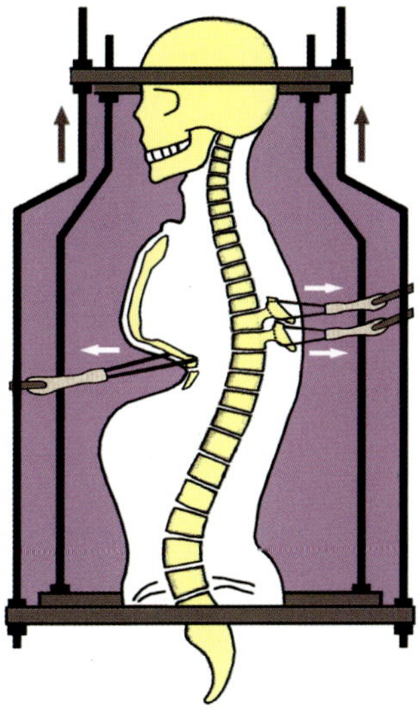

图5-85 对重度漏斗胸合并胸后凸消失的病例，需要做颅盆牵引加前后水平牵引

**（四）术后处理**

1. 不戴颅盆牵引的病例，术后取平卧位，将提升钢丝与牵引床架相连接，给予1～3kg的牵引质量，做垂直悬吊牵引即可，牵引期限3～5周。

2. 在颅盆环下加前后水平牵引的病例，护理比较复杂，应随时观察调整牵引作用力的大小，定期透视检查看有否气胸等并发症存在。特别是夜间睡眠时的卧位和翻身护理要做好。对合并心肺功能障碍的病人应随时监测，观察口唇、甲床血运情况，监测呼吸量、血氧饱和度及输氧等工作。

## 六、上下带血管蒂胸骨板翻转术

**（一）切口**

胸部正中或乳房下横切口。男病人皮下脂肪组织少，可用正中切口。女病人考虑美容的因素，可选用横切口。正中切口上端自胸骨角稍上方开始，下端至肚脐上约2cm处。两种切口的皮肤游离范围，上方接近胸骨切迹水平，下方接近肚脐、胸两侧约达前腋线，腹部游离到腹直肌的外缘（图5-86）。

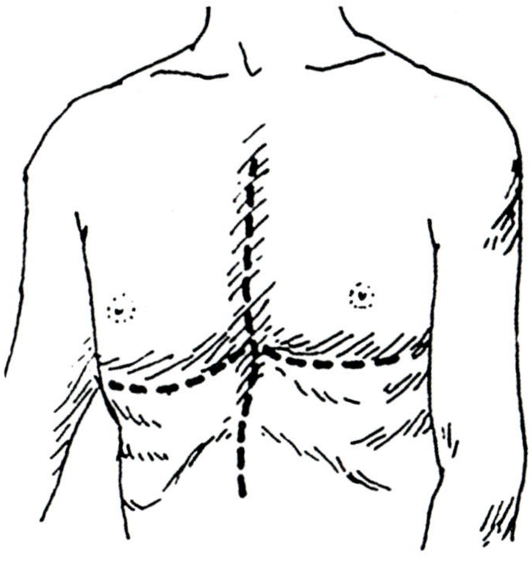

图5-86 上下带血管蒂胸骨板翻转术的切口

**（二）游离肌层**

将左右胸大肌用电刀自胸骨、肋软骨及腹外斜肌腱膜上切离，向两侧游离开，显露凹陷的胸骨及肋软骨或肋骨。腹直肌

在肋软骨及剑突上的附着点不做切离，只将腹直肌上端及两侧的外缘分离开，以利于胸骨板的翻转（图5-87）。

### （三）分离胸膜

切开肋弓下缘，用牵引钩将肋弓拉起，伸入手指，将壁层胸膜自肋软骨内面向下推开。胸膜十分菲薄，一定要紧贴肋软骨及肋骨内面，用手指或纱布轻轻予以分离，以免发生破裂。同时分离开胸骨后的间隙（图5-88）。

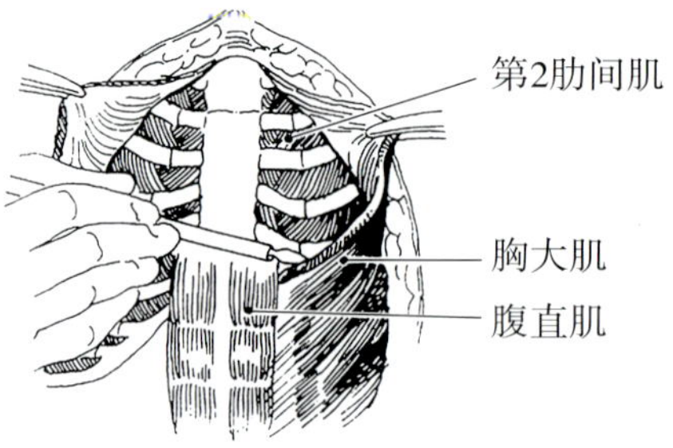

图5-87　游离肌层

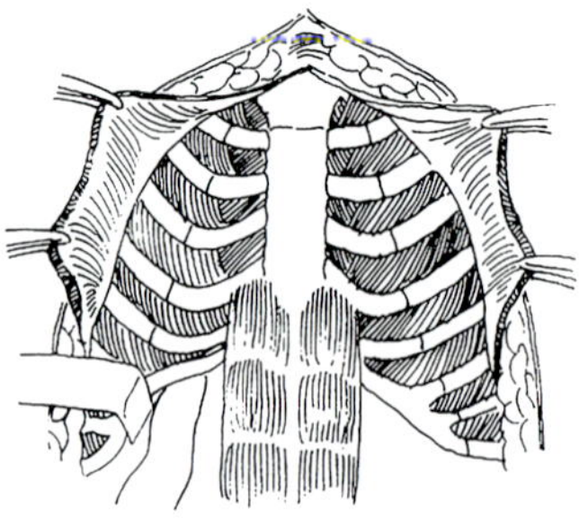
图5-88　分离胸膜

### （四）切断肋软骨

于左右胸肋软骨、肋骨凹陷部之稍外侧，从肋弓开始，向上逐条切断肋软骨或肋骨及肋间肌，一般切至第2肋间（图5-89）。于第2肋间细心分出左右胸廓内动静脉，并向上、下各游离出2～3cm，使该段血管处于充分游离可移动的状态。对切断的肋间血管用细丝线缝扎，特别是切断细小胸廓内动静脉的分支时，忌用电凝止血，以免发生胸廓内动静脉凝血梗阻。用线锯在第2肋间横断胸骨，使凹陷的肋软骨胸骨板全部游离（图5-90）。

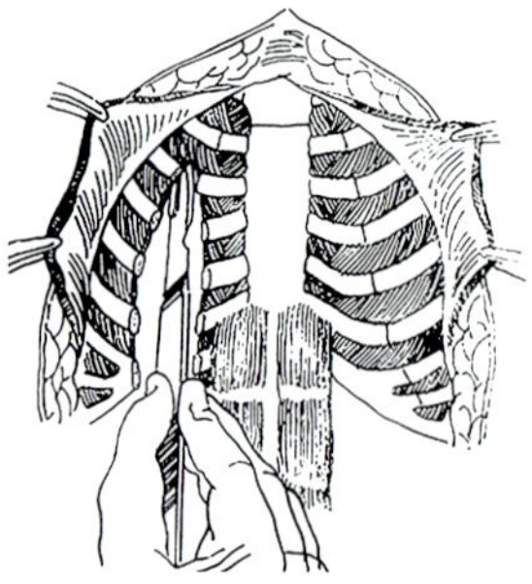
图5-89　切断肋骨

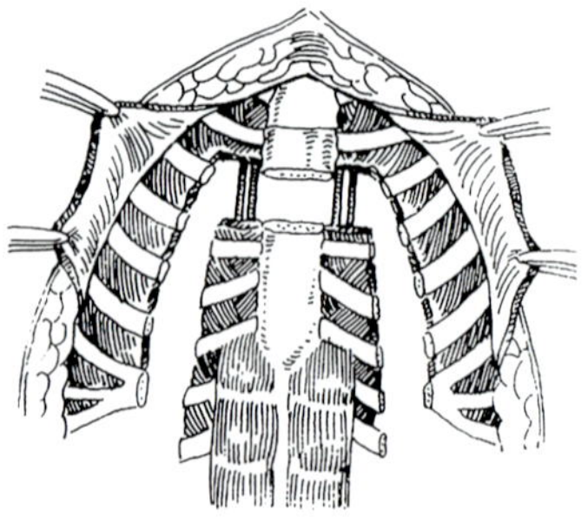
图5-90　肋软骨胸骨板分离

### （五）翻转胸骨板

一般按顺时针方向，将肋软骨胸骨板带着胸廓内动静脉及腹直肌带做180°翻转，两侧胸廓内动静脉及腹直肌均呈十字交叉状（图5-91）。翻转时必须注意保护胸廓内动静脉，勿过度牵拉，以免拉断或损伤血管内膜造成栓塞。只要将该血管游离出5～6cm长，一般翻转胸骨板不致发生困难。翻转后的血管颜色正常，充盈良好。用不锈钢丝将胸骨横断的两端行2针缝合固定，并于中央部缝穿留置一针钢丝线，以备术后作牵引用。胸骨翻转后，原来胸骨或肋软骨最凹陷处变为向前凸起，可用刀将凸起部分削平（图5-92），必要时可将高起的胸骨中央部纵行切除一长条，然后再对拢，用涤纶线缝合，使胸骨变平（图5-93）。

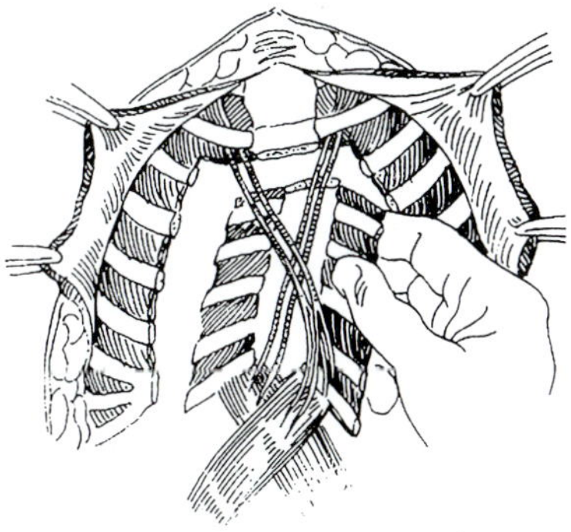

图5-91　腹直肌做180°翻转

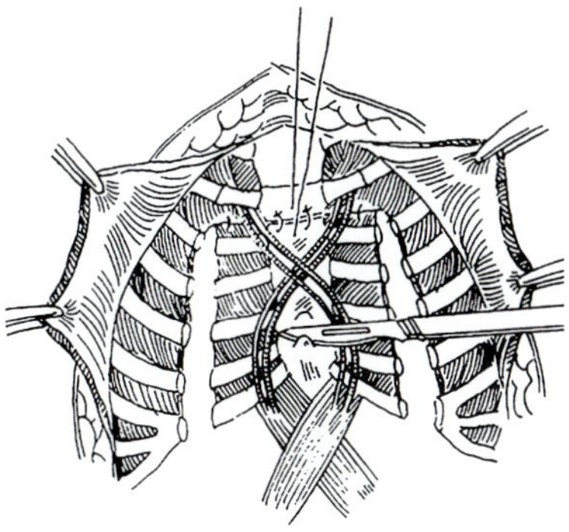

图5-92　削除胸骨突出部分

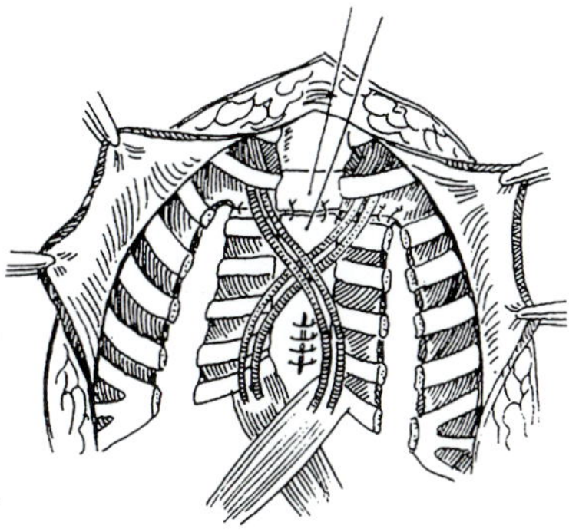

图5-93　缝合胸骨使其变平

### （六）肋软骨端端缝合

胸骨板翻转后，将变形过长的肋软骨适当切除一段后，用涤纶线行端端缝合，同时肋间肌用细丝线缝合。切除一段变形的肋软骨再行端端缝合，可以利用两侧壁肋骨的牵拉力量，使胸骨板向上抬举起来，增大胸廓的前后径，使矫形更为理想（图5-94）。

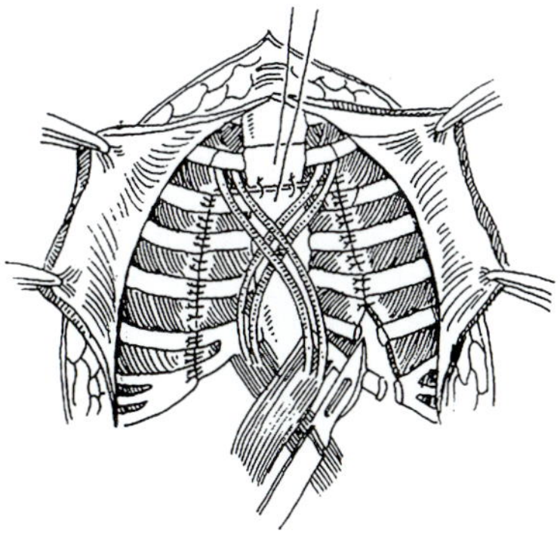

图5-94　肋软骨端端缝合

### （七）缝合胸大肌

胸骨后安放引流管，若手术中已发生胸膜破裂，可安装胸腔引流管。将胸大肌拉拢缝合，其下缘与腹直肌及腹外斜肌缝合，缝合时将腹部肌肉略向上拉紧，术后可使腹部的膨隆状态得到适当纠正（图5-95）。

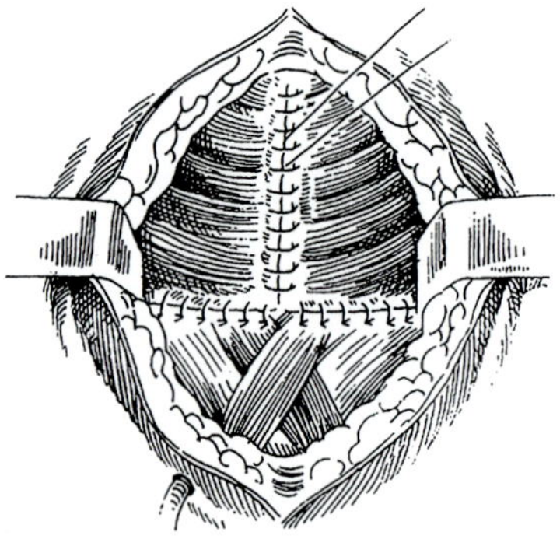

图5-95　缝合胸大肌

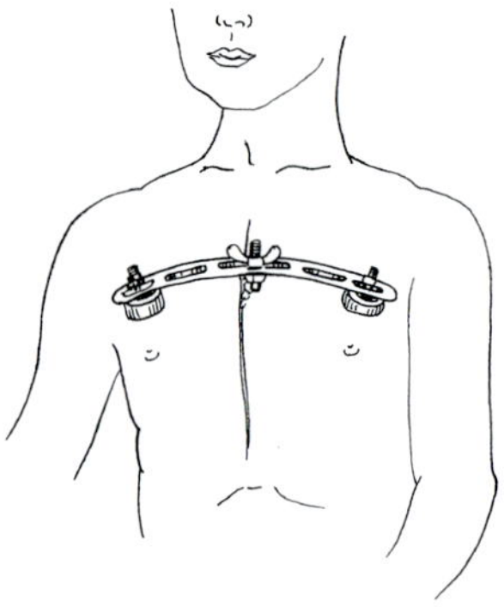

图5-96　胸骨牵引

**（八）缝合皮肤及胸骨牵引**

皮下组织缝合后，皮肤用3-0涤纶线做皮内连续缝合。将引出体外的钢丝胸骨牵引线，结着固定在胸骨牵引架的拉钩上，旋紧拉钩上的元宝螺母，即可将胸骨上提并持续牵引，使横断胸骨处于术后不发生下陷。胸骨牵引架是用1根带槽沟的合金板条，两端各附一海绵垫，中间槽沟内附有一拉钩，用元宝螺母固定在架上，使用时将钢板条随着前胸壁形状稍加弯曲，两端海绵垫置于两侧的胸壁上作为支点，用拉钩将牵引线拉起，旋紧元宝螺母即可。一般持续牵引4～6周将牵引架取下，拆掉牵引线。用此架的病人无任何痛苦，可戴牵引架下地活动，能使前胸壁的矫形效果更为满意（图5-96）。

## 七、典型病例

例1，陈某某，男，7岁，因患胸段脊柱右侧凸合并漏斗胸（见图5-79），于2004年9月1日入院。住院后3天开始行颅盆牵引治疗，1周后在局麻下行漏斗底钢丝提升术。3周后在颅盆牵引局麻下行脊柱侧弯矫正和胸后凸成形术。术后X线复查，脊柱侧弯从术前的Cobb's角56°变成10°。漏斗底至棘突的前后径从术前7cm变成9cm。人体外形恢复正常，漏斗胸凹陷已消失，拆除颅盆环给予石膏背心外固定而出院（图5-97、图5-98）。

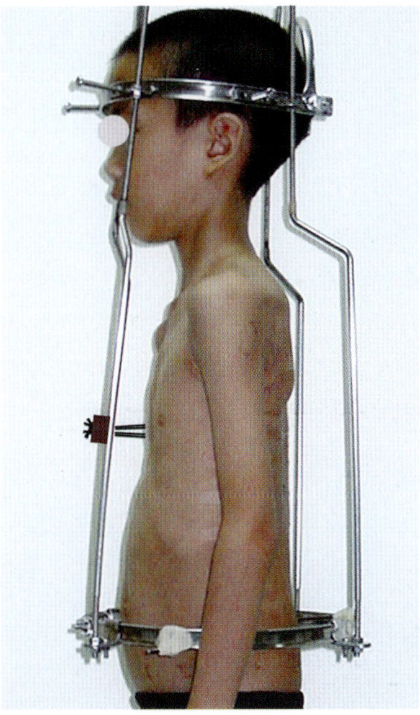

图5-97　颅盆牵引加水平牵引矫正脊柱侧弯合并漏斗胸

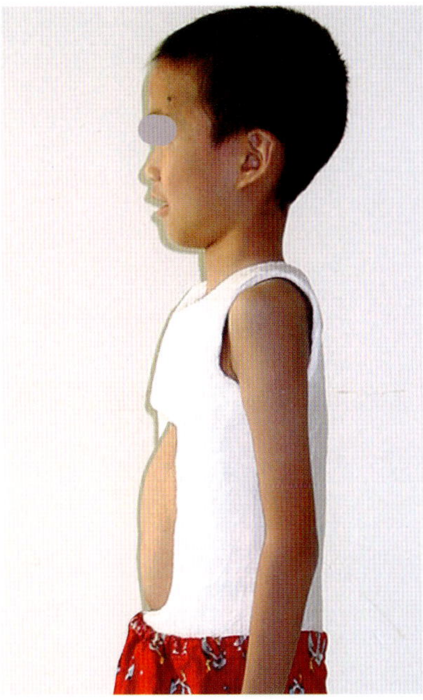

图5-98　漏斗胸和脊柱侧弯矫正完成后，石膏背心外固定维持8～10个月

例2，马某某，男，15岁，因患重度脊柱侧弯合并重度漏斗胸（见图5-82），而于2004年5月5日入院。入院后拟进行颅盆环牵引手术，但由于漏斗胸压迫心脏，在手术台上无法平卧，故先行漏斗胸钢丝提升矫正术，回病房行牵引治疗（见图5-83）。至同年6月5日，行颅盆环牵引矫正脊柱侧弯（见图5-84），5周后行分叉生长棒内固定术，7周后给予石膏背心外固定而出院。术后X线复查，脊柱侧弯从术前的Cobb's角99°变成30°。漏斗底至棘突的前后径从术前8cm变成11cm。人体外形改善，身高增加9cm，漏斗胸凹陷变浅，拆除颅盆环给予石膏背心外固定而出院。

（田慧中　胡永胜　王武昌）

# 第六节　颅盆牵引加水平牵引加器械治疗胸椎前凸

## 一、概　　述

### （一）颅盆牵引加水平牵引在矫正脊柱侧弯合并胸前凸中的价值

矫正脊柱侧弯的同时，重建生理胸后凸，加大胸腔的矢状径，增加呼吸量，改善肺功能，延长病人的生存率。在发育期间的儿童采用颅盆环牵引加水平牵引矫正胸椎前凸，然后，再用置入器械内固定来维持所产生的矫正效果，使生理胸后凸消失或胸椎前凸得到矫正，这是本手术的治疗目的。颅盆牵引加水平牵引能松动胸段脊柱周围的软组织，使带有胸椎前凸脊柱的后侧软组织产生蠕变松解，为下一步人工形成胸后凸和置入器械内固定创造条件。颅盆牵引加水平牵引的治疗方法，适用于发育期间的儿童。但对那些年龄偏大的病例，因其胸廓发育比较成熟，单纯采用牵引的方法，有时也难以松解脊柱周围作用力强大的软组织。故应配合应用双侧肋骨切断成形术和软组织松解术，方能达到人工形成胸后凸的目的。

### （二）脊柱侧弯合并胸前凸的原因

1．身高发育较快的胸段脊柱侧弯患者容易合并胸前凸或生理胸后凸消失。

2．8～20岁之间的女性脊柱侧弯患者，合并胸前凸的发生率较高。作者的50例患者中占80%。

3．长期配戴矫形支具的病例，容易形成筒胸或扁平胸，是脊柱侧弯合并胸椎前凸畸形的常见原因，其中9例因长期配戴矫形支具，导致继发性胸椎前凸畸形的产生。

### （三）以往对合并胸椎前凸的病人疗效欠佳的原因

以往对脊柱侧弯合并胸椎前凸的病例，采用的手术方法过于复杂，如切断两侧的多根肋骨，再用Luque手术重建胸椎后凸的手术方法，损伤大、手术时间长，但其效果并不满意，主要原因是未经颅盆环牵引，更未加用水平牵引，所以挛缩的软组织未能得到有效松弛，导致难以克服软组织和椎间关节的收缩力。经颅盆牵引3～4周后，侧弯凹侧的软组织得到松解，椎间盘和小关节的关节囊也产生了乳变和松弛，使弯曲的脊柱得到伸直，使椎间关节产生松动，在此前提下再用方孔哈氏钩棒和Luque钢丝，进行手术矫正脊柱侧弯和重建胸后凸，就会产生事半功倍的效果。绝大部分病例无需做两侧多根肋骨切断，就能达到重建胸后凸的目的，但应注意的是：①方孔下钩要紧密地镶嵌在腰椎椎板上缘的骨窗内，挂在腰椎的全椎板上。②将哈氏棍折成所需要的胸后凸和腰前凸形状，使椎板下钢丝拧紧后，将椎板提起，紧贴在折弯的哈氏棍上，即可达到重建胸后凸的目的。③将哈氏棍折成胸后凸形状的时候，应注意方形钩棒之间的关系，使折出来的胸后凸形状，略偏向脊柱侧弯的凹侧，这样才能在钢丝拧紧后，产生矫正脊柱侧弯和重建胸后凸的两种作用力。④要注意哈氏棍的撑开力不能过大，才能发挥椎板下钢丝提拉椎板重建胸后凸的作用。如果哈氏棍撑开力过大，将会使Luque钢丝提起椎板的作用受到影响，难以达到重建胸后凸的目的。

**（四）手术对胸腔前后径及呼吸功能的影响**

胸腔前后径术后若能增加1～3cm，平均增加2cm，即可说明矫正侧弯和重建胸后凸的作用，使胸腔前后径扩大，恢复了生理胸后凸，呼吸功能明显改善，口唇、指甲由紫绀变为红润，体形得到明显的恢复，原来的心理负担消除，收到了较好的手术效果。

## 二、适 应 证

1. 脊柱侧弯合并生理胸后凸消失的病例。
2. 脊柱侧弯合并胸前凸的病例。
3. 脊柱侧弯合并漏斗胸的病例。
4. 先天性扁平胸影响呼吸功能的病例。
5. 年龄在发育期间，Bending试验和前屈后伸试验较柔软的病例。

## 三、禁 忌 证

1. 年龄偏大，在发育成熟期以后，且骨骼、关节僵硬的病例。
2. 患者对治疗效果要求过高难以实现者。
3. 结构性胸椎过度前凸、手术矫正困难者。

# 四、检 查 方 法

术前照脊柱正侧位X线片，需要时照Stagnara位X线片，发现有脊髓纵裂的病例，可及时做CT或MRI检查以证实诊断。作者的50例脊柱侧弯合并胸椎前凸的病例中，X线片显示胸椎右侧凸45例，左侧凸5例；特发性侧弯43例，先天性7例。胸骨体棘突间距测量，即胸腔前后径的测量，利用产科的骨盆测量尺进行测量，术前在10～13cm之间，因术中穿Luque钢丝时切除部分棘突，故在术后计算胸骨体棘突间距时应增加1cm，即测量得数加1等于真正的矫正后数值，也就是胸腔前后径扩大后的数值。

# 五、颅盆牵引加水平牵引治疗胸椎前凸

垂直牵引加水平牵引治疗脊柱侧弯合并胸椎前凸的方法，乃根据作者从事骨科、脊柱外科59年的临床经验，开展颅盆牵引配合内置入器械治疗脊柱侧弯1 732例的实践总结出来的一套方法，认为脊柱侧弯合并胸椎前凸的病人，无论是单纯器械矫正，还是多节段切断肋骨加器械矫正的手术方法，都难以达到满意的矫正效果。只有在颅盆牵引下，再加水平牵引做术前准备，使前凸的胸段脊柱周围的软组织产生蠕变松解后，再做内固定手术维持人工形成的胸后凸和植骨融合术才是有效的治疗方法。

## （一）手术方法

1. 术前准备　常规颅盆牵引进行2周后，脊柱侧弯矫正到一定程度时，开始附加水平牵引手术。

2. 麻醉　局部浸润麻醉。

3. 体位　颅盆牵引下俯卧位。

4. 手术操作程序

（1）第一步：相当于$T_5$～$T_6$棘突的部位，沿棘突切口，暴露$T_5$～$T_6$的棘突和椎板。

（2）第二步：咬除$T_4$～$T_7$之间三节棘上和棘间韧带、黄韧带，直达硬膜外间隙。

（3）第三步：准备好1.0mm直径的Luque钢丝，将其做成半圆形钩状双袢

（图5-99A-B），用它作为导引器，在双袢末端的圆孔内穿入双股10号丝线（图5-99C），术者将其自$T_6$、$T_7$棘突间插入，在$T_6$的椎板下通过，再自$T_5$、$T_6$棘突间穿出（图5-100），助手用钩或弯血管钳将露出的丝线钩住拉出（图5-101），术者再将引导钢丝退出（图5-102），即完成了椎板下穿丝线的工作（图5-103），再将4股10号线用三角针通过切口外侧的肌肉层穿出皮肤，作为牵引线，以便与颅盆牵引装置相连接。$T_5$的椎板下穿线法与此相同，一般只穿两节。然后分层缝合切口，将牵引线通过橡皮条固定在颅盆牵引装置的横杆上（图5-104）。

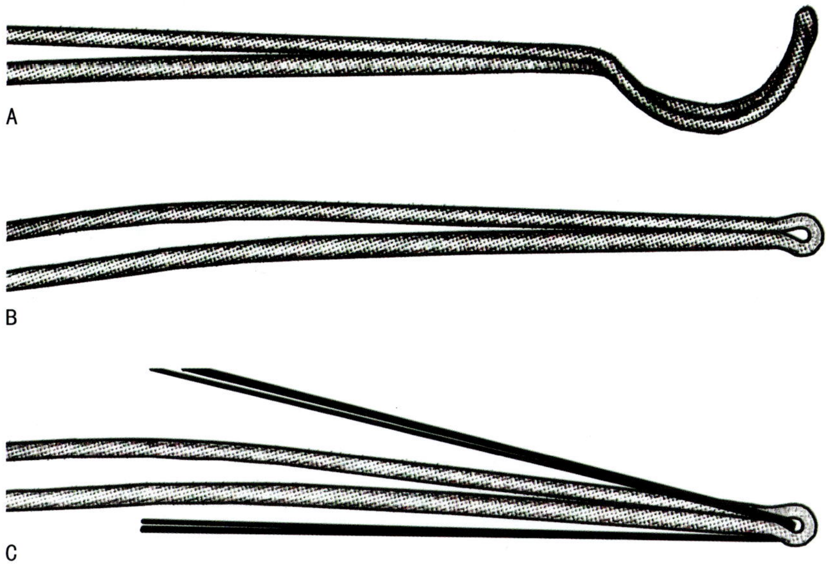


**图5-99　钩状双袢及穿丝线方法**

A. 1.0mm直径的双股Luque钢丝，做成半圆形钩　B. Luque钢丝袢的末端留有圆孔，准备穿丝线用　C. 双股10号丝线穿过圆孔，准备通过椎板下穿出，作牵引用

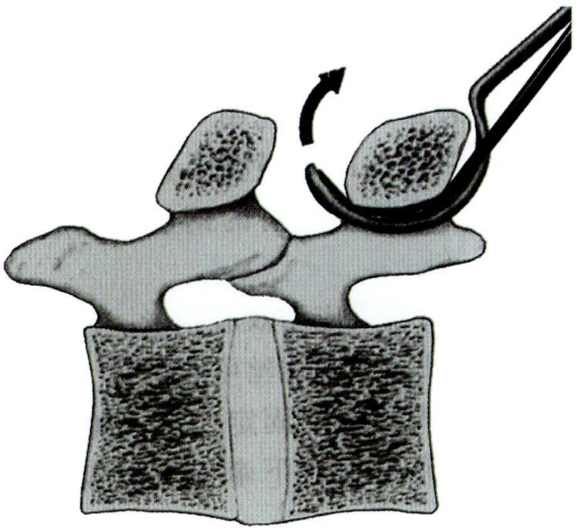

**图5-100　用Luque钢丝导引器将丝线从椎板下通过**

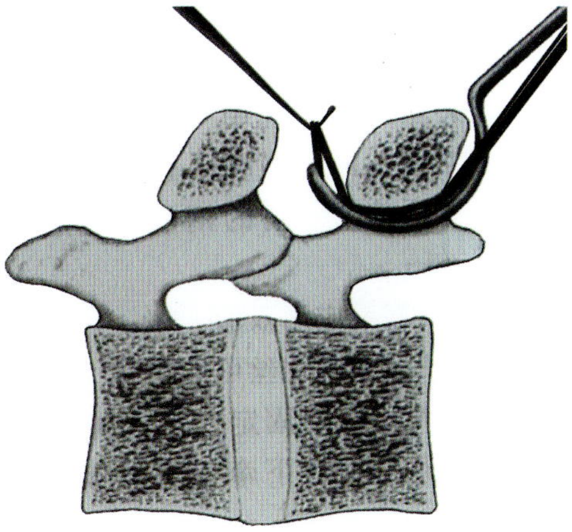

**图5-101　见到自椎板下穿出的导引器末端和丝线，用神经钩将双股丝线钩住拉出**

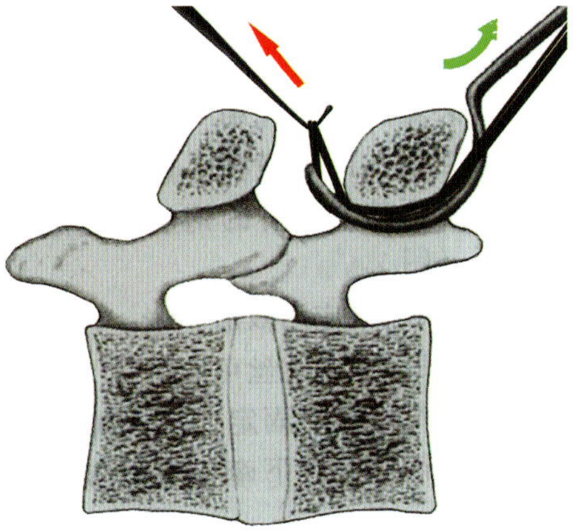

图5-102　助手用神经钩向外提拉丝线，术者将钢丝引导器紧贴椎板下，呈弧形方向退出

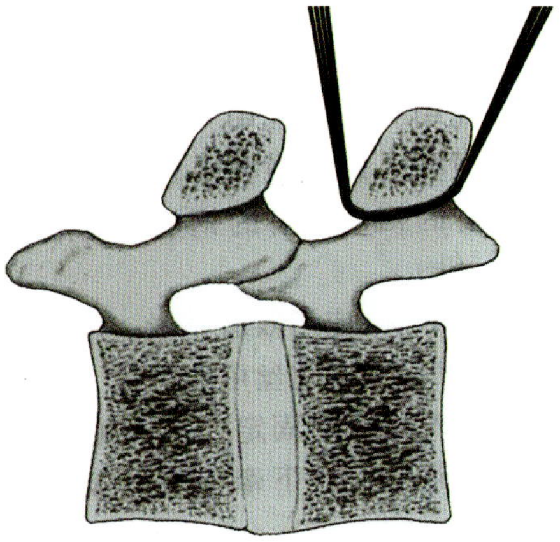

图5-103　4股10号线通过椎板下拉出，准备作牵引用

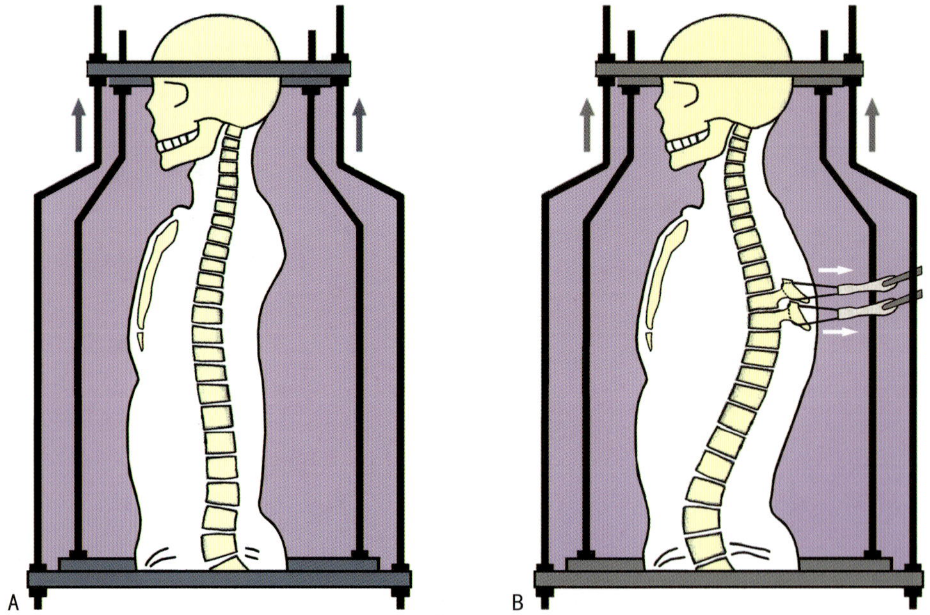


图5-104　牵引线固定方法

A. 胸段脊柱侧弯合并胸前凸，经颅盆牵引侧弯已被矫正　B. 椎板下丝线橡皮水平牵引3周后，已形成生理胸后凸

5. 术后处理

（1）在颅盆环下加前后水平牵引的病例，护理比较复杂，应随时观察调整牵引作用力的大小，特别是夜间睡眠时的卧位和翻身护理更要做好。

（2）根据胸后凸的恢复情况，应逐步增加牵引线的松紧度，保证其水平牵引作用不失效。颅盆环的垂直牵引作用不宜过大，垂直牵引力过大，超过水平牵引力时，将会影响人工胸后凸的形成。

（3）水平牵引应维持3～4周后拆除，然后，进行内支撑内固定手术。

## 六、方头生长棒椎板下钢丝固定术

### （一）手术指征

适用于10岁以内的轻度脊柱侧弯合并生理胸后凸消失、顺应性较好的病例。

### （二）手术方法

1. 术前准备　常规颅盆牵引，生长棒加Luque钢丝器械，方孔Harrington钩棒系统。

2. 麻醉　局麻浸润麻醉。

3. 体位　颅盆牵引下俯卧位。

4. 手术操作程序

（1）第一步：沿棘突做纵切口，常规暴露椎板后部结构，切除中胸段4～6节棘间韧带、黄韧带直达硬脊膜外，然后在其上端凹侧的下关节突上用骨刀做L形截骨，去掉部分骨质做成置钩床（图5–105），将上钩挂在小关节间隙内，钩的末端顶在椎弓根上（图5–106）。

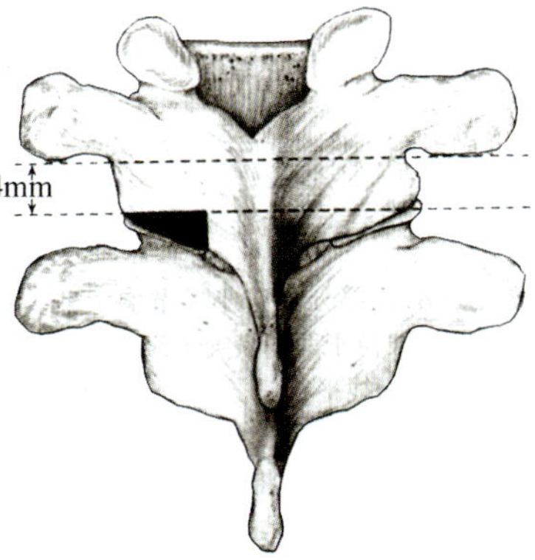


图5–105　L形截骨切除部分下关节突作置钩床

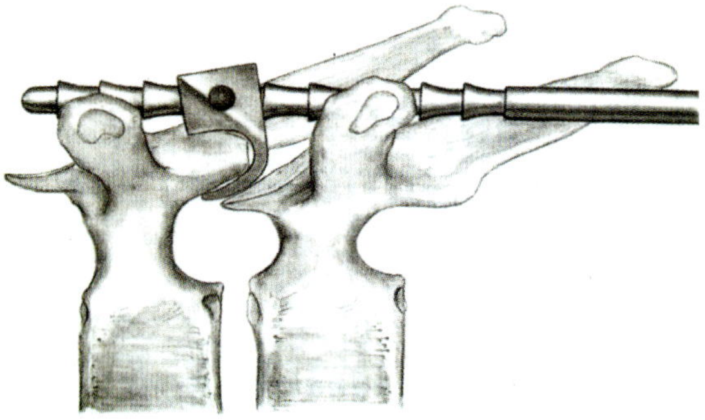

图5–106　通过关节突关节间隙将钩顶在椎弓根上

（2）第二步：再在咬除棘突间黄韧带的下端，侧弯凹侧的关节突间切除部分下关节突，暴露下一椎板的上缘，用骨刀在其上缘开槽，将方孔下钩置入槽内嵌紧（图5–107）。

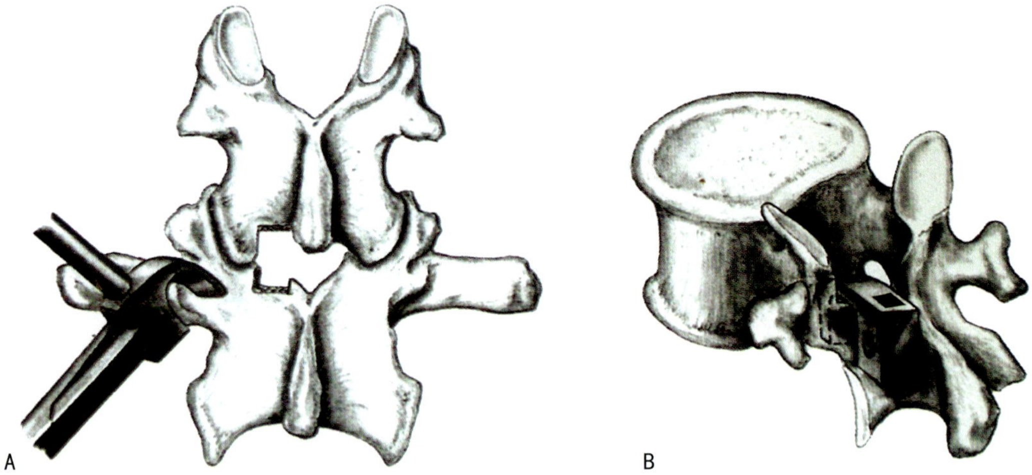


**图5-107　方孔下钩置入位置及方法**

A. 已做好腰椎椎板上缘的开窗，准备将下钩挂在全椎板上　B. 下钩已挂在全椎板上

（3）第三步：按照矫正方向的需要，将方头Harrington棒折成弧形，装入上钩与下钩的钩孔内（图5-108）。由于下钩的孔与棒均为方形，有防止旋转的作用，有利于矫正脊柱侧弯和重建胸后凸。上钩与下钩之间的跨度为6～8节棘突间隙。

（4）第四步：将4～6节椎板下钢丝提拉固定在生长棒上，拧紧后产生矫正脊柱侧弯和重建胸后凸的作用（图5-109）。

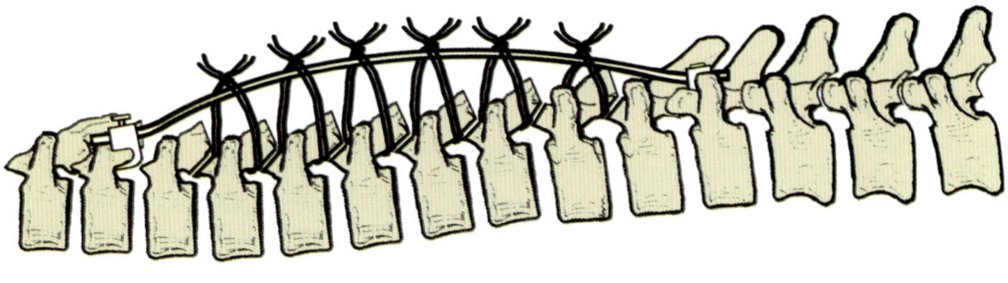

**图5-108　已将方头Harrington钩棒安装好，并将椎板下钢丝暂时固定在棒上**

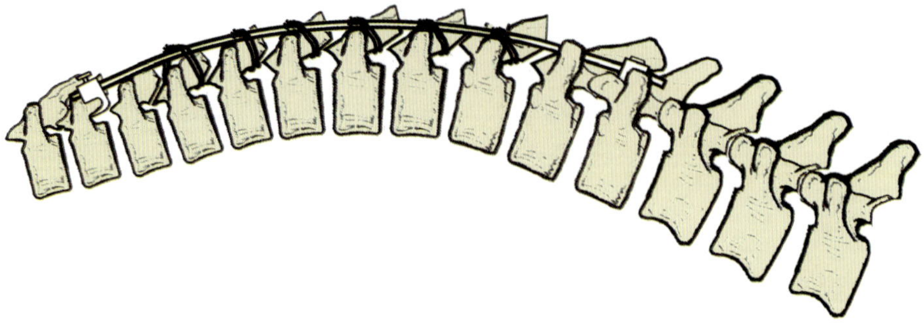

**图5-109　椎板下钢丝拧紧固定，使脊柱产生胸后凸**

（5）第五步：生长棒的上端为单向开口端，以后能允许跟随着生长发育，做分次撑开（图5-110）。

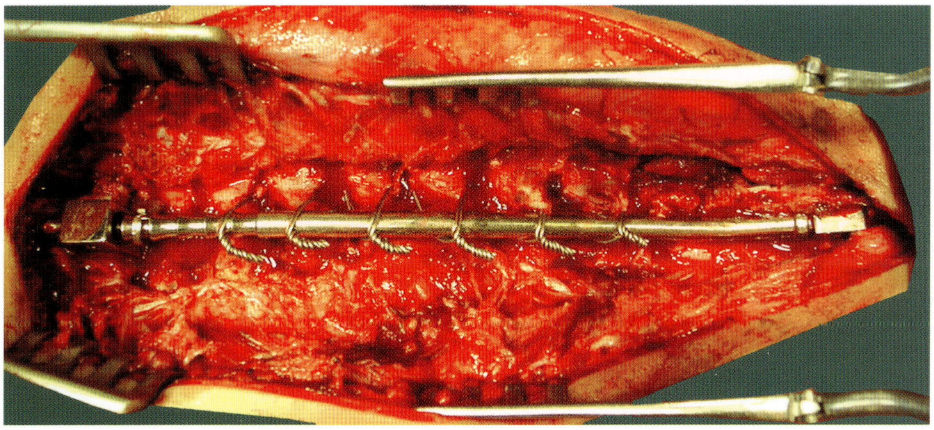

图5-110　生长棒的上端为单向开口端，跟随着发育增高，可做分次撑开

（6）第六步：10岁以内的儿童只用单棒矫正侧凸和重建胸后凸，足以达到目的。如为10～16岁的儿童，则应采用弹性分叉生长棒加椎板下钢丝，矫正脊柱侧凸和重建胸后凸。

5．术后处理　术后6～12个月拍片复查，根据患儿身高增加情况决定分次撑开，一直观察到发育成熟。

**（三）典型病例**

患儿，男，9岁，于2001年12月10日入院，诊断为胸椎左侧凸伴胸椎前凸。入院后行颅盆牵引做术前准备，于2002年1月9日在颅盆环牵引、局部浸润麻醉下行生长棒椎板下钢丝固定术，术后经过顺利，人体外形明显改善（图5-111A-D），恢复了生理胸后凸，呼吸功能明显改善，口唇、指甲由紫绀变为红润，全身体力增强，精神面貌焕然更新。

胸腔前后径测量方法：利用产科的骨盆测量尺，对合并胸前凸的病例，测量胸骨体与棘突之间的距离，进行手术前、后的对比（图5-111E）。

本组50例的对照结果，术后较术前增加1～3cm，平均增加2cm。说明了矫正侧弯和重建胸后凸后，胸腔前后径增大，恢复了生理胸后凸。

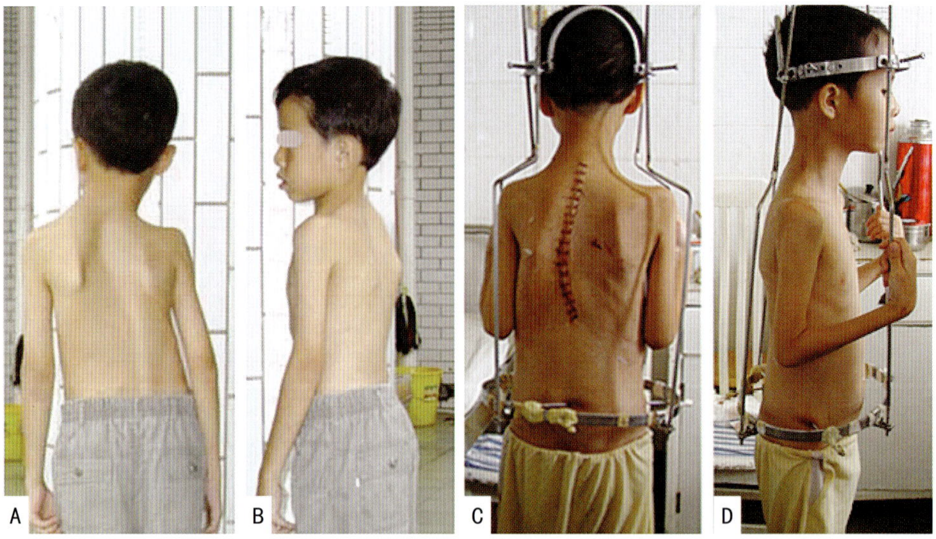


**图5-111A-D　胸椎左侧凸伴胸椎前凸**

A. 术前背侧观，脊柱侧弯合并胸后凸消失　B. 术前侧位　C. 术后背侧观，生理胸后凸出现，脊柱侧弯被矫正　D. 术后侧位

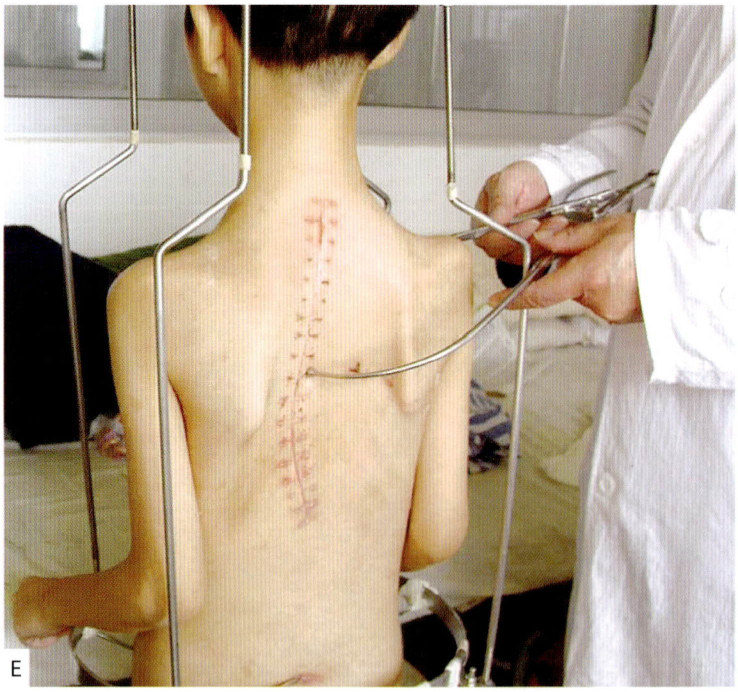


**图5-111E　正在测量“胸骨棘突间距”，较术前增加2.5cm**

## 七、颅盆牵引肋骨成形术加置入器械矫正胸椎前凸

**（一）手术指征**

适用于年龄在16岁以上，发育成熟的脊柱侧弯合并胸椎前凸的患者，且脊柱的前屈、后伸活动度尚存在的病例（图5-112）。

**（二）手术方法**

1. 术前准备　常规颅盆牵引，钉棒系统一套，Luque钢丝若干。

2. 麻醉　颅盆牵引下局部浸润麻醉或气管插管全麻。

3. 体位　俯卧位。

4. 手术操作程序

（1）第一步：沿棘突切口，常规暴露椎板后部结构和双侧4～6条肋骨，距离横突5cm以内的部分。

（2）第二步：确定拟矫正的节段后，在距离横突2～3cm处围绕肋骨剥离骨膜，每侧剪断4～6条肋骨，为重建胸后凸做松解。

（3）第三步：先将头端的置钩安装好，再将尾端的两枚弓根螺钉固定好，准备切除中间6节部分棘突（图5-113）。

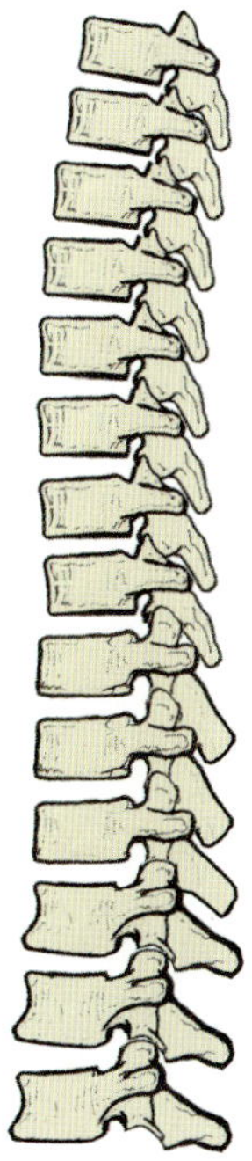

图5-112　胸椎前凸或生理后凸消失的病例

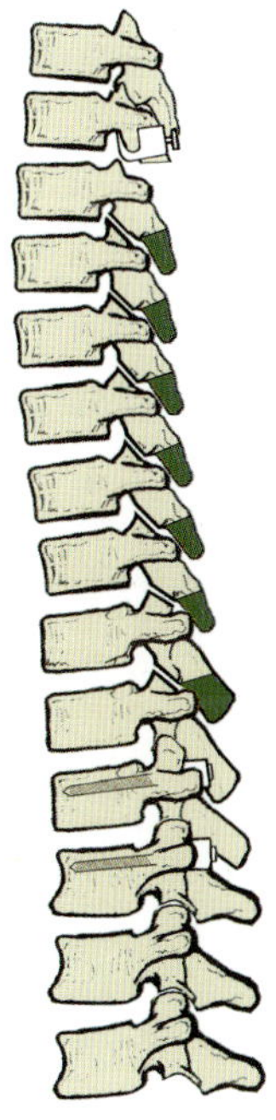

图5-113　上端的置钩和下端的弓根螺钉已装好，绿色的棘突部分准备切除

（4）第四步：用骨刀切除中间的6节部分棘突后（图5-114），准备下一步安装棒。

（5）第五步：已将预折成弧形的弯棒安装好（图5-115），略加撑开，使棘突间隙略张开，以便下一步穿钢丝。

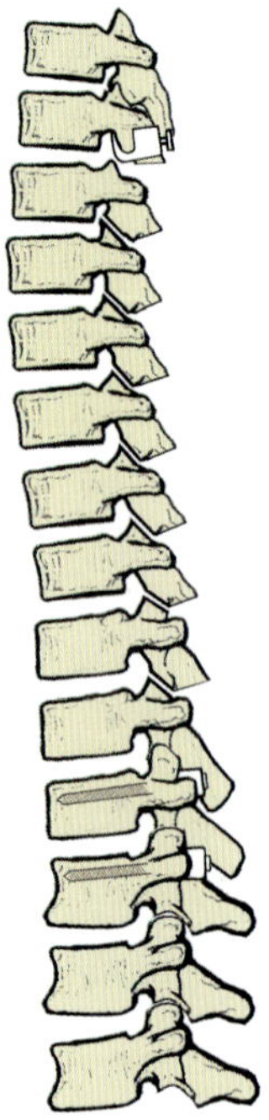

图5-114　棘突和黄韧带已被切除

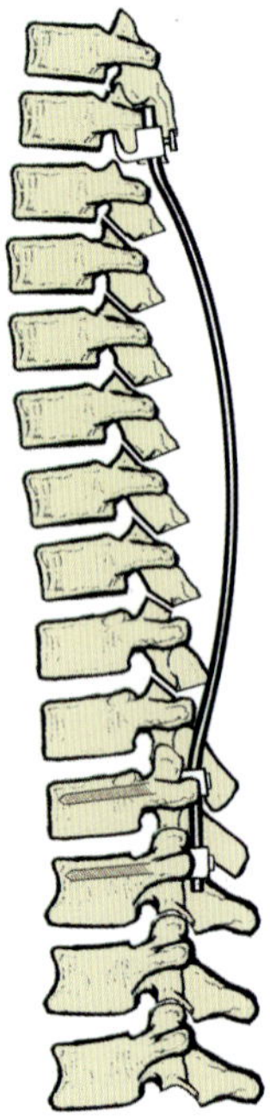

图5-115　先安装弧形棒，撑开后使棘突间隙增宽，便于穿椎板下钢丝

（6）第六步：将椎板下钢丝与弧形弯棒相连接略拧紧（图5-116），准备下一步拧紧矫正脊柱前凸和侧凸。

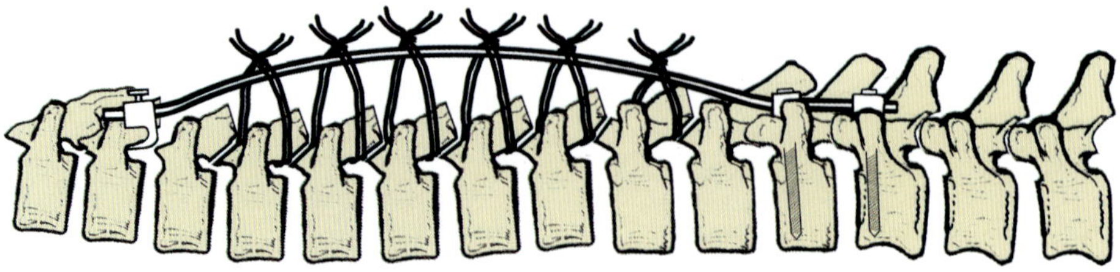

图5-116　将椎板下钢丝与弧形弯棒相连接略拧紧。

（7）第七步：拧紧椎板下钢丝，使椎板与棒相靠拢，重建胸后凸（图5-117）。

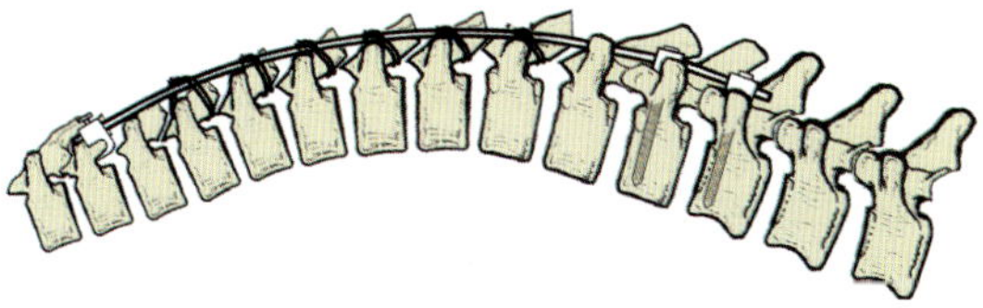

图5-117A　拧紧椎板下钢丝，重建胸后凸

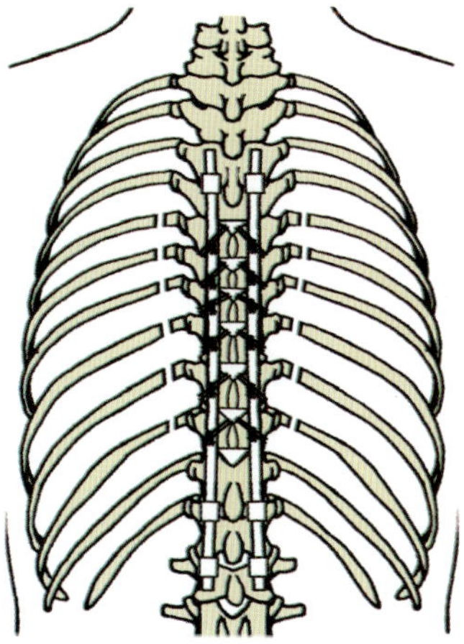

图5-117B　双侧6条肋骨已被切断，拧紧椎板下钢丝，重建胸后凸

（8）第八步：置钉法。一般置钉的跨度为6～8节椎骨，其头端可用椎弓根外侧螺钉置钉法（图5-118），置入1～2枚螺钉或用钩棒法均可。其尾端可用椎弓根螺钉置钉法（图5-119），置入1～2枚螺钉。

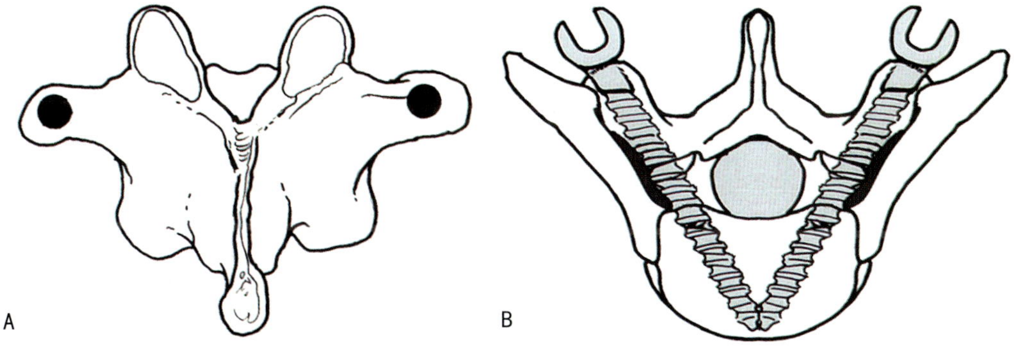


图5-118　胸椎椎弓根外侧螺钉置钉法

A. 进钉点　B. 进钉方向

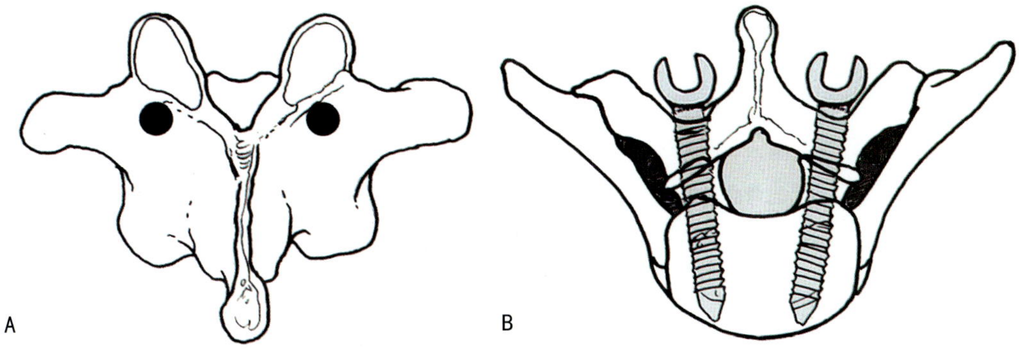


图5-119　椎弓根螺钉置钉法

A. 进钉点　B. 进钉方向

（9）第九步：如有胸膜破裂，则应放置闭式胸腔引流管。如无胸膜破裂，椎板后放置T形管引流。分层闭合切口，手术结束。

5. 术后处理　回病房卧平床，24h后取半卧位，待闭式引流管停止搏动后，再拔除引流管。10天拆线，石膏背心或支具外固定3～6个月。

**（三）典型病例**

患者，女，19岁，于2002年3月15日入院，诊断为胸椎右侧凸伴胸椎前凸。入院后行颅盆牵引术，于2002年4月16日在颅盆环牵引、局部浸润麻醉下行肋骨成形术矫正胸椎前凸和侧凸。术后人体外形明显改善，恢复了生理胸后凸（图5–120）。胸腔容积加大（胸骨棘突间距增加3cm），呼吸功能明显改善，口唇、指甲变红润，全身体力增强。

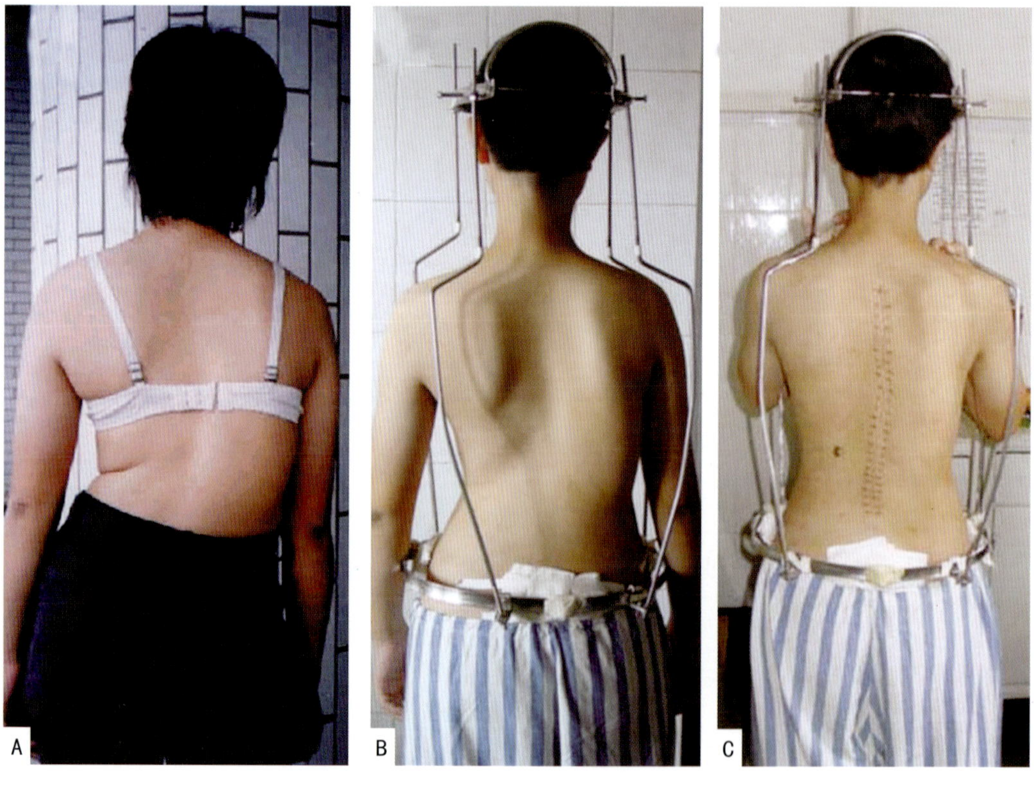


**图5–120A–C　脊柱侧弯合并胸前凸**

A. 术前　B. 颅盆牵引后　C. 行肋骨成形术矫正胸椎前凸和侧凸，术后人体外形

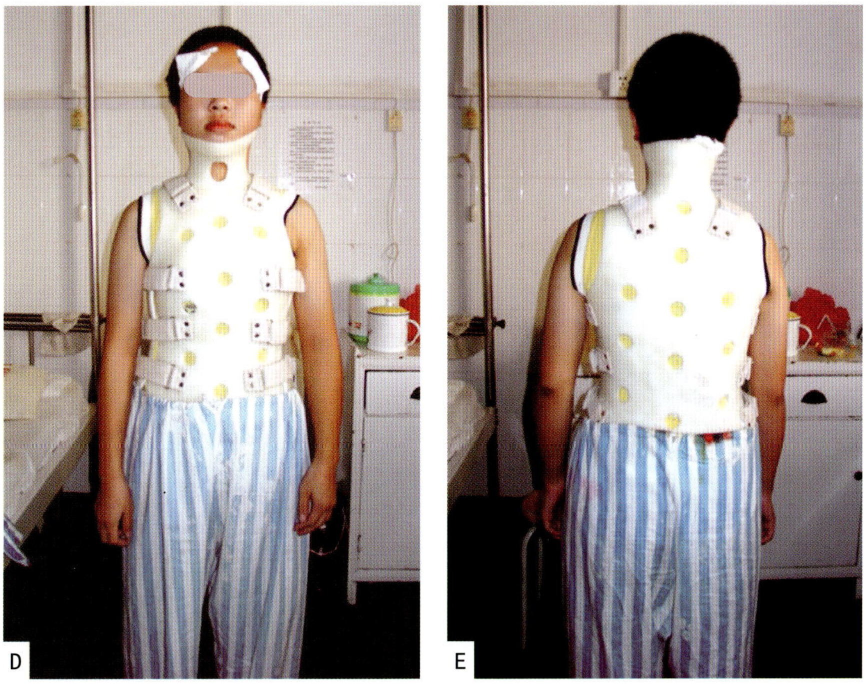

**图5-120D-E　同一病例，肋骨成形矫正胸椎前凸后，颈胸腰骶支具固定3个月，更换胸腰骶支具保护6个月**

D. 前面观　E. 后面观

## 八、并发症防范要点

1. 若为凹陷较深的漏斗胸，需做漏斗成形术者，不能只用矫正胸前凸来治疗。

2. 脊柱侧弯合并胸前凸的手术，最好选择发育期间的病例，年龄大则效果差。

3. 脊柱侧弯合并胸前凸主要危险是胸腔的前后径变小、呼吸功能受影响、降低了病人的生命力。

4. 方孔Harrington钩棒系统矫正法简单而有效，对年龄小的患者提倡应用。

5. 肋骨成形术矫正胸椎前凸的方法，对结构性胸椎前凸，僵硬型病例其效果仍不理想。

6. Luque钢丝提拉椎板的作用比椎弓根螺钉提拉椎体的作用要好。

7. Luque钢丝拧紧后可使Harrington棒和上钩内翻造成挂钩部位的胸椎下关节突骨折或脱钩，预防的方法是在上钩与棘突之间用骨水泥做垫（图5-121），可防止此现象发生。

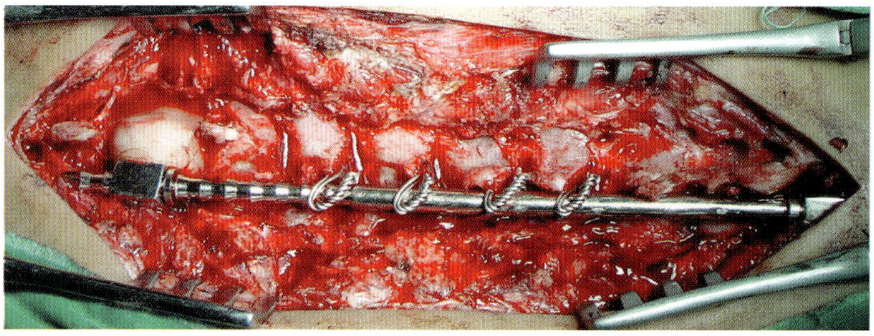

图5-121　在上钩与棘突之间加少量骨水泥衬垫

8．如为带旋转的胸椎前凸，且凹侧胸部明显塌陷者，则应采用分叉生长棒做矫正，可同时治疗胸廓塌陷。

（田慧中　骆兆配　程俊杰）

## 第七节　颅盆牵引下截骨矫正结核性脊柱后凸

### 一、概　　述

对脊柱结核的外科治疗以往仅限于病灶清除及植骨融合术。但对结核病灶稳定后所遗留下来的脊柱后凸畸形，常把它作为一种不需要治疗和无法治疗的问题看待。也常常告诫病人“你的结核病灶稳定了，植骨融合了，已得到完全治愈。至于遗留下来的脊柱后凸畸形，如果不出现脊髓受压等早期瘫痪症状，就没有必要去理它。你要想矫正后凸，那是不可能的。”但发生在儿童时期的脊柱结核主要是侵犯椎体和椎间盘，常常有两个以上的椎体和椎间盘受累，造成椎体和椎间盘的破坏塌陷，变成干酪样物质和脓肿。经过抗结核药物治疗和手术清除病灶植骨融合，大部分病人的结核病灶可以稳定下来，使残余的椎体和椎弓根互相靠拢形成骨融合，致使前方椎体的发育成长受到阻滞，而后方椎弓和椎板都在继续增长。结果角状后凸畸形逐年加重，到10岁以后角形脊柱后凸常可达到90°以上，面临着需要矫正脊柱后凸的问题。

虽然有些医师试图用前路支柱撑开融合的方法，也有些医师用前后路两期手术的方法来矫正由脊柱结核所致的重度角状后凸畸形，但所得到的矫正效果和矫正度数都令人很不满意。故在矫形外科和脊柱外科领域内，直到目前，如果矫正由脊柱结核所致的重度角状后凸畸形仍属于一个留待解决的难题。

作者自从1985年开始对结核性重度脊柱后凸畸形（病灶已稳定者）采用术前术中颅盆牵引，局麻下经后路一期做全脊柱截骨，切除椎弓和椎体及其基底向后的楔形骨块，保留硬膜管和脊髓神经。然后用椎弓根螺钉加钢丝或椎板下钢丝合拢截骨间隙，再在截骨间隙的上下远端用双哈氏棍进行适当的撑开，每侧椎板后用4～6条Luque钢丝固定棒。用近端压缩和远端撑开的生物力学原理使脊柱伸直。通过Luque钢丝的横向拉力，使棒的中段向前顶住角状后凸的最高点，棒的上、下段通过Luque钢丝将椎板向后提起与哈氏棍靠拢而达到一次性将脊柱伸直的目的。

## 二、鉴别诊断与病理过程

此病的鉴别诊断不难，询问既往有否结核感染史，有否发热盗汗等毒血症状史，有否拍摄过脊柱或肺的X线片，是否有冷脓肿存在或破溃流脓史，有否做过病灶清除手术。这些病史对诊断结核性后凸都很有帮助。在X线片上的鉴别诊断：胸腰段脊柱结核在正位片上常因脊柱的后凸畸形，造成模糊不清，特别是后凸呈角状很难辨认清楚。在侧位X线片上能清楚地看到破坏塌陷的椎体，或椎体已被完全侵蚀只剩下残余椎体后缘和椎弓根（图5-122）。受累椎体常常在2个以上，产生自发性融合的椎间隙常为2～3个。由于最少有2个椎体的塌陷破坏，而其上下的椎体前缘互相接近靠拢，已被破坏椎体的椎弓部分明显向后突出，形成典型的角状脊柱后凸畸形（图5-123）。再进一步跟随着椎体间的自发性融合，产生了骨阻滞现象。而椎弓、椎板和棘突等后柱部分继续生长发育，因而在发育期间儿童的后凸畸形逐年加重。脊柱结核发病越早其最后形成的后凸畸形就越重。所以对结核性后凸的矫正手术也不宜做得过晚，应尽可能在后凸角小于90°的时候进行手术矫正，所得到的效果最好。

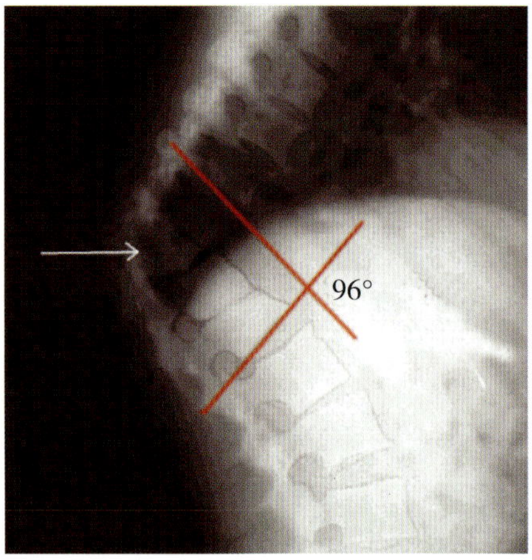


图5-122　椎体结核破坏塌陷，只剩下椎体后缘和椎弓根，形成角形后凸

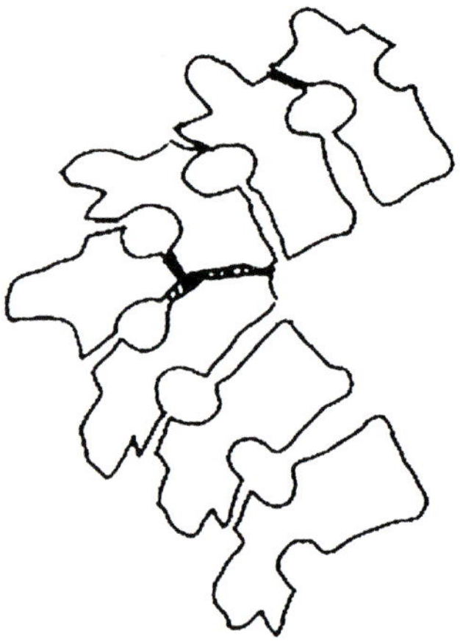

图5-123　结核性脊柱后凸为典型的角状脊柱后凸

关于脊柱结核性后凸与其他疾病的鉴别诊断如下：①先天性后侧半椎体，先天性椎体缺如仅侵犯一个椎体，所形成的后凸角都比结核性后凸轻，但也属于角形后凸之类，椎体与椎体之间很少形成骨性连接（图5-124、图5-125）。②先天性椎体前缘分节不良，根据分节不良的数目不同，所形成的后凸角钝锐也不同，总之在后凸度数上也比结核性的轻，越是整个椎体间的完全分节不良，它所形成的后凸畸形就越轻。③椎体缺血性坏死（Calve's病）也常常只侵犯一个椎体，所形成的角形后凸畸形更不如结核性后凸严重。

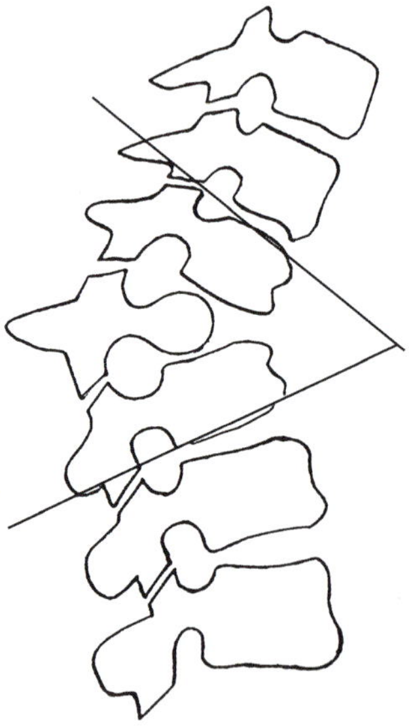

图5-124　先天性后侧半椎体形成的角形后凸，其后凸角小于结核性者，常不伴有自发性骨性融合

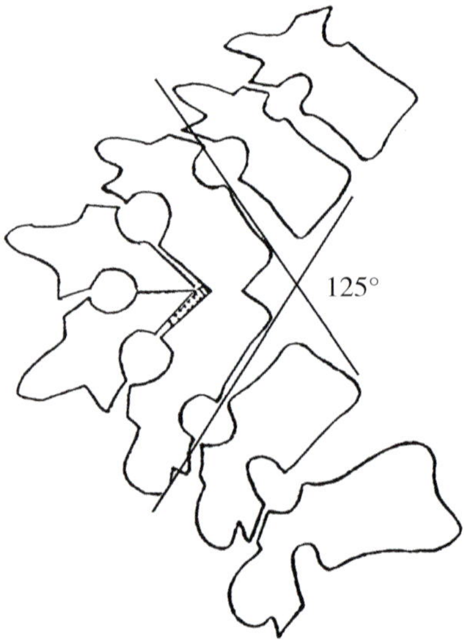


图5-125　结核性角形后凸，后凸角大，常伴有自发性骨性融合

## 三、适　应　证

结核性脊柱后凸的手术适应证，首先是结核病灶经过药物治疗或手术清除病灶以后，结核病灶已稳定的病例。年龄在3～25岁，角形后凸的顶椎位于$T_{10}$～$L_3$范围之内（图5-126）。后凸Cobb's角在90°以内。90°～125°之间的重度后凸病例，如果年龄较小，顶椎邻近的数节椎骨尚未骨性融合，先在颅盆牵引下观察，如果后凸角经过3周牵引后能减少到90°左右者亦可行全脊柱截骨加器械矫正术。总之无论年龄大小，对重度后凸病例都应先给予颅盆牵引，然后在牵引下进行手术。其次是病人的全身健康状况和结核性毒血症状是否消失。术前抗结核药物是否用够时间，是否控制住结核性毒血症状，是否合并肺或肾脏结核存在，对有合并症者，应首先治疗其合并症，待所有结核症状全部消失后，再考虑做矫正后凸畸形的手术。

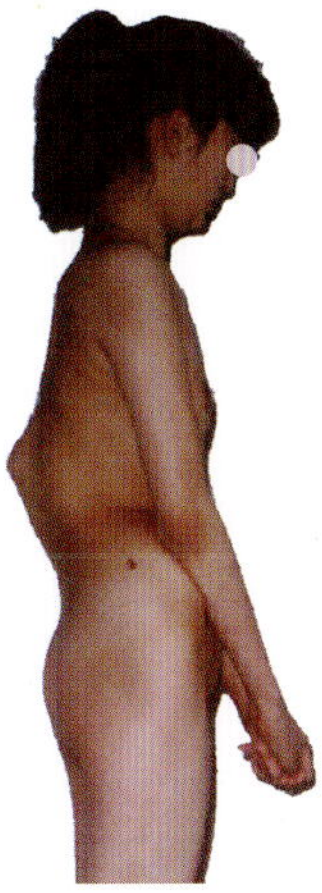

图5-126　$T_{10}$～$L_3$之间的角形后凸是全脊柱截骨的适应证

## 四、禁　忌　证

1. 后凸顶椎在$T_{10}$以上，越高越不适宜手术治疗（图5-127）。

2. 后凸角过大，超过125°，角形后凸的上下段已形成僵硬的胸前凸和过度的腰前凸，顶椎部位的数节椎骨卷曲成平行的U形袢（图5-128），这种病

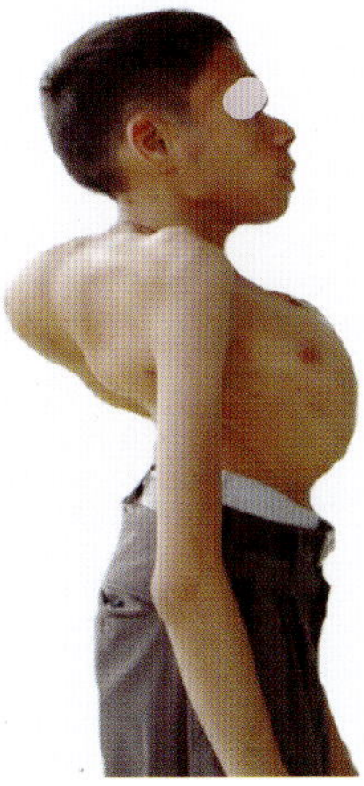

图5-127　$T_{10}$以上的角形后凸，胸廓变形，是全脊柱截骨矫正畸形的禁忌证

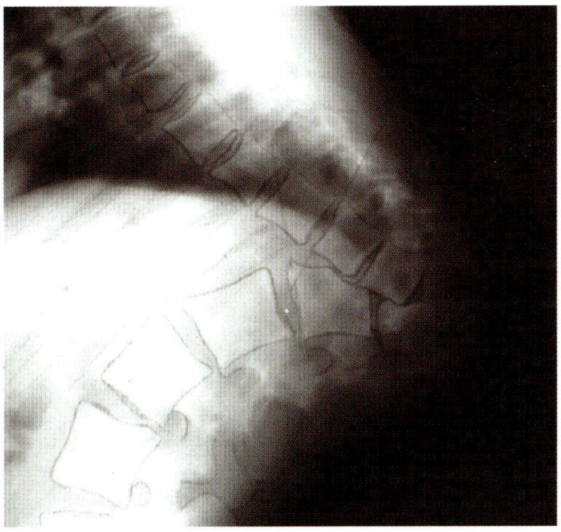

图5-128　重度结核性后凸已形成典型的U形袢，其上段为代偿性胸前凸，下段为代偿性腰前凸。是全脊柱截骨矫正的禁忌证

人是手术的绝对禁忌证。

3. 全身情况较差，局部或全身结核症状尚未稳定和消失。应推迟手术时间，先进行抗结核治疗或手术清除病灶，留待以后再矫正畸形。

4. 年龄在25岁以上。年龄越大越不是手术的适应证。

## 五、手术方法

### （一）术前准备

1. 抗结核药物治疗。

2. 术前进行颅盆牵引3周后，在颅盆牵引下进行手术。在局麻下进行脊柱截骨，一次性矫正后凸畸形加器械内固定，能彻底地矫正脊柱畸形。术中如有器械碰触或压迫脊髓，患者都能向手术者及时反映，诉说两下肢的不适和运动情况，这比任何脊髓监护仪器和唤醒试验都可靠。

### （二）麻醉

局部浸润麻醉。

### （三）体位

颅盆牵引下俯卧位。

### （四）手术操作程序

1. 第一步　消毒铺单后首先由术者和助手沿棘突进行局部浸润麻醉，应分层分次在预定切口范围进行浸润注射，一般可分三层进行浸润：①沿棘突行皮内皮下浸润，略超过切口的全长度。②两侧椎板后肌肉层的浸润，也应超过拟切开剥离的范围。③横突间和自椎间孔穿出神经根的封闭。如果能按部就班地进行局部浸润，一般病人均能在无痛下接受手术。局麻最大的优越性是病人随时能向术者反映真实情况，尤其是碰触或牵拉硬膜管时，病人都能及时给予提示。这比任何监护仪器和唤醒试验都强得多。

2. 第二步　切口和显露椎板：沿棘突做正中切口，长20～30cm，在拟截骨间隙的上、下各暴露3～4个棘突，皮肤切口直达棘突尖端，电烙止血后再沿棘突和棘突间韧带向两侧剥离软组织显露椎板，如为儿童应连同棘突上的软骨帽一起剥掉，再在骨膜下剥离显露椎板则更容易剥离干净，而且出血更少。双侧骶棘肌剥开后放入自动牵开器，撑开肌肉暴露椎板，还能起到止血的作用。在切口的中段脊柱后凸顶点的数节椎骨应尽可能地向外侧暴露直达横突尖端和肋横突关节。如拟在$T_{10}$行截骨时，则更应向外侧剥离直到能暴露和切除一段肋骨为度。

3．第三步　经椎旁显露椎体：全脊柱截骨矫正脊柱后凸需要以两侧剥离暴露横突、关节突和椎板的外缘。这一步骤需要聚精会神，严格地从骨膜下进行剥离，以免损伤自横突间穿向后侧的血管后支造成出血。常规切除椎弓、肋骨和肋骨小头1～3节（图5-129）。然后平椎弓根外侧缘切除横突（图5-130），再沿椎弓根的外侧面自骨膜下向前剥离直达椎体（图5-131），这时换用椎体剥离器继续向前剥离暴露椎体的前外侧。直到两侧的剥离器在前纵韧带下会师。自两侧插入撬板，使椎体前软组织和腰动静脉或肋间血管与椎体完全隔开（图5-132），剥离显露到此为止。返回来再安装上下两端的分离钩和穿椎板下钢丝，Luque钢丝应在靠近分离钩的两节椎板下穿过，折弯紧扣椎板以防止钢丝下沉压迫脊髓，并将钢丝固定在切口旁的布单上以免妨碍操作。

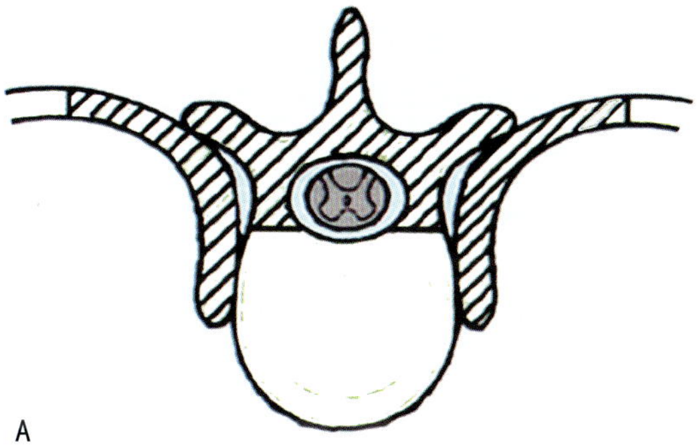
A

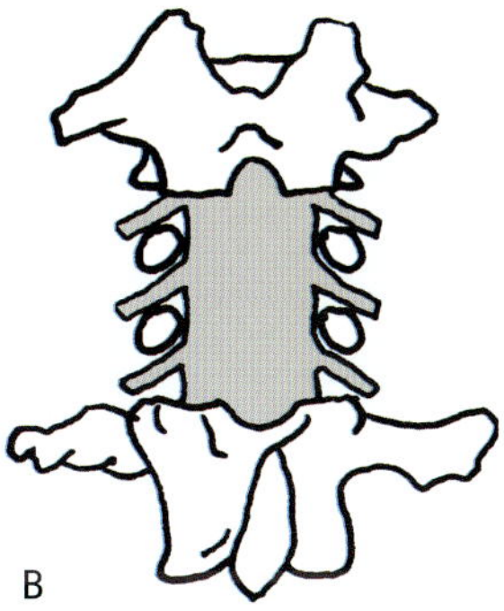
B

**图5-129　结核性脊柱后凸截骨切除范围**

A. 后柱切除范围　B. 常规切除1～3节

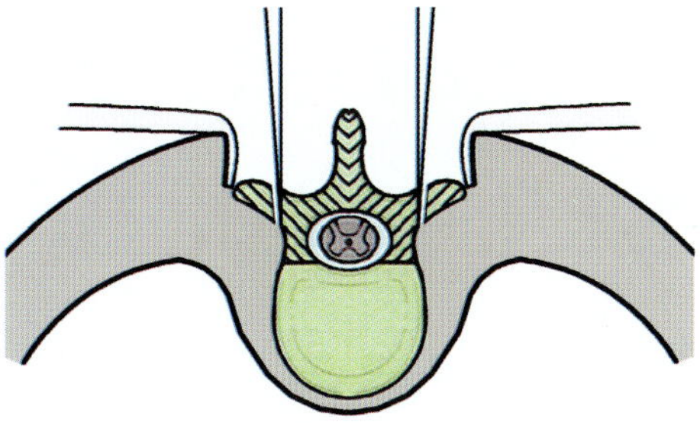

**图5-130　切除左右两侧的横突**

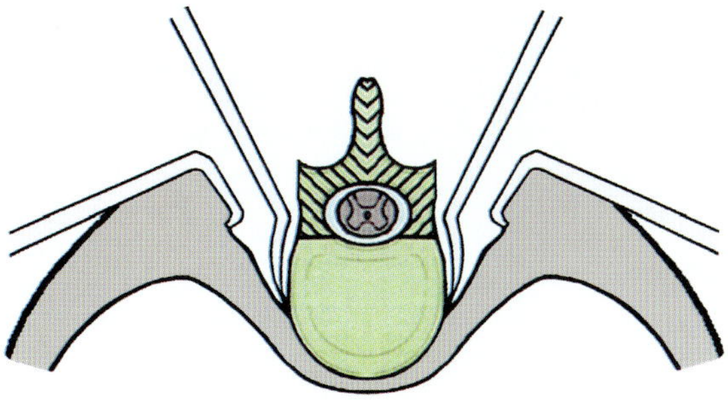

**图5-131　沿椎弓根向前剥离椎体**

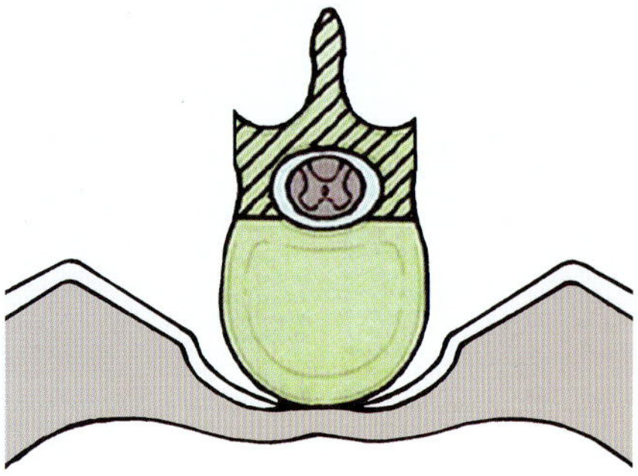

**图5-132　整个椎体剥离暴露，用撬板挡开椎体前的节段血管**

4. 第四步　截骨术：在顶椎部位做椎板截骨术，计划好拟截除的椎板宽度，一般截骨宽度为3～5cm。形成一楔形基底向后的包括椎弓和椎体的楔形切除范围，楔形的尖端到达椎体前缘（图5-133）。当椎板截骨完成之后，硬膜囊即暴露在直视下（图5-134）。从截骨间隙的上下端已暴露的椎弓根和椎体上钉入4～6cm长的螺钉每侧2枚，共4枚，准备在椎体截断之前先用钢丝固定，以免发生截骨间隙变宽和移位。然后再继续进行椎弓根和椎体的截骨术（图5-135），暂时保留椎体后缘的骨皮质（图5-136），以免造成硬膜前静脉丛的出血。留待最后用最快的速度切除保留下来的椎体后缘骨皮质，造成一个围绕硬膜管的规则的截骨间隙（图5-137、图5-138），然后收紧弓根螺钉上的钢丝，使截骨间隙逐渐合拢（图5-139）。由于截骨间隙的合拢使硬膜管缩短变宽压迫硬膜外静脉丛，静脉丛的出血会自然停止。在截骨间隙闭合过程中要保证硬膜管和骨性椎管的正确对位，一般不会因缩短而造成脊髓神经损伤。

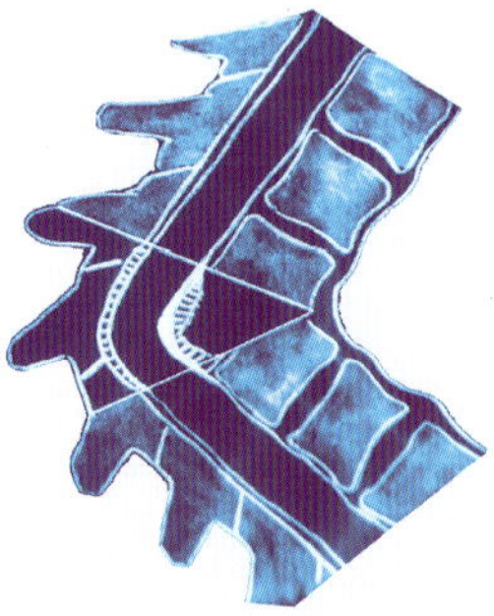

**图5-133　全脊柱截骨切除术的范围，自棘突至椎体前缘做楔形切除，矫正后凸畸形**

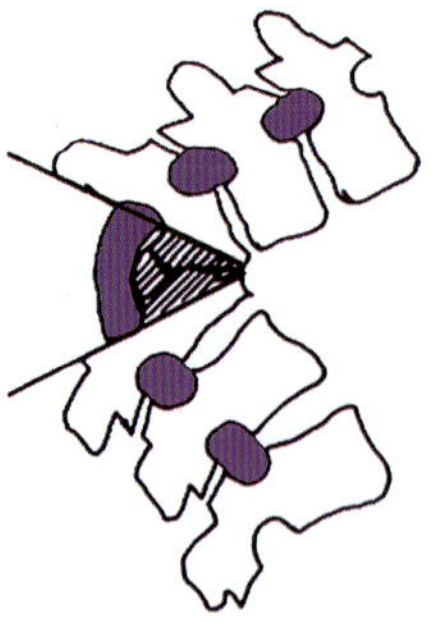

**图5-134　椎弓切除之后，硬膜囊显露在直视下**

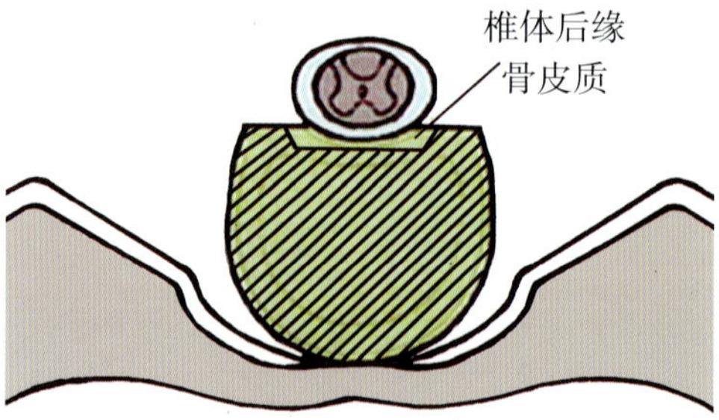


**图5-135　椎弓切除完毕，下一步做椎体切除，黑斜线为椎体拟切除的范围，暂时保留椎体后缘**

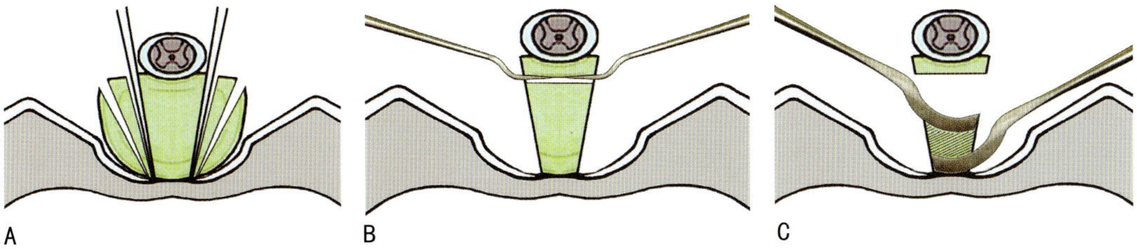


**图5-136 椎体截骨切除术**

A. 先用直骨刀从硬膜管的两侧分层截除椎体 B. 用铲刀自两侧横断椎体 C. 保留椎体后缘，用月牙刀切除椎体的前4/5

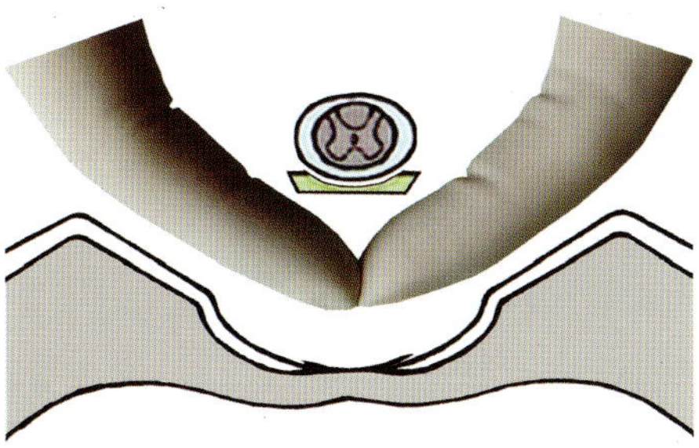

**图5-137 大部椎体已被掏空，两示指可以在椎体间会师**

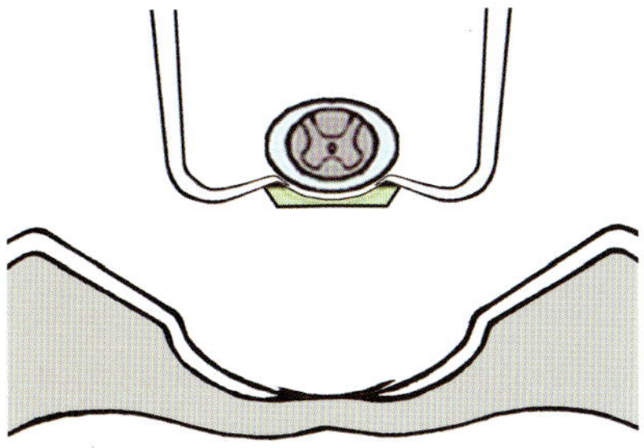

**图5-138 最后用推倒刀将硬膜前的椎体后缘骨片切除**

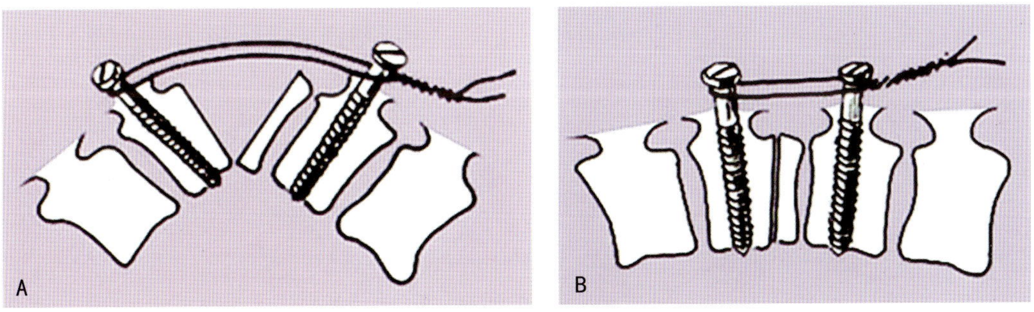


**图5-139 合拢截骨间隙**

A. 椎弓根螺钉加钢丝已绑好 B. 钢丝已拧紧，截骨间隙已闭合

5. 第五步 置入器械矫正畸形：在双侧椎弓根螺钉加钢丝拧紧闭合截骨间隙之后，其脊柱后凸畸形已经得到部分矫正。下一步将未穿Luque钢丝的一侧分离棒装入上、下钩的孔内进行适当撑开，由于棒的中段向前顶压后凸部位的椎板，使后凸畸形又进一步伸直，这根棒仅做暂时撑开用。然后再安装对侧的第2根分离棒，并将Luque钢丝固定在棒上，做适当撑开后再拆除第1根棒，先穿椎板下Luque钢丝后，再更换一条更直的分离棒重新装入上、下钩的孔内，并将钢丝与棒相固定，使

近端压缩和远端撑开的力量相平衡，来维持脊柱的伸直（图5-140）。Luque钢丝提起胸段和腰段的椎板，使其与棒相接触，既能产生矫正后凸的作用，又能使截骨部位的骨性椎管保持对位和对线，并有稳定脊柱的作用。

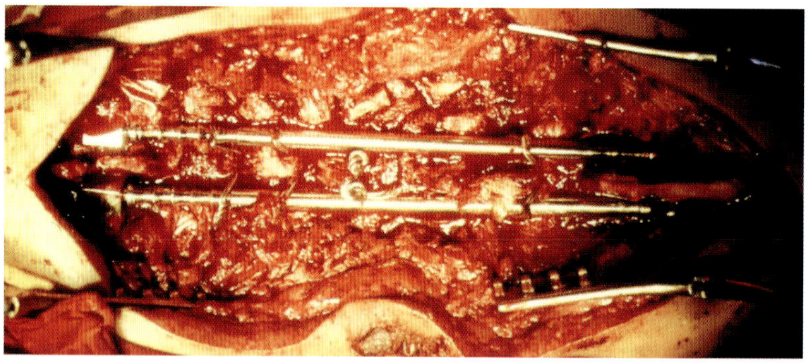

图5-140　近端压缩和远端撑开已完成，椎板下钢丝已拧紧，脊柱已伸直

6. 第六步　前张开的手术方法乃将病椎体切除后的椎体间做立柱植骨、筛网植骨或人工假体做支撑。然后再从后路用钉棒系统或钩棒加Luque钢丝系统固定（图5-141），来达到前后柱稳定脊柱的目的。但应注意一定要本着近端压缩和远端撑开的生物力学原理，不能使脊髓神经受到过牵损伤。只能通过近端压缩使脊柱和硬膜管保持松弛状态，使脊髓不受张力性损害，才能防止截瘫的发生。故椎体间的立柱植骨绝对不能过长，只能靠近端压缩的力量来维持立柱的稳定。前路立柱植骨或人工椎体的镶嵌，其撑开力绝不能过大，只能靠后路的近端压缩来达到立柱在椎体间的嵌插和稳定（图5-142）。

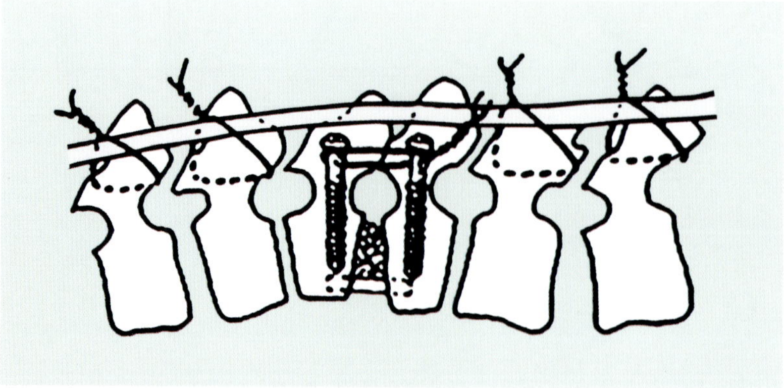

图5-141　远端撑开、近端压缩使脊柱伸直，加椎体间立柱植骨稳定脊柱

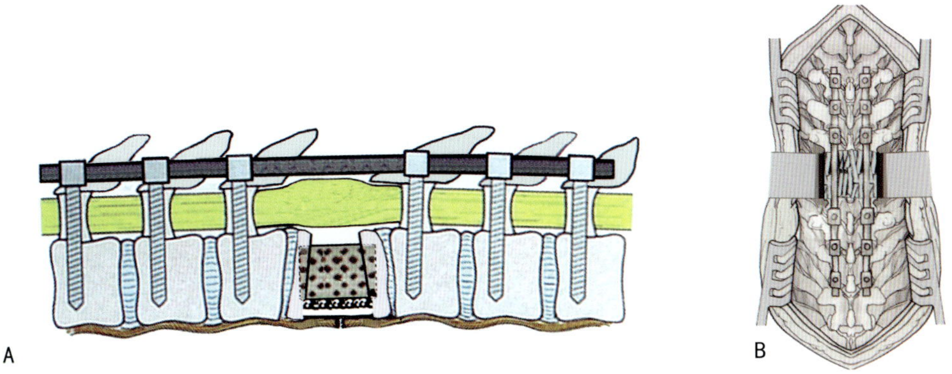


**图5-142　钉棒系统内固定和植骨**

A. 双侧钉棒系统内固定　B. 椎板后植骨融合

7. 第七步　植骨融合：截骨后的椎体间如能以骨面与骨面相对合者，不用植骨问题也不大。一般仅用椎体前碎骨块填塞及椎板后截骨间隙上用架桥式肋骨条植骨即可。一般不需过多的融合间隙。植骨完毕后分层缝合切口，放入T形橡胶管行负压引流，一般在24～48h内引流出200～400mL血液，即能安全保证伤口的愈合。术后5天开始练习下床活动，10天拆线后，用石膏背心固定而出院。石膏外固定时间为10～12个月。

### （五）术后处理

1. 回病房后仰卧硬板床，可以轻轻翻身，防止骨突部受压。禁食2天，待放屁后再进饮食。

2. 观察血压、脉搏、呼吸与伤口出血情况，注意输血输液，补足血容量、维持血压稳定在正常范围以内。

3. 严密观察双下肢的感觉、运动和反射，观察术后伤口引流管内出来的引流量，如能引出200～400mL血液，就表示引流通畅而感到满意。

4. 给有效抗生素抗感染治疗，维持液体和电解质的平衡。如术中、术后失血量过大则应及时补充全血，以利伤口的愈合。

5. 术后每天用地塞米松10mg，共用3天。

6. 继续抗结核药物治疗，在禁食恢复前应用静滴或肌注抗结核药物。开始进食后再更换内服的抗结核药物。

7. 术后在病人允许搬动的情况下，应照X线片复查，了解手术后情况。3～4个月再照X线片看植骨融合情况。

8. 对截骨矫正后内固定可靠者，术后10天在悬吊下，上立位石膏背心，固定期限10～12个月。

## 六、典型病例

例1，李某，女，19岁，于14岁时背部向后凸起一小包，并有背痛乏力出汗和低烧等结核症状。X线片诊断为$T_{11}$ ~ $T_{12}$结核，在其他医院曾行两次结核病灶清除术，术后发烧背痛等症状逐渐消失，全身情况恢复较快，但角形脊柱后凸更加严重，留下丑陋的后凸畸形，于1990年5月24 日入院，病人和家长要求矫正后凸畸形。检查所见两侧腰部均有倒八字切口痕迹，X线侧位片见以$T_{11}$为中心，后凸呈角畸形88°Cobb's角，正位片见双侧$T_{11}$ ~ $T_{12}$肋骨近段已被切除，无椎旁脓肿及腰大肌脓肿、椎体缺损区骨质稳定，血沉正常。诊断：结核性角形脊柱后凸（病灶稳定）。经颅盆牵引33天后在局麻下行全脊柱截骨矫正畸形，术后后凸角变为11°Cobb's角，矫正率为87.5%，正侧位X线片及人体外形完全恢复正常（图5-143）。于8月14日给予石膏背心固定而出院。

例2，赵某某，女，32岁，1990年1月15日入院。主诉背部畸形15年，在21岁时已有驼背出现。X线报告为结核性脊柱后凸。曾先后在上海两家医院做过病灶清除手术，伤口愈合后遗留下丑陋的驼背畸形。后又去上海另一家大医院，进行驼背矫形手术，术后仍未得到解决，后凸角121°，来我院要求手术矫正驼背。

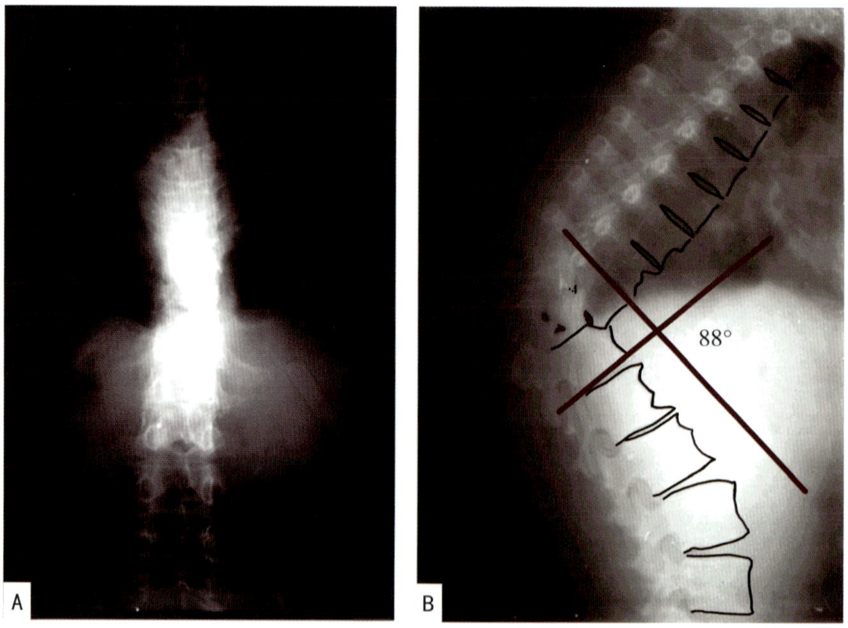


**图5-143A-B　结核性脊柱后凸病灶清除术后**

A. 术前正位两侧肋骨已被切除　B. 术前侧位后凸cobb's角88°，已骨性融合病灶稳定

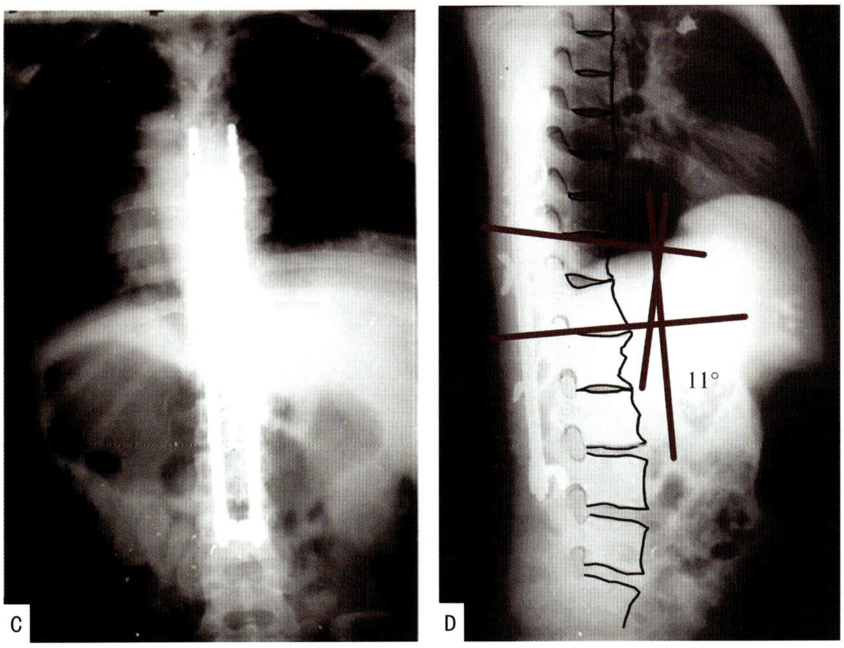


**图5-143C-D　同一病例**

C. 术后正位片显示内固定良好　D. 全脊柱截骨术后Cobb's角由88°变为11°，脊柱伸直，角形后凸消失

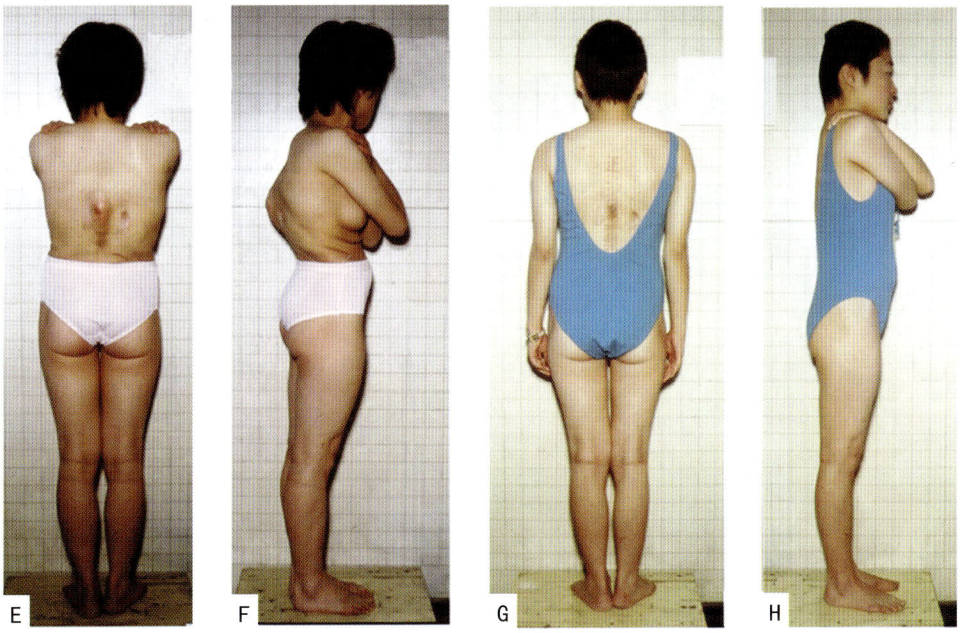


**图5-143E-H　同一病例**

E-F. 术前正侧位角形后凸明显，两侧有清除病灶的刀疤　G-H. 术后正侧位，角形后凸消失，脊柱伸直

入院后用颅盆环牵引做术前准备，8周后在局麻下行椎弓椎体联合截骨加内支撑内固定和植骨融合术。术后1年立位拍照X线片，见后凸角变为39°，矫正率为67.8%（图5-144）。身高增加9cm，人体外形完全恢复正常。术后随访18年，内固定尚未拆除，无任何疼痛不适，自觉症状良好。

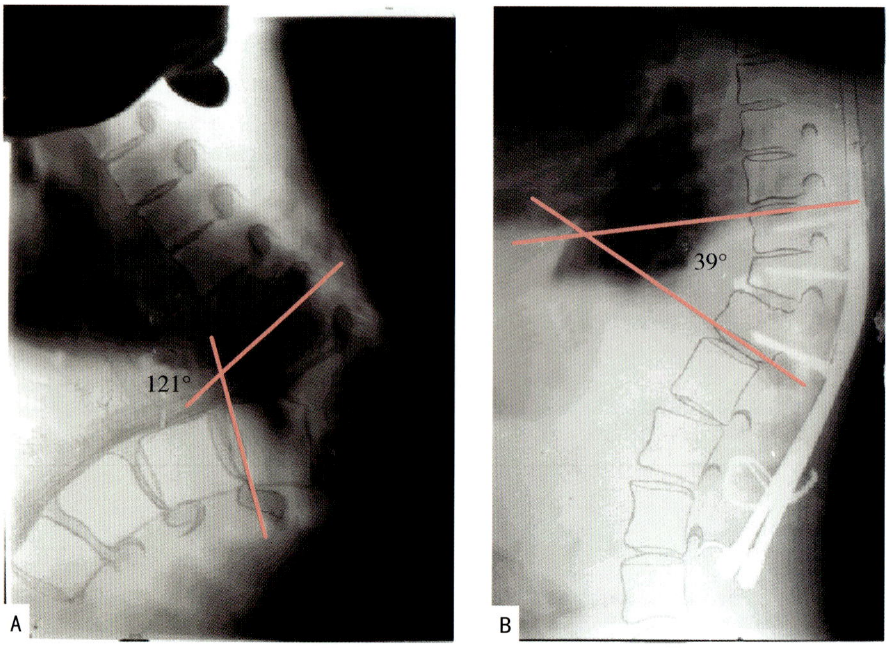


**图5-144A-B　重度结核性脊柱后凸**

A. 重度结核性脊柱后凸121°　B. 颅盆环牵引全脊柱截骨矫正术后，后凸角变为39°

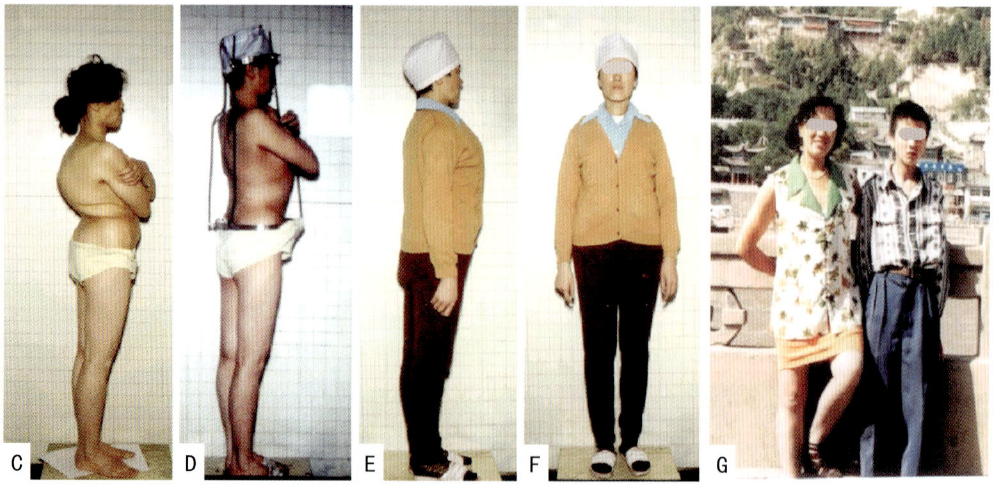


**图5-144C-G　同一病例**

C. 术前人体外形矮小、后凸畸形　D. 颅盆环牵引截骨术后，身高增加12cm　E-F. 拆除颅盆环后正侧位人体外形恢复正常　G. 1990年手术，2000年随访病人一切功能恢复良好，内固定至今尚未拆除

## 七、结核性后凸截骨术的注意事项

1．结核性后凸常为弯曲度最大的角状后凸畸形，不像强直性脊柱后凸那样容易，只做椎板截骨就可矫正畸形。结核性后凸必须做全脊柱截骨术才能取得矫正效果（图5-145）。

2．结核性脊柱后凸常需要切除两节椎弓、椎弓根和残余椎体，需要切除3～5cm宽的截骨间隙。因为截骨间隙宽，就面临着脊髓和硬膜管缩短的问题。根据作者的经验，脊髓缩短并不会造成损伤，但无限度的缩短也会产生脊髓迂曲现象，在骨性椎管内容纳不了的现象发生，对这种现象应采用椎体间立柱植骨或筛网骨柱的方法，使椎体间撑开和椎板间合拢，解决了因缩短而造成的脊髓难以容纳的现象（图5-146）。

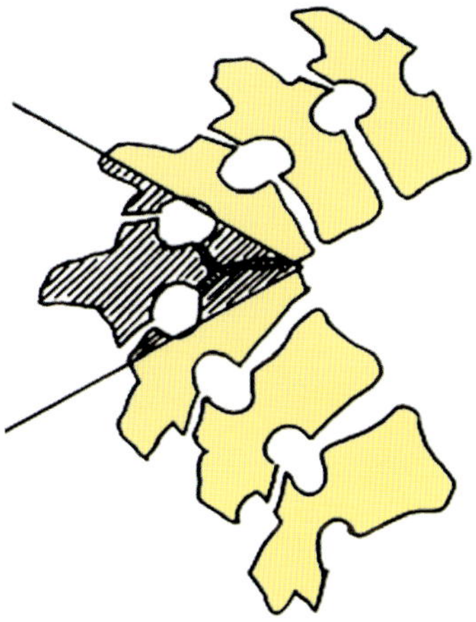

**图5-145　结核性后凸必须做全脊柱截骨术，方能矫正畸形**

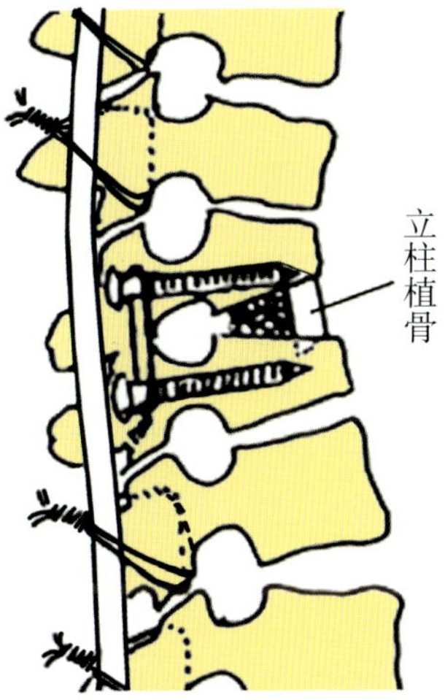


**图5-146　椎板切除过多，为了防止硬膜管迂曲，可在椎体前缘立柱植骨，椎体间放松质骨块**

3．年龄较大而且经过多次清除植骨手术的病例，椎体截骨时，其骨质不规则、硬化或象牙质变性，用骨刀截骨常可遇到困难，应将气动钻锯准备好，必要时应用。这种病例好的方面是在椎体截骨时出血少，可以允许慢慢地去处理。

4．重度后凸患者，后凸椎体的病灶部分已形成卷曲盘绕，其上下段脊柱已形成代偿性前凸，Cobb's角大于125°者，这种病人不是全脊柱截骨的适应证。但病人如有神经症状存在，则应做脊髓造影以明确椎管在卷曲情况下的受压表现，必要时应考虑做椎管扩大和脊髓移位术。这种手术只能解决脊髓受压的问题，而不能矫正畸形。

## 八、并发症及其防治

### （一）休克

手术较大，手术时间较长，出血量较多，若补血不及时，可引起失血性休克。因此，手术中必须注意预防休克的发生。一旦发生休克，应及时给予积极的处理。

### （二）脊髓神经损伤

在前方椎体已松解，后方椎弓已切除时，脊柱极不稳定，容易发生脱位，可能造成截瘫。因此，手术中必须特别注意维持脊柱的稳定性，预防脊柱脱位。一旦脊柱脱位使脊髓受压，应立即解除压迫因素。假若截骨区的椎弓根或关节突切除不够，矫正后凸之后可能发生神经根受压，下肢感觉减退，肌力减弱。因此，截骨区的椎弓根和关节突必须切够。

椎体活动型结核合并严重后凸畸形者，也可同时彻底清除病灶，做好嵌入植骨，最好用腓骨支撑植骨，再从后路用椎弓根系统矫正固定。

### （三）硬膜外间隙粘连

结核性脊柱后凸常伴有硬膜外间隙的粘连，特别是当椎体后缘截骨时，常遇到椎体后缘骨片与硬膜紧密粘连，难以剥离开。勉强进行粘连的剥离，有时可造成隔着硬膜对脊髓损伤，虽然硬膜未破，但脊髓已经受到牵拉剥离的损伤，使术后遗留脊髓受损的临床表现。因此，在实在难以剥离开的情况下，也可考虑使用碎骨片悬浮的办法来处理。

总之，结核性角形脊柱后凸，在全脊柱截骨术中是难度最大的一种手术，因为它的角度大，重者已形成U形袢，是手术难以解决的禁忌证。

（马　原　田慧中　高小亮）

# 第八节　颅盆牵引治疗合并截瘫的脊柱弯曲

## 一、概　　述

脊柱弯曲可导致椎管形状和大小的改变，这种改变可形成对脊髓的压迫，导致脊髓受压平面以下功能障碍，出现不同平面不同程度的截瘫。除椎管的形状和大小改变外，脊柱弯曲可合并椎管内先天或后天疾患，如脊髓纵裂、栓系综合征、脊髓空洞症、蛛网膜粘连、椎管内肿瘤、先天性脊柱裂神经根粘连等。这些疾患本身可致病变部位以下的神经功能障碍，其发病机制与治疗均有别于由弯曲并发的截瘫，应加以区别。脊柱弯曲并发截瘫的发病情况国内外屡有报道，最早见于1888年Mcewen报道1例，1949年Mckenzie等复习文献共报道42例，此后Marchetti、Roaf、Lonstein都相继报告此并发症。国内北京协和医院报道该院1981～1989年间398例脊柱侧弯并发16例不同程度截瘫，其发病率约4%，年龄8～50岁，男11例，女5例，其中为先天性半椎体所致者12例，半椎体位于$T_4$～$L_1$间。北京大学第三医院报道1991～1998年间收治14例脊柱后凸并发不全截瘫病人，7例为先天性后凸，6例为脊柱结核继发后凸，1例为强直性脊柱炎后凸。笔者1981～1999年共收治脊柱弯曲病人1 200多例，合并不同程度下肢瘫痪者45例，约占总病例数的3.75%，年龄最大18岁，最小7岁，男31例，女14例。其中属椎管内病变者13例，真正由弯曲导致椎管变形压迫脊髓者32例，约占2.66%。先天性侧、后方半椎体，楔形椎18例，多见于上胸段，截瘫往往较严重，其中仅有1例腰段先天性半椎体，为单侧下肢不全瘫。特发性侧凸8例，多为下胸段，截瘫相对较轻。神经纤维瘤症1例，顶椎在$T_5$，基本全瘫，仅有部分感觉。脊柱结核治愈型后凸 5例。

## 二、发病机制与症状

脊柱弯曲并发截瘫多见于脊柱较严重的后凸、侧后凸，但其发病与弯曲的严重程度并不成正比关系。相反，120°以上极严重弯曲的病人中并发截瘫的并不多见，可能因这些病人多为特发性弯曲，而截瘫容易发生于先天或神经纤维瘤病、结核性后凸等弯曲，因这些病人椎管易产生变形。后凸或侧后凸时，导致截瘫的病理改变多为受椎管前壁后突物压迫的脊髓前索和灰质的前柱。因而这些病人的症状多以运动神经障碍为主，往往下肢肌功能障碍已较明显，而感觉障碍尚较轻微，或运动功能已完全丧失而感觉功能尚部分保存。脊柱后凸时椎体后壁突入椎管，脊髓硬膜外腔的前部虽较狭窄，但硬膜至脊髓尚隔着蛛网膜下腔，因而轻微的椎体后壁突入尚不至于直接压迫脊髓。一般Cobb's角60°以内的后突大约较少对脊髓造成明显的压迫，但也要看弯曲的锐钝程度，角状后突可在椎管内形成一个横形的骨嵴，其比圆钝的后突更易压迫脊髓。手术中发现90°角状后突的横嵴可突入椎管3/4以上，加之坚实的硬膜弹性不大，且紧张于枕骨大孔与骶骨之间，脊柱弯曲时后方硬膜受到较大的张力，这种张力限制脊髓后突，将脊髓挤压于后突的椎体后壁与后侧的硬膜之间，压成薄片，导致严重截瘫。由于脊柱弯曲，进入脊髓的节段血管可能受压、折曲，而脊髓前动脉和脊髓后动脉也将受到挤压与牵拉，导致血运障碍，再者受压变扁的脊髓内的微循环也必定发生功能障碍，两者最终导致神经组织缺血变性。由于中上胸段的椎管相对较窄，$T_4 \sim T_9$脊髓段的血循环生理性较差，因而此段脊髓更易受压和缺血。硬膜前部经常受骨突的压迫摩擦而增厚收缩，也加重了对脊髓的压迫。另外在结核性后凸时，由炎症而产生的硬膜外粘连、纤维索条也构成对脊髓的压迫。严重的脊柱侧凸可以发生与以上情况雷同的病理改变，尤其是神经纤维瘤病性侧弯。压迫脊髓的部位不同，所引起的症状也可不同，如以压迫脊髓侧方为主，则可出现双侧不同程度的感觉与运动障碍，甚至出现较典型的Brown-Sequard 征。以上的病理改变和症状，随脊髓受压的轻重程度而不同。如在以上情况下有轻度外伤则易立即恶化病变，加重症状。而虽未出现症状但有以上潜在的病理改变时，则可在轻度外伤后引发症状。

## 三、检　　查

通过检查要求首先确定脊髓是否受压，然后确定受压的原因、部位和程度。

### （一）X线脊柱正侧位片

尤其要摄旋转位片（Stagnara像），详细观察椎体旋转畸形情况。这对诊断和手术治疗均有重要的参考意义。

### （二）奎肯（Queckenstedt）试验与脊髓造影

这是两项重要的检查，脊柱弯曲引起椎管改形压迫脊髓时，蛛网膜下腔必定产生部分或完全梗阻，腰椎穿刺首先发现脑脊液颜色加深，压力减低，化验检查蛋白增高。奎肯试验显示脑脊液循环障碍，蛛网膜下腔不同程度的梗阻。但不管有无以上改变均应注入造影剂进行脊髓造影。目前常使用的造影剂均为非离子型有机碘的水溶剂如Omnipaque、Amipaque、Isovist 等。脊髓造影可确定脊髓受压的程度和部位，如脊髓完全梗阻还应在梗阻的高位注入造影剂，观察梗阻段的上界，为手术减压的范围提供依据。此注入点一般在寰枕间隙。

#### （三）CT检查

可显示脊髓受压的部位、程度及范围，同时可发现非椎管压迫性脊髓疾患。如显示不满意，可注入造影剂增强显示。临床上常在脊髓造影后立即进行增强CT检查，如此可用一次腰穿注入造影剂同时做造影和CT增强两项检查。增强检查的另一种方法是一次从静脉推注大剂量造影剂，以较好地显示脊髓等组织的炎症肿瘤等病变。

#### （四）MRI检查

不仅能显示椎管和脊髓的冠状、矢状、轴状切面图像，而且可在一定程度上反映脊髓组织的生理和生化状态，因而可提示脊髓组织的炎症、变性、坏死、液化等改变，从而为受压脊髓减压治疗后的恢复情况提供评估依据，为治疗方案的确定提供参考。

CT和MRI 检查对弯曲太大的病人较为困难，此时其图像分析也不大准确，不需作为常规检查。但对除外椎管内尤其是脊髓的病变有十分重要的价值，应选择应用。

## 四、治　疗

对脊柱弯曲并发截瘫的病人应尽早采取积极的治疗措施，治疗越早效果越好，晚期病例由于脊髓长期受压缺血，可能产生神经细胞变性，治疗效果不佳。笔者曾遇2例因故未能及时治疗的病人，1例最终全瘫，1例瘫痪加重至Frankel脊髓损伤分级的C级。

#### （一）治疗方法

目前国内外主要采用手术椎管减压。其效果各地报道不一。据北京协和医院报道16例病人经减压手术后均有明显恢复，能下地自由活动。而北大第三医院报道的14例颈胸段及上胸段后凸病人经侧前方减压（4例）、环形减压（9例）及椎板减压

（1例）后，住院期间仅4例症状改善而2例加重，其余无变化。山东医科大学1991年一组报道效果则更差。另据北京市结核病胸部肿瘤研究所报道，1990～1999年对20例脊柱结核治愈型截瘫病人，施行彻底切除椎体后缘骨嵴的手术，术后19例有不同程度的恢复，1例加重。以上情况可能与病变时间长短、程度轻重、部位、手术方法、随访时间等因素有关。手术减压的主要方法是直接切除压迫脊髓的骨嵴和骨突，多为侧前方减压，椎板减压效果不好。笔者所用的治疗方法主要为使用颅盆支撑牵引，待神经功能恢复后不减压直接矫形内固定。上述笔者治疗的32例病人中25例采用牵引治疗，其中18例基本（可自由活动，大小便功能正常，但个别肌力不正常）或完全恢复正常，占72%。3例进步，3例无效，1例加重。进步和无效的6例中2例瘫痪轻，属ASIA脊髓损伤分级法D级，未再进行减压手术。另4 例经减压手术后，2例完全恢复，1例进步，1例加重。牵引后加重的1例经减压后更为加重。未牵引直接减压7例中，1例进步，3例基本恢复，占57.1%，包括牵引效果不佳再行减压的5例共12例中，5例基本或完全恢复，占41.7%。截至目前能随访到的18例病人中，仅有1例减压术后，由于植骨不良，2年后断棒，弯曲加重，又出现下肢轻瘫，但因对走路影响不大，病人不愿再进行手术治疗。此外再未见截瘫复发者。以下分别介绍椎管减压和牵引治疗的具体方法。

**（二）椎管减压**

这是解除脊髓压迫合理而有效的方法。由于多数致压物为后凸或侧后凸凹侧突入椎管内的骨突和骨嵴，所以应进行侧方、前方或侧前方减压。椎板减压效果不好（如为前凸引起的截瘫例外）。1949年Mckenzie Dewar复习文献报道的42例病人，施行椎板减压，仅15例有效，5例截瘫恢复。另据国内某医院报道，20世纪70年代初到80年代末对14例脊柱侧弯并发不全截瘫的病人，施行椎板减压，部分病人加施凸侧胸神经根与伴行动脉切断脊髓移位术或椎板减压加神经根切断而保留根动脉的手术，在随访的12例中7例在术后加重成全瘫，4例能轻体力劳动，1例能行走自理。作者主要的目的是说明切断根动脉是疗效不好的主要原因（在保留根动脉的4例中，3例有效，1例加重），但也同时说明了椎板减压效果不好。原因是这些病人主要并非由于椎板的压迫，其压迫物主要来自脊柱侧弯凹侧和后凸前方的骨嵴或骨突（主要为变形的椎体后缘、椎弓根等）。脊柱后凸或侧后凸时椎板脊髓间的距离往往较正常为大，椎板切除并不能起到减压作用，甚至还会由于椎板切除后脊柱的稳定性遭到破坏，后突可能加大，截瘫有可能加重。正确的方法是哪里有压迫就在哪里减压。手术入路可采用前路或后路。一般来讲，脊柱侧凸、后凸、侧后凸时后方入路都可较好地暴露和操作，其椎体比正常时易于显露，但植骨有困难。有人主张对前方的压迫应采取前路手术，而且此入路可同时施行椎体前方立柱状植骨。这是一个很大的优点。前路手术一般从凸侧开胸进入比较容易，开胸后暴露椎体，一种方法是从脊柱凹侧肋骨头连线前方以顶椎为中心开1cm左右的骨槽至对侧，开槽时暂留下椎体后缘骨皮质，待槽开好后再小心慢慢去除，视脊髓减压情况保留或切除后纵韧带。另一种方法是切除压迫脊髓的病变椎体。Winter技术要求将半椎体或畸形椎体全部切除，直至硬膜。而任玉珠、吴之康认为畸形椎体不必完全切除，留下靠椎管的小部分并不影响撑开减压效果，而对脊髓可起保护作用。但如因切除不彻底或后纵韧带有肥厚皱褶等情况影响脊髓前移时还是应该切除。有人主张对结核性后凸并发截瘫者以前路经胸椎管前外侧减压为好，但不少人喜欢采取后方入路。在脊柱后突或侧后突时，自后路进入行椎管侧前方或前方减压并不困难，咬除横突切除肋骨后段，沿椎体侧方向前剥离，打开术侧椎板椎弓根，暴露椎管前外方和前方，切除骨突，可达减压目的。为了矫正弯曲手术而切除凸侧椎板甚为必要，而且切除椎板会清楚暴露脊髓，有利于保护脊髓，因而最好打开全椎板。笔者曾对一$T_5 \sim T_6$为顶椎的重度后凸并发截瘫病人（截瘫指数Frankel C级）做椎管前方减压，未打开椎板，仅从一侧切除横突关节突和椎弓根进入。减压后以压缩棒于两侧椎板后压缩固定，手术效果好，截瘫完全恢复。但5年后复查时后凸较术前又加重许多。不过因减压时骨突切除较彻底，因而截瘫尚未复发。考虑如当时切除一些椎板则矫形效果会更好，术后畸形也不会如此加重。因此从矫形效果和术后脊柱稳定性来考虑，以椎板切除椎体截骨为好，但这样加大了手术的复杂程度，对减压可能不利，术者可根据术中具体情况抉择。不过即使不做脊柱截骨这样复杂的手术，但减压后同时做适当的器械矫形内固定和脊柱融合还是十分必要的，如当时的具体情况不允许做矫形内固定，那么术后1年内还是应再次手术矫形内固定和脊柱融合，以防畸形加重和截瘫复发。不论单纯减压还是同时做椎体截骨矫形或者器械矫形内固定，手术中都应注意以下几点：

1. 减压一定要彻底，范围一定要足够长，完全切除压迫脊髓的骨嵴和骨突，达到脊髓四周围均无骨性压迫，最好能看到硬膜搏动，但无硬膜搏动并不预示不能恢复。

2. 尽可能保护根动脉，胸段根动脉来自肋间动脉的后支，该支在肋骨头下缘由肋间动脉分出，向后穿越上肋横韧带与椎体侧面之间，跨过横突后发出脊支即根动脉，再经椎间孔伴神经根至脊髓，该动脉容易在切除横突、椎弓根或偶尔切除胸神经根时损伤，宜加注意。

3. 向前剥离时一定要紧贴椎体侧面，避免损伤交感链、内脏大小神经、奇静脉甚至胸导管、主动脉。

4. 暴露脊髓后一定要妥加保护，任何时候都严禁用任何拉钩牵拉脊髓，只能用神经剥离子轻轻推开或拉开。

5．切除骨质时一定要用锐利的骨刀、咬骨钳，避免震动太大。在椎体上截骨或切除大的后突骨块时可使用环钻替代部分骨刀的工作，这样操作稳定，震动小。

6．暴露一定要清楚，前方减压或椎体截骨必须双侧暴露椎体。

7．涉及椎管壁或椎管内的操作最好使病人处于清醒状态下。病人有下肢异常感觉时，要立即停止操作找出原因。

8．应同时进行弯曲矫正与脊柱融合。

9．减压术后应进行5天左右的脱水治疗。

## 五、颅盆支撑牵引

### （一）颅盆牵引治疗合并截瘫的脊柱弯曲

脊柱弯曲并发截瘫的主要原因是当弯曲加重时，凹侧椎管壁突入椎管压迫脊髓或兼有节段血管受压，脊髓供血障碍。那么当脊柱弯曲缓慢减小时，这些改变应循原加重时的“路径”逆反减轻，使压迫情况和血运得到改善，从而恢复脊髓功能。颅盆支撑牵引可以使弯曲缓慢持续地减小，因而笔者试用此法，对1例中胸段神经纤维瘤病侧弯并发严重截瘫的病人进行治疗，取得了十分满意的效果，牵引3个月后截瘫完全治愈。病人戴支撑架下地活动，下肢知觉及大小便功能完全恢复。此时侧弯也减小了45%，乃于局麻下手术，以Harrington棒支撑固定并植骨融合。术后15年，下肢神经功能完全正常。此后对所有脊柱弯曲并发下肢瘫痪的病人，首先通过检查排除脊髓纵裂、蛛网膜粘连、栓系综合征、脊膜膨出神经根粘连、脊髓空洞症、脊髓肿瘤等疾患，然后对无牵引禁忌的病人一律先行颅盆支撑牵引。待神经功能恢复后，按单纯弯曲畸形支撑内固定并植骨融合，不再减压。对牵引后神经功能恢复不理想或不恢复或加重的病人，则在继续牵引的情况下手术减压，不过这些病人往往减压效果也不太好。另外必须提出，对上胸段先天性后凸并发截瘫的病人采用牵引要十分慎重。笔者对2例基本上均属于Frankel C级截瘫和1例Frankel B级截瘫的病人进行牵引。一例12岁女孩，牵引后神经功能完全恢复，Harrington 棒支撑并植骨融合，术后13年，神经功能与身体外形均好。另一例10岁女孩，牵引后加重，反复牵引5个月不恢复，下肢肌力Ⅱ级左右，后经椎管前方减压，术后截瘫进一步加重几近全瘫。半年后无丝毫恢复。Frankel B级截瘫的1例为14岁男孩，发病5个月，颅盆牵引早期有微效，继续牵引又加重，乃于局麻下后路手术进行椎管前方减压，切除后凸的骨嵴，术后半年，下肢部分肌力恢复至Ⅱ级。术后1年无进一步恢复。鉴于此种情况，笔者建议对此类病人牵引宜慎重再慎重。《坎贝尔骨科手术大全》中Allen S. Edmonson 在“第71章　脊柱侧凸”中写到“晕轮—股骨牵引不适于先天性后凸畸形。对其他类型的后凸也是危险的”。但在同一章中他又写到O' Brien、Yau和Hodgson 使用晕轮—骨盆牵引的适应证中第一个就是后凸畸形。不过他们所写的均指单纯的脊柱畸形而非脊柱畸形合并截瘫者。田慧中等记述因后凸区僵硬，纵行牵引时，僵硬的顶椎区弯度无明显变化，而其上下方脊柱被拉长，脊髓受到牵拉，因而压迫加重，症状恶化。笔者同意这种意见。可能上述3例病人弯曲局部的僵硬程度有所不同，因而结果不同。不过牵引完全失败的一例为年龄最小的10岁女孩，后凸局部一般不应太僵硬。也许还与脊髓受压局部的病理改变和局部压迫物受牵引后对脊髓压迫情况的微妙改变有关。尚待进一步探讨。

### （二）牵引中的注意事项

1. 牵引的进程随各病人的具体情况而不同，一般宜慢，有些病人牵引后症状逐渐好转，有些病人开始并不顺利，时坏时好，反反复复，遇此情况不要失去信心，但更重要的是要认真对待，万勿大意。总的原则是症状加重立即放松，恢复后，休息几日再试牵引，不要着急，经过一两次反复后有可能达到较好的效果。但也不能过多反复，以免加重病情。还有的病人一开始牵引即加重，此时可考虑去除支撑棒和盆环，暂用头环做悬吊牵引，待有恢复后再改用支撑牵引。

2. 因病人不能起床要注意压疮发生，一般来讲上牵引架后翻身容易，比不戴牵引支架更易护理。

### （三）牵引治疗脊柱弯曲并发截瘫的优点

1. 简化手术、提高安全性　减压手术虽然有效，但必须打开椎管，毕竟操作复杂，且有破坏脊髓血运，损伤脊髓的可能。经牵引截瘫恢复后，再单纯矫形内固定就可以避免这些麻烦，减少手术风险。且可一次完成手术，而减压手术有时需第二次手术矫形融合。

2. 效果好　笔者资料，牵引的基本治愈率为72%，椎管减压的基本治愈率为41.7%。而其他医院椎管减压的总体治愈率高低不一。

3. 提高弯曲矫正度　牵引组的弯曲矫正率为41.9%。非牵引直接减压组的矫正率为21%。

4. 有利于植骨床的置备，提高植骨成功率，从而减少了矫正角度丢失，提高了远期治疗效果。

5. 避免脊髓暴露与术后蛛网膜硬膜等粘连。

6. 即使牵引后截瘫恢复效果不好，需要手术减压时，由于弯曲已得到部分矫正，减压手术的操作将会感到方便。

7. 不破坏椎管壁及椎间关节，术后脊柱稳定性好。

从笔者治疗的32例病人看，颅盆支撑牵引对脊柱弯曲并发截瘫的近、远期治疗效果都是肯定的（其他医院也有少量病例报道），而且有诸多优点。但并不适用于所有的病人，对上胸段先天后凸者牵引宜慎重。减压手术的疗效也是肯定的，但必须直接切除压迫脊髓的骨突和骨嵴，一般情况下单纯椎板减压是不可取的。

## 六、典型病例

例1，先天性$T_2$～$T_3$楔行椎，后侧凸（Cobb's角85°）：病人14岁，女，发病2个月，需两人搀扶才能吃力地迈步（剪刀）行走，小便十分困难。颅盆牵引4个半月，神经功能完全恢复。以Harrington 棒于$C_7$、$L_1$间支撑，并植骨融合。术后Cobb's角50°。术后13年，神经功能正常，身体外形好，可参加一般体育活动。

例2，特发性中下胸段脊柱侧凸（Cobb's角110°）：病人18岁，男，发病1个月余，小便困难，可以站立但不能行走，颅盆牵引3个月后可以独自行走，但仍觉腿软无力，此后1个月再无进步，时而还有加重倾向，乃以双棒支撑，暂不植骨，术后3个月，下肢及大小便功能完全恢复，又二次手术植骨融合，术后2年，Cobb's角65°，外形好，可参加轻体力劳动。

例3，神经纤维瘤病中胸段侧凸（Cobb's角70°）：病人17岁，男，发病3个月，下肢功能、大小便功能全丧失，仅有部分模糊的浅感觉，颅盆牵引3个月后可下地行走，5个月后一切恢复正常，以 Harrington棒支撑。术后Cobb's角38°。术后15年，为井下采煤工。

例4，治愈型脊柱结核中胸段后凸（Cobb's角120°）：病人17岁，男，发病半年，下肢僵硬，迈步困难，小便失禁。颅盆支撑牵引3个月后神经功能明显恢复，可勉强扶墙行走，但肌张力仍高，髌阵挛、踝阵挛、Babinski征均强阳性，再牵引又加重，反复放松、牵引两次，历时1个月，无进一步恢复，乃于局麻下施行椎管前方减压，切除前方骨嵴，术后3个月神经功能完全恢复。术后5年，神经功能正常，但畸形加重。

例5，先天性$T_4$～$T_5$半椎体后凸（Cobb's角90°）：病人10岁，女，发病1年，搀扶下地行走困难，小便困难，颅盆牵引半年，截瘫加重，下肢肌力Ⅱ级，手术切除（截骨）半椎体减压，术中在无操作失误的情况下下肢知觉运动功能消失，术后半年仍无恢复，仅有部分模糊的感觉。

（宁利宏　余　江　阿　曼）

# 第九节　颅盆牵引治疗侏儒症

## 一、概　　述

侏儒是指身材短小的人，其英文名称为dwarf、midget、pygmy俾格米人，是指中非、东南亚和大洋洲一带的身材矮小的人，聪明灵活，被称为“小神仙”，常常在皇宫内或贵族家庭内做仆人。侏儒症则为一种身材矮小人的疾病（图5-147），能造成侏儒症的发病原因很多。

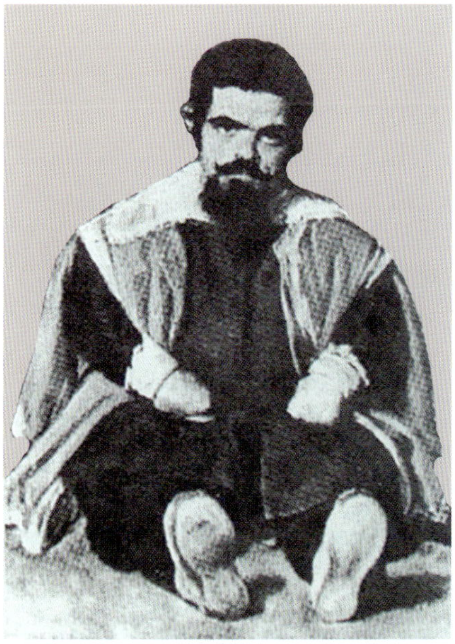

图5-147　侏儒症病人的外观

已经明确，骨性侏儒是身体不对称性矮小，而真性侏儒是全身对称性短小。骨性侏儒症，影响骨骼生长和发育，有些部位的骨骼特别敏感，造成中轴与四肢骨骼生长不平衡，或在四肢骨骼之间，生长也不对称。

在很早以前，就有侏儒症的记载。在埃及，人们像尊重艺术偶像那样尊重他们，中年时，他们都与首领生活在一起，或为律师和艺术家服务。到1800年，侏儒症患者都被逐赶到马戏团或当作畸形人展览。

侏儒症的主要问题不是他们身材短小，而是治疗问题。大部分病是累及骨骼肌肉系统，脊柱也常受累。脊柱的异常可引起畸形，明显地短缩、疼痛、影响呼吸，神经症状可轻可重，甚至引起死亡。

侏儒症的患者很多见，这里只讨论常见的类型和明显影响脊柱的几种类型。Bethem和同伴描述的脊柱各种疾病中讨论得很详细，读者可自己查阅。Bailey、Beighton、Eulert、Jones、Hensinger、Kopits、Nelson、Spranger、Stanescu和同伴对此病的各种资料也做了系统的复习。

## 二、侏儒症由多种原因所形成

### （一）呆小症（克汀病，Cretin病）

该病是由幼年期的甲状腺功能不全所致，智力发育明显减退。发生在地方性甲状腺肿的地区，应首先想到此病。

### （二）垂体功能低下性侏儒症

此病是由于幼年期患有垂体功能低下而引起，患者的体形大致正常，但头部及躯干较小，全身明显缩短，但其智力发育正常，由于垂体促性腺激素减少，使患者的性腺和第二性征的发育明显迟缓。

### （三）软骨发育不全性侏儒症

此病为一种遗传性染色体异常所造成的侏儒症。主要的病变发生于软骨，引起间质细胞的增生和生长迟缓甚至停止。因此造成骨发育障碍，特别是四肢长骨发育障碍，引起四肢短粗；颅底骨发育障碍，引起颅底凹陷。脊柱的发育一般正常，故躯干部尚能保持其长度，但部分病例的每节脊椎骨，在X线片上呈扁平型生长，见椎弓根间距逐渐变窄（图5-148），故脊柱的长度也受到影响。由于每节椎骨仅向横向发展，故椎管的内径逐渐狭窄（图5-149），常需行椎板切除术。有时还伴有脊柱的后凸和前凸畸形存在。手指常呈鼓槌状“一刀齐”。鼻梁凹陷似鞍鼻。患者的智力和内分泌不受影响，男性的外生殖器明显增大为一特征。脊柱的X线片检查，$T_{11}$、$T_{12}$的椎骨最宽，腰椎的椎间距离反而逐渐变窄。白细胞经培养后其染色体的分析有助于诊断。

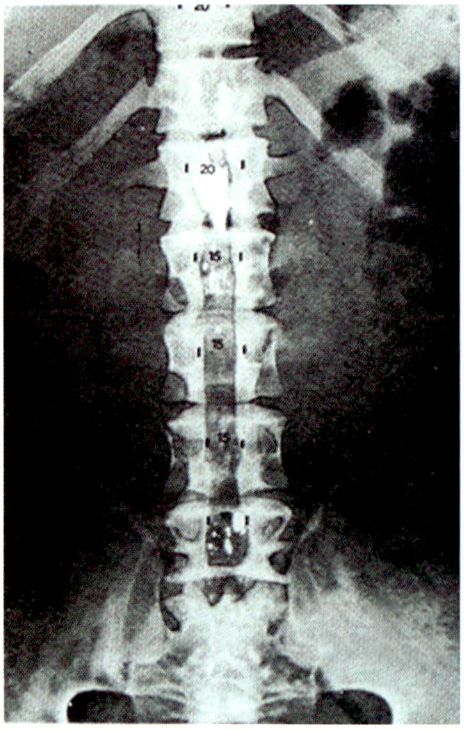

图5-148 软骨发育不全性侏儒症X线表现

病理因素：主要是长骨干骺端的骨骺板即软骨板的发育受到影响，使骨骼不能向纵长生长，但因骨膜下成骨不受影响，故骨骼只能横向发展，使长骨变粗变短，为其主要原因。

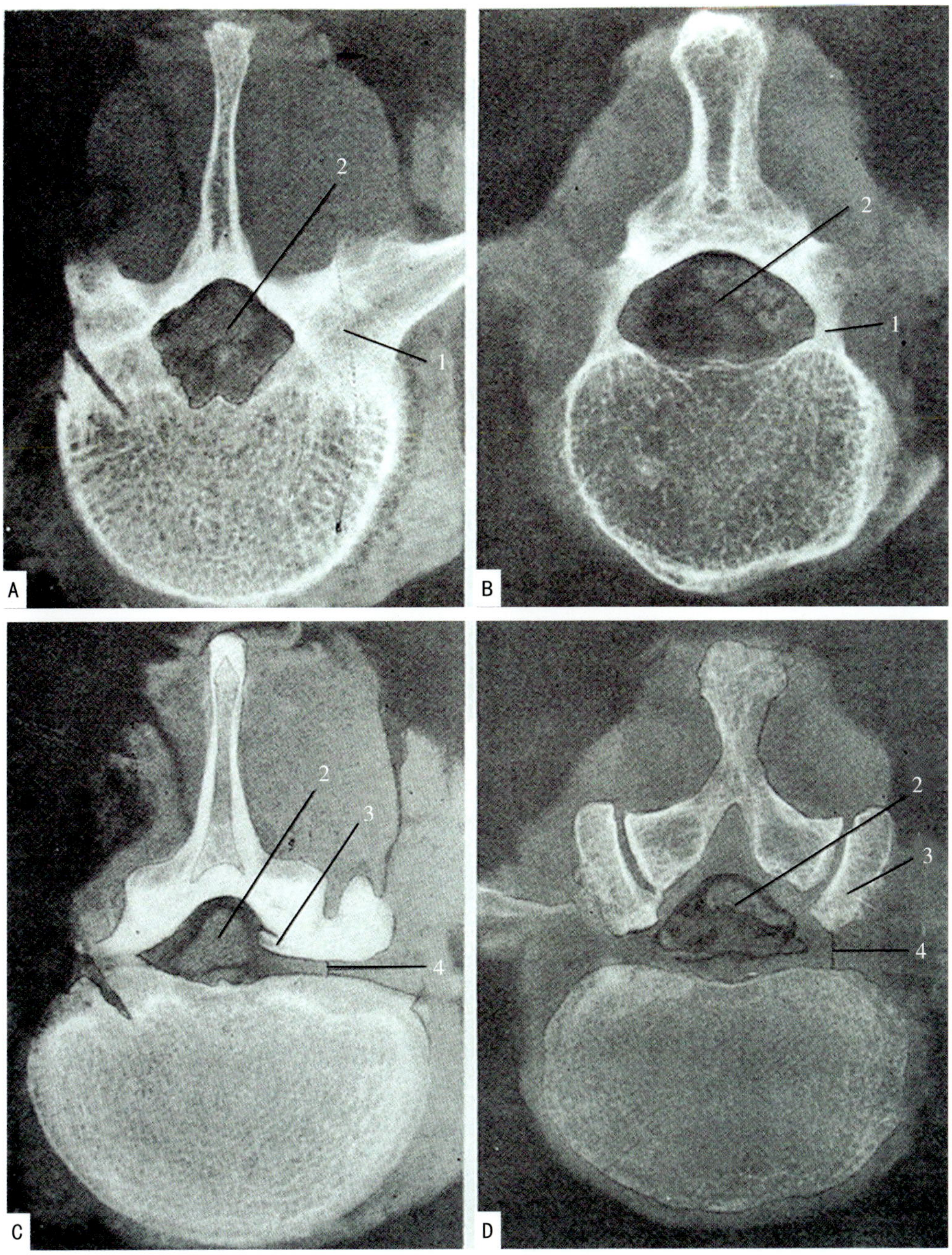


**图5-149　软骨发育不良（A和C）与正常人（B和D）腰椎横断面的对比**

A. 软骨发育不良，椎弓根变粗、变短　C. 小关节突肥大，侵入椎管，整个椎管径变小，神经根孔也变小　B、D. 正常人无A和C的表现

1-椎弓根　2-椎管　3-小关节突　4-神经根孔

### （四）血吸虫病性侏儒症

在血吸虫病流行区，可由于儿童时期患此病而影响发育，造成侏儒。国内报告，血吸虫病流行区患侏儒症者占1.5%，男女之比为2∶1，其临床特点为身材矮小，缺乏第二性征和内生殖器发育迟延。

### （五）先天性卵巢发育不全（特纳Turner综合征）性侏儒症

这是一种先天性性染色体组合异常疾病，患者体格矮小，呈侏儒状。颜面部呈幼童样，颈部两侧出现蹼样畸形，卵巢发育不全及子宫过小。

### （六）糖原累积病（Von Gierke病）性侏儒症

为一种少见的先天性糖原分解障碍性疾病，其基本障碍为肝内葡萄糖–6–磷酸酯酶的活力降低，使肝糖原不能分解而造成积累。其主要表现，身材矮小和肝脾肿大（图5–150）。

### （七）贺勒（Hurler）综合征

这是一种先天性黏多糖代谢异常疾病。其智力发育减退，身材侏儒伴有脊柱畸形和神经系统异常，如脑积水等，该患儿的寿命一般不超过10岁。

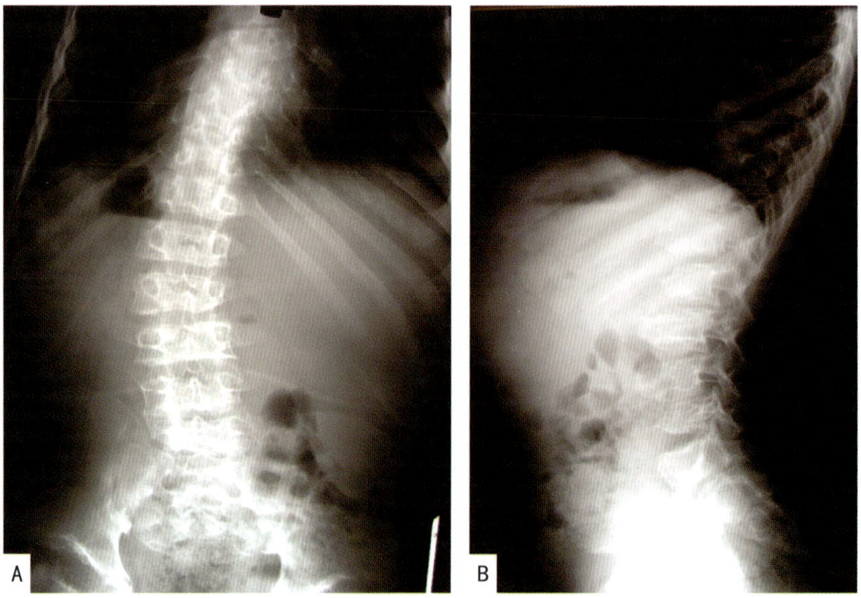


图5–150A–B　黏多糖病 Ⅳ 型侏儒症X线表现

A. 腰椎呈扁平形，伴有侧弯，双侧肋骨远端宽、近端窄为其特点　B. 椎体上下缘突出，似卵圆形，前缘呈舌状伸出

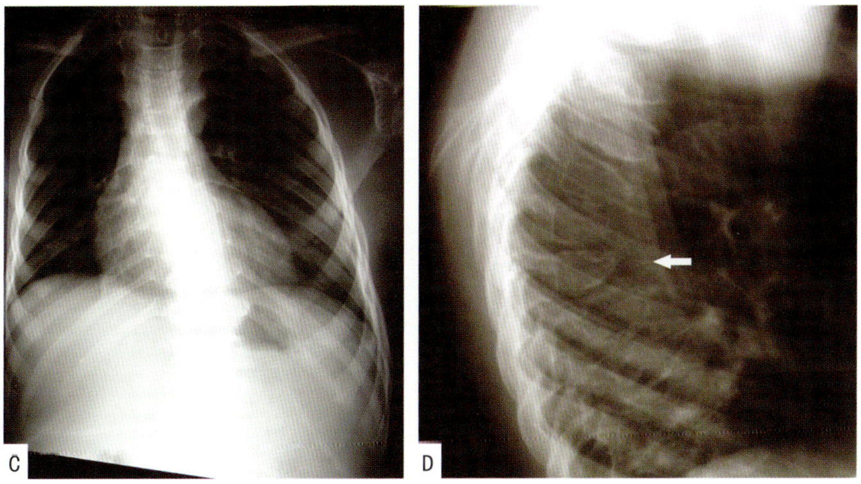


**图5-150C-D　同一病例**

C. 双侧肋骨近端窄、远端宽为Morquio的特征　D. 箭头所示胸椎椎体呈舌状后凸

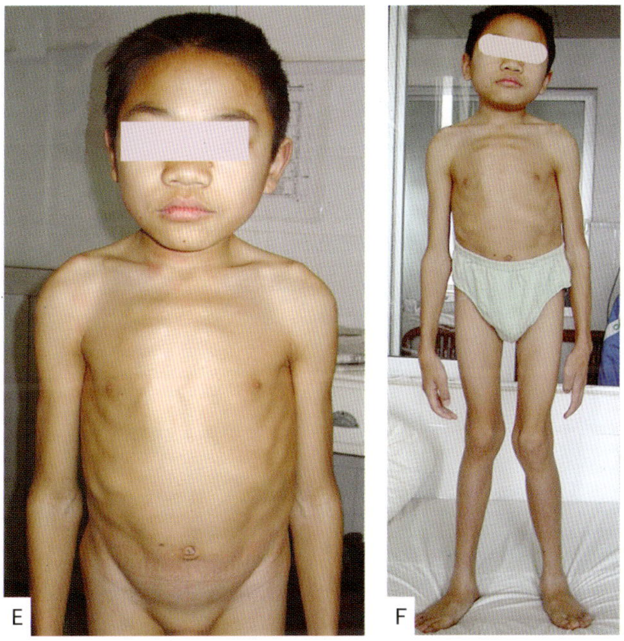


**图5-150E-F　同一病例**

E. 两眼间距增宽，鼻梁塌陷，躯干部缩短，呈鸡胸状，智力发育正常　F. 躯干部明显缩短。两手到膝，膝关节外翻，呈X 形腿表现

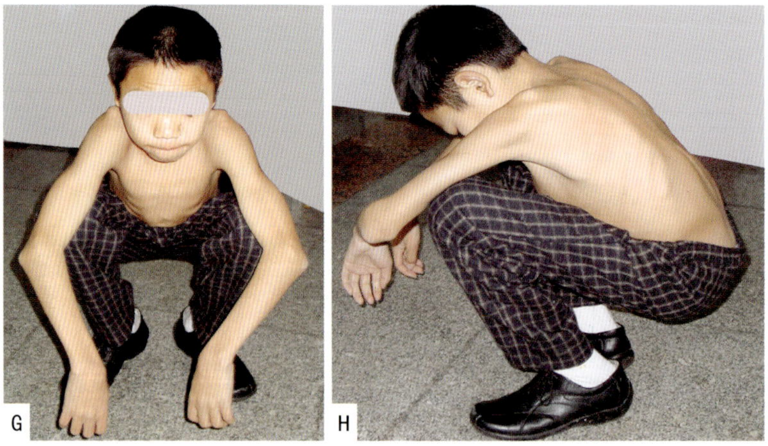


**图5-150G-H　同一病例**

G-H. 髋关节运动功能正常，无明显疼痛。躯干部明显缩短

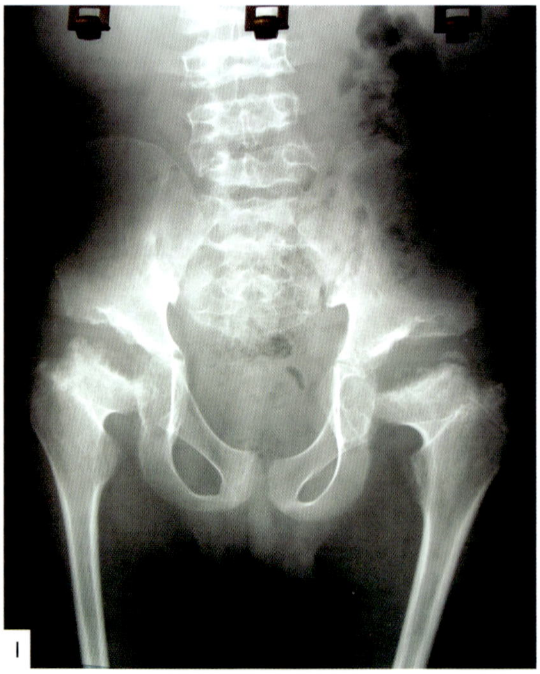


**图5-150I　双侧髋关节呈扁平髋，股骨头骨骺破坏吸收，但髋关节运动功能正常**

### （八）结核性脊柱后凸性侏儒症

乃因为婴幼儿时期，一般在3岁以内发生的脊柱结核而形成。由于结核菌感染病灶易侵犯胸腰椎椎体和椎间盘，常造成2～3节椎体骨和椎间盘的破坏，形成脓肿、干酪性物质和死骨。经过药物治疗或手术治疗后，脓肿被吸收，死骨被摘除，病灶趋于稳定，但椎体的继发骨化中心受到破坏，而椎弓的发育相对增快，使患儿的后凸畸形逐渐加重，躯干部明显缩短，这就是形成结核性侏儒症的原因。

### （九）其他病因

除上述各种侏儒症外，在儿童期有时因营养缺乏亦可引起侏儒，特别是佝偻病。其他如慢性肾炎、先天性心脏病或风湿性心脏病所致的慢性缺氧，亦可引起侏儒。四肢和脊柱的变形和发育障碍，也是造成侏儒的原因。

## 三、侏儒症的治疗

### （一）病因治疗

由于侏儒症是由多种原因引起的，所以就应该根据不同的发病原因，给予不同的治疗。如呆小症是由幼年时期的甲状腺功能不全所致，就应该根据其原因，在幼年时期就进行治疗，特别是在地方性甲状腺肿的地区，应针对其发生原因，进行预防和治疗措施。垂体功能低下性侏儒症，也应该从幼年时期，明确其发生原因，进行适当的治疗。软骨发育不全性侏儒症，由于此病为一种遗传性染色体异常所造成的侏儒症，除去从遗传学方面，进行预防措施之外，直到目前尚缺乏有效的原因治疗方法。血吸虫病性侏儒症，在血吸虫病流行区的幼年儿童，应该进行血吸虫病防治措施，避免侏儒症的发生。先天性卵巢发育不全，是一种先天性性染色体组合异常疾病，也缺乏有效的原因治疗方法。糖原累积病性侏儒症，应属于内科疾病，应由内科进行原因治疗。贺勒综合征，也是一种内科疾病，应由内科进行原因治疗，但这种患儿的寿命一般较短，大多在10岁以内死亡。

### （二）矫形外科治疗

矫形外科治疗的主要对象为：软骨发育不全性侏儒症、结核性侏儒症、先天性脊柱畸形侏儒症、佝偻病性侏儒症。

## 四、颅盆环牵引治疗侏儒症

作者在颅盆环牵引治疗脊柱弯曲畸形1 732例的基础上，进一步探索对侏儒症进行躯干部延长和矫正脊柱畸形的治疗作用。在正当发育期间的脊柱缩短和脊柱畸形进行颅盆环牵引治疗，能起到拔苗助长的作用，能使弯曲的脊柱变直，也能使短缩的脊柱延长，在颅盆环的牵引作用下，能促进正在发育期间的每节椎骨向纵长生长，从实验中认定这种作用可能与骨骺延长术和骨骺阻滞术的原理相同。故在颅盆环牵引治疗下，确能产生拔苗助长的作用，利用这种作用来治疗侏儒症，是作者近20年来摸索出来的一种方法。

### （一）软骨发育不全性侏儒症的治疗

软骨发育不全性侏儒症伴有躯干部缩短，脊柱前后凸畸形者，在X线片上胸腰椎椎体呈扁平形生长，每节椎骨的横径加大，高度减低，椎间隙的宽度自胸椎至腰椎逐渐变小为其特征。作者对正在发育期间的这种病例，采用颅盆环牵引的方法进行治疗（图5-151、图5-152）。疗程为6～10周，最初平均每天撑开2～4mm，撑开的速度按先快后慢的方法进行，待撑开力达到一定程度后，颈部被拉长，用手摇

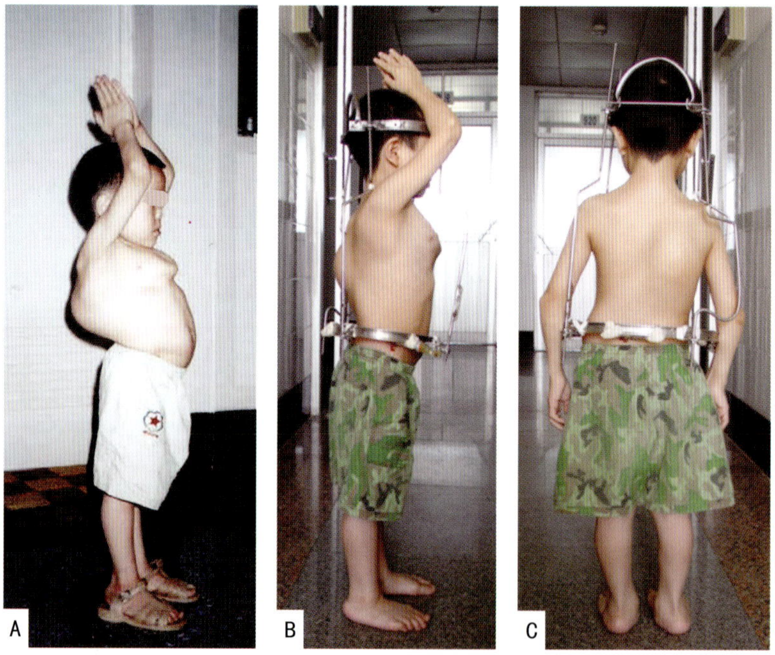


**图5-151A-C　软骨发育不全性侏儒症**

A. 身材短小，前鸡胸、后罗锅　B-C. 颅盆环牵引4周后，躯干部明显延长，后凸畸形及鸡胸均改善

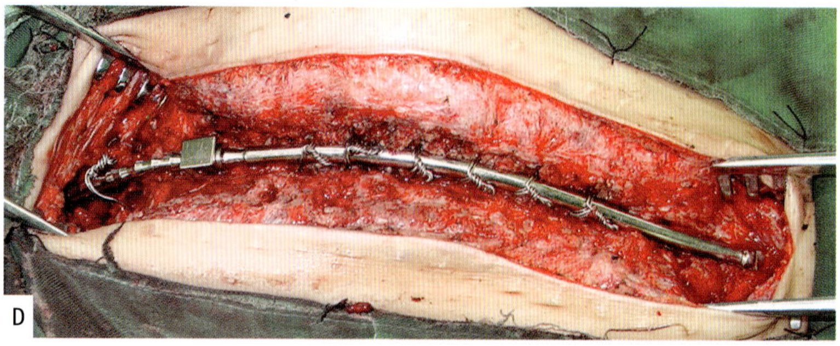


**图5-151D　同一病倒**

D. 在颅盆牵引局部浸润麻醉下行钩棒法加Luque椎板下钢丝固定术

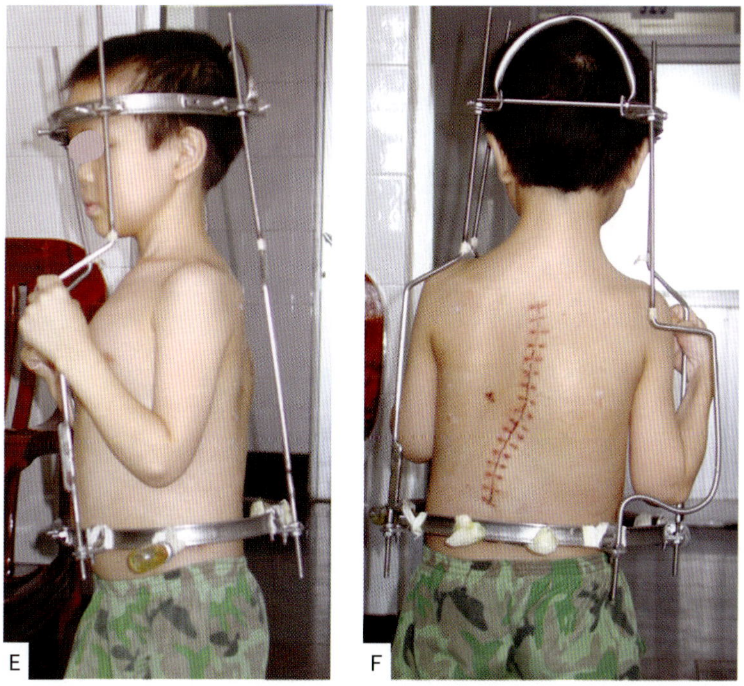


**图5-151E-F 同一病倒**

E-F. 颅盆环牵引术后照片，见躯干部被拉长，后凸畸形大部消失，身高增加14cm

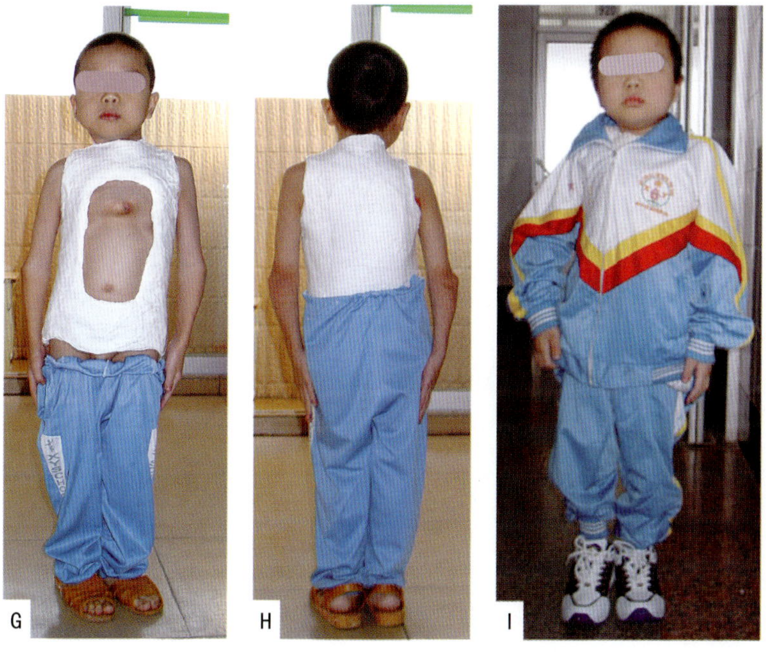


**图5-151G-I 同一病倒**

G-H. 术后给予石膏背心外固定而出院 I. 经过颅盆环牵引及内支撑、内固定术后半年，来院拆石膏复查：人体外形恢复正常，身高110cm。术前身高95cm，术后增加14cm，达到正常儿童的发育标准

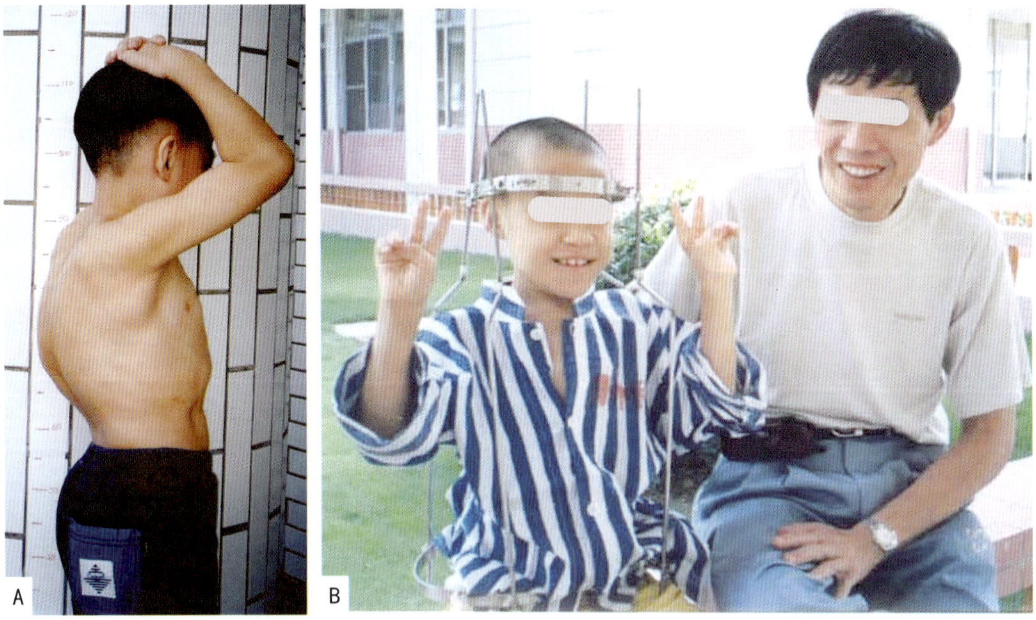


**图5-152A-B　软骨发育不全性侏儒症合并脊柱后凸畸形**

A. 术前人体　B. 经颅盆牵引后，躯干部延长

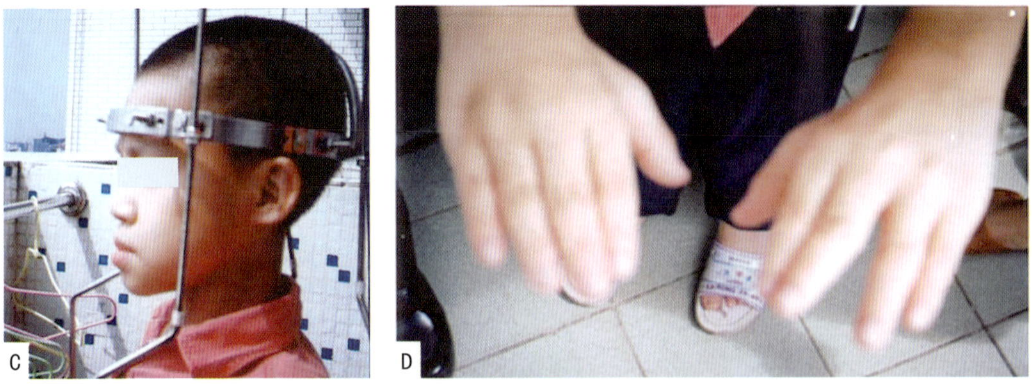


**图5-152C-D　同一病例**

C. 鼻梁凹陷、下颌突出　D. 两手较大，躯干部缩短，为侏儒症的特征

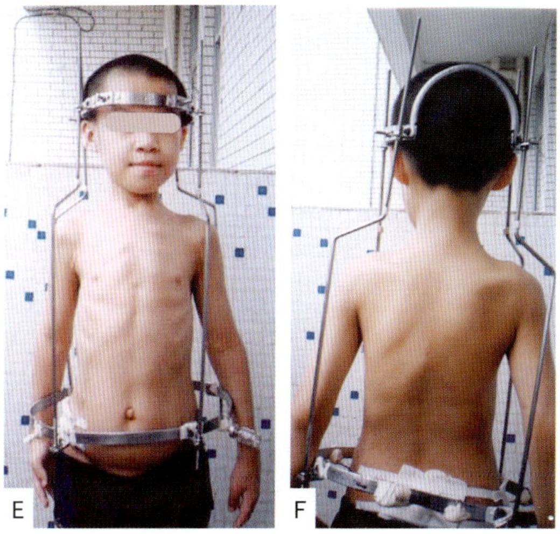

图5-152E-F　同一病例

经颅盆环牵引后，脊柱后凸已接近消失。未做手术，只更换石膏背心外固定，固定期限为1年

晃时感到颈部软组织紧张，这时的撑开速度要减慢，每天只能撑开1～2mm，如有颈部不适、吞咽不便、语言不清时，则为过牵表现，应立即减少牵引的高度，使病人休息数日，症状即可缓解。待牵引达到一定高度后，躯干部已被拉长，身高增加6～15cm，脊柱的弯曲畸形矫正效果较好时，即可更换矫正石膏外固定，固定期限为6～12个月。使其在石膏内继续发育，拆除石膏后再更换支具维持1年左右即可治愈。另外，经过颅盆环牵引治疗后，认为单纯使用石膏外固定或支具外固定，效果不佳者，根据其需要进行不同种类的内支撑、内固定。在颅盆环牵引期间配合药物治疗，一般给予苯丙酸诺龙每周1次，每次1支，肌注，并同时给予三高饮食：高蛋白、高维生素C、高钙。定期拍X线片，追踪观察脊柱的骨骼变化。

### （二）结核性侏儒症的治疗

结核性侏儒症，乃因为婴幼儿时期，一般在3岁以内发生的脊柱结核而形成。由于结核菌感染病灶易侵犯胸腰椎椎体和椎间盘，常造成2～3节椎体骨和椎间盘的破坏，形成脓肿、干酪性物质和死骨。经过药物治疗或手术治疗后，脓肿被吸收，死骨被摘除，病灶虽趋于稳定，但椎体的继发骨化中心受到破坏造成发育停滞，而椎弓的发育相对增快，使患儿的后凸畸形逐渐加重，躯干部明显缩短而形成结核性侏儒症（图5-153）。

当数个椎体和椎间盘经药物治疗或手术治疗，而达到病灶稳定之后，在尚未产生骨性融合之前，进行颅盆环牵引，矫正后凸畸形。在牵引下进行后路植骨手术，术后拆线后给予矫正石膏背心外固定，保持固定6～12个月。经X线摄片发现植骨融合成功之后，方能拆除外固定。对椎体塌陷严重，或经手术清除病灶和摘除死骨后，产生重度角形脊柱后凸，残余的椎弓根和椎体后缘，已形成骨性融合者，则

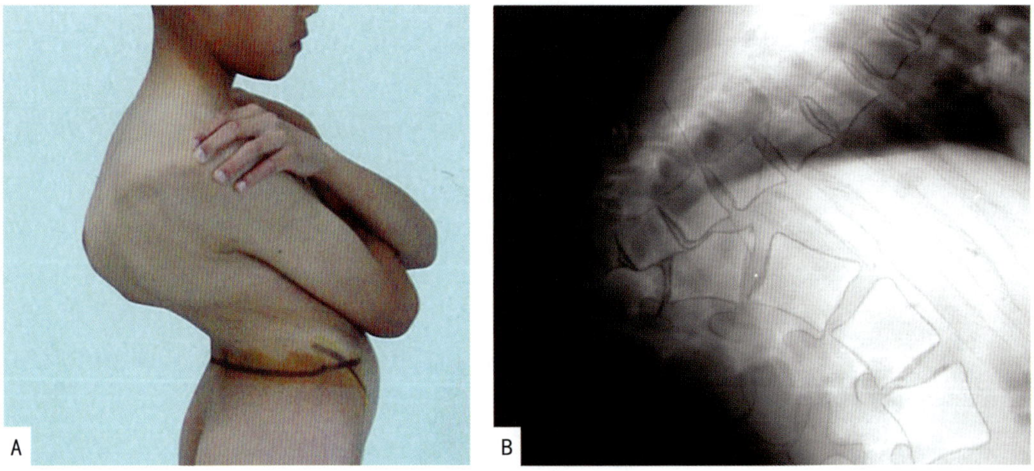


**图5-153　结核性侏儒症**

A. 人体外形　B. 侧位X线片，见已形成锐角后凸畸形

应在颅盆环牵引下，行全脊柱截骨矫正后凸畸形。全脊柱截骨术也应在发育期间进行，一般这时脊柱后凸畸形，度数尚小于90°，且硬膜外粘连较轻，全脊柱截骨比较容易进行。若不早期进行截骨手术，延迟至25岁以后，势必形成后凸角加重达90°以上，且硬膜外粘连严重，给全脊柱截骨术造成许多困难，甚至使手术无法进行，变成全脊柱截骨手术的禁忌证。

**（三）先天性脊柱畸形侏儒症的治疗**

1．先天性脊柱畸形侏儒症　乃由于先天性脊柱生长发育畸形而造成。如先天性脊椎数量不足（椎弓、椎体均缺如），如发生在胸椎常合并有肋骨缺如，造成短脊柱畸形，有时也伴有其他畸形同时存在，形成脊柱弯曲和缩短畸形。

2．先天性半椎体畸形（侧旁半椎体和后侧半椎体）　这种畸形比较常见，有时为多发性，有时为单发性，如果多发性半椎体位于脊柱同一侧，预计将来会变成严重的脊柱弯曲畸形。应该早期进行X线摄片，认定为同一侧多发性半椎体之后，应尽早施行半椎体切除加压固定术，防止以后的脊柱弯曲畸形逐渐加重。这种手术一般3岁左右的患儿就可以进行手术了，早期手术对防止以后的脊柱弯曲加重意义很大。

3．先天性多发性蝴蝶椎　是造成脊柱缩短的原因，对发育期间的儿童，也可进行颅盆环牵引治疗，然后更换石膏背心及支具，进行外支撑、外固定，以促进脊柱骨向纵长发展。

4．先天性闭合椎（椎体间闭合椎和椎弓间闭合椎）　椎体间闭合椎，也常因跟随着椎弓的逐年发育而形成后凸畸形，椎弓的闭合椎（较少见），也可因跟随着椎体的发育而形成前凸畸形。还有椎体侧旁闭合椎，也能造成楔形椎的形成，使椎体左右两部分发育不相称，产生脊柱侧弯畸形，也是颅盆环牵引和截骨术的适应证。总之，闭合椎而引起的畸形，要比半椎体引起的畸形少见且较轻。

5. 脊髓纵裂症　是一种先天性畸形，乃由于左右相邻的姊妹椎而形成。其相邻的两个椎弓根互相合并而形成中央骨嵴，中央骨嵴向后穿过硬膜和脊髓与椎弓相连接。这种畸形也常伴有椎骨变宽、变短，双侧肋骨密集，造成躯干部缩短。但这种躯干部缩短的病例，却不是颅盆环治疗的适应证，而是中央骨嵴切除的适应证。如果同时伴有脊柱弯曲和脊柱缩短畸形，也应待中央骨嵴切除术后，3个月至半年再进行颅盆牵引治疗。

## 五、结　语

### （一）侏儒症的病因

侏儒症是由多种原因而形成的一种身材短小疾病，包括躯干和四肢的缩短，并同时伴有躯干和四肢的发育畸形和弯曲存在。其中有一部分病人需要根据其发病原因做内科治疗。也有一部分病例是需要矫形外科治疗的，如软骨发育不全性侏儒症、结核性侏儒症、先天性脊柱畸形侏儒症等。

### （二）可以用颅盆环牵引治疗的侏儒症

如软骨发育不全性侏儒症，由于它的脊椎骨发育异常，原发骨化中心和继发骨化中心向纵长发育缓慢，而骨膜下成骨活跃，故椎骨的横向发展大于纵向发展，有时也伴有后凸畸形出现，故为颅盆环牵引治疗的适应证。结核性侏儒症，多为躯干部弯曲缩短，而四肢并不缩短，为颅盆环牵引治疗的绝对适应证。先天性脊柱畸形侏儒症，适宜做颅盆环治疗的种类繁多，如半椎体畸形、多发性蝴蝶椎、各种不同部位的闭合椎、经切除中央骨嵴后的脊髓纵裂等。

### （三）颅盆环牵引的禁忌证

主要在进行颅盆环牵引之前，应拍脊柱的Stagnara位X线片，以除外脊髓纵裂的存在，如有脊髓纵裂存在而未被发现，经颅盆环牵引后，将会出现神经受压症状，甚至发生截瘫。故在颅盆环牵引治疗前，应严格排除此病的存在，方能进行颅盆环牵引治疗。

### （四）不适合颅盆环牵引治疗的侏儒症

呆小症（Cretin病）、垂体功能低下性侏儒症、血吸虫病性侏儒症、先天性卵巢发育不全性侏儒症、糖原累积病性侏儒症、贺勒（Hurler）综合征等6种均不属于矫形外科治疗的范围，应由内科按照不同的发病原因进行治疗。

（余　江　田慧中　周　纲）

## 第十节　颅盆牵引治疗Marfan综合征性脊柱侧凸

### 一、概　　述

Marfan综合征的病人，40%～70%可发生脊柱侧凸。侧凸常很重，可引起疼痛，明显影响外观，可有肺功能下降，甚至死于肺源性心脏病。因为此病有独特的软组织表现，Marfan综合征性脊柱侧凸及脊柱其他畸形的治疗与别的脊柱畸形治疗有明显的区别。

Orcutt和Dewald、Robins、Moe和Winter、Savini、Cervellati和Beroaldo的文章中，报道了大量的伴有脊柱侧凸的Marfan综合征。Beneu和同伴报道了35例伴侧凸的病人，其中27例为真性Marfan综合征，8例为顿挫型疾病。真性Marfan综合征性侧凸平均为64°，顿挫型为79°。侧凸病人72%有疼痛。14例用Milwaukee支具治疗，只有5例疗效满意。有2例因侧凸太重不能用支具，还有7例是支具治疗失败的，这9例行手术治疗。对顿挫型疾病，单纯用支具就能取得成功。

脊柱融合的14例病人，有11例用后路融合，Harrington棒内固定。平均矫正41%。有5例出现假关节，其中4例修复术后愈合，另一例在11岁时死于心衰。因手术死亡和引起神经症状的无1例。

Orcutt和Dewald报道了53例Marfan综合征，其中35例有侧凸。6例用支具，7例用手术治疗，有2例伴脊椎滑脱。其中1例为Ⅱ度，另一例为Ⅳ度滑脱。他强调，要仔细地诊断心血管问题。

Beneux和同伴报道了伴侧凸的20例病人，14例需手术矫正固定，其中3例用前后路两期手术融合。

Savini和同伴报道了26例，14例男性，12例女性，侧凸为主的23例，后凸为主的3例。大部分侧凸都较重，有1例双弯都在180°，50°以下的只有4例。胸前凸可使肺功能下降，1例成年病人肺活量因此仅有550 mL。有8例用支具或石膏非手术治疗，均未获得成功。17例手术治疗的病人，侧凸最小的为57°，最大的为180°，平均矫正43%。大部分畸形用颅环股骨牵引或颅环悬吊牵引都很有效。双弯都是180°的病人，用牵引分别使侧凸变为90°和80°，肺活量增加了400 mL，身高增加了27 cm。这组病人术后有1例出现重度脊椎滑脱。Winter报道过2例有重度（滑脱100%）脊椎滑脱。

法国的Ledelliou报道了一组病人，59例中43例为真性Marfan综合征，16例为顿挫型疾病。这59例中，有35例女性，24例男性。两组病人都以双弯为常见，矢状面畸形更明显，真性Marfan综合征尤为突出。

真性Marfan综合征侧凸范围是11°～196°，顿挫型疾病为23°～140°，59例中小于50°的共19例，小于30°仅8例，大于100°的11例。悬吊试验侧凸的活动范围是0～60%。侧凸越重，发病时间越长，活动度就越小。有1例病人营养性发育不良的表现与神经纤维瘤病相似。

14例用支具或石膏非手术治疗，其中4例用Milwaukee支具，7例用Lyonnaise腰围，3例是两者联合应用，有7例病人侧凸停止了发展，腰后凸用支具治疗也得到了控制。手术治疗的40例中，28例为真性Marfan综合征，12例为顿挫型疾病。其中有34例用Harringtn器械固定，手术治疗的病人大部分都是Marfan综合征性脊柱侧凸。

Fishman报道了5例骶部硬膜膨胀的病人（与神经纤维瘤病相似）。椎管增大，腰骶部骨质膨胀，引起腰骶疼痛和不稳。在腰骶部行融合手术，如有骨质缺损，将很困难。

## 二、临 床 表 现

Marfan综合征是一种不明原因的结缔组织异常的遗传性疾病，症状可累及眼睛、心血管和骨骼，为常染色体显性遗传。Marfan首先在1896年描述此病，最近研究认为这是一种胶原交叉链缺陷性疾病。

眼睛的表现有晶体不全脱位或全脱位（晶状体异位）。这种体征很精细，必须由眼科医生用裂隙灯检查才能确定这种缺陷。

心血管异常包括有主动脉或二尖瓣畸形，主动脉膨胀，或壁间动脉瘤。后者是引起突然死亡的主要原因。

骨骼系统的表现有蜘蛛足样指（趾）、细长的四肢、长头、胸骨凹陷或隆凸、弓状高腭、韧带松弛、扁平足、脊柱侧凸、胸段前凸、胸腰段后凸，有时还可出现脊椎滑脱。

需要鉴别诊断的疾病：先天性挛缩性蜘蛛足样指（趾）、尿胱氨酸病、皮肤弹性过度松弛综合征、二尖瓣脱垂综合征。

由于Marfan综合征无特定性生物化学试验检查，诊断主要靠临床表现。这样，确诊就不那么容易。因为不是所有的病人都有晶体异位三联征、蜘蛛足样指（趾）和心脏瓣膜畸形。病人有所谓的顿挫型表现时，此病的诊断就有疑问。其他表现有：青春期病人瘦、高，有侧凸，也可伴有心脏杂音。心脏听诊可闻及瓣膜“叭嗒”音。如缺乏这几种主要表现，就不能诊断为Marfan综合征，可能是二尖瓣脱垂综合征。

Marfan综合征的侧凸表现与特发性脊柱侧凸相似。胸弯常向右凸，腰弯常向左凸，双弯较常见，可有胸前凸和腰或胸腰后凸。对此病，恢复脊柱正常的矢状面排列更为重要，治疗时应注意这一点。

## 三、诊　断

询问病史时，要特别注意了解家族史：有无脊柱畸形、晶状体异常、心血管疾病和突发死亡的成员，侧凸是否疼痛，有无气短。

体查时，要检查有无晶体异位、高弓状腭、胸骨是凹陷还是隆凸，蜘蛛足样肢体、手指过度细长和平足畸形，也要做指腕试验和拇指内握拳试验（图5-154）。心脏听诊有无杂音，尤其要注意二尖瓣和主动脉区有无异常。脊柱检查，有无侧凸，胸前凸，腰或胸腰后凸，脊柱滑脱。

辅助检查：眼科的裂隙灯检查、心脏听诊和心电图。如有胸廓畸形或有胸椎前凸时，还要检查肺功能。

X线片要拍站立前后位和侧位片。术前要拍侧屈位和牵引位片，了解侧凸的活动度。拍全长侧位片时，如临床怀疑有脊椎滑脱时，侧位片的投射焦点应放在腰骶部。一般不必做脊髓造影，除非个别病人有肥大性变化时可做造影。

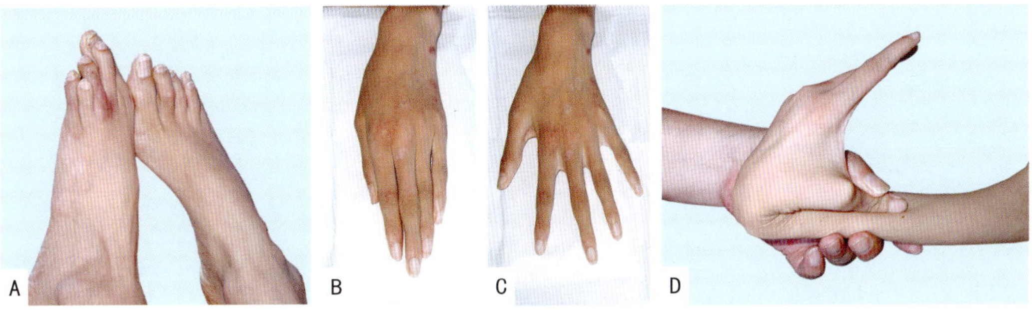


**图5-154A-D　Marfan综合征**

A. 病人的足部异常，两足细长，足趾长而不整齐为其特点　B-C. Marfan综合征病人的手，掌、指骨细长，关节松弛，活动度大　D. Marfan综合征病人的指腕试验阳性，曲腕时拇指可以与前臂紧贴靠拢

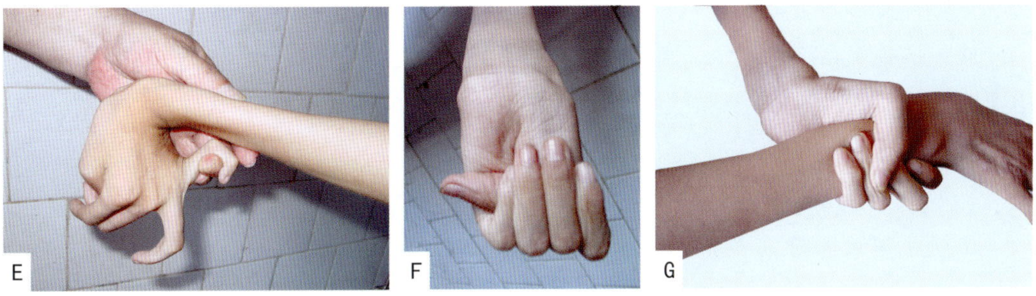


**图5-154E-G　同一病例**

E. 病人的手在腕关节背曲时，小指可以与前臂背侧相接触　F. Marfan综合征病人的手，拇指内握拳试验阳性，即4个手指握住拇指时，拇指的末节可以露出　G. Marfan综合征病人用自己的手握住自己的前臂远端时，手指可以两节重叠，证明手指过长，蜘蛛指征阳性

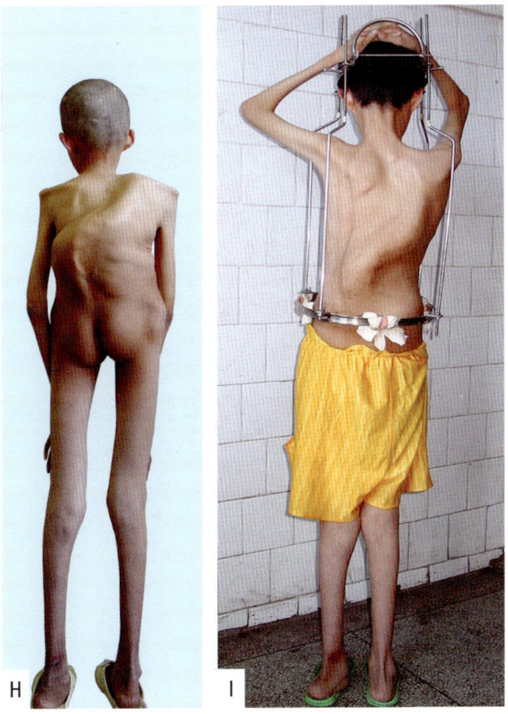


**图5-154H-I　同一病例**

H. 病人的人体外形，躯干部呈双弯缩短，四肢细长　I. 对Marfan综合征合并重度脊柱侧弯者，很适合做颅盆牵引加弹性分叉生长棒来维持脊柱的伸直和改善呼吸功能

## 四、治　疗

### （一）定期观察

在生长期的侧凸小于25°的病人，可每隔4个月做1次观察，直到病人生长停止时。未做融合的35°～50°侧凸病人，还要延长观察，因为到成人期，这种侧凸还会加重，以后可每隔1年做1次随访。

### （二）矫形支具治疗

虽然支具治疗效果较差，但仍有不少病人适应用支具治疗。如顿挫型疾病、进展加重性侧凸、小于45°的侧凸、无胸前凸和腰后凸的侧弯。如使用环形矫形支具，可使病人胸廓紧缩，因此，最好用Milwaukee支具。支具治疗，侧凸仍加重时，可考虑手术融合。如果病人年龄过小（10岁以下），可单纯做内固定不做脊柱融合，待年龄合适时，再行融合术。

### （三）手术治疗

手术适应证：大于45°侧凸的青春期病人，侧凸伴疼痛，进行性加重性侧凸或成年人侧凸大于50°。如病人有严重的心脏瓣膜畸形或主动脉壁间动脉瘤，应禁忌手术。心脏外科应先行心脏瓣膜畸形治疗，以后再治脊柱侧凸。

手术可用后路Harrington棒或Lugue棒内固定，脊柱融合，手术方法与特发性侧凸的治疗相同。一般不必融合骶骨，因为常见的是胸前凸，用椎板下钢丝就能重建出正常的胸后凸。10多岁有活动度的侧凸，可单纯行后凸手术，对那些成年人僵硬性前凸，也可先行前路椎间盘切除术。

胸腰或腰后凸的病人，术前要做矫正试验，仰卧拍过伸位X线片，如有活动度，单纯后路手术就可矫正，如无活动度，应行前路松解，间盘切除，二期再行后路融合。重建出正常的矢状面排列比矫正侧凸更为重要。

术前用骨牵引，在15年前很广泛，但现在已很少使用。现在的病人都知道手术可迅速地矫正畸形。但大的、僵硬性侧凸，用椎间盘切除术治疗比牵引治疗效果好。牵引适应证：重度双弯（100°或100°以上）或有心肺受累，牵引可改善肺功能和全身情况，以利手术。

如前所述，矢状面畸形十分重要，胸段手术时，下端融合不要只包括胸腰或腰后凸的顶椎处，这种情况，应再向下端融合，范围要包括所有的后凸椎体。

有一些Marfan综合征的病人拒绝治疗，他们相信命运，认定自己将在早年死于心血管疾病。Twin Cities中心不同意这种看法，因为心血管外科的发展，病人平均寿命已延长到45岁。

**（四）颅盆牵引下弹性分叉生长棒矫形术治疗Marfan综合征**

Marfan综合征常伴有严重的脊柱侧凸和双弯，是颅盆牵引的适应证，特别是在发育期间的病例，颅盆牵引配合弹性分叉生长棒治疗，能取得较好的治疗效果。

1. 麻醉与体位　在颅盆环牵引局部浸润麻醉下手术，俯卧在手术台上，用填料垫实，颅环与四根立柱之间的螺母上下各松开3 cm，留有术中撑开的余地，术毕重新拧紧返回病房（图5–155）。

2. 手术操作程序

（1）第一步：消毒铺单后，开始局部浸润麻醉，沿棘突分层分次进行皮内、皮下浸润（图5–156）。

（2）第二步：然后切开皮肤、皮下组织直达棘突，再做椎板后肌肉层局麻浸润，沿棘突纵行切开棘上韧带，自骨膜下剥离暴露棘突和双侧椎板。再在关节突外缘和横突间注入局麻药液，剥离暴露凹侧的横突和肋骨（图5–157），准备在头端

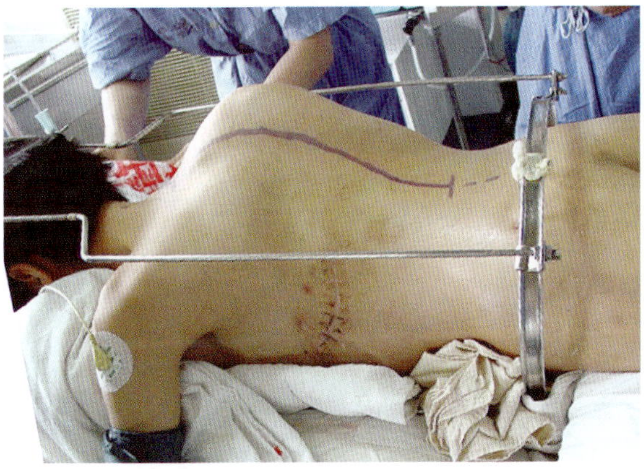

图5–155　行弹性分叉生长棒矫形术的卧位

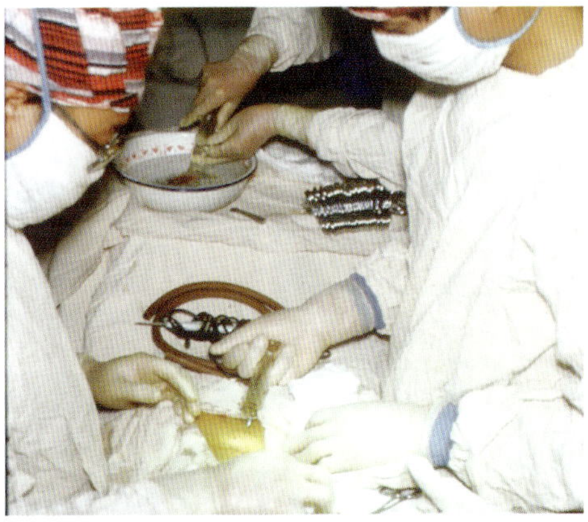

图5–156　局部浸润麻醉应分层分次进行，一般为皮内、皮下层，椎板后肌肉层，关节突外侧、横突间层

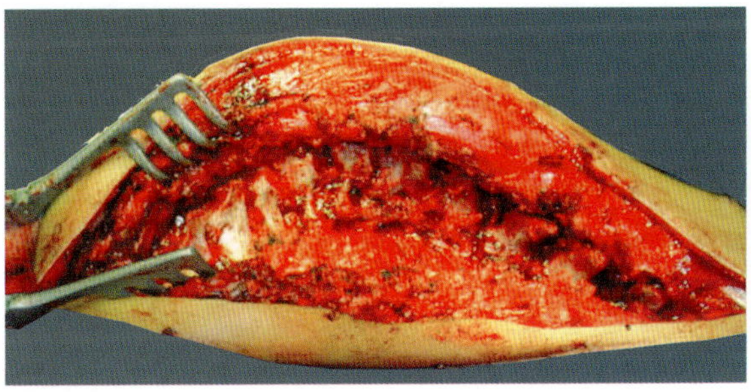

图5–157　棘突和双侧椎板已暴露，凹侧肋骨的背侧面已开始显露

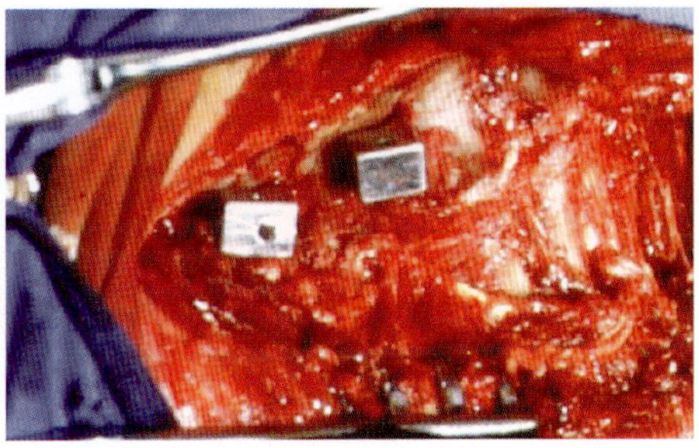

图5–158　在两节胸椎的下关节突上各挂1枚上钩

胸椎的下关节突上安装2枚上钩（图5-158），尾端在已选定好腰椎的椎板上缘，安装1枚下钩（图5-159）。

（3）第三步：在侧弯的顶椎段切除多节棘间韧带和黄韧带，直达硬膜外层，根据需要穿3～6节椎板下钢丝，以备固定在分叉棒的第1根棒上。下一步安装第1根棒，在第1根棒上带有垫圈、弹簧和棒间接头，棒的锁口端装入低位上钩的钩孔内，棒的末端装在下钩的钩孔内，即完成了第1根棒的安装。

（4）第四步：此时，应作轻度的撑开和将椎板下钢丝固定在棒上（图5-160），无需过度撑开和拧紧。向侧弯凹侧剥离暴露肋骨的背面，在4～6条塌陷肋骨的骨膜下做局限性剥离，在骨膜下穿0.8 mm直径的双钢丝，准备下一步与第2根棒作提肋固定用（图5-161）。

（5）第五步：这时再将第2根棒锁口端装入高位上钩的钩孔内，将棒的末端装入棒间接头内，两根棒的撑开和椎板下钢丝的拧紧应同时交替进行（图5-162），直至第1根棒和第2根棒的承受力达到标准限度（图5-163），脊柱的伸直达到最大限度，椎板下钢丝的拧紧使第1根棒贴在椎板上。

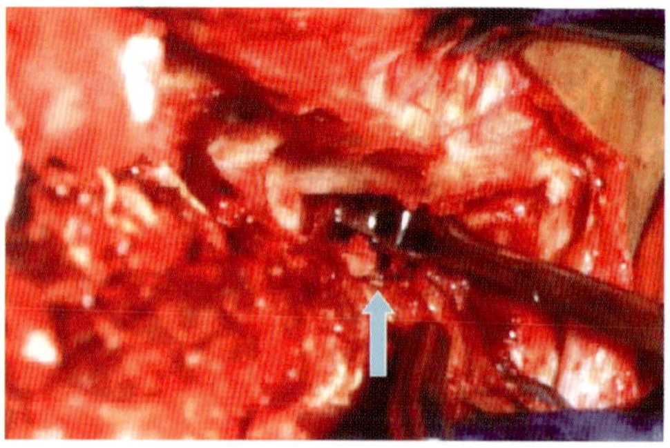

图5-159　切除上位腰椎的部分下关节突，在下位腰椎的全椎板上置入1枚下钩

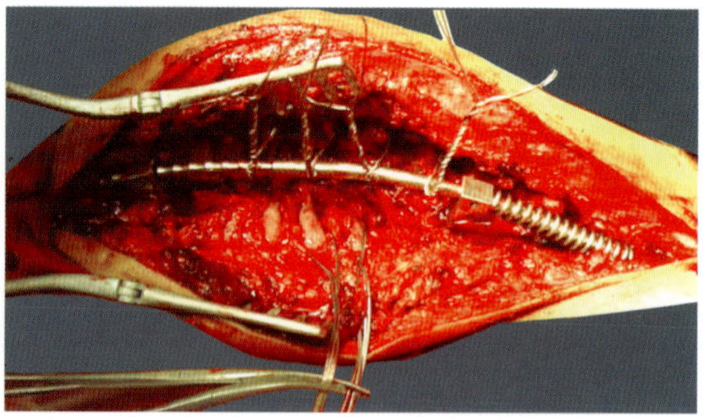

图5-160　分叉生长棒的第1根棒已安装好，4条椎板下钢丝尚未完全拧紧。在安装第2根棒之前，先将提肋钢丝穿好

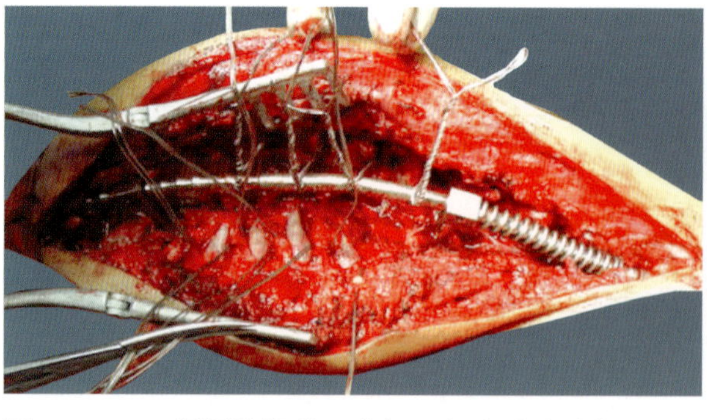

图5-161　4根提肋钢丝已穿好，但应注意穿钢丝时剥离范围不能太大，勿损伤胸膜。下一步安装第2根棒，再将提肋钢丝固定在第2根棒上

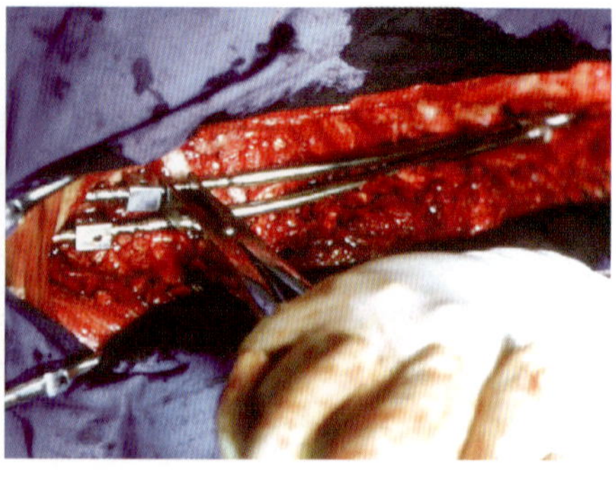

图5-162　分叉棒的两根棒同时进行交替撑开，用力适可而止

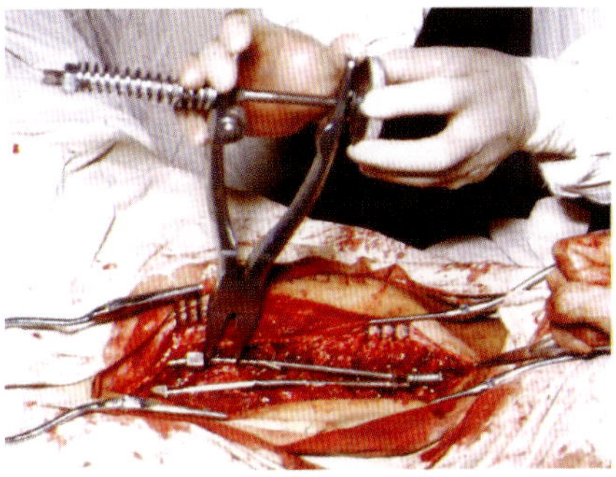

图5-163　测量每根棒的撑开力，每根棒的撑开力一般在20～30 kg

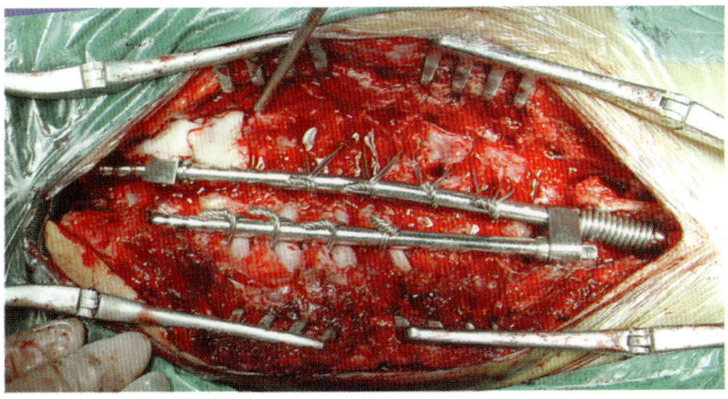

图5-164　弹性分叉生长棒已安装好，椎板下钢丝和提肋钢丝已拧紧，骨水泥垫已凝固成型，弹簧已被压缩，脊柱已伸直

（6）第六步：切记在交替撑开和拧紧钢丝之前，应先在第1根棒上钩与椎板棘突之间用骨水泥做垫，以防椎板下钢丝拧紧时，上钩翻转造成骨折或脱钩（图5-164）。

（7）第七步：最后在侧弯凹侧3～6根肋骨上穿钢丝，将其固定在第2根棒上，拧紧钢丝提升肋骨，使胸廓变圆，胸腔容积加大，改善呼吸功能，同时还有加强内固定牢固的作用。术毕放置T形管引流，分层缝合切口。

3．术后处理　按颅盆环牵引护理。术后X线拍片，如有胸腔积气，应及时穿刺抽气。24～48 h拔出负压引流管，10～12天拆线后，拆除颅盆环更换石膏背心或支具外固定，固定期限为8～10个月。

4．并发症防范要点

（1）两只上钩的安装应选择适当的胸椎下关节突，以便第1根棒和第2根棒的摆放。

（2）穿提肋钢丝需要小心地剥离胸膜，以免造成气胸。

（3）戴颅盆环牵引的病人，最好是在局麻下手术则更安全。

## 五、结　　语

Marfan综合征常伴有侧凸，畸形可发展得很严重。只有小部分病人用矫形支具非手术治疗能有效，大部分病人需手术稳定。要恢复病人的外形，就要注意矢状面的排列。手术矫正矢状面的畸形比矫正冠状面的畸形更重要，也就是说矫正前凸比矫正侧凸重要。

（万　勇　田慧中　吕　霞）

# 第十一节　颅盆牵引加器械治疗神经纤维瘤病性脊柱侧凸

## 一、概　　述

神经纤维瘤病是一种遗传性疾病，可伴有各部位骨畸形，需要矫形外科治疗，当伴有脊柱畸形时，矫形比较困难，尤其是骨质也有营养不良就更难治疗。虽然早在1921年人们就认识到神经纤维瘤病伴有的脊柱畸形，但至今仍没有找到好的治疗方法。

1793年，Wilhelm C，Telesius Von Tilenau在临床上首先认识了神经纤维瘤病。他描述了此病的皮肤症状和伴有脊柱畸形的表现。Virchow在1847年描述了在一个家族中出现多个神经纤维瘤病的患者。后来，到1863年，他又详细地叙述了神经纤维瘤病的末梢神经瘤的病理表现。1849年，在Dublin医学院的R. W. Smith通过尸检发现神经纤维瘤病有两种类型。而Frederick Danielvon Recklinghausen首先从临床上认识了此病的本质。他在1882年出版了关于神经纤维瘤病的著作，并介绍了此病的术语。他认识到此病的遗传性和变异表现。他认为每个病人的皮下结节是皮下神经瘤的表现。奇怪的是他没有谈到咖啡牛奶斑，但他记录了其他作者论述的皮肤色素变化。1909年Thomson也认识到此病的遗传表现，1918年PreiseDavenport描述了此病是显性正染色体遗传性疾病。

1921年皮肤学家Weiss报道了神经纤维瘤病伴脊柱侧弯的15例病人，他的同伴Eng-man指出这是此病的并发症。3年后，Brooks和Lehman发表了神经纤维瘤病伴有骨骼畸形的文章，他报道的7例病人均伴有脊柱侧凸，以后相继发表了许多文章表明，神经纤维瘤病伴发的骨骼畸形中，最常见的就是脊柱侧凸。

在一般人群中，神经纤维瘤病的发病率是1：3 000，与囊状纤维化或三躯畸胎21发病率相等，是肌营养不良发病率的2倍多。在1万例脊柱畸形中，此病症畸形占1例。Twin Cities侧凸中心报道了102例神经纤维瘤病性脊柱畸形。Rezaian报道了3 209例侧凸病人，其中有98例是神经纤维瘤病。Cotrel复习3 000例侧凸病人，其中65例为此病。McCarroll报道了46例神经纤维瘤病，其中19例伴有侧凸。Chaglassian 141例侧凸中，此病占37例，其他还有一些关于此病伴有侧凸或后侧凸的报道。虽然此病引起的脊柱畸形不多见，但临床上神经纤维瘤病还是不少的。而那些已经诊断出的此病患者，多有脊柱畸形的表现。

Holt指出，此病是一种遗传性疾病，可能是神经嵴起源错构异常，不仅影响神经外胚层和中胚层，也影响内胚层，所以在身体的各部器官都有可能出现错构瘤，在神经纤维瘤病中，神经末梢的所有细胞都能参加肿瘤的形成。从胚胎学的角度，神经嵴异常可以解释神经纤维瘤病的症状。Riccardi认为，虽然此病有神经内分泌病的表现，但主要问题不单纯在神经嵴。要更好地解释此病的综合症状，必须想到在神经嵴细胞和中胚与内胚源细胞之间，有着化学性或细胞性的相互影响。到目前为止，神经纤维瘤病的病因仍有待于进一步研究。

已经证明神经纤维瘤病的遗传方式或正染色体显性变异自然突变率为50%。近来Steg与同伴对此进行了研究，他们在病人的父母异常的皮肤中发现，过去报道的自然突变体高于自然突变率。

在临床上这种遗传性疾病的表现有3种基本形式：第1种最为常见，有典型的神经纤维瘤和咖啡牛奶斑（图5-165）；第2种是听神经纤维瘤病（第Ⅷ对颅神经瘤），与神经纤维瘤病不同，它无咖啡牛奶斑和皮肤神经纤维瘤的表现，这种情况也得到Crowe和 Schull与Eldridge的证实；第3种是节段性神经纤维瘤病，其特点是咖啡牛奶斑和皮肤神经纤维瘤常局限在身体上部，包括同侧上肢。

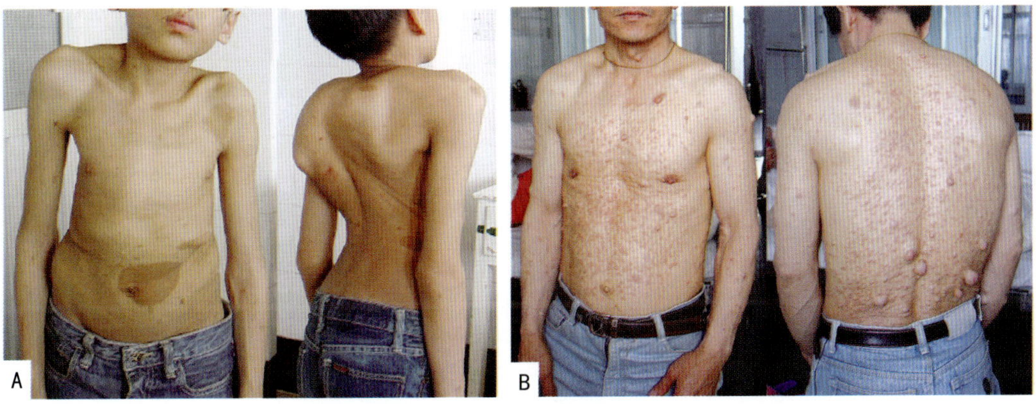


**图5-165　神经纤维瘤病的咖啡牛奶斑**

A. 多发性神经纤维瘤病性脊柱侧弯（儿子）　B. 患者的父亲也是多发性神经纤维瘤病

## 二、诊　断

诊断神经纤维瘤病，有一定的特征性表现和伴随症状的表现。要注意了解病人的家族史。但应知道，这种遗传病变异性很大，有时无家族阳性史。

神经纤维瘤病的特征性表现是咖啡牛奶斑（图5-166）、多发性神经纤维瘤、Lisch虹膜结节、纤维脂肪瘤（图5-167），以下两种咖啡牛奶斑可以作为诊断神经

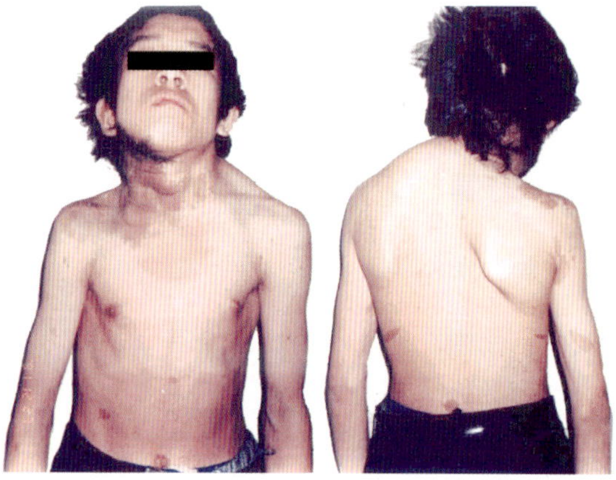

图5-166　神经纤维瘤病的特征性表现是咖啡牛奶斑，最多见的并发症是颈胸段脊柱后侧凸

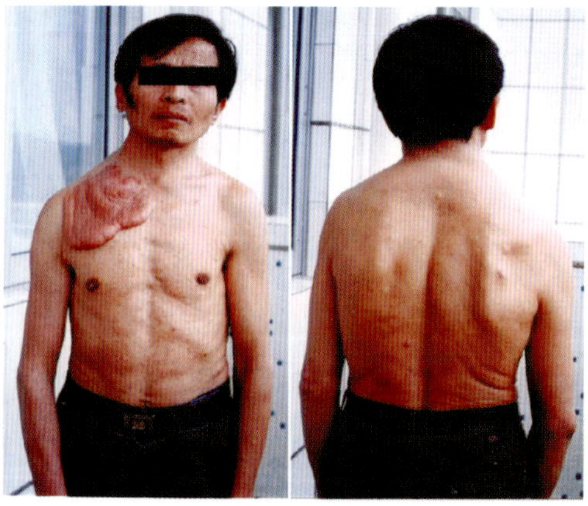

图5-167　多发性神经纤维瘤病多伴有纤维脂肪瘤

纤维瘤病的标准。成人有6个以上，直径在1.5 cm以上的咖啡牛奶斑，如无其他原因应诊断此病。5岁以上的儿童有5个以上，直径大于0.5 cm的咖啡牛奶斑应诊断此病。可能伴有腋窝雀斑，颈部和会阴部也可有雀斑。

多发性神经纤维瘤是此病的表现之一，皮下的神经纤维瘤有蒂或无蒂，大小不一。在儿童期或20岁前，不一定都会有神经纤维瘤的表现。这些神经纤维瘤常常在青春期或妊娠期变大、增多而被人发现。对此不必常规取活检，因为它们无特殊的病理组织学表现。

仔细地检查可以发现Lisch结节，但这一症状的诊断重要性并没有得到广泛的认识，这是一种虹膜错构瘤色素结节。6岁以上的神经纤维瘤病患者94%有此症状。6岁以下的28%此症状阳性。正常人无此症状，但这与疾病的程度和此病的表现无关。有趣的是听神经纤维瘤病的患者无此症状。

神经纤维瘤病患者还有许多其他表现，最常见的是骨骼畸形。脊柱畸形有颈后凸、侧凸、后侧凸、前侧凸和脊柱滑脱。

## 三、脊柱的X线变化

20世纪Gould和后来的Brooks与Lehman就发现神经瘤病有骨质破坏改变，以后很多作者都证明了X线上的骨质变化。神经纤维瘤病脊柱畸形的典型X线表现是椎体塌陷，椎体边缘变锐，顶椎旋转，椎管和椎间孔增宽，肋骨呈铅笔样变，横突如纺锤状。引起这些变化的确切原因仍有争议，有人认为这种变化可能是肿瘤邻近的骨缺如。此病椎体塌陷，而有可能不出现侧凸，常可发现有硬膜管扩张。脊髓造影显示硬膜管扩张反应超出了椎体的畸形边缘（图5-168）。也有报道重度脊膜膨出的病例，有的膨出到胸腔，压迫肺、气管和食管。

神经纤维瘤病性脊柱侧凸的典型表现是侧凸弯短、锐，受累椎体在6节以内，Holt认为这种表现就能诊断此病。Heard认为，颈椎后凸进行性加重是由于椎体进行性破坏引起的。腰椎滑脱的病人，其原因主要是双侧椎弓根假关节造成的，而并不是关节突间，即椎弓狭部的缺损造成的。

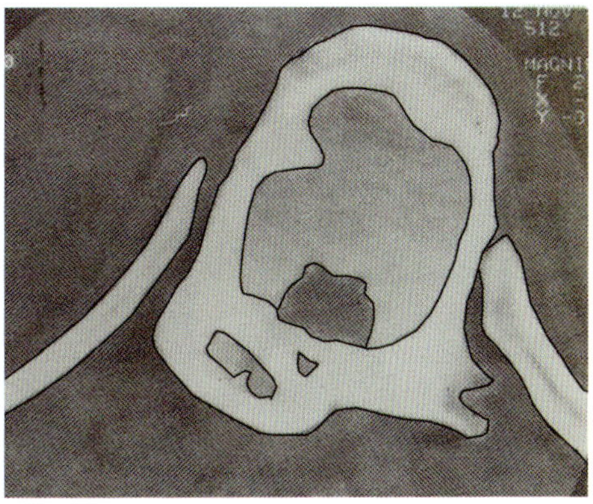

图5-168 CT检查发现有硬膜囊扩张

## 四、自然发展史

虽然这种遗传性疾病的表现各有所异，但所有的神经纤维瘤病患者有一点是相同的，就是疾病都在进行加重。病人的皮肤变化，随着年龄增长，色素沉着的范围变广、增大，这些变化在出生后就开始发生。而神经纤维瘤则不同，往往在20岁以后才开始发展。在青春期和妊娠期，神经纤维瘤趋向增多、变大。有时，神经纤维瘤可产生恶变，或以前无任何表现突然发生恶性变。

并发骨骼畸形是矫形外科的主要问题，尤其是脊柱畸形。有人认为神经纤维瘤病并发的脊柱侧凸有两种形式，即有骨破坏的和无骨破坏的侧凸。有骨破坏的侧凸几乎都是进行性加重的侧凸。而无骨破坏的侧凸，侧弯也可能是特发性的。有神经纤维瘤病的各种表现、侧凸无骨质破坏的病人，其侧凸可能是特发性的。Blot不认为是这样，他报道说，神经纤维瘤病性侧凸，无骨质破坏，与早期的特发生侧凸相似，到了成年，病人有骨质破坏，侧凸开始加重。

Cobb认为有骨破坏和无骨破怀性侧凸的治疗不同。有骨破坏的侧凸，如果要阻止畸形加重，几乎所有病人都需要早期融合脊柱。前苏联Bunyatov观察了一组145例神经纤维瘤病性侧凸的自然发展史，均未手术固定，用支具治疗无效，侧凸继续加重。也有报道继发性神经症状的文章。

## 五、治　疗

如上所述，区别有骨质破坏和无骨质破坏的侧凸是很重要的。无骨质破坏的侧凸治疗与特发性侧凸相同，下面主要谈谈有骨质破坏的脊柱畸形。这种脊柱畸形用非手术疗法不能控制畸形的发展，必须手术治疗。尽管术中操作仔细，但假关节发生率仍很高，有些病人必须持续治疗，以便使关节坚固融合。

### （一）颈段脊柱

对神经纤维瘤病性颈椎畸形的治疗，文献报道较少。Yong-Hing指出，颈脊柱畸形的发病率与其他部位脊柱畸形的程度有直接关系。在他的一组侧凸与后侧凸病例中，44%为颈段畸形。Curtis报道的8例中有4例出现继发于颈椎畸形的截瘫。

而颈部脊柱畸形比较隐蔽，查体时常常漏诊。有颈椎侧凸或后侧凸，伴有骨破坏的病人应定期拍颈部的X线片。当颈椎的骨质破坏有不稳定或有神经症状时，应手术固定。

1. 侧凸　颈椎侧凸单纯后路融合疗效较好。只需一次手术，不必再探查是否有假关节。术后主张用头盆环固定。如果有不稳定的表现，椎体有明显地横向移位，则需前后路融合固定。

2. 后凸　颈脊柱后凸畸形常见于椎体进行性的破坏。建议用前后路融合或两期手术治疗。术后用颅盆环固定。

颈脊柱后凸可引起脊髓压迫。当出现这些症状时，颅环牵引时要小心进行，轻度的神经症状对这种治疗都有反应。如果治疗有效，应在牵引下行融合术。若治疗无效，不能缓解神经症状，应前路减压，同时做前路、后路融合术。

应强调的是，脊柱后凸的脊髓压迫来自前方，应从前路治疗。治疗继发于脊柱后凸的脊髓压迫症，禁止用椎板减压术。因椎板切除后能引起后凸迅速加重，使瘫痪恶化。

还应注意的是，在行颅盆环牵引之前，必须先做全脊髓造影，了解颈椎的情况。如有椎管内肿瘤，牵引可加重瘫痪。

### （二）胸段脊柱

神经纤维瘤病性脊柱畸形多发生在胸段。这个部位的脊柱畸形，不仅要区别有无骨质破坏，当有骨质破坏时，还要注意后凸的程度。在Twin Cities脊柱侧凸中心，Savini指出，当有后凸时治疗应分为3类：即小于50°的骨破坏性侧后凸、大于50°的骨破坏性侧后凸和继发侧后凸的脊髓压迫症。

1. 小于50°的侧后凸　对骨质破坏性侧凸，应采取积极地治疗。支具治疗无效，不能控制畸形的发展。过去Twin Cities脊柱侧凸中心也采用支具治疗，但对进展型脊柱畸形无效。如确定畸形为进展型，但后凸小于50°，最好选择单纯后路融合术。如发现是骨质破坏性脊柱侧凸，应立即行稳定手术。可用Harrington器械固定，植自体骨融合。术后用Risser-Cotrel石膏固定。如轻度的骨质破坏逐渐加重，在6个月后可再次行植骨加强术。这种疗法对4岁以内的小儿特别有效。这种治疗损伤了椎骨骺，缺乏纵向生长的潜力。早期融合可以引起躯干短缩，需要融合的节数也相应少。最终由于融合后所丧失的高度，少于侧凸自然加重丧失的高度。虽然作者的经验有限，但对较小的患儿也考虑用皮下棍治疗。

2. 大于50°的侧后凸　侧后凸大于50°，应采取治疗骨破坏性侧后凸的方法治疗，即前路融合加后路融合术。术前可用颅环股骨牵引或颅环轮椅牵引。这样可以使后凸的可屈性加大，缓解继发于后凸的肺部症状及后凸造成的脊髓压迫症。用头环牵引，对有肺功能受影响的病人，可改善肺容积和动脉血氧分压。还必须再强调，像颈椎那样，必须在牵引前，行全椎管脊髓造影。如果允许牵引，后凸可以矫正到50°以下，可先行前路融合，立柱植骨，再行后路器械固定，椎板融合术。也可先行I期后路融合，器械固定使脊柱稳定，防止二期前路融合后立柱骨块移动。

如后凸畸形僵硬，最好先行前路手术。所有结构性畸形的区域都要融合，彻底切除间盘，植入骨块，也可用腓骨植骨。但必须有髂骨和肋骨植入。植骨块必须与椎体骨紧密接触。植骨时如嵌入软组织可引起骨块吸收。前路融合后，一期再行后路器械固定，椎板融合术。重度后凸畸形术后，常规用头环石膏牵引，6个月后换Milwaukee支具，直到骨愈合成熟，即骨小梁在植骨区已形成为止，常需固定18个月。也有治疗失败的报道，所以，融合不仅仅在顶椎部，还必须包括后凸所有的结构性部分。

3. 前侧凸　神经纤维瘤病，伴有胸段脊柱前侧凸不像后侧凸那样多。1979年Twin Cities脊柱侧凸中心报道了102例神经纤维瘤病，其中5例为前侧凸。最近Winter报道了用Herrington分离棍加椎板下钢丝固定，后路融合的2例病人。

作者对这方面的经验不多，建议用Harrington器械加椎板下钢丝固定，后路椎板融合术。用Moe尾端方形的棍和方形钩固定可以提供矢状面的矫正。如有椎板异常，用椎板下钢丝也不会有什么困难，但必须谨慎小心。用0.635 cm（1/4英寸）的Luque棍也能提供良好地内固定。

### （三）脊柱滑脱

神经纤维瘤病伴发脊柱滑脱，像胸段脊柱前侧凸一样，都是较少见的。对此种滑脱，缺乏治疗经验，到目前只有10例报道（McCaarroll、Hunt、Mandell、

Winter）。这种畸形是由于双侧椎弓根破坏造成的，虽然狭部也可能有骨融解，但主要病变不是椎弓狭部。

1981年Winter介绍了1例$L_5$滑脱、青春期男性患者的治疗方法。Bradford，McPhee与O'Brien认为术前可用颅环股骨牵引。Cill认为用后路Harrington器械固定，椎板融合。术后用带双腿的石膏固定，使双髋关节处于伸直位固定6个月，在此期间，病人一直卧床。在取出Harrington棍时，探查融合区发现已坚固愈合。

#### （四）脊髓压迫症

后侧凸引起的脊髓压迫症，可用前述的方法治疗，行前路融合术，很少需要前路脊髓减压术。像治疗颈椎后凸那样，如有神经症状，轻轻地用颅环试验性牵引治疗。石膏矫正也可以缓解症状，如果这种治疗有效，可行前后路脊柱融合术，而不必做脊髓前减压。

椎管内神经纤维瘤和后凸椎板切除术后，神经纤维瘤可以出现在椎旁肌内、椎间孔内或椎管内，椎管内的神经纤维瘤可以引起神经症状。

当神经纤维瘤压迫脊髓时，可同时有骨质破坏表现，融合时必须同时减压和椎板切除术。如椎板切除时融合失败，可致后凸和神经症状加重。Cobb描述了神经纤维瘤病椎板切除而不融合的结果，认为"神经纤维瘤病引起的脊柱畸形比较可怕，而椎板切除不做融合就更可怕"。

## 六、牵引加器械矫治神经纤维瘤病性脊柱弯曲

#### （一）术前准备

对神经纤维瘤病合并脊柱弯曲，术前采用颅盆环牵引，纵向牵拉脊柱，把躯干拉直，减少弯度，这是术前不可缺少的步骤。不但能延长身高，还能把各个椎骨间的韧带、小关节松动，为手术矫形做好准备。一般术前牵引3～6周，根据各种情况不同而定，侧凸比较僵硬的需牵引长一些时间，较松动者就可以缩短一些时间。牵引的另一大优点，就是观察牵引过程中有无神经症状发生，如果没有，说明在手术中撑开到相当程度也不容易发生神经过牵现象，这对手术中防止截瘫发生也是一个重要的手段。

#### （二）手术操作程序

1. 术中体位

（1）患者取俯卧位，卧于Hall-Relton架上，使腹部悬空，腹内压减低，静脉出血减少。应仔细地垫好上臂和肘部，肩关节外展不要超过90°。四点托架的上两点托住胸部，不要托在腋窝。下两点托住髂前上棘处，不要托在腹部（图5-169）。

（2）在颅盆环牵引下手术，戴颅盆环俯卧在手术台上，用填料垫实，不要让病人悬空在架子上，颅环与四根立柱之间的螺母，上下各松开3 cm，留有撑开的余地，术毕重新拧紧（图5-170）。

2．麻醉

（1）一般采用气管内全麻，由麻醉师监护，必要时做清醒试验。

（2）在颅盆环牵引下手术，应用局部浸润麻醉。

3．手术操作

（1）第一步：消毒铺单后，沿棘突做后正中切口（见图5-169），切开皮肤及皮下组织，暴露棘上韧带，沿棘上韧带作纵行切口，向两侧剥离暴露棘突，用寇贝剥离器剥离两侧棘突和椎板，暴露小关节突，放入自动撑开器，牵开肌肉组织，严格电烙止血，清除椎板上的软组织（图5-171），切除顶椎段拟穿椎板下钢丝的棘间韧带，向近端和远端暴露拟置钩的部位。

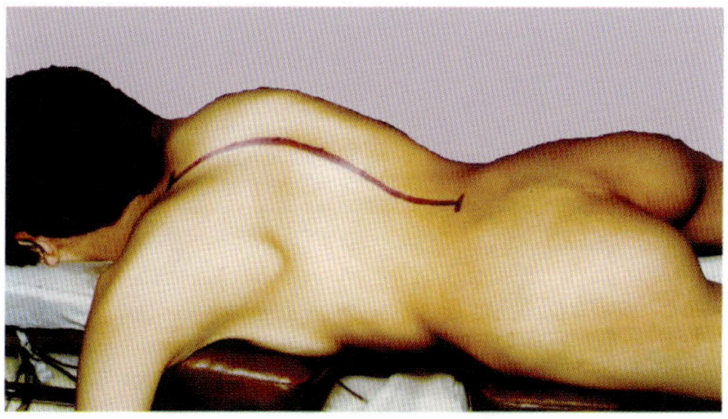

图5-169　不戴颅盆环的病人俯卧在Hall-Relton 架上并垫好填料垫

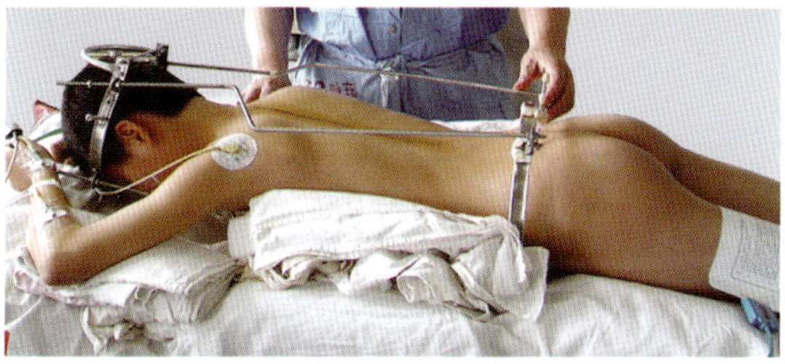

图5-170　戴颅盆环的病人俯卧在手术台上并垫好填料垫

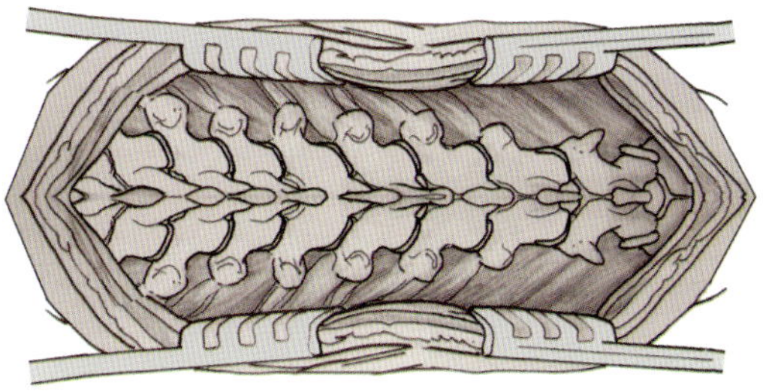

图5-171　已暴露棘突、椎板、关节突和横突

（2）第二步：确定在侧弯凹侧胸椎下关节突上的置钩部位，在胸椎下关节突的下缘和棘突的外侧，用小号骨刀做成L形置钩床（图5-172），再将上钩通过置钩床插入关节突间隙内（图5-173），使钩的末端顶在椎弓根上。

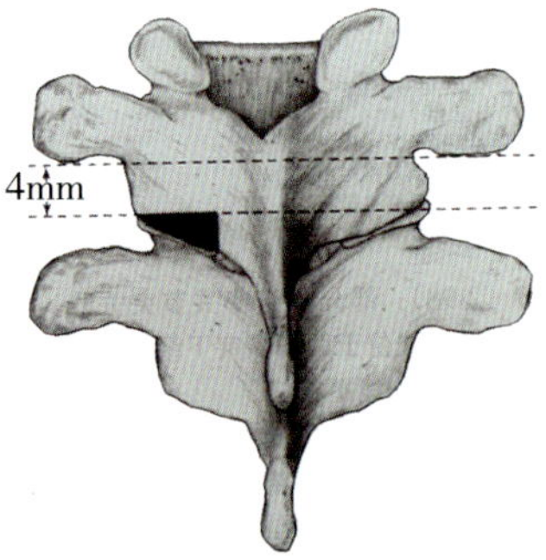


图5-172　在胸椎下关节突上，已做好上钩的置钩床

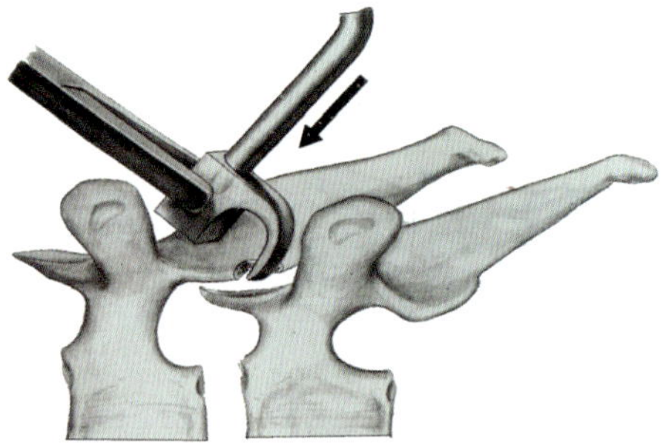

图5-173　将上钩通过置钩床，放入关节突关节的间隙内

（3）第三步：在侧弯凹侧腰椎上拟置下钩的部位，用骨刀切除上一腰椎的部分下关节突，暴露下一腰椎的椎板上缘，在椎板上缘上用小号骨刀开窗，将下钩置入开窗内，挂在全椎板上（图5-174）。

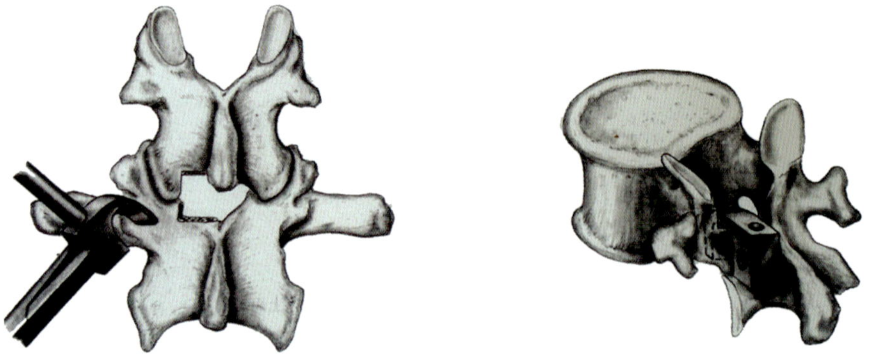

A　　B

图5-174　挂下钩

A. 已做好腰椎椎板上缘的开窗，准备将下钩挂在全椎板上　B. 下钩已挂在全椎板上

（4）第四步：进行椎板下穿钢丝的工作，将已预弯成钩状的双股钢丝自下一棘突间穿入，使钢丝的末端沿椎板内侧走行至上一棘突间隙（图5-175），用布巾钳钩住钢丝袢，向外拉出（图5-176），使钢丝的两端等长后，上下交叉，暂时固定在椎板上，以免钢丝下沉压迫脊髓，用此方法穿3～6节。

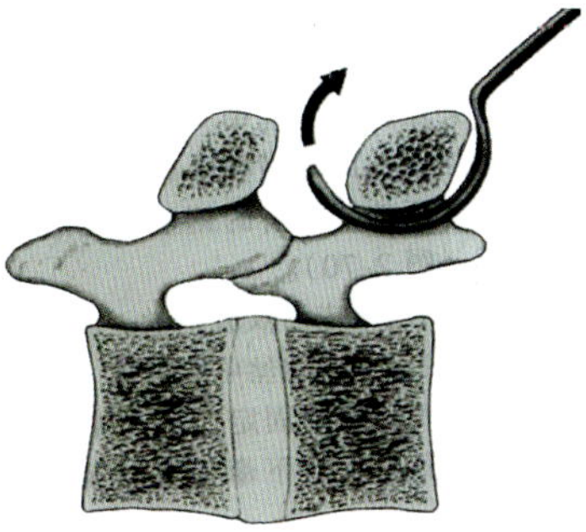

图5-175　椎板下穿钢丝

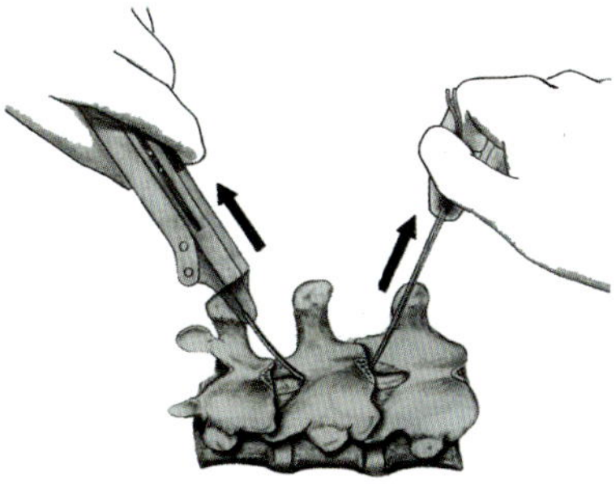

图5-176　双手提拉椎板下钢丝

（5）第五步：安装分离棒，再将椎板下钢丝拧在分离棒上，分离棒的撑开与钢丝的拧紧交替进行，使脊柱逐渐伸直，使椎板下钢丝紧贴在分离棒上（图5-177）。为了防止上钩脱落，可在上钩与棘突之间加少量骨水泥衬垫（图5-178），这样即可防止在椎板下钢丝拧紧时，上钩翻转造成关节突骨折或脱钩现象。在髂后上棘取骨，置于关节突间准备好的骨床内。手术完成后，放置T形管引流，分层闭合切口，手术结束。

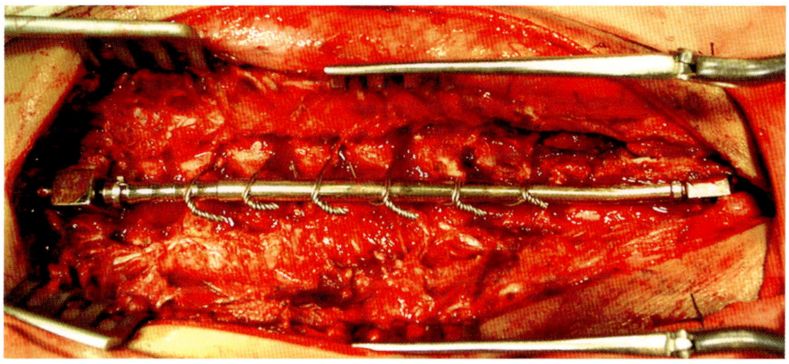

图5-177　分离棒安装与拧紧钢丝

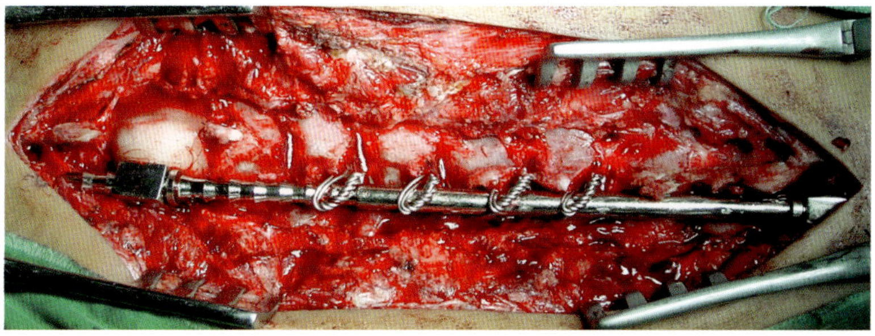

图5-178　上钩与棘突之间加少量骨水泥衬垫

4. 术后处理

（1）戴颅盆环牵引的病人，回病房取平卧位，要切实垫好，不要让病人悬空在架子上，接好负压引流，24～48 h拔除引流管，术后第2天即可戴颅盆环下地活动，拆线后更换石膏背心或支具外固定。

（2）不戴颅盆环的病人，回病房卧平床，按常规翻身护理，24～48 h拔除负压引流管，拆线后练习下地站立活动，石膏背心或支具外固定后即可出院。

### （三）典型病例

患者王某，女，13岁，患神经纤维瘤病性胸段脊柱侧凸。于2005年12月16日入院，经X线拍片诊断为胸段脊柱侧凸，Cobb's角70°。全身检查：躯干部和四肢有多发性咖啡牛奶斑。追寻其家族史，也有多发性神经纤维瘤病的存在，诊断为神经纤维瘤病性脊柱侧凸。于2005年12月19日行颅盆牵引，牵引3周后X线片示脊柱侧凸从70°变为25°。于2006年1月20日在颅盆牵引局部浸润麻醉下，行Harrington Luque矫形术，术后经过顺利，Cobb's角变为10°，人体外形明显改善，拆线后石膏背心外固定而出院。1年后随访人体外形基本正常，矫正度未见丢失，已恢复学业（图5-179 A-P）。

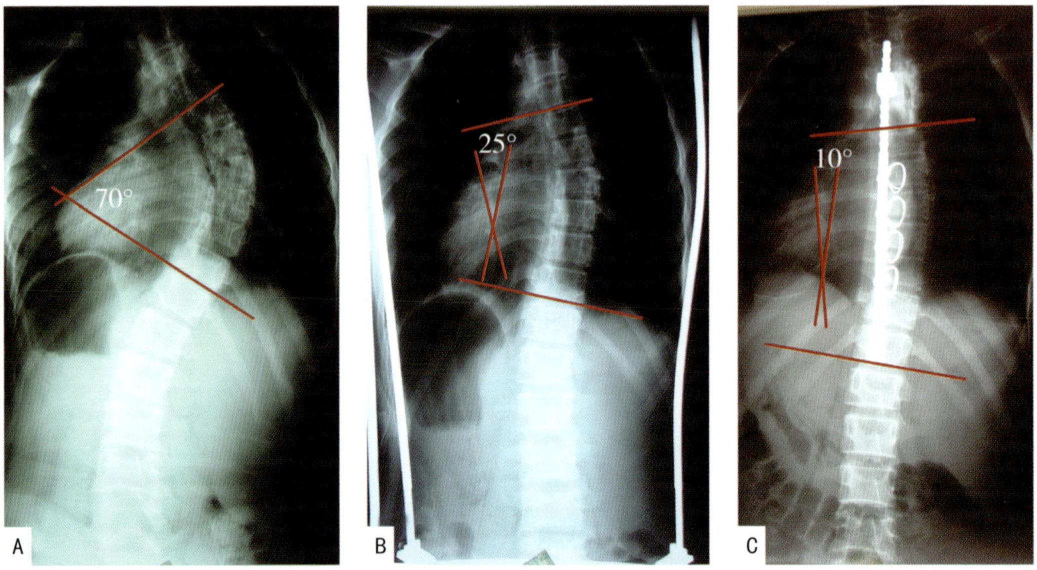


**图5-179A-C　患神经纤维瘤病性胸段脊柱侧凸**

A. 术前X线片Cobb's角70°　B. 经颅盆环牵引3周后Cobb's角变为25°　C. 内固定手术后Cobb's角变为10°

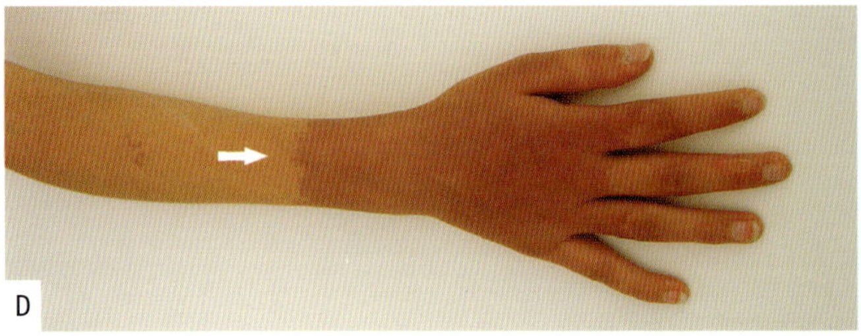


**图5-179D　同一病例**

箭头所示咖啡牛奶斑边缘

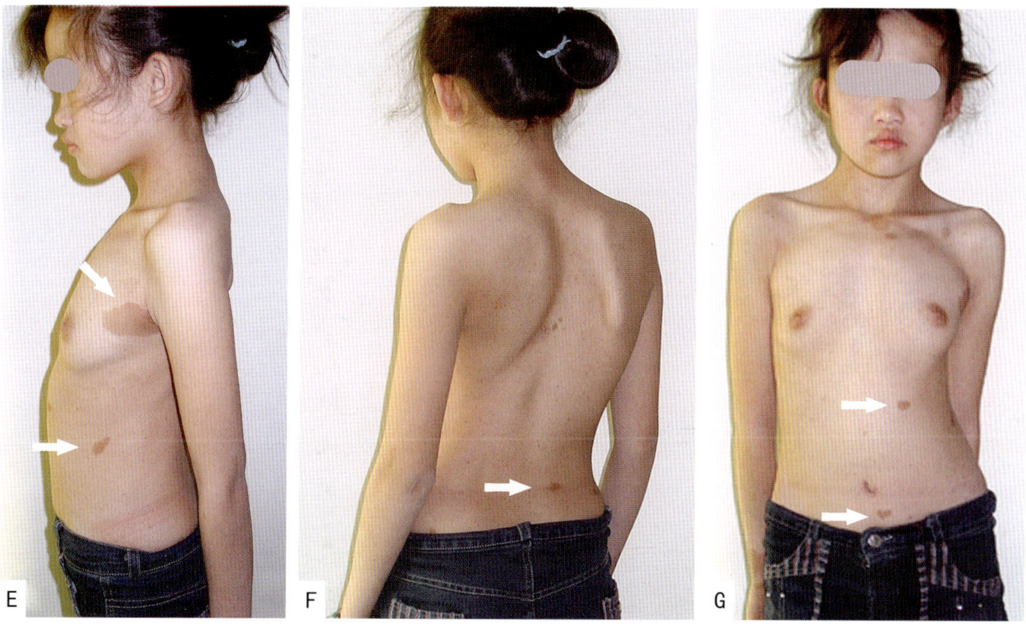


图5-179E-G　神经纤维瘤病性胸段脊柱侧凸外观

箭头所示为全身性、多发性咖啡牛奶斑表现

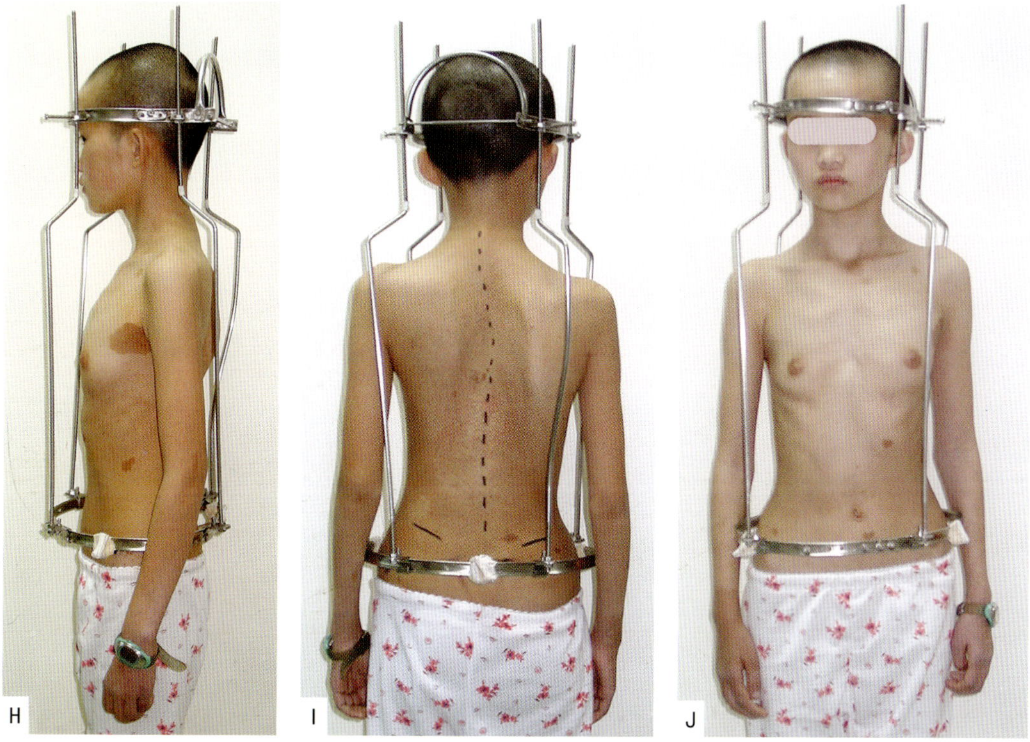


图5-179H-J　颅盆环牵引3周后，脊柱侧弯矫正效果满意

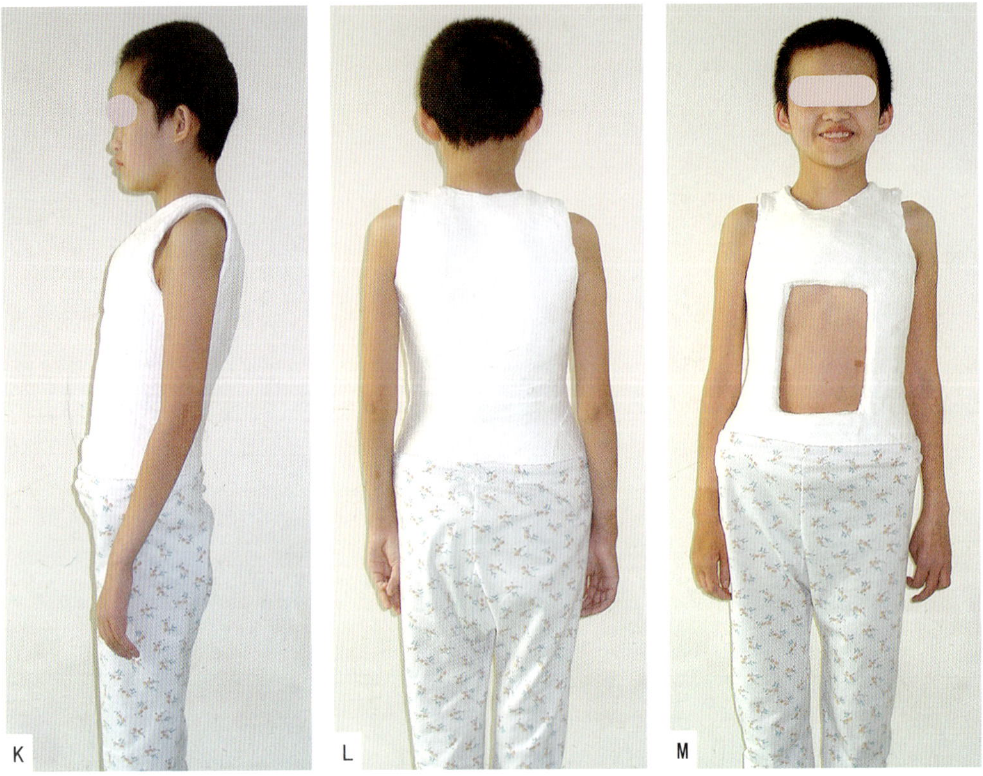


图5-179K-M　术后拆除颅盆环，给予石膏背心外固定，固定期限8～10个月

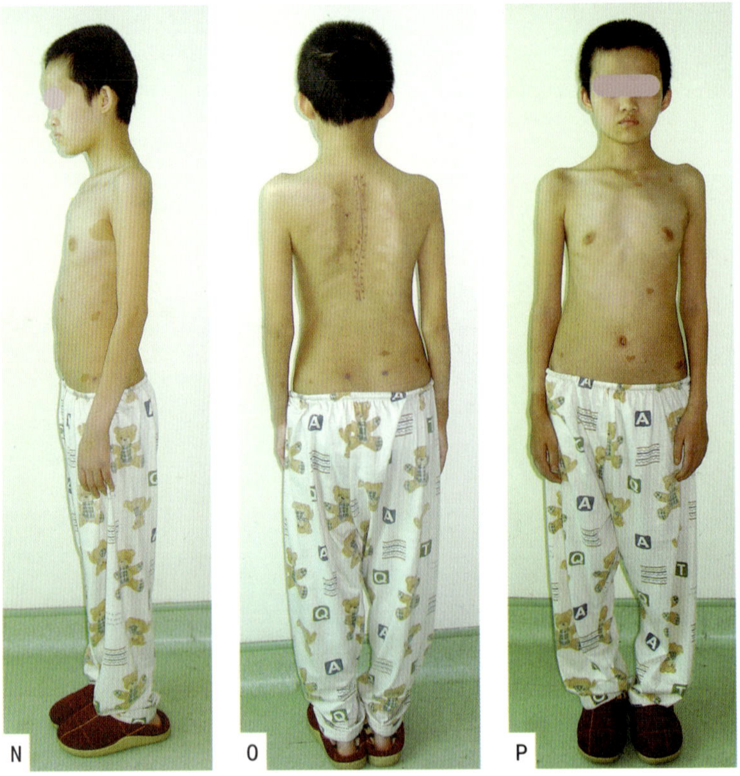


图5-179N-P　1年后随访，身高比术前增加6 cm，人体外形满意

（四）优点

神经纤维瘤病性脊柱弯曲术前给予颅盆环支撑牵引，在缓慢牵拉的过程中，使脊柱伸直，然后再进行内支撑内固定，是一种安全可靠的方法，即避免了一次性矫形手术的危险性，又能最大限度地矫正脊柱弯曲。

经颅盆牵引后钩棒法用于神经纤维瘤病性脊柱弯曲，手术方法简单、省时，如果应用恰当，其矫正效果也不比钉棒法差。特别是在发育期间的儿童，随着患者的身高增加，还可每年做1次小切口的分次撑开，可连撑3次，其远期效果是令人满意的。钩棒法加椎板下钢丝固定也属于三维性矫正，再加上颅盆环的慢性牵拉成骨的作用，即纵向、横向、去旋转作用加“时间变量”，能产生四维矫正的力学功能。其缺点是有时可在哈氏分离棍的末端锁口处断棒或出现脱钩，这种现象固然与钢材质量有关，也与不恰当的安装操作和手术技巧有关，如超负荷的撑开、超负荷的拧紧钢丝，均为术后断棒脱钩的隐患。另外，为了防止上钩脱落，可在上钩与棘突之间加少量骨水泥衬垫（见图5-178），这样即可防止在椎板下钢丝拧紧时，上钩翻转造成关节突骨折或脱钩现象的发生。术后石膏背心外固定8～10个月绝不能忽视。

（田慧中　万　勇　沙吾提江）

## 第十二节　颅盆牵引加器械矫治麻痹性脊柱侧凸

### 一、概　　述

脊柱是躯干的支柱，躯干依赖脊柱的支撑以进行活动，上肢借肩胛骨、锁骨通过肋骨、胸骨与躯干相连，下肢借股骨上段通过骨盆和脊柱相连。正常脊柱既稳定又具有多向活动。在生长发育过程中形成的脊柱生理改变，不仅有利于容纳和保护胸、腹和盆腔内脏器，而且增加了脊柱的缓冲震荡的能力和稳定性。脊柱的形态、结构和功能异常，往往引起多种畸形和病理生理紊乱。躯干肌瘫痪所引起的畸形，是小儿麻痹后遗症较为严重的一种。由于脊柱侧凸多合并下肢的瘫痪和畸形，其病情复杂，治疗较困难。

麻痹性脊柱侧凸（paralytic scoliosis）畸形的原因大致可分为两类：一是由于躯

干肌瘫痪引起的脊柱侧凸；一是由于下肢长度不均、骨盆倾斜或一侧下肢多关节畸形导致的脊柱侧凸。前者成为麻痹性脊柱侧凸，是脊柱侧凸症诸多原因之一，也是本节讨论的重点，后者为继发性脊柱侧凸，其成因和治疗已在骨盆倾斜等有关章节论述。因此对脊髓灰质炎后遗症麻痹性脊柱侧凸，要分析其原因，针对病因进行正确治疗。

## 二、脊柱的肌肉

维持脊柱的稳定和活动脊柱的肌肉可以分为两组，一组是脊柱肌，另一组是脊柱外肌。

### （一）脊柱肌

又可分为深浅两层，深层为短肌，浅层为长肌。

1. 深层　短肌附着于相邻椎骨的棘突、横突等部位中，它包括棘间肌、多裂肌、回旋肌、横突间肌和提肋肌等。作用与长肌相似，但收缩迅速，主要维持脊柱各关节间的平衡。

2. 浅肌　主要是骶棘肌，又称直棘肌或背伸肌，对保持躯干直立姿势有重要作用。骶棘肌起于骶骨、髂嵴和腰椎棘突。沿脊柱向上，有肌束止于各椎骨的棘突、横突和附近的肋骨，也有肌束陆续起于这些部分，最上分纤维止于颞骨乳突。骶棘肌的前后都有筋膜包绕，但下分特别致密明显，称为腰背筋膜。其作用是：两侧骶棘肌同时收缩时伸脊柱，一侧收缩时使脊柱侧屈和旋转。

### （二）脊柱外肌

包括斜方肌、背阔肌、提肩胛肌、菱形肌、肋间肌和腹肌等。

1. 斜方肌　位于背部上分，一侧呈三角形，两侧相合则成斜方形。起于背部正中线，上自枕外隆突，下达胸椎棘突，止于锁骨外侧份和肩胛冈。主要作用是使两侧肩胛骨向中线靠拢，上分肌纤维可上提肩胛和耸肩。

2. 背阔肌　位于腰背部，借腰背筋膜起于下半胸椎和腰椎的棘突，止于肱骨小结节嵴。作用使上臂后伸、内收、内旋。

3. 肋间肌　位于相临肋骨之间，肋间外肌起于上位肋骨下缘，止于下位肋骨上缘，纤维斜向前下，作用是使肋骨向前上升起。肋间内肌位于肋间外肌深面，肌纤维方向与外肌相反，作用也相反。

4. 腹肌　包括腹前外侧壁的腹直肌、腹外斜肌、腹内斜肌、腹横肌和腹后壁的腰方肌及腰大肌。前者是屈躯干肌，两侧肌肉收缩牵拉胸廓使脊柱屈曲；如一侧肌肉收缩，使躯干侧屈和旋转；腰方肌有使脊柱侧屈的作用，当下肢固定时，腰大肌可使脊柱腰段屈曲。

## 三、病理改变、临床表现及检查

由于脊椎骨、关节和肌肉众多，一旦发生脊髓灰质炎后遗躯干肌肉的麻痹，肌肉瘫痪往往较广泛，可同时发生上肢或下肢的麻痹，由此引起的脊柱畸形亦呈多向性。因此，其脊柱前后、左右的肌力失衡，脊柱侧凸的病因、畸形发生、发展机制、病理改变和临床表现都和先天性、特发性脊柱侧凸有很大不同。在外科治疗的策略上应遵循麻痹性脊柱侧凸本身固有的特点。本节仅讨论常见畸形的病理改变与临床表现，以举一反三。

### （一）病理改变

麻痹性脊柱侧凸的特点是侧凸的单曲线多、曲线长，以腰椎的C形侧凸最多见。除脊柱侧凸外，常合并有旋转和后凸畸形。麻痹性脊柱侧凸症不仅畸形发展快，而且在发育停止后，仍可继续加重。脊柱一旦出现侧凸，凸侧的肩峰和凹侧的髂嵴部高于对侧。在病程的早期，处于功能性阶段时，畸形为非固定性。如能在此阶段得到正确的治疗，可望矫正部分或大部畸形，并可防止畸形进一步发展。如令其自然发展，随着时间的推移，凹侧的肌肉、韧带和筋膜将发生挛缩。由于椎体受到长期持续的压力，将发生楔形变形，椎体的高度是凸侧高，凹侧低，椎间盘亦提前发生变性，致椎间隙变窄，且凹侧比凸侧更窄。凸侧的椎体、横突及后部肋骨向后旋转，结果凸侧前胸壁凹陷，后胸壁隆起成剃刀背样畸形；相反，凹侧前胸壁突起，后胸壁凹陷。上述畸形发展到一定阶段，成为固定性畸形时，称为结构性脊柱侧凸，则需要行骨性矫形术。

脊柱侧突症的发病年龄愈小，就诊年龄愈大，畸形愈严重。此外，凸侧的范围越局限，脊椎骨和椎间盘变形越明显，凸侧顶部脊椎骨旋转度越大。侧凸部位越高，畸形越严重，其治疗效果难以满意。

麻痹性脊柱侧凸症常伴一侧或双侧下肢肌肉瘫痪及关节畸形。如合并一侧下肢畸形，则需分析该侧凸症是由于躯干肌瘫痪所引起，还是继发于下肢畸形；如合并双侧下肢肌肉瘫痪，其畸形更加严重，治疗也更困难。

由于躯干肌众多，肌肉 的大小、长短、性质及作用方向不同，在正常情况下，其作用相互协调、拮抗，维持脊柱的动力平衡和功能。一旦出现一组或多组躯干肌瘫痪时，由其引起的侧凸畸形也比较复杂，而临床上检查那些躯干肌肉是否瘫痪，又有一定困难。因此，有的凸向健侧，有的凸向患侧，出现各种各样的组合。但是，有些肌肉瘫痪可引起明确的脊柱侧凸方向。例如：一侧骶棘肌瘫痪，由于健侧骶棘肌对脊柱的牵拉，使脊柱凸向患侧，如伴同侧腰方肌瘫痪，健侧侧屈肌力更强，脊柱胸腰段凸向患侧尤为明显。一侧脊柱短肌瘫痪，而同侧的脊柱长肌有力，由于其肌力代偿性加强，致该段脊柱凸向健侧，并伴脊柱向健侧旋转。日久，瘫痪的短肌挛缩，产生结构性侧凸。因此，脊柱短肌瘫痪是麻痹性结构性脊柱侧凸症的重要原因。由于脊柱短肌肌力较弱，在临床上又难于检查其肌力是否良好，往往难以确定该肌是否瘫痪，而将瘫痪的原因归于其他肌肉。

一侧腰方肌瘫痪，通常脊柱腰段凸向患侧。一侧腹肌瘫痪，脊柱腰段一般凸向患侧。

麻痹性脊柱侧凸不仅给脊柱功能带来损害，由于继发严重骨盆倾斜，致双下肢不等长，单下肢持重的偏心受力又加重了脊柱侧凸的发展。胸廓变形，可导致心脏移位，大血管受压，肺膨胀不全等，从而可出现心悸、气急等症状。严重驼背和侧凸尚可压迫脊髓神经，引起不全截瘫。

**（二）临床表现特点**

1. 存在竖躯干肌力的双侧不平衡，一般是脊柱凸侧腹肌和骶棘肌瘫痪，凹侧肌力正常或接近正常。

2. 几乎皆合并双下肢不同程度的肌肉瘫痪。

3. 以腰椎C形侧凸为主，皆合并较重的骨盆倾斜和腰椎严重的旋转畸形（图5-180），且畸形进展很快。骨盆上倾侧髋关节多合并脱位（图5-181）。

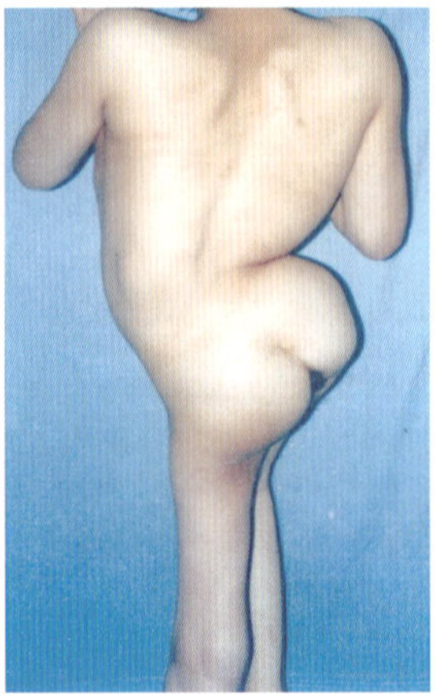

图5-180　麻痹性腰椎左凸继发重度骨盆倾斜

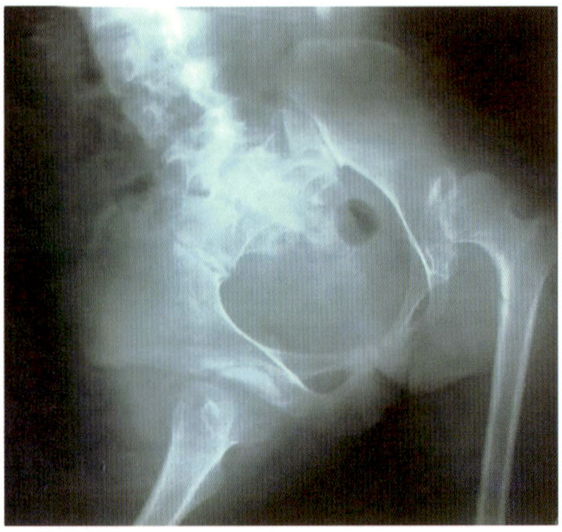

图5-181　骨盆上倾侧发生髋关节半脱位

4．双下肢瘫痪严重者或为连枷腿，只能在地上蹲移，由于长期不能站立行走，其脊柱的骨质普遍疏松，给金属内置物的放置和固定带来困难。

5．其手术矫治的目标除了矫正脊柱侧凸、旋转之外，尚应兼顾骨盆的平衡。

6．脊柱侧凸矫正的目的之一是为双下肢功能的重建铺垫基础。

7．稳定脊柱有利于患者坐立和改善胃肠、呼吸功能。

8．此类患者大多数家庭经济困难，很难承受应用进口的钉-棒系统矫正。

### （三）麻痹性脊柱侧凸的检查

麻痹性脊柱侧凸症的诊断不难，但仍应行仔细检查。术前检查应当明确，侧凸症是原发性还是继发性，还是两者因素兼有；侧凸本身固有的特点是由哪一组或几组躯干肌肉瘫痪所引起的；侧凸的程度如何，是结构性还是非结构性；结构性侧凸的僵硬程度，有无心肺功能障碍及其程度，患者下肢瘫痪、畸形和功能情况等。因此，首先需全面询问病史，包括侧凸畸形出现的时间、发展速度、有无神经功能障碍，是否接受过治疗及何种治疗。

1．全身检查　像其他病人一样，脊柱侧凸症病人应做全身仔细体检。重点应是一侧或双侧下肢有无畸形，骨盆有无倾斜，双下肢长度有无差别，以判断是否为继发性。脊柱本身的检查，应确定脊柱侧凸的节段，凸向何侧，剃刀背畸形的程度。使用Fergason法（画出棘突连线）测量侧凸角度，再与卧位及牵引后之侧凸角度比较，以求得侧凸可变度的参考值。躯干前、后肌肌力的检查，尤其是检查腹直肌和脊柱背伸肌的肌力，以确定原发性脊柱侧凸的起因，即由哪一组或几组肌肉瘫痪所致。

2．X线检查　分别取自然卧位及牵引下卧位摄脊柱正侧位X线照片，照片应包括侧凸弧内全长。如为青少年，X线照片应包括双侧髂骨。然后在X线照片上进行如下测量。

（1）骨龄：可根据脊椎骨化情况和髂骨骨骺骨化情况判断椎骨发育是否成熟。在正常情况下，髂骨骨骺的骨化由前向后进行，通常将髂骨骨骺作四等份，前1/4骨骺骨化为+1，依次向后，髂骨后部骨化为+4，骨骺与髂骨全部融合为+5，说明脊椎骨发育已停止。

（2）侧凸度的测量：在站立位前后X线照片上，先找出上下端椎，然后分别作上方端椎上缘线的垂直线和下方端椎下缘线的垂直线，两垂直线的交点为Cobb's角，即为脊柱侧凸的度数。使用Cobb's进行测定。注意确定原发侧凸弧与继发侧凸弧之间的中间椎体（在原发侧凸弧上、下各有一个），通过中间椎体容易确定端椎。

（3）旋转度的测量：在正位X线照片上，将椎体的一半分为3等份。然后测定同侧椎弓根向中线位移的程度，以“+”表示。每位移一个等份约为旋转30°。

（4）脊柱弹性程度的检查：先坐位在棘突上标出脊柱侧凸的曲线，患者立位双手抓住单杠，身体悬空，就可判断脊柱曲线改变的程度。然后再让患者在自然仰卧位和脊柱牵伸位实施X线检查，在X片上测量脊柱侧凸畸形改变的多少，即可了解脊柱的弹性。

3．肺功能测定　脊柱侧凸症尤其是严重麻痹性脊柱侧凸症病人，其肺活量均有一定程度的减小，为衡量病人能否耐受手术，术前应做肺功能测定。

4．血气分析　由于胸廓变形，肺功能多有损害，这将影响氧的吸入。严重的脊柱侧凸症病人多有低氧血症。为了解其程度，术前应做血气分析，包括$p$（$O_2$）、$p$（$O_2$）和pH等。

5．下肢畸形和功能的检查　下肢肌肉瘫痪的程度，关节的畸形和功能，对麻痹性脊柱侧凸畸形的形成和畸形发展有一定的影响，也是脊柱侧凸畸形是否矫正和矫正目的重要参考依据，因此术前必须仔细检查评估双下肢的瘫痪、畸形和功能。

## 四、麻痹性脊柱侧凸外科治疗策略

### （一）保守治疗

少年患者脊柱侧凸畸形主要在胸段，且弹性好，应先采用保守治疗，在物理治疗的基础上配戴胸背矫形器，能控制畸形的发展或矫正侧凸畸形（图5-182）。

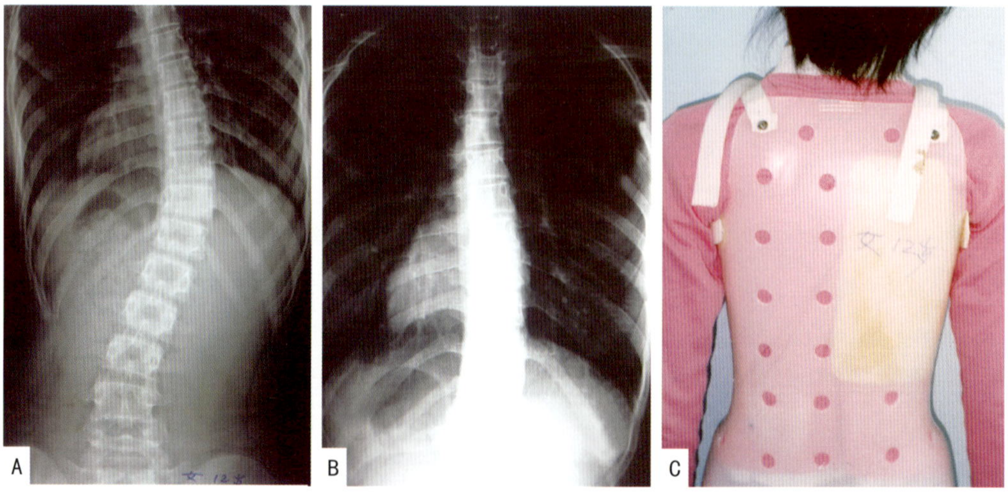


**图5-182　胸腰背矫形器矫正少年轻度麻痹性脊柱侧凸的效果**

A. 女，12岁，轻度麻痹性脊柱侧凸，右下肢四头肌肌力4级，其侧凸的顶椎在胸段　B. 配戴胸腰背矫形器4个月后复查，脊柱侧凸畸形改善　C. 戴胸腰背矫形器后面观

### （二）软组织手术

根据发病机制和临床表现分代偿性侧突（继发于髂胫束挛缩、骨盆倾斜、下肢不等长）和脊柱肌麻痹性侧凸。

1. 代偿性侧凸　解除髂胫束和臀肌挛缩、骨盆倾斜矫正后腰椎C形侧凸随之改善或矫正。

2. 躯干肌力平衡术　外侧腹肌和腰背伸肌瘫痪，儿童的腰椎侧凸或成年人腰椎轻度C形侧凸且弹性较好，作者应用竖躯干肌力平衡术矫正，其手术原则是在腰椎凸侧施行Axer手术和背阔肌移位替代侧腰肌，必要时再将凹侧肌力较强的骶棘肌和腹直肌止点转移到凸侧，但术后必需配腰背支具控制。

3. 双侧腹肌瘫痪可引起腰椎过度前凸，可实施双侧筋膜条在腹部肋骨–髂骨之间交叉固定术。

### （三）躯干肌力平衡术

小儿麻痹后遗麻痹性脊柱侧凸的发生原因比较复杂，脊柱侧凸的方向和部位并非完全与肌肉瘫痪的部位和程度相对应，但当一侧腹肌和骶棘肌瘫痪而对侧骶棘肌和腹肌正常时，腰椎平衡肌力破坏，腰椎凸向肌瘫痪侧，并发骨盆倾斜和脊柱旋转畸形。此种腰椎侧凸呈C形弯曲，且发展快，至少年或青年时期即发展成严重的且难以挽回的残疾，能否在后遗症早期或脊柱发生明显结构性侧凸之前，采用脊柱两侧的肌力平衡术以控制麻痹性侧凸的发生或矫正已侧弯的腰椎畸形，值得探讨。作者在应用Axer手术治疗一侧腹肌瘫痪引起的骨盆倾斜的患者，发现术后随着骨盆倾斜的矫正，腰椎侧凸亦有改善。受此启示，1984年作者在Axer手术的基础上，设计应用了背阔肌–骨盆三角肌移位法，治疗儿童麻痹性腰椎侧凸，术后脊柱肌力平衡，腰椎侧凸和骨盆倾斜矫正的良好效果。

躯干肌力平衡术的原理：削弱脊柱凹侧的侧屈肌，重建瘫痪的脊柱凸侧的腰椎侧屈肌，因背侧的骶棘肌和前侧腹直肌是腰椎的主要侧屈肌，将其止点游离转位到对侧即腰椎凸侧，从而使两侧脊柱侧屈的肌力平衡。

经典的Axer手术是将髂胫束、髋三角肌翻转悬吊于肋骨上（图5–183）矫正骨盆倾斜。矫正腰椎侧凸，重建腰椎凸侧的侧屈肌力主要手术是改良Axer手术（骨盆三角肌和背阔肌移位），骨盆三角肌由阔筋膜张肌、髂胫束和臀大肌的前侧部分组成，它有类似上肢三角肌的作用，它可以外展髋，前部阔筋膜张肌有屈髋作用，后部臀大肌有伸髋作用，将髂胫束悬吊至瘫痪侧的肋骨，屈髋时阔筋膜张肌收缩，伸髋时臀大肌收缩，构成髋伸、屈二相均有收缩的动力性束带，背阔肌移位后收缩幅度大，整个起点变成直肌后固定在髂骨前外侧，两束肌肉协同收缩，肋–髂之间获得稳定，代替了腹外侧肌群和髂肋肌的提骨盆和侧屈腰椎的功能，重建了脊柱–骨

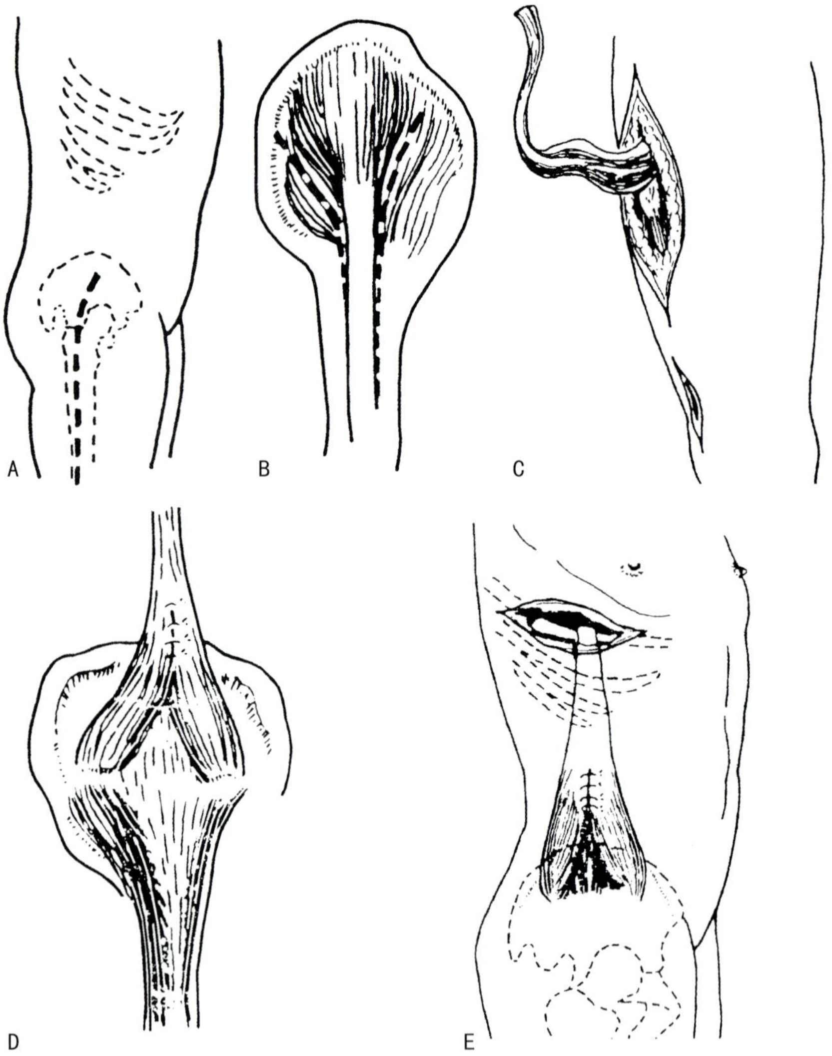


A. 切口　B. 游离切线　C. 游离髂胫束　D. 翻转髋三角肌　E. 向上翻转吊于第9肋骨腋中线稍前处

盆及双侧相应肌肉这一等腰三角形的动力平衡，因而本手术符合脊柱肌力平衡的生理要求。单独背阔肌移位代腰外侧肌时，术中助手将骨盆倾斜扳正，将背阔肌游离端牵紧固定在髂嵴相当于臀中肌起点处。若本手术和Axer手术联合可将移位的背阔肌远端与上翻的阔筋膜张肌起点缝合固定。

### （四）Axer手术加背阔肌移位矫正麻痹性腰椎侧凸

1．适应证　儿童麻痹性腰椎侧凸伴凸侧髂胫束挛缩，腹壁肌麻痹性隆起，脊柱结构性改变较轻者；成年患者腰椎侧凸较轻伴腹壁麻痹性隆起者。移位的背阔肌肌力正常。

2. 禁忌证　脊柱侧凸的主弯在胸椎，脊柱已发生严重结构性改变者。

3. 术前准备　自体血600 mL，脊柱凹侧软组织挛缩较重者，术前用胸-盆牵引带施行腰椎牵引3周后再实施手术治疗。

4. 麻醉和体位　全麻，半侧卧位，腰椎凸侧在上。

5. 操作方法　分游离背阔肌的切口和游离髂胫束的切口（图5-184），用常规的Axer手术操作法，将游离的骨盆三角肌和髂胫束条向上游离到股骨大转子部，经

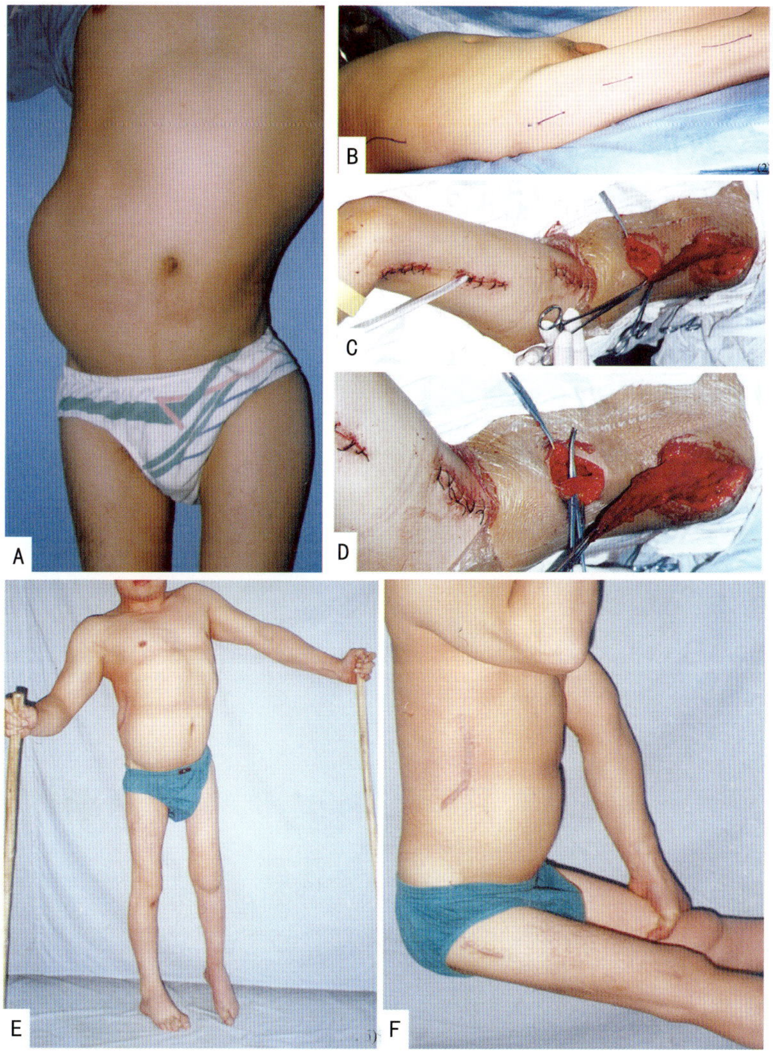

**图5-184A-D　Axer手术加背阔肌移位矫正麻痹性腰椎侧凸**

A. 男，28岁，双下肢重度麻痹，麻痹性脊柱侧凸，右侧腹壁有明显隆起　B. 实施Axer手术加部分背阔肌移位代右侧腰肌，手术体位及切口　C. 髂胫束已经游离反卷上移，固定到第9肋骨上，再游离背阔肌下部肌腹带一片腰背筋膜　D. 将游离的背阔肌远端固定在上翻的髂胫束和腹外斜肌腱膜上　E. 术后2年复查，其右腹壁隆起基本消失　F. 该患者二次入院实施左下肢臂肌功能重建术

过腹部皮下反卷拉到游离背阔肌的切口中，拉紧髂胫束固定在腋中线第8、9肋骨上。在显露游离背阔肌下斜部腱膜及肌腹，远端带片腰背筋膜，不做卷筒状缝合，再将游离的背阔肌下端下牵，助手推拉骨盆，矫正骨盆倾斜，将背阔肌下端固定在髂胫束和腹外斜肌腱膜上，如果手术中与背阔肌相连的腰背筋膜游离得较长，可将其直接固定在髂嵴上（图5-185），如此提拉骨盆的作用会更明显。缝合切口。如果患儿脊柱凸侧腹肌完全瘫痪，可改成仰卧体位，将凹侧腹直肌止点切断，往上游离到肚脐下，凸侧耻骨支切口，拉紧固定在凸侧耻骨联合的外缘和耻骨支上，如此能部分平衡脊柱两侧的躯干肌力。

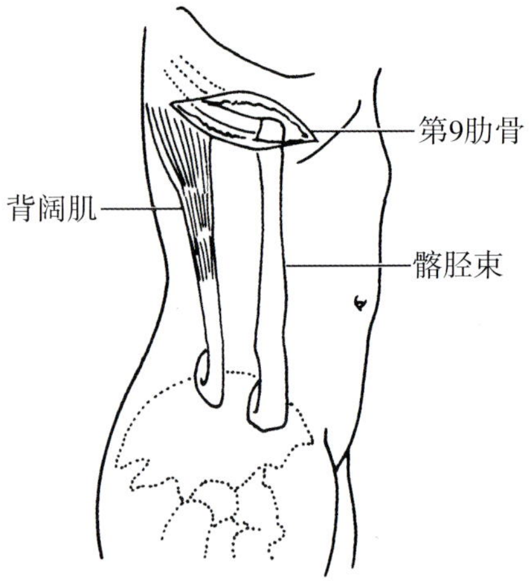


**图5-185　Axer手术加背阔肌移位矫正麻痹性脊柱侧凸、骨盆倾斜手术示意图**

如果瘫痪侧腹部窿凸较明显，在实施Axer手术的同时加用侧腹壁髂-肋-肚脐之间筋膜条固定术（图5-186），术后能有效地改善腹部隆凸，稳定躯干和骨盆。

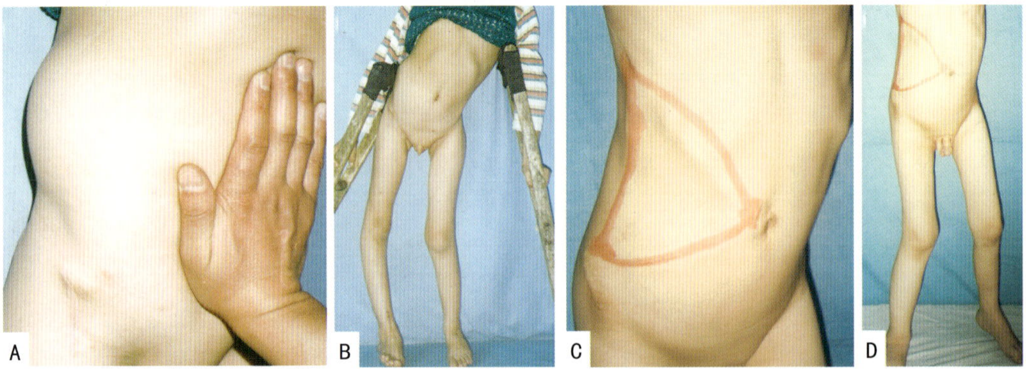


**图5-186　侧腹壁筋膜条三角形固定术**

A. 男性，8岁，右侧腹壁肌麻痹，用手挤压腹部，右侧腹壁明显隆起　B. 患儿站立正面观，骨盆向麻痹侧倾斜　C. 用作者创用的髂胫束加碳素纤维，髂-肋-脐三角形紧缩固定术，术后配戴腰背支具　D. 术后8个月复查，麻痹性脊柱侧凸及骨盆倾斜基本矫正，患儿术前的腹壁隆起也消失

躯干肌力平衡术若手术适应证选择恰当，手术操作正确，术后患者腰椎侧凸多能部分矫正，患者自感站立行走较术前稳定有力。术后常规配戴胸腰背支具，仰卧锻炼腰椎凸向凹侧的侧屈运动。一般术后可发现腰椎侧凸和骨盆倾斜明显矫正（图5-187），腹部麻痹性隆起也基本消失。

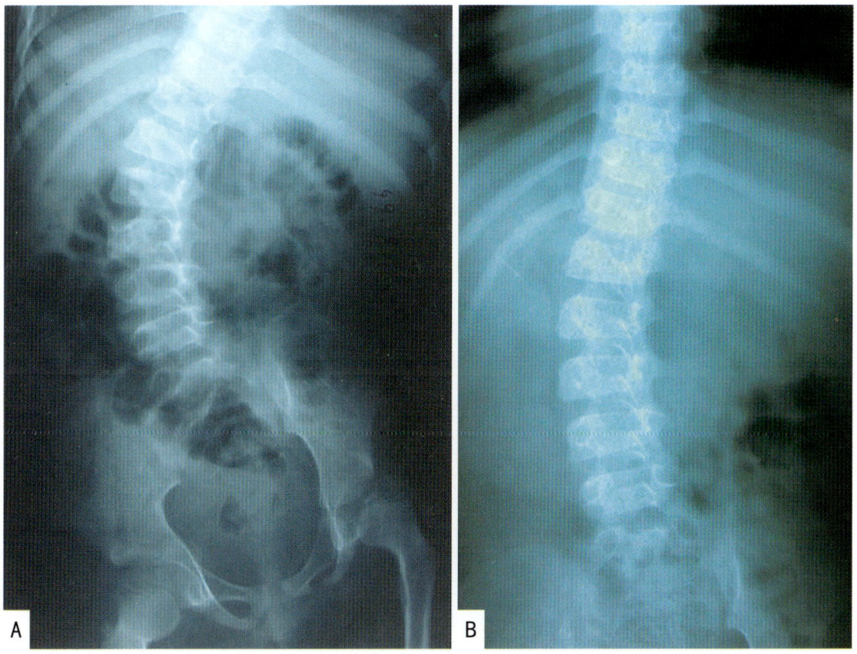

**图5-187　Axer手术加背阔肌移位代侧腰肌矫正儿童麻痹性腰椎侧凸**

A. 男性，8岁，麻痹性腰椎右凸，左下肢连枷腿，伴骨盆倾斜，这是术前颅盆环牵引下的X线检查　B. 实施腰椎凸侧（右）Axer手术加背阔肌移位代右侧腰肌，术后49天X线检查，腰椎侧凸及骨盆倾斜明显改善

## 五、脊柱内置物矫正麻痹性脊柱侧凸

大龄或结构性侧凸发展较快者应做脊柱内置物矫正固定。

作者从1990～2002年3月手术矫治（放内置物者）麻痹性脊柱侧凸69例，其手术矫正策略及金属内置物的选择如下：

1．Luque棒置入术22例，主要适应于腰椎侧凸为主者（图5-188），其中断棒2例。

2．Harrington加Luque棒联合置入术31例，对重度的麻痹性脊柱侧凸在20世纪90年代以前作者多选用此术式，其手术风险小，矫正效果比较可靠，并发症亦较少。

3．单纯Harring棒置入术3例（适应于胸椎侧凸者），其中脱钩1例。单纯钩-棒系统稳定性差，矫正效果不稳定，术后必须长期配戴胸腰背矫形器，不太适宜矫正麻痹性腰椎侧凸。

4．Scofix器械，史亚民根据CD器械的矫正原理改良设计了主要用于脊柱侧凸矫正固定的Scofix器械，包括椎弓根螺钉、开口椎弓根钩、连接棒、横向连接器等

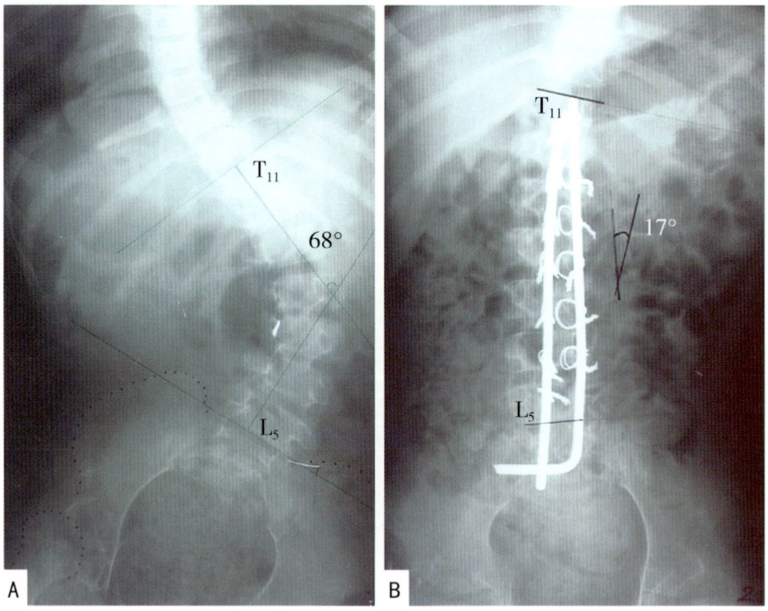


**图5-188　Luque手术矫正儿童麻痹性腰椎侧凸疗效观察**

A. 男性，9岁，麻痹性脊柱侧凸伴骨盆倾斜，术前Cobb's角68°　B. 实施Luque棒矫正术，术后1年复查，腰椎侧凸畸形及骨盆倾斜基本矫正

组成，采用撑开、加压或旋转矫正的方法对畸形脊柱进行三维矫正，作者共手术9例，病人平均年龄26 岁，术前平均Cobb's角86°，手术后平均Cobb's角为39°，矫正率为54.7%（图5-189），是矫正麻痹性脊柱侧凸较理想的金属内固定装置。但术前患者脊柱侧凸畸形严重，脊柱凹侧软组织重度挛缩者，应先做颅盆持续牵引3～4周，待脊柱侧凸凹侧软组织挛缩明显松弛后，再实施后路钉-棒系统矫正术（图5-190）。如此能较安全、有效地矫正重度的麻痹性脊柱侧凸。

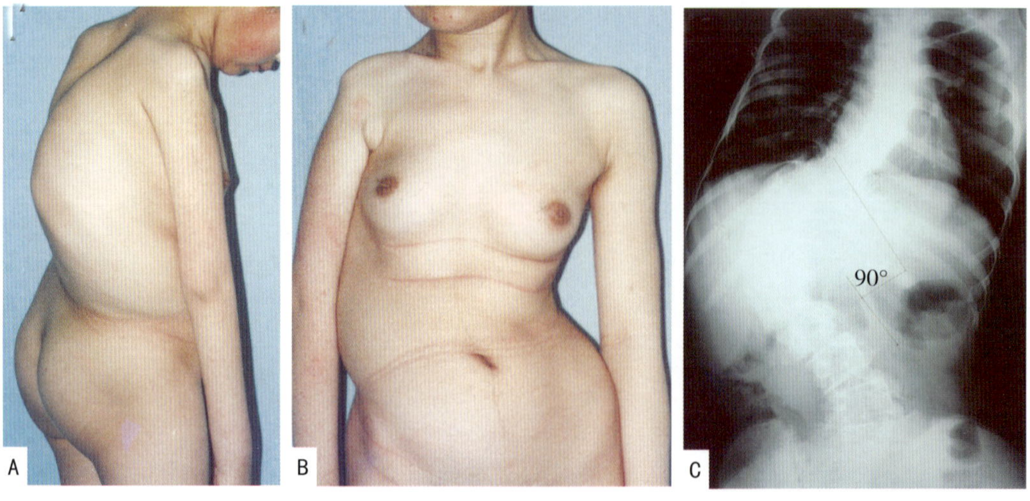


**图5-189A-C　脊柱后路钉-棒系统矫正脊柱侧凸**

A. 女性，13岁，脊髓灰质炎后麻痹性脊柱侧凸合并右上肢完全瘫痪，双下肢肌力基本正常　B. 术前站立正位，患者发育基本成熟　C. 术前自然位脊柱侧凸90°

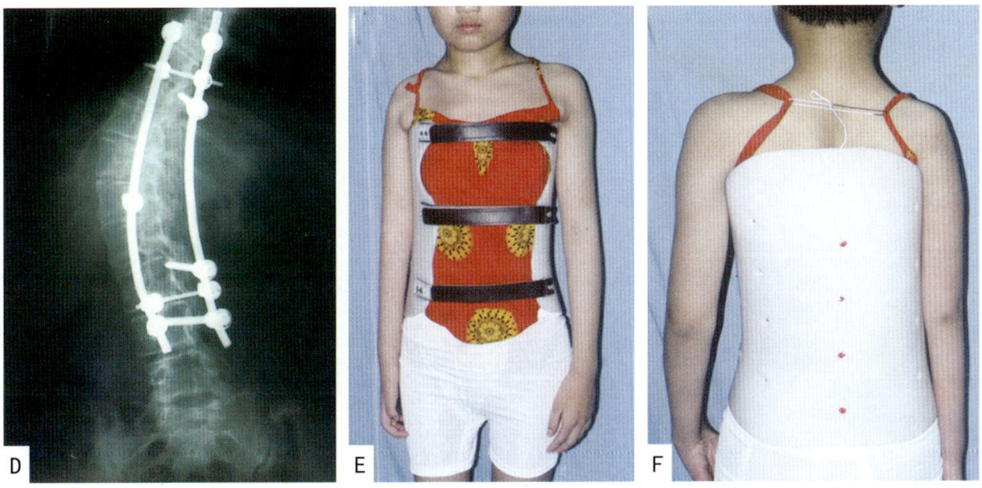


**图5-189D-F　同一病例**

D. 实施后路钉-棒系统矫正术后脊柱侧凸尚残留35°　E. 术后20天配戴胸腰背支具下床行走　F. 胸腰背支具后位观

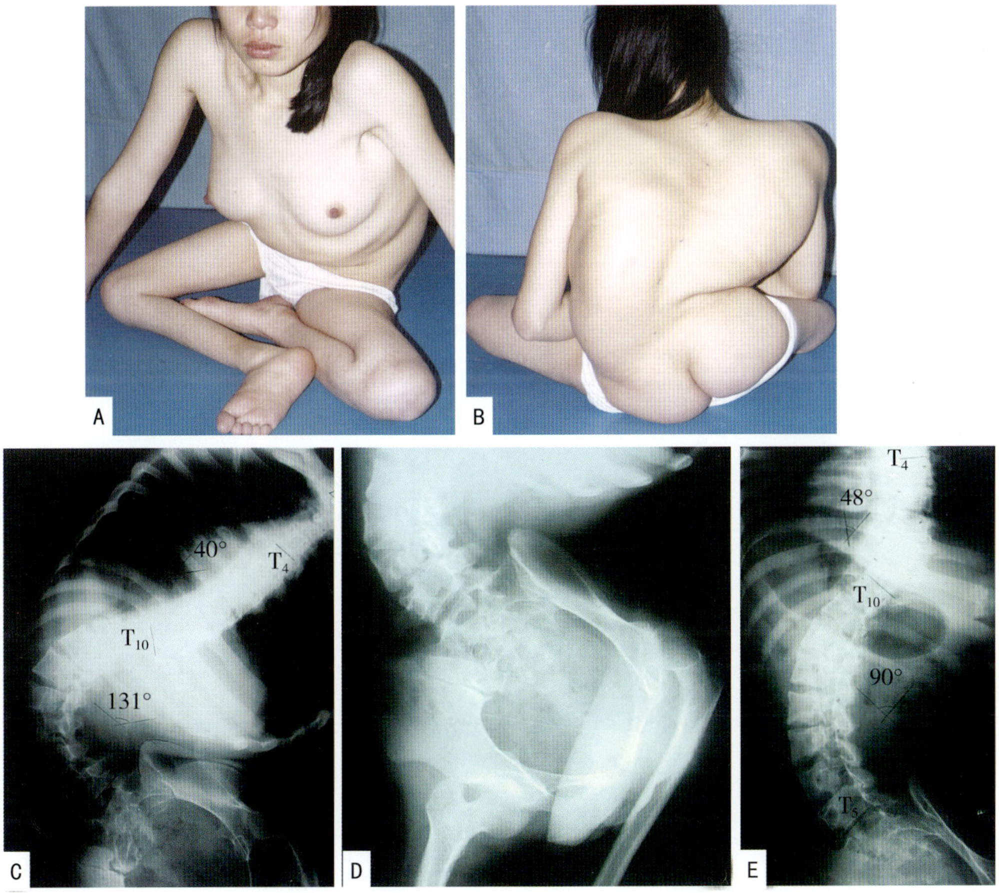


**图5-190A-E　颅盆牵引加脊柱后路钉-棒系统矫正术**

A. 女，20岁，双下肢连枷腿伴麻痹性脊柱侧凸，术前不能站立，坐位亦需双上肢支撑　B. 坐位时主要用腰椎凸侧的臀部和大转子负重　C. 术前脊柱在自然体位下X线检查，侧凸畸形达131°　D. 合并重度骨盆倾斜和右侧髋关节半脱位　E. 实施颅盆牵引30天后腰椎侧凸畸形尚余90°

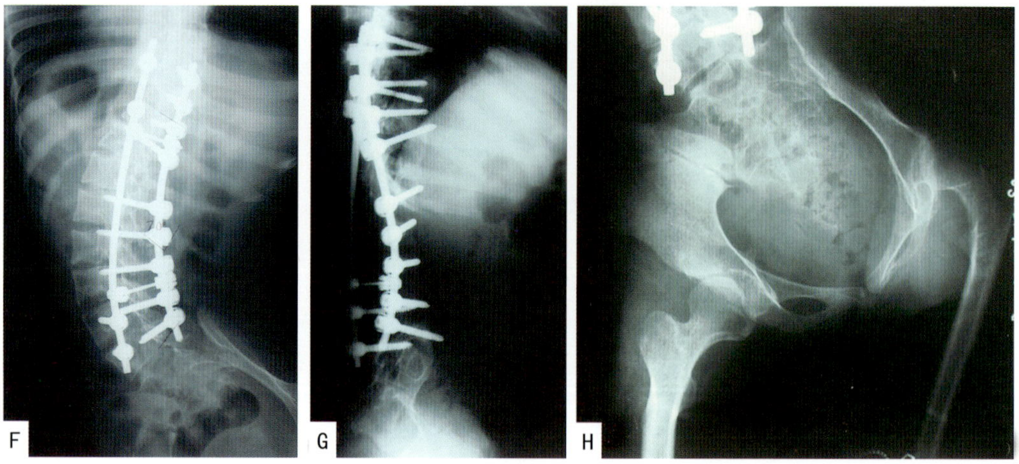

**图5-190F-H　同一病例**

F. 实施后路钉-棒系统矫正，腰椎侧凸畸形矫正至70°　G. 脊柱侧位，此类病人尤其要注意维持腰椎的前凸角度　H. 脊柱侧凸畸形部分矫正和获得稳定后，骨盆倾斜畸形也随之明显改善，本患者保留了腰骶关节的功能，有利于患者的站立和日常生活

5. 脊柱前路手术矫正术　适应于腰椎大C形侧凸，本组手术2例，应用中华长城椎弓根螺钉系统矫正固定，由于本手术是在直视下切除椎间盘，在椎体打钉，经腹膜后显露比较简单，创伤小，出血少，并发症少（图5-191），初步认为对重度麻痹性腰椎侧凸的矫正有较好的应用前景，但术前必须先实施颅盆牵引，使脊柱凹侧挛缩的软组织松弛后再实施手术。

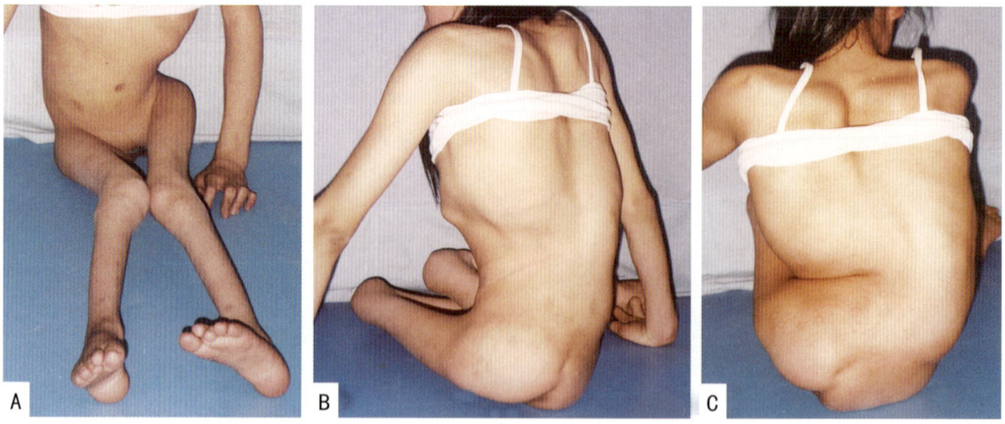

**图5-191A-C　颅盆牵引加脊柱前路钉-棒系统矫正**

A. 女性，15岁，双下肢连枷腿伴重度麻痹性脊柱侧凸，合并左上肢三角肌不完全性瘫痪　B. 双手支撑时腰椎侧凸能明显改善　C. 坐位时仅用右侧大粗隆（臀部）承重，靠臀部移行

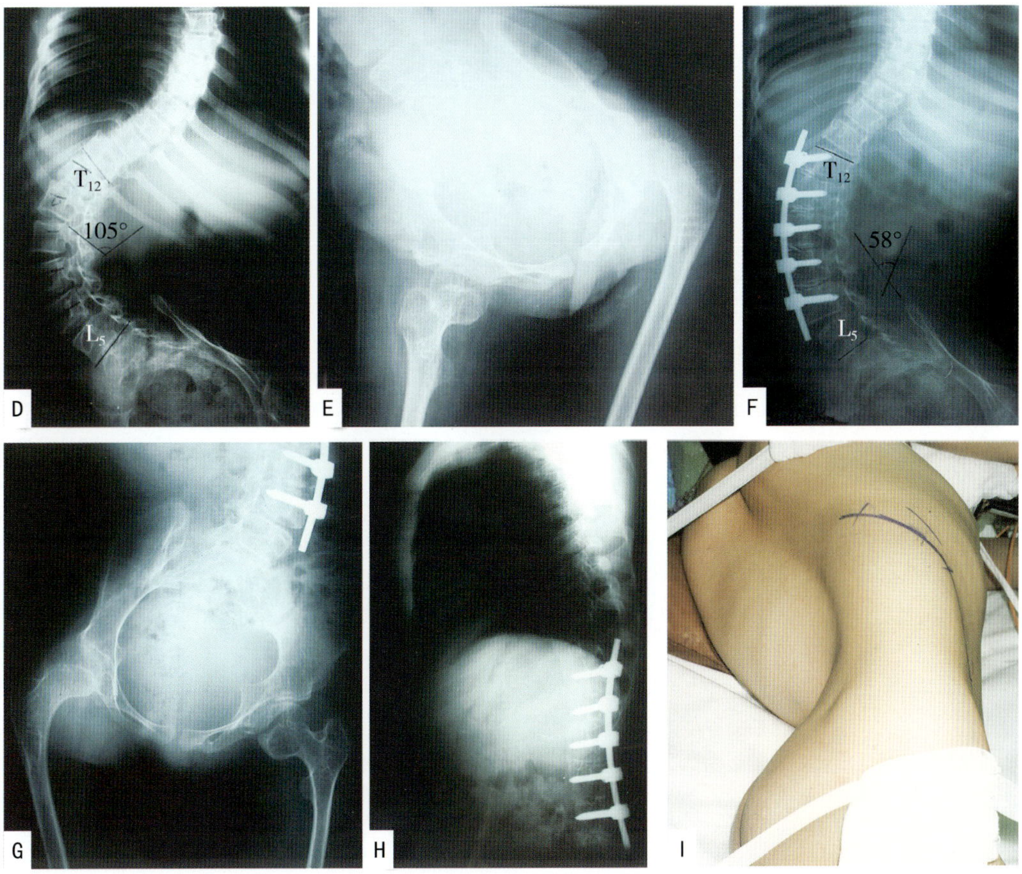


**图5-191D-I　同一病例**

D. 术前牵引位脊柱正位X线检查，脊柱侧凸畸形105°　E. 合并骨盆倾斜和左髋关节半脱位，该患者实施颅盆牵引带牵引4周后，腰椎凹侧软组织挛缩明显减轻　F. 实施脊柱前路椎间盘切除，椎体钉-棒系统压缩矫形术，术后侧凸畸形尚残留58°　G. 术后骨盆倾斜及麻痹并髋关节半脱位亦改善，保留了患者腰骶关节的活动　H. 术后腰椎侧位检查，观察腰椎前凸的角度　I. 脊柱前路手术体位及切口

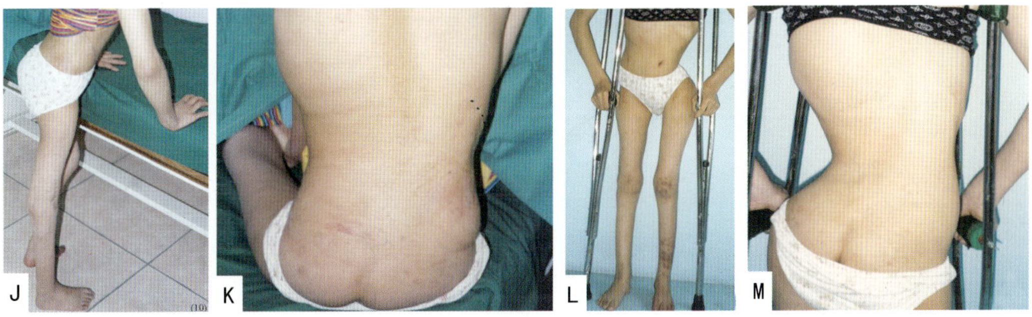


**图5-191J-M　术后情况**

J. 麻痹性脊柱侧凸术后13个月（前路加压），随访腰椎侧凸畸形大部分矫正，且患者扶双杠可站立行走　K. 术后外形明显改观，坐位时可用两侧臀部负重　L. 该患者二期手术又实施了左屈髋松解、右距小腿关节融合，首期术后25个月复查持双拐能站立行走　M. 麻痹性腰椎侧凸大部分矫正，由于采用前路手术，后背未留长的切口瘢痕。因此，对腰椎重度的麻痹性侧凸，应首选腰椎前路矫形术

6．前路松解后路钉-棒系统矫正术　适应于脊柱侧凸、旋转畸形严重者，本组2例。前路松解后实施颅盆牵引带牵引3周，使脊柱凹侧的软组织获得最大程度拉伸，侧凸畸形大部矫正后再实施脊柱后路钉-棒系统矫正术，此法安全，符合生理要求，矫正侧凸畸形的效果明显。

7．若术前脊柱侧凸畸形超过80°，且畸形僵硬，应实施颅盆环脊柱牵引3周以上（图5-192），使脊柱凹侧挛缩的软组织松弛，脊柱侧凸畸形获得最大程度矫正后，再实施后路钉-棒系统置入矫正术，如此脊柱畸形矫正幅度大，符合生理要求，手术的创伤和风险降低。合理应用颅盆环牵引技术是矫正重度脊柱侧凸畸形安全、有效的方法，且能明显增加患者的身高。

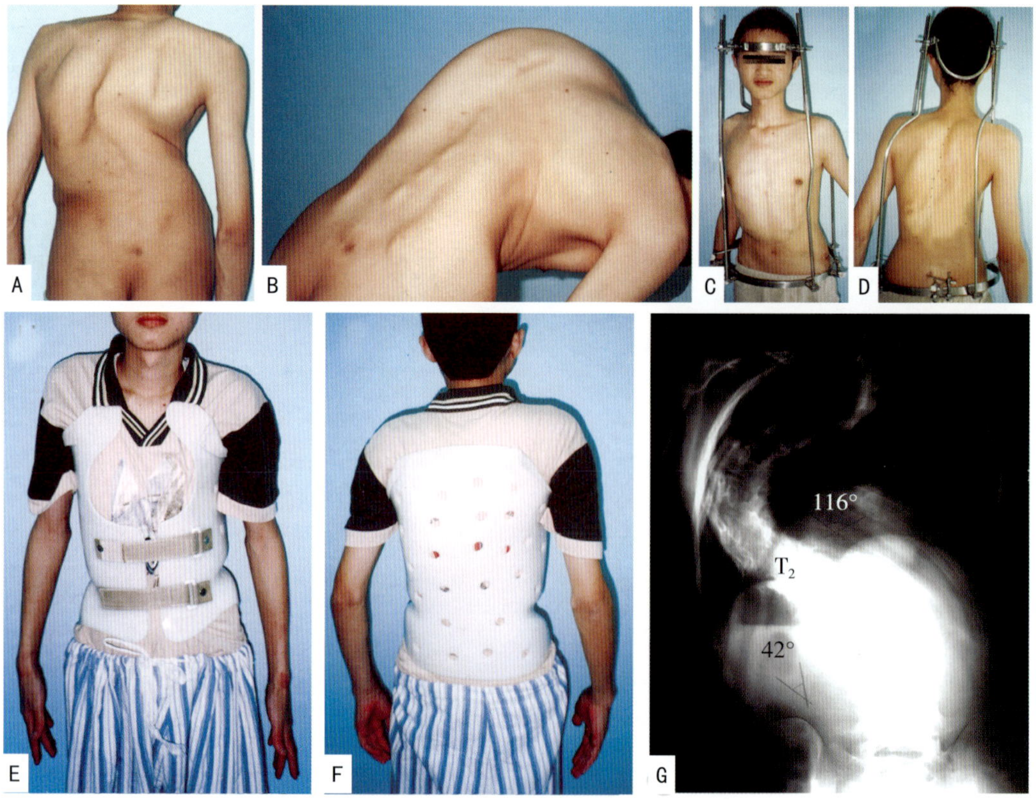


**图5-192A-G　颅盆环牵引器牵引加钉-棒系统矫正手术**

A. 男性，17岁，特发性重度脊柱侧凸，且脊柱畸形僵硬　B. 手术前凸侧肋骨明显凸起　C. 先安装颅盆环牵引器，术后逐渐牵引，使脊柱侧凸和后凸畸形部分矫正　D. 牵引45天后，患者身高增加9 cm，侧凸畸形明显矫正，戴颅盆环实施脊柱后路钉-棒系统矫正　E. 术后2周配戴胸腰背支具下床行走　F. 胸背支具后面观　G. 术前自然位脊柱平片，主弯段侧凸116°

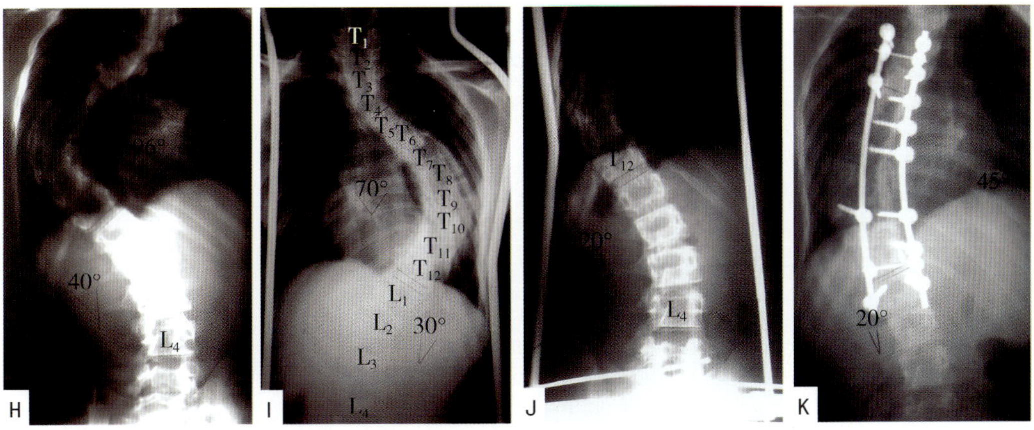


**图5-192H-K　同一病例**

H. 牵引位X线检查，主弯段侧凸畸形减少20°　I. 安装头盆环牵引器，牵引45天后，脊柱侧凸畸形减少70°　J. 腰段侧凸畸形也减少至30°　K. 术后胸椎侧凸畸形减少至45°

8．麻痹性脊柱侧凸骨性手术后，若仍存在躯干肌力的明显失衡，应二期手术给予脊柱侧凸的肌力平衡术。作者的方法是在凸侧施行改良Axer手术加凹侧骶棘肌止点移位到凸侧，凹侧腹直肌止点移位到凸侧的耻骨支上，以平衡竖躯干肌力，减少侧凸畸形的复发。

9．脊柱矫形手术后应常规配戴胸腰背支具1年以上。少年患者应配戴至发育成熟。

10．脊柱侧凸矫正后再施行矫正下肢畸形的手术。

## 六、麻痹性脊柱侧凸合并骨盆倾斜和髋关节脱位的处理

麻痹性脊柱侧凸脊柱手术矫正后，若仍合并明显的骨盆倾斜，应实施骨盆倾斜矫正术，否则难以重建双下肢的平衡。术前应仔细检查判明引起骨盆倾斜的原因，以决定骨盆均衡的手术方式。作者主要应用的方法是上倾侧髂骨、耻骨截骨延长术，畸形较重者实施健侧骨盆短缩、患侧骨盆延长的骨盆均衡术。上倾侧骨盆合并麻痹性髋脱位者，可二期实施骨盆内移截骨手术（图5-193），以建立股骨头稳定的支撑点，为患肢其他功能重建性手术的实施创造条件。

既往治疗失败的重度僵硬性脊柱侧凸，再次手术矫正的难度和风险皆很大，其基本的手术策略应仔细松解已融合、僵硬的畸形脊柱，然后应用长时间的颅盆环牵引术，脊柱侧凸畸形明显改善后再实施钉-棒系统矫正术。

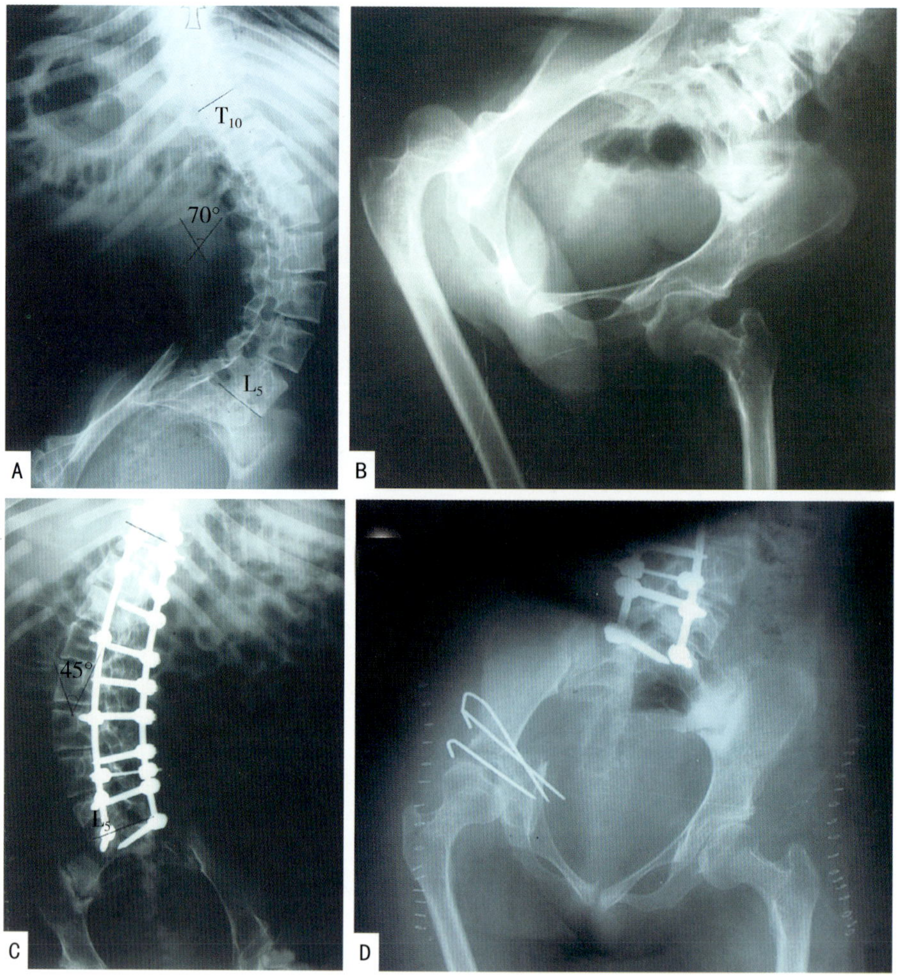


**图4–193　麻痹性脊柱侧凸合并髋关节脱位的矫正**

A. 女性，21岁，术前在牵引下行X线检查，腰椎侧凸70°　B. 骨盆重度倾斜合并上倾侧（左）髋关节半脱位　C. 实施后路钉–棒系统矫正术后，腰椎侧凸畸形尚残留45°　D. 二期手术实施左侧骨盆内移截骨术，矫正髋关节半脱位，稳定左髋关节

## 七、脊柱牵引矫正重度脊柱畸形的意义

重度脊柱畸形包括脊柱侧凸、后凸、前凸、旋转等畸形，其畸形的形成、发展与加重往往是随着患儿的生长、发育而形成，其畸形的性质也是由量变到质变，从一维到三维的变化过程。既然脊柱重度畸形的形成是逐渐发展的由量变到质变的结果，各种手术方法试图在手术中一次矫正重度脊柱畸形不符合畸形发生变化的机制，也不符合生物学的要求，且一次矫正重度脊柱畸形，手术的创伤和风险必然增大。

手术前正确应用脊柱牵引疗法能有效地矫正脊柱凹侧软组织挛缩，最大限度地矫正脊柱的三维畸形，使凹侧皮肤、神经、血管和胸、腹腔内脏组织发生适应性伸长的改变。术前严重胸廓畸形者多能改善肺活量，且能明显增加躯干的长度。术前测量自$C_2$椎至骶尾关节的长度，在脊柱牵引过程中进行测量对比，就能判定脊柱长度的变化，牵引结束后一般可增加躯干长度6 cm以上。

1. 脊柱牵引方法　牵引方法取决于脊柱畸形的程度、部位、类型和患者的年龄以及手术者的技术和条件等因素。主弯畸形在腰段且患者上臂肌力正常者，应采用垂直悬吊牵引法。

（1）垂直悬吊牵引法：用颌吊带，套住病人的下颌和枕部，拉住病人的头通过绳索挂在单杠上，将病人垂直向上提起至足跟地，为增加牵引的效果，脊柱凹侧的腿可绑缚增加质量。每次牵引15 min，每天8～10次。为了减轻颈椎的牵引力，牵引期间患者两只手可握住绳索。若患者有毅力，术前坚持实施3～4周，可获明显的矫正效果。

（2）胸-盆牵引带牵：可在腋窝下与骨盆部套上牵引带。患者平卧在床上持续反向牵引，在牵引过程中配合物理治疗和脊柱凸侧按摩能获更好的效果。

（3）颅环-重力轮椅牵引：如果畸形主要在上胸段也可以采用颅环-重力轮椅牵引，即安装颅环后患者可坐在轮椅上，利用身体下垂的重力持续悬吊牵引，矫正胸椎畸形。

2. 颅盆环支撑牵引术　颅盆环牵引矫正脊柱畸形，1959年Perry和Nickel设计了头环，1970年DE Wal和Ray进一步完善了颅盆脊柱牵引技术治疗脊柱侧凸畸形。但作者近年应用时加入Ilizarov张力-应力法则，按照符合生物学的要求缓慢牵伸，患者在长期的牵伸过程中，应注意锻炼颈部肌肉的收缩，配合脊柱畸形凸侧的横向加压和按摩，能够有效地矫正青少年超过60°的脊柱侧凸及后凸畸形，尤其适合胸椎的侧凸、后凸畸形的矫正（腰椎侧凸畸形的矫正应采用胸-盆带牵引）。正确应用颅盆环牵引后能明显地伸长躯干，增加患者的身高，能使脊髓受到牵张，减少手术矫正一次过度牵拉脊髓的并发症。在牵引器的支撑下实施脊柱内固定手术后再拆除牵引器，能获得用一次性脊柱侧凸矫正手术达不到的矫正效果（图5-194），且明显降低了脊柱手术的创伤和手术的风险。有关颅盆环牵引的力度、速度应根据患者的年龄、畸形程度和牵引时间等因素来决定，应该做到安全、有效，使患者在牵引过程中无明显痛苦。

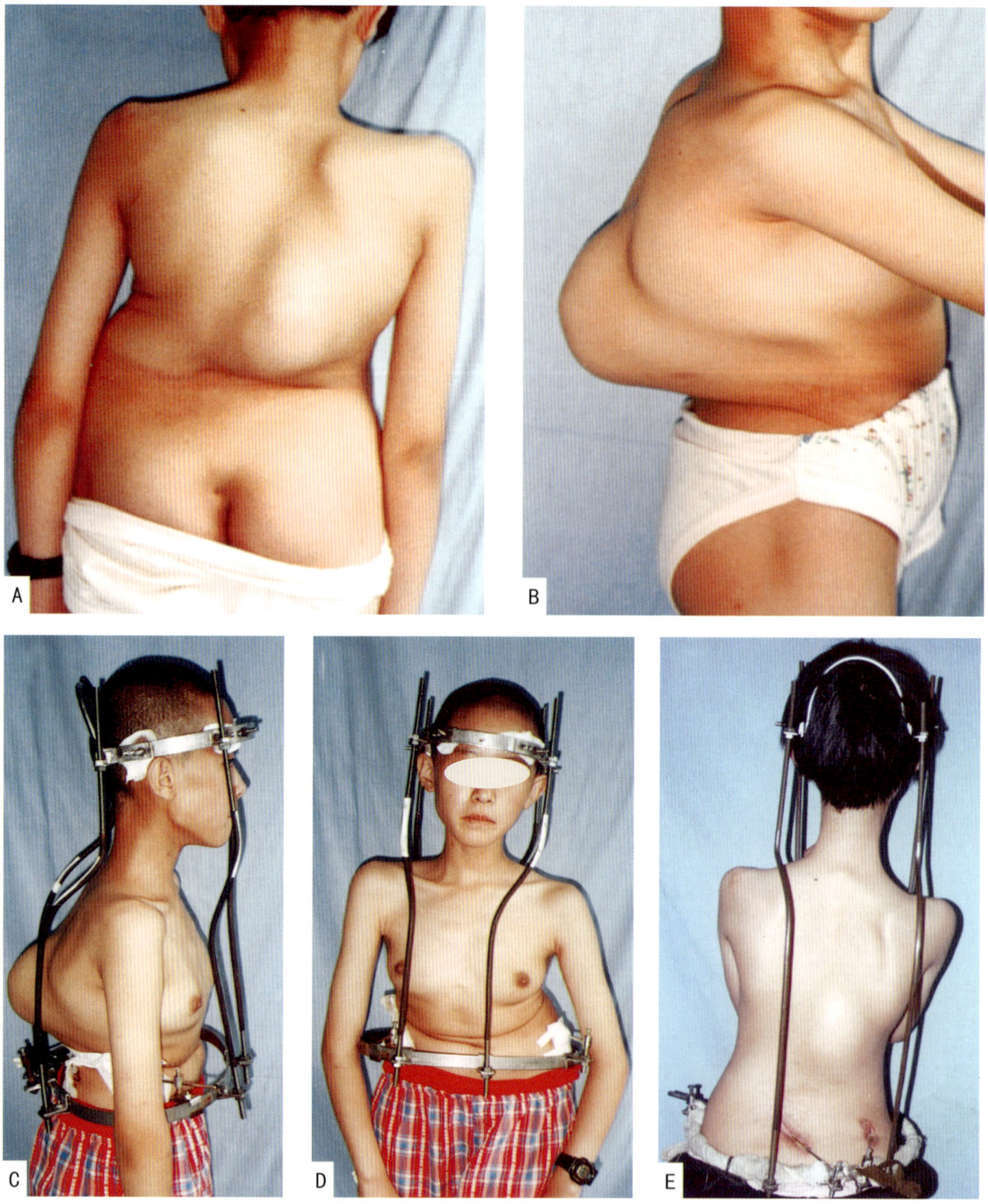

**图5-194　颅盆环牵引技术矫正重度脊柱后凸畸形**

A. 女性，12岁，先天性脊柱重度侧后凸畸形伴骨盆倾斜畸形　B. 术前脊柱呈驼峰状后凸，腰椎前凸，躯干明显缩短　C. 安装颅盆环牵引器，术后逐渐旋转4根脊柱牵引杆，矫正侧后凸畸形　D. 脊柱在牵引过程中，嘱患者锻炼颈部肌肉的收缩，以减少颈椎被过度拉长　E. 颅盆环牵引4个月后，重度的脊柱侧后凸畸形已大部分矫正，身高比手术前增加13 cm

颅盆牵引术中，颈椎持续牵引所可能发生的椎间盘蜕变的并发症、骨盆穿针方法不当的并发症以及针道感染等，只要按标准操作，术后注意观察，患者积极配合，一般可避免发生。

（秦泗河）

# 第十三节　神经肌肉性脊柱畸形

## 一、概　　述

神经肌肉性疾病很广泛，它们可以引起脊柱畸形。虽然神经损害为局限性的，但最终它将影响骨骼肌，造成不同程度的瘫痪。因为这些病几乎都发生在产期，在脊柱畸形出现的早期就能得到诊断。畸形常常随着生长和发育逐渐加重。因此，随着原发疾病的发展，感觉运动神经系统将受到影响，同时也影响病人的智能。对脊柱外科医生来说，这组病人治疗非常棘手。其中一部分病人也可选用颅盆牵引加器械内固定的方法治疗，但对那些智力欠缺、不配合的病人最好不做这类手术。

## 二、分　　类

根据脊柱研究会规定，神经肌肉性脊柱畸形的分类如下：

### （一）神经源性

1．上运动神经元　①脑瘫；②脊髓小脑变性（共济失调综合征、进行性腓骨肌萎缩、家族性运动失调）；③脊髓空洞症；④脊髓肿瘤；⑤脊髓外伤。

2．下运动神经元　①脊髓灰质炎；②其他病毒性脊髓炎；③创伤；④脊肌萎缩（家族性脊肌萎缩综合征、遗传性家族性少年型肌萎缩）；⑤家族性自主神经功能障碍综合征。

### （二）肌源性

①关节弯曲；②肌营养不良（假性肥大性肌营养不良、上肢带肌营养不良、面肩臂肌营养不良综合征）；③纤维类型不相称；④先天性肌张力低下；⑤强直性肌营养不良。

以上是最常用的分类方法，可以看出，根据原发病因，分为神经源性和肌源性两大类，近来Brown和Swank提出另一种新概念，要考虑神经肌肉内的病变位置，是产生什么样的肌肉异常活动，他们认为，肌肉可能是痉挛的，僵硬的，手足徐动症的，或松弛的。虽然这些表现可能混合出现，但异常肌肉的活动主要是两类，即痉挛性或松弛性脊髓侧凸。痉挛性的病因在大脑、小脑及上运动神经元；松弛性的病因在前角细胞或前角神经元及肌源性疾病，考虑到肌肉对脊柱畸形产生的作用，可以从理论上更好地制订出治疗计划。

## 三、一般原则

神经肌肉源性脊柱侧凸的病人表现与特发性侧凸有很大的区别，并发症更多。进展型的比率比特发性高得多，常在发病时畸形就开始加重。多发病在产期和幼儿期。未经治疗的畸形将发展为重度畸形，而这种畸形即使到了成熟期，畸形仍可能继续加重。畸形发展最重的就是那些高位瘫痪、不对称性瘫痪。在儿童的生长期，要注意观察畸形的表现。

这类畸形如果不治疗，侧凸将迅速加重，影响病人的日常生活。由于先天性神经肌肉功能不全，脊柱侧凸加重，影响平衡，使那些靠扶持家具行走的病人，不得不改成坐轮椅行走。那些已经坐轮椅行走的病人，畸形还会不断加重，限制上肢的功能，影响坐位的平衡和头部的支持。

严重畸形的病人常伴有肺功能不全，其并发率比特发性侧凸高得多。有肋间肌瘫痪的病人，即使无脊柱侧凸，也可造成明显的肺功能降低。胸后凸的丧失，也会限制胸腔活动，影响肺功能。

神经肌肉异常也可影响到其他器官。如假性肥大性营养不良性心肌病、共济失调、脑积水、脊髓发育不良和创伤性截瘫引起的尿路疾病、缺乏感觉造成的褥疮、由于肌肉失去平衡造成的髋脱位，可同时伴有骨盆倾斜。

同样，这类病人手术治疗并发症也很多。骨质疏松、金属内固定脱落、假关节发生率很高，由于皮肤无感觉或感觉迟钝，术后不允许使用外固定，否则可引起压迫性溃疡，伴有智力低下的痉挛性肌瘫术后治疗更为困难。要充分考虑到这些困难和并发症。下面将讨论对此类病的治疗和整个脊柱的并发症问题。

有人要问，这些进展性神经肌肉性疾病，生命可能缩短、智力低下、疗效差，为什么还要治疗？如不治疗，即使到了成人，畸形通常还会加重，而手术可以阻止加重。维持病人的现有功能，甚至有改善的可能，如果阻止了疾病的发展，就能预防以后可能出现的神经症状。治疗能防止肺功能的恶化，使上肢能自由地活动以维持生活，为护理提供方便，防止可能出现的腰痛。这样，许多病人就能活下去，所以这类疾病应积极地治疗。

## 四、诊　断

对于神经肌肉性疾病，这里要强调几点，从病人的病程中，要尽可能地找出病因，校正诊断。一个经验丰富的神经科医生可以提出许多校正诊断的意见，并能对病人的预后做出评价。迅速加重的神经肌肉性疾病，其预后必定很差，对他们的脊柱畸形应做治疗。检查病人尤其要注意是左凸还是右凸，侧凸的位置，脊柱有无自然塌陷。脊柱的直立要靠周围肌肉的拉力来使其挺直，如果肌肉发生瘫痪则脊柱就无法伸直，还要检查有无伴随的挛缩、骨盆倾斜，有无髂胫束挛缩、屈髋挛缩。根据畸形的类型和神经肌肉病的分类，决定松解骨盆挛缩后，是否再做脊柱畸形矫正术。同时还要仔细地检查肺功能。作者发现，对肺科有丰富经验的医生或儿科医生能鉴定和判断出病人肺功能下降的程度，在脊柱矫正术中，应长期维持通气量和肺功能。

对需要手术矫正的神经肌肉性脊柱畸形病人，要仔细地检查肺功能。Nickei和Perry认为肺活量下降30%的病人，术后需要支持呼吸。同样，Brown和Swank认为，对随意肌运动不好和缺乏咳嗽反射力量的病人做胸廓成形术，肺活量亦可下降30%以上，术后也要给予支持呼吸。肺活量下降300 mL以上，术后必须给予支持呼吸。

## 五、治　疗

神经肌肉性脊柱畸形的治疗方法与特发性脊柱侧凸一样，不外乎观察、支具和手术的方法，但其规则和适应证是有区别的。

### （一）观察

观察对任何脊柱畸形都是重要的组成部分，尤其是对那些侧凸度数小，神经肌肉性侧凸的自然发展过程仍不清楚的病人更应该观察。应对他们定期做临床查体和X线片检查，每6～8个月拍正、侧位X线片1次。如果由松弛型神经肌肉性脊柱畸形引起的侧凸发展到20°～25°，病人还在生长期，应考虑用矫形支具治疗。

### （二）矫形支具

矫形支具是否应常规用于神经肌肉性侧凸，一直有很多争议，当然，对松弛性瘫痪，大于20°的弯曲，支具确实能减少侧凸的自然加重，持续维持脊柱生长，直到手术年龄（女性10岁，男性12岁）。矫形支具的功能仅仅是对躯干起外部支持作用。也可用半硬型合成材料制成背心，如合成塑料等，但压力点避免作用在骨突上。支具的主要作用是支撑松弛的躯干，允许病人的上肢做些日常活动。这样，支具的关键就是要稳定骨盆和躯干，但并不能防止脊柱畸形加重。支具对痉挛性病人几乎无用，Bunnell和MacEwen认为用于轻度痉挛的病人，偶尔也能阻止侧凸的加重。但Twin Cities脊柱中心经验表明不是这样，应早期手术，预防畸形加重。

支具治疗如稍不合适，或检查稍有忽略，就会引起压迫性溃疡。支具也能减少病人的活动量。对松弛性病人，支具也可限制胸腔的扩张，造成肺功能下降。

特制的坐位支具效果较好。坐位支具能支托躯干，使病人能坐在轮椅中，还能调节骨盆倾斜，分散着力点，防止压疮。这种支具最适用于严重的脑瘫，脊肌萎缩或进行肌营养不良的病人。支具附带特殊的头托用来固定头用。

虽然Swank和Brown对那些下运动神经正常、无痉挛的脊髓损伤儿童可以使用电刺激，但作者不同意对这类病人采用电刺激治疗。

**（三）手术**

如前述的那样，神经肌肉性脊柱畸形手术创伤大，术前应充分准备，仔细考虑术中和术后经过。术前颅环牵引不能获得更大矫正的病人，术中也不会有更大的矫正。而那些严重的心肺功能不全病人，手术有可能改善心肺功能，如小儿麻痹后遗症的病人。如果计划做两期手术，在两次手术之间用头环牵引非常有益（如颅环轮椅牵引）。脊肌萎缩的病人最好不要用头环牵引。在手术前，必须先松解严重的屈髋挛缩，然后再矫正腰前凸，以便病人能卧在手术台上。

在麻醉诱导期间，应插入动脉导管、尿管和肛温计。术中用降压麻醉可以减少出血。血液加温器、电热毯和细胞保存器都可使用。对自体髂嵴骨不足者可用库存骨植骨以增强脊柱的融合。

手术方法与前章叙述的相似，但术中出血可能较多。由于骨质较疏松，用骨膜剥离器剥离软组织容易造成骨折。止血海绵和骨蜡对控制局部出血有效。

近30年来，手术融合的方法和技术有所改进。融合技术的提高和内固定的使用既提高了矫正效果，又减少了假关节的发生。后路手术使用不同的内固定，维持病人的矫正效果。较小的儿童（小于10岁）不做融合，只用器械矫正，待以后再行脊柱融合术。近10年来，对严重僵硬性畸形，趋向于使用前后路联合手术，前路用节段性固定（Dwyer或Zielke），后路也用节段性固定（Luque），矫正效果很好（50%～60%），假关节发生率在7%以下。这种联合手术对骨盆倾斜矫正效果也很好（60%～80%）。如仍有骨盆倾斜和姿势不良，可行Millis和Hall髂骨截骨延长术。

近来节段性器械固定、前后路联合手术也用于治疗松弛性和痉挛性麻痹的病人。作者发现，这种联合手术方法治疗重度侧凸（80°以上）、可屈性差的（小于50%）和腰段侧凸伴有固定性骨盆倾斜，或用牵引不能矫正的倾斜病人特别有效。

## 六、脊髓灰质炎

回顾历史，对脊柱畸形的矫治就是从治疗脊髓灰质炎性脊柱畸形的治疗经验开始的。Cobb、Garrett、Moe和其他作者在治疗特发性脊柱畸形中得出结论，认为稳定脊柱是很重要的。Bonnett总结了1954～1970年的治疗方法进展。随着内固定的增加，融合技术的改进，矫正效果从20%提高到57%，但假关节的发生率仍接近30%。

除了Colonna和Vomsaal、Steindler和Roaf外，完整地讨论脊髓灰质炎的文章不多。这些文章描述了脊髓灰质炎性脊柱畸形的发展史。虽然在世界大部分地区，已经消灭了脊髓灰质炎这种疾病，但由此病引起的脊柱畸形仍不在少数。

脊髓灰质炎麻痹性侧凸的发病率约30%，畸形的预后与侧凸出现的年龄和肌肉不平衡的程度有关，而与主弯的部位关系不大。侧凸的表现有4种，最常见的就是跨度大、呈C形的胸腰弯。这种病人被认为是轻度麻痹或有塌陷性畸形，因广泛性脊柱无力而造成胸、腰弯。另两型是伴有骨盆倾斜和躯干肌不平衡的腰弯、伴有上肢带肌无力的胸弯。作者所见的最严重的脊柱侧凸，就是未经治疗的小儿麻痹后遗症性侧凸。颈胸段的畸形最难矫正，因为有明显的肩、颈畸形，同时伴有躯干塌陷。胸段的侧凸常伴有严重的椎体旋转、肋后突畸形、肋间肌麻痹和肺功能不全。如侧凸发生在腰段，常伴有骨盆倾斜，影响病人行走和坐位平衡。

### （一）非手术治疗

脊髓灰质炎性侧凸最好用手术治疗。而支具治疗只能用于推迟脊柱融合时间，到病人进入青春前期或青春期，允许手术治疗时为止。偶尔单纯用支具治疗也能矫正成功，但不常见，不能对此抱有幻想。在生长期的儿童，只要侧凸加重到20°，就应用支具治疗。如侧凸继续加重应考虑手术治疗。松解屈髋挛缩和髂胫束挛缩，为支具在骨盆上固定提供方便。要注意防止Milwaukee支具或腋下矫正支具压迫胸廓（图5-195）。用矫正支具治疗，如胸廓畸形增加，应尽早手术。

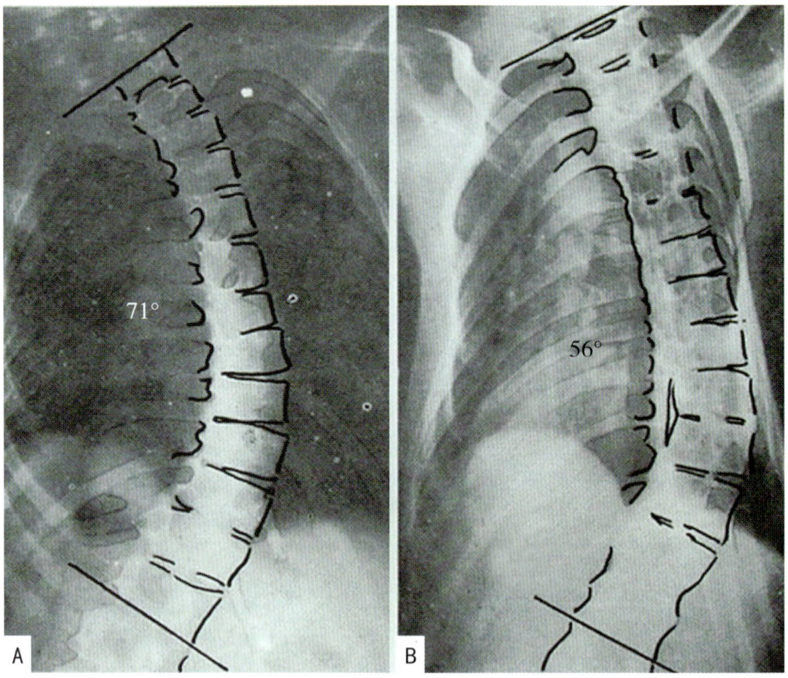


图5-195 对麻痹性脊椎侧凸病人，用紧缩石膏长期固定是不利的，可引起胸壁塌陷畸形，用紧缩支具固定同样有这种作用

### （二）手术治疗

小儿麻痹性脊柱侧凸的手术矫正比矫正其他神经肌肉型侧凸容易得多。手术时机由侧凸的程度和病人年龄来决定。如侧凸能得到控制，手术应延迟，直到青春发育期开始，因为此期侧凸将迅速加重，支具治疗有失败的可能。相反，如侧凸不能控制，在支具内侧凸加重到40°~50°，也必须尽早手术治疗。必须强调，“情愿有一个短的直脊柱，也不能要畸形短缩的弯脊柱”，所以要尽早手术，请勿再拖延到生长成熟期。

手术治疗确定后，对融合的节段，术前要做出计划。小儿麻痹后侧凸比特发性侧凸融合节段要长。这些要看塌陷畸形程度、椎体旋转的度数和肌肉的功能来决定。病人有真性矢状面畸形，融合范围应包括正位和侧位片上所有畸形。所有的旋转椎体都要融合，还要向两端融合一个无旋转的椎体。有时还要融合颈椎，融合区的上、下端应在骶骨中心线上，像Harrington所说的“稳定区”一样。如骨盆倾斜、骶骨也有侧弯、腰肌无力或麻痹，也可将骶骨融合。相反，骶骨无侧弯，骨盆倾斜由髂胫束挛缩引起，只需要融合到$L_4$或$L_5$。腰骶关节的活动对能独立行走的病人十分有用，所以，要尽量保留腰骶的活动。

### （三）髂胫束挛缩

Yount和Irwin详细介绍了髂胫束挛缩的临床表现和有关问题。单侧髂胫束挛缩可直接或间接地造成：①髋屈曲，外展挛缩；②髋外旋挛缩；③膝外翻；④膝关节屈曲畸形；⑤胫骨外旋。当双侧髂胫束挛缩时，可造成严重的骨盆倾斜加重腰前凸。必须仔细检查骨盆倾斜，因为这与侧凸有密切关系。骨盆倾斜可由骨盆上原因引起（脊柱侧凸），或骨盆下原因引起（髂胫束挛缩），或上、下混合原因引起。当屈曲、外展、外旋下肢时，骨盆呈水平状，就可确定有髂胫束挛缩，如用此法能矫正骨盆倾斜，就应该对髂胫束挛缩进行治疗。健侧下肢也可提供牵引，如用头环股骨牵引效果更好。待骨盆水平后，再行脊柱侧凸矫正术。如必须行脊柱侧凸矫正术也应避免融合骶椎，越年轻的病人，畸形可塑性越大，松解挛缩的效果就越好。年龄较大的病人，腰弯较僵硬，同时伴有明显的骨盆倾斜，骶椎也可能有弯曲，应用前后路联合手术矫正畸形，融合应包括骶椎。

### （四）术前牵引

过去作者也提倡术前牵引，以减轻侧凸度数，提高术中的矫正度，但现在认为，牵引并不能提高内固定的矫正效果，同时还延长了病人的住院时间，牵引没有什么实用的价值，也不能减少神经并发症的发生。只能促使骨质疏松加重，致使血栓性疾病的发病率增加。近10年来，Twin Cities中心也放弃了用头环骨盆牵引。Leong和其同伴与作者的看法不一致，他们认为，侧凸100°以上的用牵引有益。用牵引后，撑开矫正度比侧屈位获得的矫正度大，但器械矫正不要超过牵引的矫正度。除此，肺功能受限的病人也可用牵引。

### （五）小儿麻痹后遗症伴肺功能不全的治疗

小儿麻痹后遗症合并有重度脊柱畸形、肺源性心脏病或右心衰竭，术前用牵引是一种很好的辅助疗法。Swank和助手报道了20例肺源性心脏病的病人，他们是因为脊柱侧凸和脊柱畸形引起的，侧弯度数是90°~200°。其中15例用颅环牵引，9例行手术稳定。他们平均肺活量从595 mL增加到1 071 mL。平均氧分压从55 mmHg增加到64 mmHg。而二氧化碳分压从52 mmHg下降到43 mmHg。术前用头环牵引可以扭转病人的肺功能不全，改善病人的心、肺状况。对这种病人还可插入心导管，以了解肺动脉压力增高情况。

对肺功能受限、计划行前后路联合手术的病人，颅环牵引也非常有益。在前路手术后，病人在颅环轮椅牵引下活动，对肺功能的康复有利。这组病人是否适合行胸廓成形术，作者认为是没有用的，也是无益的，实际上，近10年来，Twin Cities中心没有做过胸廓成形术。术后留置经鼻气管插管辅助通气，很安全方便。作者有时术后留置插管2周，无不便之处。

### （六）术后治疗

小儿麻痹性侧凸的病人手术治疗，Harrington器械最初的设计就是为了克服由于石膏矫正小儿麻痹畸形病人影响肺功能的问题。近10年来，内固定器械发生了很大的革新，如Eduardo Luque发明的后路节段性器械。用这种多节段固定方法，改变了对麻痹性脊柱畸形病人的治疗概念。术后不再需要外固定，因为石膏或支具固定可影响肺功能。大部分塌陷性脊柱侧凸病人侧弯可塑性大，伴发的骨盆倾斜可通过牵引或肌肉松解获得矫正，这种病人可选用后路Luque器械矫正加融合术。如塌陷性畸形向上包括颈椎，也可用Luque棒固定，但高位固定易发生脊髓损伤。如患儿较小，可选用直径0.32 cm（1/8英寸）的棍。而青年或成人，应选用直径0.635 cm（1/4英寸）的棍，避免棍弯和钢丝断裂。

Harrington棒也可使用，尤其是胸弯的病人行不融合仅用器械矫正时。但如果一期前路截骨术后，Harrington棒应慎重使用，如果需要融合腰椎或骶椎，用Luque棒较好，不易发生假关节及内固定失败和腰前凸减小。

### （七）前路融合

脊髓灰质炎性脊柱畸形的病人前路手术的适应证有以下两种：①伴有骨盆倾斜的、大跨度C形侧凸。②单纯后路手术不能达到理想矫正的僵硬性重度胸弯（大于80°）。年龄较小的、可塑性大的麻痹性侧凸没有必要用前路手术，单纯用后路手术就能达到矫正和稳定的作用。Twin Cities中心的病人几乎都是成人，以前治疗失败，或者根本就未治疗过，他们的畸形是固定而强硬的，常需要前后路联合手术。

伴有固定性骨盆倾斜的C形侧凸，最好用前路后路联合手术矫正。这样可完全矫正骨盆倾斜，矫正的稳定性好，假关节发生率低。O'Brien分析了39例伴有骨盆倾斜的麻痹性侧凸病人，认为前路Dwyer方法联合后路器械固定能满意地矫正倾斜。近来Leong也认为用联合手术效果良好，假关节的发生率从25%下降到7%。

近5年来，内固定器械又有改进，Twin Cities中心不再使用Dwyer器械，认为前路固定用Zielke器械更为理想，它能矫正旋转，稳定性更强。另外，对骨盆倾斜长C形侧凸病人，前路单纯切除椎间盘，融合到骶骨，二期后路融合，用Galveston方法，Luque棒固定到骨盆上也很有效，因为病人常有骨质疏松，一期前路内固定可能困难。如果僵硬性侧凸伴有骨盆倾斜，骶骨本身没有侧凸，只需矫正腰弯，使其与骶骨排列正常，那么，前路用Zielke器械，后路用Luque棒固定到$L_4 \sim L_5$很有效。这样允许腰骶关节活动，对病人的行走有利。

僵硬性、大于80°的胸弯病人，要想达到理想的矫正，也可用前路椎间盘切除或椎体截骨，加后路Luque器械矫正术。如仅做椎间盘切除术，二期后路可用分离棒矫正，如前路行全椎体截骨术，二期后路就不能用分离器械，否则脊髓受牵引，可造成神经损伤的并发症。

### （八）术后制动

这组病人术后制动的方法较多，包括Milwaukee支架、胸腰骶矫形具、颅环石膏和颅环支具。如用节段性器械固定时，术后不必常规使用石膏或支具外固定。如病人截骨广泛，术后应用轻型材料支具固定，支托垫要合适，前方要敞开，以利胸腔扩张。

### （九）治疗结果

15～20岁的小儿麻痹后塌陷性侧凸治疗效果甚佳。如用前后联合手术治疗腰弯，矫正度可达60%～80%，骨盆倾斜可矫正92%，矫正范围33%～100%。前路松解融合加后路器械矫止融合术，可平均矫正腰弯63%，矫正骨盆倾斜76%。骨盆倾斜的矫正效果与椎间盘切除的范围，后路松解的程度及器械矫正的方法有关。前路彻底切除椎间盘到骶骨，后路完全松解止于髂嵴上的挛缩筋膜与肌肉，用Luque棒固定在骨盆上，去骨盆旋转，使其回到正常位置，其矫正效果最好。

## 七、脊肌萎缩

脊肌萎缩是由脊髓前角细胞损害为特点的几种疾病，包括家族性脊肌萎缩综合征（Werdnig-Hoffmann）、遗传性家族性少年型肌萎缩（Kugelber-Welander）、先天性肌弛缓（amyotonia congenita）等疾病。脊肌萎缩性疾病还包括儿童期的脊髓前角细胞退变或缺损，造成躯干肌和近心端肌肉对称性麻痹。Dubowitz认为患此病的病人，80%可生存到成年期，能够坐起。患脊肌萎缩的儿童智力正常，萎缩的肌肉还包括舌肌、骨骼肌，四肢粗大，肌肉出现震颤。这些疾病与原发性脊髓病的区别是血清肌酸酐磷酸激酶和醛缩酶正常。常见的表现是去神经性肌萎缩和运动单位减少，肌萎缩有组织学表现，但活检对了解预后无帮助。

### （一）许多已明确的综合征的诊断

脊肌萎缩综合征、显性肩腓综合征、遗传性末端神经元病均已明确。研究还表明，3种常染色体隐性异常疾病有Ⅰ型婴儿期家族性脊肌萎缩综合征，进展缓慢，早期死亡。Ⅱ型家族性脊肌萎缩综合征，发病较晚。Ⅲ型脊肌萎缩综合征，较为良性，常在2～17岁发病。

这种病人常常并发脊柱畸形，实际上全身所有肌肉均可受累。Schwentker和Gibson报道，幸存的此病患者最严重的问题就是脊柱侧凸，侧凸出现的时间不定，常与疾病发生的时间和肌肉受损的范围有关。侧凸加重，应选择手术治疗。作者也感觉到，不能行走的病人比能行走的病人侧凸发生率要高，发病年龄要早。而最近Aprin报道不能行走的病人和能行走的病人侧凸发生时间没有什么区别。实际上，Aprin报道的几组病人平均侧凸发病年龄在7岁，侧凸仍在不断加重。

Schwentker和Gibson认为支具能减慢侧凸的加重速度，能延长病人的坐位时间。Riddick也有同样的看法，并强调对塌陷性后凸用三点支托矫形支具治疗尤其重要。

经选择的病人行后路融合术可取得良好疗效。Aprin认为，对侧凸120°以上，肺活量低于正常25%～30%的病人也能行后路融合术。Makley的一组病例肺功能没有明显改善，而Aprin报道的13例病人中，4例平均肺活量增加35%，其余的肺活量平均下降22%。作者也觉得随着时间的推移，肺功能变得更差，融合的脊柱仍不能阻止侧凸的进展，作者认为个别病例有必要行两期手术。Dorr报道34例病人，他们也认为前路手术是有益的，尤其是那些腰前侧凸的病人，这种人最常见的并发症是肺炎和肺不张。

### （二）治疗方法的选择

这种病人的侧凸或后凸加重是不可避免的，因此需要治疗。对20°～30°的侧凸，仍有两种意见：不予手术，持续观察，或用支具、矫形具推迟侧凸的加重。这些侧凸如仍加重，支具也无济于事，只有等待侧凸加重到40°以上再行脊柱融合术。像上述的那样，制订治疗计划，侧凸加重是不可避免的，支具也可能限制不住侧凸的发展，病人很难适应配戴支具，而且能限制胸廓活动，而不能限制畸形的发展。另外，也有部分病人选用支具，试图减慢侧凸加重的速度，以允许脊柱生长，推迟手术时间。

是否手术主要取决于畸形出现时病人的年龄、初诊时畸形的程度、病人是否愿接受手术及病人亲属对手术的看法。如病人年龄较小，7～8岁明显的侧凸（大于40°），但侧凸仍有可塑性，其家长拒绝手术，可用支具，每隔6个月做1次仔细随访，尽量推迟手术2～3年。如果侧凸太重（大于70°），不适应支具治疗，或在用支具内侧凸仍继续加重，可考虑不融合，仅用器械矫正手术，以允许脊柱能继续生长。如病人10岁，侧凸已有50°，就不必再拖延，应立即手术融合脊柱。

这种病人决定手术后，术前要检查肺功能，因为此病肯定有肺功能下降，术后必须用辅助通气。绝大多数只需用后路手术治疗，选择节段性器械固定。局部常缺乏供骨来源，库存异体骨非常有用。这种病人可融合到骨盆。用Luque棒，像Allen和Ferguson描述的那样，插入髂骨内固定，可取得最佳稳定。术后不必常规使用支具外固定，如内固定不可靠，可用多丙烯背心固定。如果病人畸形严重，伴有骨盆倾斜的僵硬性腰弯，也可选用前后路联合手术治疗。

这种病人并发症很多，像前述的那样，肺部问题是首当其冲的。据作者的经验，不必用气管切开，肺活量低于正常16%，仍很安全。制订出术前、术后的生理治疗计划，可以避免肺不张。作者认为对这种病人用牵引治疗是无益的，术后鼓励病人早期行走或坐起，以避免肌肉进一步萎缩和功能丧失。

## 八、脊髓损害

儿童截瘫是一种破坏性疾病。Norton和Foley在25年前就对其预后和矫形外科的并发症作了很好的总结。1965年，Kilfoyle研究了儿童时期截瘫病人的脊柱和骨盆畸形的自然发展史。104 例病人中，有73例为先天性瘫痪（即脊髓脊膜膨出），其余的仅剩31例。97例病人发生明显的脊柱和骨盆畸形，腰前凸为最常见，侧凸的有36例，后凸的14例，多数为混合性畸形。腰前凸是由于瘫痪的作用、躯干的位置、直立的姿势所造成。随着病人生长发育，所有这些畸形都趋向于加重，除非用手术制止。作者认为Harrington器械固定、脊柱融合到骶骨是控制脊柱、骨盆畸形最有效的方法。

Wedge和Gillespie在1975年报道了20例手术治疗的儿童截瘫病人。其中仅有5例截瘫是由创伤、脊膜炎或脊柱畸胎瘤引起，其余病例都是继发于脊髓脊膜膨出。他们的结论是早期侧凸的病人应完全矫正，从上胸融合到骶骨，如骨盆倾斜能完全矫正，就不必融合到骶骨，否则，坚固的融合应包括骶骨。

Lancourt最近报道了一组在11岁以前出现部分或完全瘫痪的少年病人，平面在胸$T_{10}$以上的不可避免将发生伴有真性前凸的侧弯。Jackson，Von Bazan，Leidnolt和Bedbrook也认为这种病人必定发生侧凸。Bunch总结了麻痹性脊柱后凸的治疗问题。

Mayfield报告了40例从出生至18岁脊髓损害的病例。所有病人脊髓损害都发生在青春发育加速期之前，都出现了麻痹性脊柱畸形，其中96%为进展型畸形。发生侧凸的有23例，后凸16例，前凸的有5例。用支具治疗很困难，其中17例需手术融合，常需要融合到骶骨，并发症发生率也很高。青春期后的病人进展型麻痹性畸形不多见。

### （一）非手术治疗

在青春生长加速期之前截瘫的患儿，不可避免地发生脊柱畸形。这些青春期截瘫的病人可以用支具防止畸形发生。支具应衬垫合适，配戴舒适，前方应敞开以便允许胸廓扩张。在病人仰卧、俯卧或夜间睡眠时可除去支具。这种疗法可能防止畸形的发生。如病人是进展型畸形，应选择手术治疗。

**（二）手术治疗**

在青春前期截瘫，并发脊柱侧凸，无论如何料理都不可避免手术治疗。有结构性侧凸引起坐位平衡丧失，出现骨盆倾斜，或用支具治疗侧凸仍继续加重的病人是脊柱融合的适应证。作者认为，塌陷性侧凸病人最好用后路节段性Luque棒器械固定到骨盆。融合范围必须从上胸段到骶骨。如有骨盆僵硬性倾斜，可用前、后路联合手术矫正。术后不必用外固定。

## 九、家族性自主神经功能异常

家族性自主神经功能异常是一种少见的先天性疾病。直到目前报道此病的在美国为300例，在以色列约50例。Riley和Day首先在1949年报道了此病。此病患者在他们短暂的一生中，90%以上并发脊柱弯曲，几乎都是脊柱侧凸。伴发真性后侧凸和胸前凸十分少见。常在10岁以前出现脊柱畸形。Mckusick认为，所有的病人在8岁以前就出现了脊柱弯曲。Goldstein首先在1968年报告了治疗此病并发的脊柱侧凸。他认为，胸弯和后凸容易进行性加重，应进行治疗。

这种病人治疗很棘手。首先，病人的生存期短，很少能活到20岁以上，对此病的神经症状也无法治疗。此病是神经性疾病，主要是脊神经节内、交感神经节内和脊髓侧柱内神经元的数量减少。这种病人血管舒缩运动不稳定，过多出汗，体温变化无常，低体温，感觉迟钝，无痛觉，发作性高血压和姿势性低血压，呕吐，无腭反射，常常发生吸入性肺炎，共济失调，情绪不稳，精神性运动迟缓，性成熟延迟，脊柱畸形，但要注意，这些症状可能只出现几种，呼吸调节也可能异常。

最近，Robin报道了6例此病的治疗经验，对其手术中可能发生的问题如何避免做了详细描述。

在Twin Cities中心，只有少数几个病人行脊柱融合术。因为此病危险性大，并发症多，术前要考虑周全。

# 十、假性肥大性肌营养不良

对假性肥大性（duchenne）肌营养不良的脊柱畸形治疗更为困难。病人的生存期明显缩短，肺功能不全进行性恶化，病人一旦失去行走能力，侧凸加重更为迅速，并发症也较多，这些都是治疗中的困难。每个病人最终都免不了要乘轮椅行走，并在轮椅中渡过生存的下半生时间。80%的患儿将发生塌陷性侧凸，而这种侧凸一出现，几乎都是发展型的。不适感、疼痛、进行性坐位平衡的丧失、疲劳使病人不得不待在室内卧床，而不能坐在椅子内。此病的脊柱畸形治疗最为困难，而假性肥大肌营养不良的术后行走更是个问题。

多数假性肥大肌营养不良是以伴性隐性形式遗传。家族中全部男性的50%将有这种基因缺陷而出现此病。但发病率可高可低，也许只有1/3男性患病。约有10%的病人是正染色体隐性遗传，这就可以解释此病偶发于女性。此病有各种类型，肌肉进行性营养不良是最常见的表现形式：男性发病率为1/2.75亿。常在5岁前发病，2岁时发病的最多，早期有笨拙、时常跌倒的症状，随疾病的发展，行走更为困难，必然发生腰前凸。因为髋伸肌无力，患儿必须过伸脊柱才能保持重力线落在髋关节上。进行性股四头肌无力，迫使病人把重力线移到膝关节的前部，这就又加重了屈髋挛缩。随着疾病的发展，髋外展肌也产生进行性无力，病人步态摇摆，上楼更为困难。10岁以后，几乎都靠轮椅活动，小腿肌肉也出现进行性挛缩，几乎都有脊柱畸形。几乎所有病人都在20岁之前死于呼吸系感染或心脏病，只有少数病人能活到40岁或50岁。

Bunch描述了这种病有两种形式的侧凸表现：一种在病人能行走时就出现侧凸，进展较缓慢，而当病人不能行走，坐轮椅时，侧凸迅速加重。另一种侧凸较为少见，是在病人坐轮椅后才开始出现，进展较慢，不需治疗。Siegel也认为假性肥大性肌营养不良的病人在能行走时很少发生脊柱侧凸，如果发生，往往是继发于没有治疗的下肢肌挛缩引起了骨盆倾斜。他指出，无力的肌肉固定腰椎和腰骶关节，以便使冠状面更加稳定，但这样却有利于脊柱前凸的作用。而病人被固定在轮椅上，就会向一侧倾斜，以便能使肢体有更多的活动。脊柱失去伸展，畸形加重。Dubowitz也认为，病人在坐轮椅后，才有可能发生脊柱侧凸。

Robin认为这种侧凸自然发展迅速加重，加重性侧凸病人每年可增加15°~30°。侧凸跨度大，胸腰段侧凸，也可伴有骨盆倾斜。Wilkins和Gibson在1976年报道了侧弯的5组不同表现：第1组为早期直脊柱；第2组是脊柱后凸；第3组是后凸、侧凸同时存在；第4组是重度侧凸，而无后凸；第5组是伸展性脊柱。他们认为：第4组最后将是最严重的畸形，而第5组畸形则发展很小。他们建议：应使脊柱保持伸展位，这样也许能避免畸形加重。并认为腰弯在35°以上，伴有顶椎旋转15°以上的病人畸形几乎都要加重。Hsu的一组腰弯40°以上的病人，侧凸全是加重型的。

这组病人用矫形支具也能限制侧凸发展。有人认为，没有证据说明支具能防止侧凸加重。1984年，Seeger也发现用支具保持假性肥大性肌营养不良病人的脊柱伸直是无效的，也不能防止畸形加重；相反，Siegel则认为用矫形支具保持脊柱伸展位能减慢侧凸的发展。

只有手术治疗能阻止畸形加重，但要掌握手术适应证。病人坐入轮椅，侧凸加重5年以上的，可用手术固定侧凸。如决定要手术治疗，术前要检查肺功能和肺活量。一般认为，肺活量下降30%～35%，手术可能并发肺衰竭。

最近，Rideau根据假性肥大性肌营养不良病人的肺功能情况，从3个方面描述了临床症状的严重性。他们发现此病患者有一个绝对肺活量，在进行性下降之前是比较稳定的。他们的经验认为，在10～12岁，可以确定肺活量的稳定值，预测肺功能情况。1型病人，肺活量的最大绝对值在1 200 mL以下，约占此病的30%，这型遗传性最强，预后最差，在10岁前就得坐轮椅，平均生存到17岁。2型病人占假性肥大性肌营养不良病人的40%，肺活量在1 200～1 700 mL，在10岁左右失去行走能力。3型病人平均肺活量大于1 700 mL，此型比1型、2型病人生存期长。他们认为，肺活量低于正常的40%，侧凸大于23°，应立即手术治疗，否则肺功能将迅速恶化，失去手术时机。

Sakai认为肺活量低于正常的40%，或缺乏咳嗽功能的病人，可行预防性气管切开术，防止术后肺部并发症。他们认为肺活量低于正常的25%，就是手术的禁忌证。病人一旦切开气管，就持续使用呼吸机。Inkley也认为随着疾病发展，肺容积将减少，肺容积的变化与肌张力的丧失相平衡。因此，肺功能的丧失就能充分说明疾病在恶化和发展。Milne和Rosales通过测定肺功能来判断是否需要手术治疗。他们的经验认为，肺活量在30%左右的肌营养不良病人需要融合手术。如病人肺功能的表现适应手术治疗，应选择后路节段性器械固定到骨盆上，并广泛融合脊柱和骨盆，伴随后凸也应矫正和融合。

对这种病人是否行手术治疗，要根据畸形自然加重情况、病人的症状、是否坐轮椅和病人的肺活量来决定。作者认为，病人肺功能良好，能坐轮椅，仅由于侧凸自然加重失去了坐位平衡或出现症状，应手术固定，手术方法最好用Luque器械。

## 十一、上肢带肌营养不良

面肩臂肌营养不良和营养不良性肌强直的病人常并发脊柱侧凸，但这类病人却很少发生结构性脊柱侧凸。近来，在Twin Cities侧凸中心手术治疗了11例这类病人，发现脊柱侧凸进展较慢，但非手术治疗一般无效，用后路融合能取得满意的疗效。这组病例中，没有并发骨盆倾斜和胸前凸的，如并发，这些可引起肺活量下降和缩短生存期。

## 十二、大 脑 瘫

有运动发育推迟、神经体征有肌肉异常紧张、痉挛、反射亢进的病人可诊断为大脑瘫，可伴有或不伴有智力低下。脑瘫病人如伴有脊柱侧凸将加重病残度，影响端坐和行走。如伴有骨盆倾斜的失代偿，使能取坐位病人变成卧床不起，给病人造成严重的心理障碍。脑瘫伴侧凸的发病率是5%～64%，侧凸几乎都是痉挛性的，股四头肌痉挛发生率最高（图5-196）。其发生率与神经损害的程度一致，如人为地使病人取坐位，由于地心引力的作用，侧凸将加重。肌肉的痉挛和神经损害的程度是引起脊柱侧凸畸形的最主要原因。

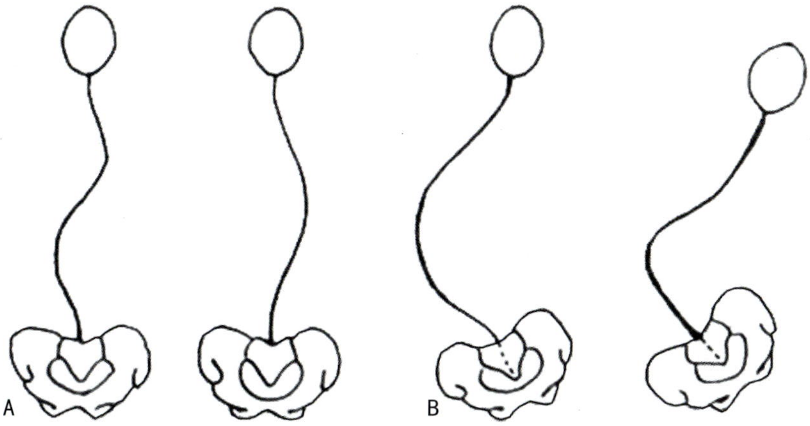


**图5-196　脑瘫病人的侧凸表现**

A. 双弯，胸弯和腰弯相互代偿，无骨盆倾斜，或轻度骨盆倾斜　B. 腰或胸腰单弯，伴有骨盆倾斜，这种病人骨盆倾斜是侧弯组成的一部分，骨盆倾斜越严重，四肢瘫痪的程度越重，髋关节脱位的发生率也越高

姿势性畸形，尤其是后凸是这组病人最常见的表现，几乎所有的病人都有智力下降和躯干后伸肌发育迟缓。

这组病人的侧凸常为发展型的，也可伴有活动障碍，是否需要治疗仍有争议。手术治疗并不能改善智力低下病人的幼稚动症，也不能纠正那些无自我吃饭能力的手足徐动症，还不能改善护理条件，其医疗费用也很高；相反，那些进行性骨盆倾斜伴有疼痛的病人，或即便没有疼痛和疲劳感而不能取坐位的病人，因为要用上肢来维持躯干平衡而失去日常生活自理的病人，随侧凸加重肺功能变差的病人，应手术矫正畸形。手术的目的是改善病人的功能。

### （一）非手术疗法

支具治疗脑瘫病人无长期疗效。Bunnell和MacEwen研究了48例9～60个月短期治疗的脑瘫病人，认为对侧凸行保守治疗有一定的效果。他们用可卸性塑料背心，其中35例病人侧凸保持在初诊时5°之内，加重5°以上的有3例，矫正5°以上的也有3例。但这都是短期的研究结果和资料。作者认为，用矫形支具不能控制青春生长期侧凸的加重。对可屈性大的塌陷性侧凸，支具可能暂时有效，以允许脊柱继续生长，到青春期时再行脊柱融合。Bleck报道用支具治疗的3例病人，其侧凸都没有减小。相反，用坐位矫形支具（SSO）对维持坐位姿势平衡，控制头部和平衡压力都是有益的。

### （二）手术治疗

1942年，Haas最早报道对脑瘫性脊柱畸形的治疗。他叙述了1例13岁的女性45°的腰弯，用伸肌松解和转移来矫正侧弯。1972年，MacEwen报道了用Harrington器械固定、后路融合的手术方法治疗16例脑瘫病人，平均矫正度为50%，而矫正度平均失去14%。有2例病人疗效差，其中1例失去了全部的矫正度。假关节形成率为20%。Bonnett、Brown和Growe在1976年，复习了从1960～1972年的294例脑瘫病人，其中33例行脊柱融合术，有5例是用前后路联合两期手术融合。他们的结论是只有前后路联合手术效果尚好，假关节发生率低。有趣的是病人术后功能都有改善，半数以上（33例有17例）术后腰痛得到缓解，能取坐位，平衡也得到改善。33例中有27例护理条件无改善，有23例术后仍用原设备护理，30例病人进餐姿势与术前相同，仅有2例有改善。应该知道，这组病例并发症很多，其中只有5例用前后路联合手术治疗，只有这样，疗效最好。Swank和Specht最近复习了17例前后路联合融合的脑瘫病人。平均侧凸矫正率为16%，假关节发生率为18%，低于Rancho Los Amigos报道前后路融合的病例组。手足徐动病人有50%可出现器械固定并发症，而痉挛的病人只有12% 出现器械并发症。Lonstein和Akbarnia报道了他们的经验，77例脑瘫病人中，有32例智力低下。63%因侧凸加重，35%因功能丧失，77%为重度侧凸而需手术治疗。术后功能：1例病人加重，55例无变化，24例有改善。平均侧凸矫正率63%，假关节发生率17%。作者发现把伴有或不伴有骨盆倾斜的侧凸分开是有用的，对伴有骨盆倾斜的侧凸最好是采用前后路联合矫正术。

### （三）治疗方法的选择

选择上述方法对脑瘫后侧凸进行治疗。如对畸形治疗忧虑不定，最好就别治疗。作者的经验是对手足徐动和重度痉挛的病人用支具治疗无效，但在青春期前，对小于40°的侧凸病人有暂时的维持作用。畸形进展或支具治疗不能控制的必须手术治疗。

术前用颅环牵引是无用的，不提倡使用。对手足徐动或好动的病人，可用颅环股骨牵引，能限制病人的活动，防止从床上跌下等。如病人不伴有骨盆倾斜，向右胸弯，或右胸左腰弯，可单纯用后路器械矫正融合治疗（图5–197）。如腰弯大于70°，病人骨骼已发育成熟，可考虑前后路联合手术。二期用Luque棒能提供可靠地稳定，允许病人术后不配戴矫形支具下地行走。对伴有骨盆倾斜的侧凸病人，常需用前后路联合手术矫正。如牵引位X线获得脊柱平衡，骨盆水平，单用后路手术也

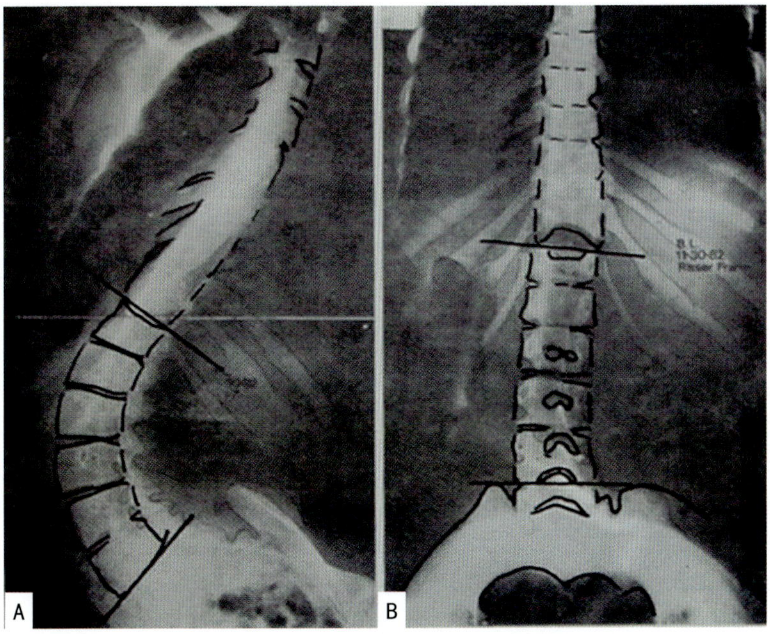


**图5–197A–B　重度四肢痉挛性瘫痪**

A. 17岁，术前脊柱X线片，在12岁时，侧凸为5°，到17岁侧凸发展到85°

B. 用Risser架矫正后，骨盆倾斜完全矫正，行后路固定，脊柱融合，同时从右侧髂嵴上将椎旁肌和骶棘肌彻底松解，将哈氏棍折成腰前凸，加椎板下钢丝固定

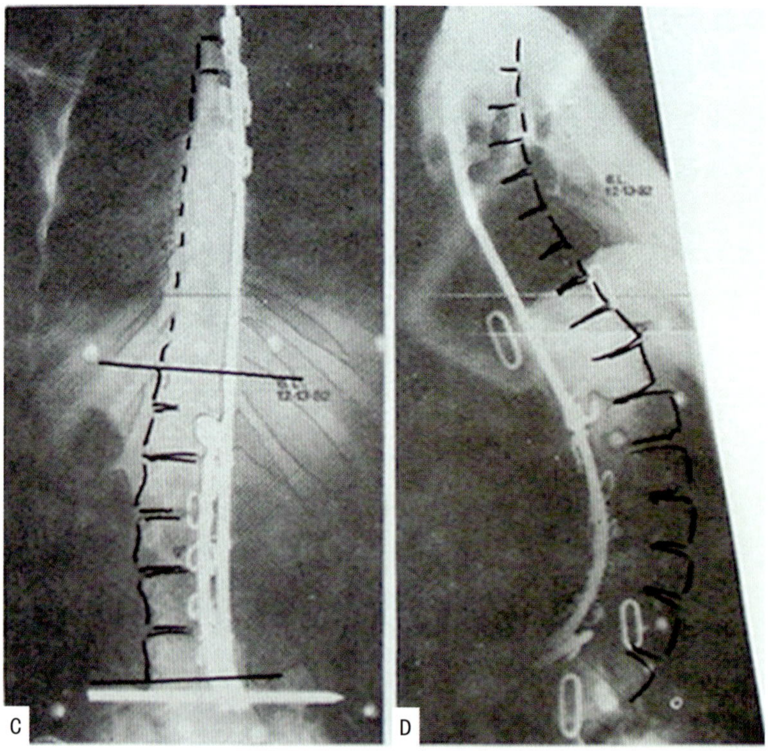


**图5-197C-D　同一病例**

C. 术后正位X线片　D. 侧位X线片，将哈氏棍折成的腰前凸正常

能得到满意的效果。如用联合手术，作者认为，前路只做松解和椎间融合，而不要用器械固定；二期后路用Luque棒矫正，融合到骨盆。相反，如病人有严重的痉挛和手足徐动症，一期前路时也可用器械矫正。重度前凸伴有髋外展，屈曲挛缩，在前路一期手术时，或前、后路两次手术之间，很少需要松解。伴有屈曲挛缩的腰前凸侧弯病人，如使腰前凸减小，将加重屈曲挛缩的程度，使病人更难保持手术台上的手术体位。对骨盆倾斜的病人，彻底松解止于髋嵴上的肌肉，对矫正倾斜非常有利。

## 十三、脊髓小脑退化病

脊髓小脑退化病伴有的脊柱畸形与共济失调和进行性神经性腓骨肌萎缩相似。

### （一）共济失调（Friedreich's Ataxia）

Geoffrey认为，典型的共济失调临床诊断标准是：20岁前发病，共济失调步态，症状进行性加重，构音障碍，位置觉或震动觉下降，肌力下降，深腱反射消失，继发症状和体征有Babinski阳性、高弓足、脊柱侧凸和心肌病。此病的病因仍不清楚，也属于是遗传性疾病，一般认为是正染色体隐性基因遗传。

开始的主要症状是双手笨拙、构音障碍和眼球震颤。20～30岁的患者常需坐轮椅。伴有侧凸的发病率是75%～100%。Labelle报道了56例典型的共济失调病人，有55例（98%）伴有10°以上的侧凸，伴有40°以上后凸占66%。最常见的是胸弯和腰弯，占57%。他们认为，15岁以前出现的侧凸大部分是进展型的，而15岁以后出现的侧凸大部分不需手术治疗。这组病例中，用支具治疗的进展型侧凸几乎都失败了。用支具治疗的共12例病人都不能控制侧凸的发展，用电刺激治疗的3例同样也无效。他们的结论是，进展型侧凸不能用支具治疗，而应选择手术治疗。认为侧凸是由于共济失调引起的，而不是肌无力造成。对脊柱畸形的治疗结果还没有大量的病例报道。Hensinger报道3例，其中1例术后3年死于心肌病。

在Twin Cities中心，对12例行手术治疗，年龄平均18岁，范围是14～29岁。都用一期后路器械矫正脊柱融合术。其中3例术后功能丧失加重，1例术后卧床5个月，另2例需外支撑辅助。另有1例病人治疗成功，但术后发生心衰。因后路融合范围太小，术后融合区以上发生后凸的有1例，在术后一直乘坐轮椅，最后死于心肌病。

作者认为，共济失调性、进行性加重的脊柱畸形，如心脏条件允许，应选择手术融合。最好用节段性器械，以便术后不用外支托早期行走。支具治疗无效，也不能控制侧凸的发展。

### （二）进行性腓骨肌萎缩

进行性腓骨肌萎缩是一种神经脱鞘性疾病，这种遗传性疾病有正染色体显性链变异表现。Hensinger报道69例进行性腓骨肌萎缩的病例，伴有脊柱侧后凸的有7例（占10%）。2例侧凸较轻，不需治疗。用Milwaukee支具治疗的有4例，其中只有2例治疗成功。3例病人行后路器械矫正，脊柱融合术。术后用矫形石膏固定，卧床6个月，再换行走石膏固定4个月，无1例出现术后并发症。作者用非手术方法治疗3例进行性腓骨肌萎缩的病人，1例仍在治疗中，1例在支具固定下侧凸有加重，另1例用Milwaukee支具控制了侧凸的发展。用手术治疗的有5例，1例出现了肠系膜上动脉综合征，2例有假关节形成。作用同意Hensiger和MacEwen的看法，对这种病人的脊柱畸形治疗方法应与特发性侧凸相同，包括用支具治疗和手术治疗，如果适合手术，最好用节段性器械固定，这样术后可免去外固定。

## 十四、脊髓空洞症

脊髓空洞症是脊髓内含液体的管腔膨大所造成。Williams认为最好将脊髓空洞症分为两组，第一组髓腔压力低，内含的脑脊液与后颅窝相通，而继发于肿瘤或创伤性截瘫的脊髓空洞症则不相通。另一组囊腔压力大，在压力下，其内液体与第四脑室不相通。脊髓空洞症病人的表现为疼痛，如头痛、颈痛，有时全身均有疼痛。后者的表现更无特殊征象，病人数年内能行走，而无法确诊。病人可出现关节疼痛，而被误诊为骨关节炎或类风湿。Williams也描述了此病的临床表现，也认为此病缺乏典型的临床特征，早期诊断十分困难。

脊髓空洞症首先表现出脊柱侧凸，McRae和Standen在1966年报道了43例脊髓空洞症病人，其中27例有脊柱侧凸。所有的脊髓空洞症病人在16岁前都有症状出现，87%有脊柱侧凸，Williams在Midland中心总结了神经外科和神经病学的经验，发现73例脊髓空洞症男性患者中，53例有6°以上的脊柱侧凸，75例女性中，56例侧凸。Huebert和MacKinnon报道43例脊髓空洞症，27例（63%）有明显的侧凸，其中15例为0°～25°，5例为25°～50°中度侧凸，50°以上的重度侧凸为7例。

伴有侧凸的病人在体格检查时应该想到脊髓空洞症这一疾病。Hall认为，脊柱侧凸伴脊髓发育不良的病人，几乎都是脊髓空洞症引起的。而Nordwall则认为，无论有无神经系统症状，都要考虑到此病。Coonrad最近报道，脊髓空洞症最易伴发左胸弯。

X线片颈椎管径增宽是最主要的征象。Williams的资料表明，如椎管与椎体的比值大于1.5，如果椎管大于椎体的一半以上，就应考虑内在性疾病。他认为，正常人仅有0.5%出现此比值增大。水溶性脊髓造影CT扫描可以确诊，脊髓囊性扩张，造影剂滞留在上端是其特征。他同时描述了MRI的表现。

治疗脊髓空洞症性侧凸有一定的危险性，至今文献中对手术治疗效果分析的文章很少。Huebert和Mackinnon报道的2例仅做后路融合，而未用Harrington棍固定的病人，术后出现瘫痪。Nordwall和Wikkelso报道了1例已出现截瘫的15岁男性患者，行Harrington棍矫正侧凸手术，术后10天，病人诉说排大小便困难，此后6天，出现痉挛瘫痪。术后第17天，吸引脊髓空洞后，病人症状明显改善，随访时仍有肌无力和肌萎缩。作者认为，脊髓空洞性侧凸可以治疗成功，只要注意保护脊髓，手术治疗不像文献中所说的那样危险。先做囊腔引流治疗，再观察侧凸的继发性变化。如侧凸加重，可做融合稳定术，虽然作者也没有这方面的资料，但椎板下穿钢丝可增加对扩张脊髓的压迫，如果后期再行椎板切除术时，钢丝会给手术增添更大的麻烦。最好用Harrington器械固定，术中用唤醒试验监测脊髓。

综上所述，对那些侧凸迅速加重，无论有无神经功能异常，骨畸形主要在上颈椎，颈椎管径增宽的病人，要高度怀疑脊髓空洞症。这种病人的手术矫正危险性大，如果决定手术，在矫正手术之前，必须先行囊腔引流术。

（窦书和　马　原　郑君涛）

**参考文献**


1. 田慧中，刘少喻，马原. 实用脊柱外科学. 广州：广东科技出版社，2008. 87～274

2. 田慧中，刘少喻，马原. 实用脊柱外科手术图解. 北京：人民军医出版社，2008. 152～313

3. 党耕町，译. 脊柱外科技术. 北京：人民卫生出版社，2004. 102～245

4. 田慧中. 头盆环牵引治疗侏儒症. 中国矫形外科杂志，2003，11（6）：419

5. 田慧中，吕霞，马原. 头盆环牵引全脊柱截骨内固定治疗重度脊柱弯曲. 中国矫形外科杂志，2007，15（3）：167～172

6. 田慧中，曲龙，吕霞，等. 牵拉成骨技术在发育期间脊柱畸形中的应用. 中国矫形外科杂志，2006，14（13）：969～971

7. 田慧中，马原，吕霞. 颅盆牵引加弹性生长棒内固定治疗发育期间的脊柱侧凸. 中国矫形外科杂志，2008，16（21）：1660～1663

8. 李刚，秦泗河. 牵拉成骨技术的基础研究进展与带给骨科的启示. 中华外科杂志，2005，43（8）：540～543

9. 周劲松，王岩，宋文慧. 脊柱侧凸后路生长棒技术研究进展. 中国矫形外科杂志，2008，16（7）：519～521

10. 王静杰，赵永飞，李明. 生长棒技术在早期脊柱侧凸中的应用. 中国矫形外科杂志，2008，16（9）：673～674

11. 刘正，邱贵兴，沈建雄. 脊柱生长阀技术在脊柱侧凸患者中的应用. 中国矫形外科杂志，2008，16（11）：846～847

12. 叶启彬，王以朋，张嘉，等. 不需植骨融合治疗生长中儿童脊柱侧弯的新装置. 临床骨科杂志，2004，7：1～5

13. 田慧中，李佛保. 脊柱畸形与截骨术. 西安：世界图书出版公司，2001. 377～519

14. 田慧中，林庆光，谭远超. 强直性脊柱炎治疗学. 广州：世界图书出版公司，2005. 165～186

15. 陈安民，徐卫国. 脊柱外科手术图谱. 北京：人民卫生出版社，2001. 77～300

16. 田慧中. "田氏脊柱骨刀"在矫形外科中的应用. 中国矫形外科杂志，2003，11

（15）：1073～1075

17. 田慧中. 先天性脊柱侧弯的手术治疗，美国中华骨科杂志，1999，5：223

18. 田慧中. 角形脊柱后凸的手术治疗. 中华骨科杂志，1992，12（3）：162～165

19. 田慧中. 脊柱侧弯合并漏斗胸的诊断与治疗. 中国矫形外科杂志，2005，13（5）：393

20. 葛宝丰. 手术学全集（矫形外科卷）. 北京：人民军医出版社，1996. 45～161.

21. 田慧中. 脊柱外科医师要善于使用咬骨钳和骨刀. 中国现代手术学杂志，2002，6（1）：67

22. 田慧中，王彪，吕霞，等. 强直性脊柱后凸截骨矫正内固定术. 中国矫形外科杂志，2005，13（7）：509～512

23. 田慧中，原田征行，田司伟. 后方侵袭による脊椎骨切り术. 脊柱变形，1992，7（1）：4

24. 田慧中. 椎弓椎体联合截骨术治疗脊柱后凸和后侧凸. 中华骨科杂志，1989，9：321

25. 黄卫江，田慧中，吕霞. 先天性脊柱侧弯合并重度胸廓畸形的手术治疗. 中国矫形外科杂志，2006，14（21）：1671～1672

26. 田慧中，姜苗，吕霞. 脊柱的修复与重建. 美国中华骨科杂志，2002，8（2）：81～83

27. 田慧中. 脊柱侧弯合并胸前凸重建胸后凸的手术治疗. 中国现代手术学杂志，2002，6（1）：52～53

28. 姜苗，田慧中. 田氏椎弓根定位器的临床应用. 中国矫形外科杂志，2003，11（7）：448～450

29. 田慧中，马原，吕霞. 颅盆牵引下肋骨成形术治疗胸廓塌陷. 中国矫形外科杂志，2009，17（11）：836～838

30. 田慧中. 我国脊柱畸形治疗发展史. 中国矫形外科杂志，2009，17（9）：706～707

31. 黄春明，罗绍坚，黎超伟，等. 头盆环牵引治疗重度僵硬性脊柱侧凸103例报告. 现代医院杂志，2003，3（3）：7～9

32. 王海荣，庞盛才. 颅盆环牵引植骨融合治疗脊柱侧弯10例报告. 宁夏医学杂志，1995，17（2）：91～93

33. 庞晓东，匡正达，纪慧茹，等. 颅盆环牵引及后路内固定技术治疗重度脊柱侧弯. 实用医学杂志，2007，23（8）：1207～1208

34. 章亚东，侯树勋，史亚民，等. 顶压式颅盆环牵引术后并发症分析. 中国脊柱脊髓杂志，1997，7（4）：165～166

35. 王海荣，马爱珍，王世印，等. 颅盆环牵引治疗特发性脊柱侧弯58例. 宁夏医学杂志，2001，23（10）：619～620

36. 张功林. 介绍一种新型颅盆环牵引架. 中国伤残医学，2007，15（3）：45

37. 张功林，章鸣，蔡国荣. 骨和软组织松解颅盆环治疗脊柱侧凸. 中国伤残医学，2007，

15（2）：28～29

38. 项泽文. 头盆环牵引在矫正脊柱畸形中的应用，美国中华骨科杂志，1995，1：24

39. 马景昆. 颅环牵引及局麻后路手术治疗脊柱侧凸，中华骨科杂志，1998，5：326～328

40. 任玉珠，吴之康. 脊柱侧凸伴不完全性截瘫的治疗，中国脊柱脊髓杂志，1991，1（1）：16

41. 王秀会. 成人脊髓拴系综合征的诊治体会，美国中华骨科杂志，1998，4：270

42. 赵建华，金大地，李明. 脊柱外科实用技术. 北京：人民军医出版社，2005. 220～236

43. 雷伟，李明全. 脊柱内固定系统应用指南. 西安：第四军医大学出版社，2004. 9~30

44. 胥少汀，葛宝丰，徐印坎. 实用骨科学. 2版. 北京：人民军医出版社，2003. 1126～1178

45. 周天健，李建军. 脊柱脊髓损伤现代康复与治疗. 北京：人民卫生出版社. 2006. 380～386

46. 夏和桃，彭爱民，韩义连，等. 矮身材和侏儒症的双下肢内外结合延长术（附638例报告）. 中国矫形外科杂志，2005，13（17）：1285～1288

47. 房国军，吴其常. Ilizarov 技术的临床应用. 中国矫形外科杂志，2005，13（20）：1579～1581

48. 秦泗河. 脊髓灰质炎后遗症外科治疗. 北京：人民卫生出版社，2006. 58～78

49. Tian Huizhong，Lu Xia，Tian Bin. Halo Pelvic Distraction in Combination with Total Spine Osteotomy and Internal Fixation for Treatment of Severe Scoliosis. Orthopedic Journal of China，2006，1（1）：11～16

50. Akbamia BA，Marks DS，Boachie - Adjie O，et al. Dual growing rod technique for the treatment of progressive early onset scoliosis. A multi - center study. Spine，2005，30：46～57

51. Takaso M，Moriya H，Kitahara H，et al. New remote-controlled growing-rod spinal instrumentation possibly applicable for scoliosis in young children. J Orthop Sci，1998，3：336～340

52. Tian Hui-zhong. Total spinal osteotomy for the treatment of kyphosis and kyphoscoliosis. Japanese Scoliosis Society program of the 25 th Annual Meeting，l991，25：23

# 第六章　颅盆支撑牵引操作技术

## 第一节　概　　述

脊柱是躯干的主要支柱，构成胸腔和腹腔的后壁。胸段有肋骨得以附着，胸腹腔的内脏赖以依存，既是脊髓神经的通道，又为大血管所依附而行。因此任何原因所致的脊柱变形，都必须恢复其正常状态。

治疗脊柱的损伤与疾病，自古以来便是医家的难题，近代已成为矫形外科重要研究课题之一。治疗脊柱骨折脱位，我国自古就有“攀索”、“垒砖”的复位法和“腰柱”的固定法，其基本治疗原理与近代医学相同。近代医学一直是沿用各种牵引方法和支具背心、石膏等外固定法以及钢板、螺钉、钢丝等内固定法为主。近40年来才出现了颅环支撑牵引等外固定器材及技术。

传统的牵引方法为枕颌带（Clisson’s sling）悬吊牵引（图6–1），Roger Anderso

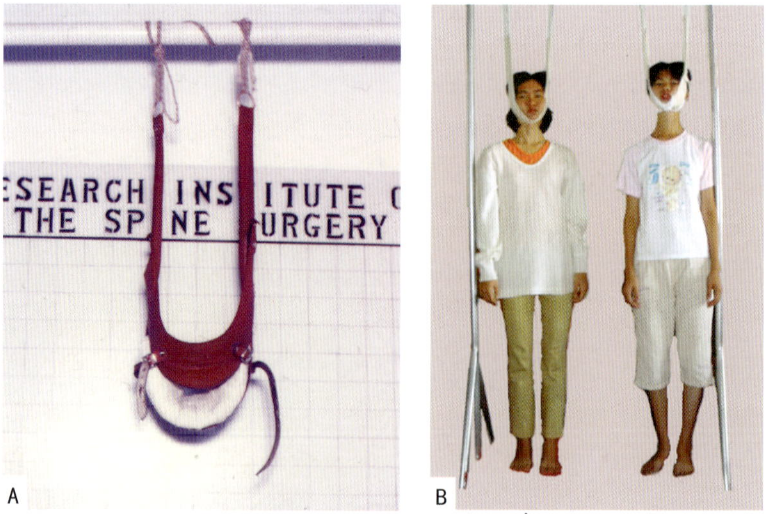


**图6–1　垂直悬吊牵引法**

A. 枕颌吊带属于皮牵引，前面的下颌兜带衬垫海绵，后面的枕兜带不需要衬垫海绵。　B. 垂直悬吊牵引，使两脚跟离地，每日8～10次，每次5～20 min，术前2～4周的牵引过程

及Crutch field的螯状钳颅骨牵引等方法，其机制都是靠牵拉力而使脊柱畸形得以改善，且都必须卧床以绳索悬吊，以自身体重作反牵引（图6-2）。脊柱由多数骨块连接垒砌而成，具有伸屈和旋转的功能，各种悬吊牵引的力量都不能达到使脊柱固定的目的。因此，多年来寻求更有效的脊柱牵引固定装置成为脊柱外科的发展关键。

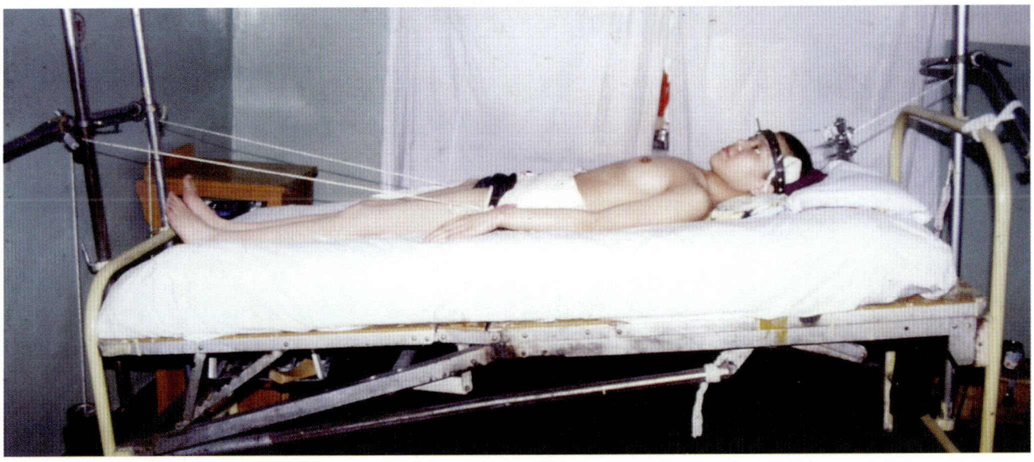

**图6-2　平卧位颅环骨盆带牵引，能去除上半身的体重，故牵引力较大，但需长期卧床为其不足之处，适用于拆除颅盆环后仍需要继续牵引治疗的病人**

近40年来，专家研制出了颅环（halo）支撑固定装置，从生物力学角度看是一质的改进。力的作用方式将单纯的牵引改变为支撑，躯干撑开，周围没有影响撑开的因素，这样的对抗拉力支具，既有足够的牵引力又有牢靠的固定作用。颅环虽是1959年Perry及Nickel首先制成并开始用于临床，但较广泛的应用是在20世纪80年代初期。

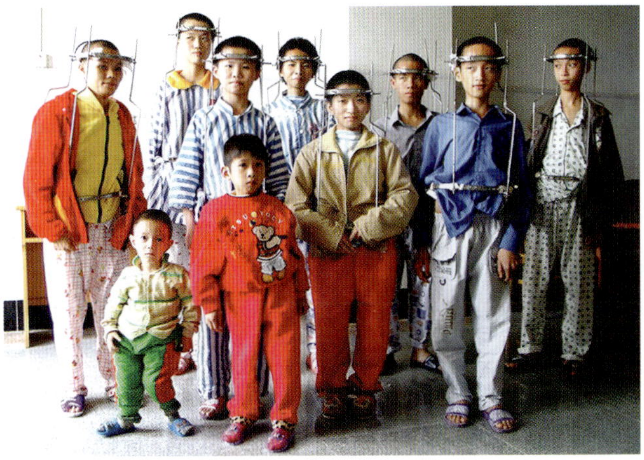

**图6-3　轻便式颅盆环牵引装置**

在国内开展颅盆环牵引最早的有山西的马景昆和新疆的田慧中，他们都在20世纪80年代初期在各自不同的工作岗位上自行设计了颅盆环牵引装置，作为重度脊柱侧弯病人的术前、术中和术后的牵引固定，各自取得了上千例的临床经验，特别是田慧中医师又将颅盆环牵引装置进一步改革为轻便式颅盆环牵引装置，整套器械的总质量不超过1 kg，并取得了国家专利。至2008年，手术治疗脊柱侧弯1 732例，取得了丰富的临床经验（图6-3）。

## 第二节　颅盆环支撑的改革和衍变

1959年Perry与 Nickel首次介绍了应用颅环支撑牵引装置，1967年Moe应用颅环股骨牵引。后来，发现颅环股骨牵引对脊柱控制不够，又不能早期离床活动。1969年Levine才开始制成了颅环骨盆环支撑牵引装置Halo Pelvic Distraction治疗严重先天性脊柱侧凸。

作者田慧中于1980～2008年应用自己设计制作的颅盆牵引装置治疗各种类型的重度脊柱侧凸1 100例，取得颅盆支撑牵引治疗脊柱畸形的丰富经验。后于2002年又将颅盆支撑牵引装置进一步改进为轻便式颅盆环牵引装置（图6-4）。在第三届中日脊柱外科国际研讨会上，日本的脊柱外科专家黑川高秀教授和竹光义治教授对田慧中设计的轻便式颅盆环牵引装置很感兴趣，认为这套器械很适合中国人、日本人等亚洲地区的人应用。

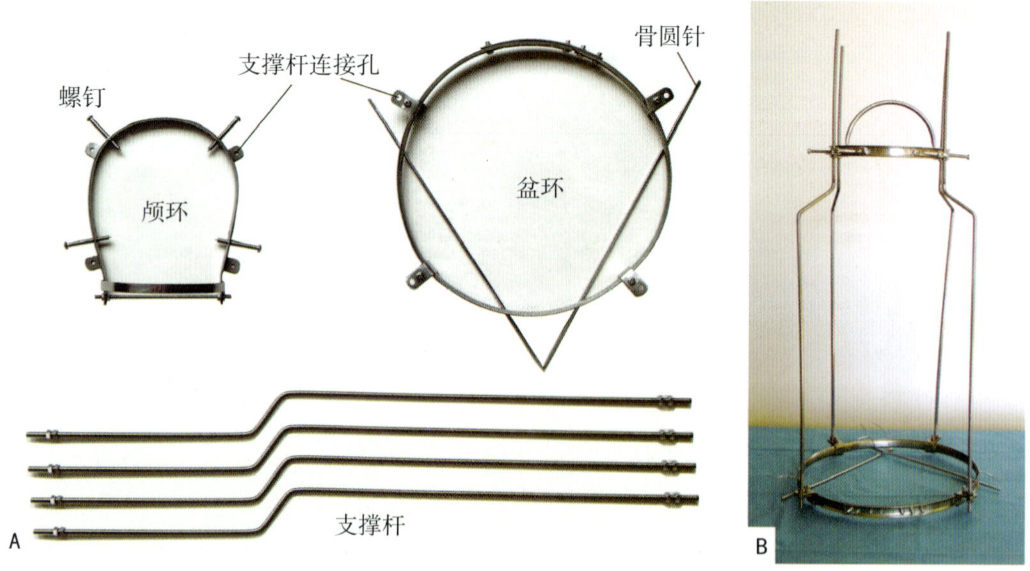


图6-4

A. 轻便式颅盆环牵引装置　B. 已组装好的轻便式颅盆环牵引装置前面观

## 第三节　脊柱牵引的生物力学

1．颅骨牵引　平均颅骨悬垂牵引时，牵引力被体重及肌肉收缩抵消一部分，所余的拉力才可以达到每个椎体、椎间盘及有关的韧带，因此，可将变形的脊柱拉直或达到复位目的。

仰卧位颅骨牵引，牵引力为水平方向，而体重为垂直方向，两力互相成直角，衣服、卧具制止身体向头侧移动，可使颈部被牵直或复位。这种平行身体的作用力即为剪力Shear。如将床头垫高，身体垂直的重力就有助于剪力。

2．脊柱的抗弯曲力　脊柱发生侧凸时，必须伴随脊柱的旋转。腰椎小关节面比较垂直，比胸椎的小关节面易于控制旋转，故侧凸多见于胸椎，胸椎中段最易发生侧凸。

脊柱的间盘、韧带可以维持其稳定性，脊柱两旁的肌肉相互对称地收缩，能防止正常脊柱发生弯曲，但当脊柱已经有侧凸旋转存在时，这些偏离中线两旁的肌肉反而成为促进变形的力量。

3．矫正主侧凸的力学　矫正脊柱侧凸是以矫正其C形主弯为主，可以牵引脊柱，也可以从侧方推挤侧凸的顶点，矫正的力必须用等值的力以平衡，就是需要用等值而方向相反的牵引力或推挤力才能产生矫正作用。因此，要矫正侧凸，就必须用牵拉或推挤的力量来平衡其阻力。无论在脊柱的一端牵拉或在侧凸的顶点推挤，没有平衡的力就不能矫正畸形。而所用等值反方向的力，必须能使脊柱在伸直过程中侧凸两端能互相自由移动，否则只能改变弯曲的式样而不能矫直侧凸。

在矫正脊柱侧凸时，所用的等值而反方向的力之间必须有一段距离，如果等值而反方向的力作用在侧凸的同一平面则得不到矫直作用。

从作用力线到弯曲顶点垂直距离称为力臂。力臂越长，产生的对抗弯曲越大。作用力乘以力臂的长度之积称为力矩或弯矩，代表对抗弯曲的效应，因此，牵引脊柱两端或沿着脊柱在不同平面对抗推挤就产生力矩。对轻度侧弯，这两种方法都可以奏效，而严重的侧凸，水平的作用从力学上看不到，而牵引则因有相当长的力臂产生的弯矩大而有效。

# 第四节　颅盆支撑牵引装置的构成

1. 颅环　全部装置除固定颅骨的螺钉和盆针为不锈钢制品外，其余的均选用轻质高硬度铝合金制成，既坚固又质轻。颅环支撑牵引装置构造的最基本部件为颅环、骨盆环、支撑杆和盆针。

（1）颅环为一圆形环（图6-5），分大、中、小3种型号，可根据患者头形略为塑形，使之与头围保持5～10 mm的间距，过近易产生压迫，过远则不稳定。环壁厚2 mm，环壁宽17 mm，过窄过薄不够坚固，承受不住支撑力，过于宽厚则徒增质量。戴圆形颅环卧床时，枕部不能直接着枕，需以项部着枕，故颅环的枕部是上翘的。

（2）颅环上有4个螺钉座（图6-6），每个座上有3个螺钉孔，根据头的大小和形状，选择4枚螺钉的进钉孔，颅环的前2枚钉应在眉梢外上方1.5～2 cm处固定，后2枚钉应在耳轮后上方1.5～2 cm处固定（位于最大头颅直径的略下方），前后对角交替拧紧螺钉，调整颅环的四周，使其与皮肤间距保持一致，以保证螺钉旋入颅骨后稳定、可靠。

（3）颅环上装有4个支撑杆连接孔（见图6-5），准备与4根支撑杆相连接，以便每日调节其高度进行撑开。

（4）颅环上的4枚螺钉（图6-7），将颅环固定在颅骨上，螺钉要进入人体组织内，故必须是不锈钢制品。螺钉长60 mm，外螺纹直径6 mm。螺钉尖长5 mm，钉尖基部直径2 mm。固定于颅骨时，仅钉尖刺入骨皮质，防止在皮质骨上滑动，颅环在颅骨上的固定是靠4枚螺钉相互顶挤保持稳定，并非是螺钉的螺纹进入皮质骨内，故无穿透颅骨之虑。

2. 骨盆环　骨盆环为一圆形环（图6-8），分大、中、小3种型号，环壁厚2 mm，环壁宽17 mm，周长970 mm，周长有可调装置，可任意压成椭圆形，带有4

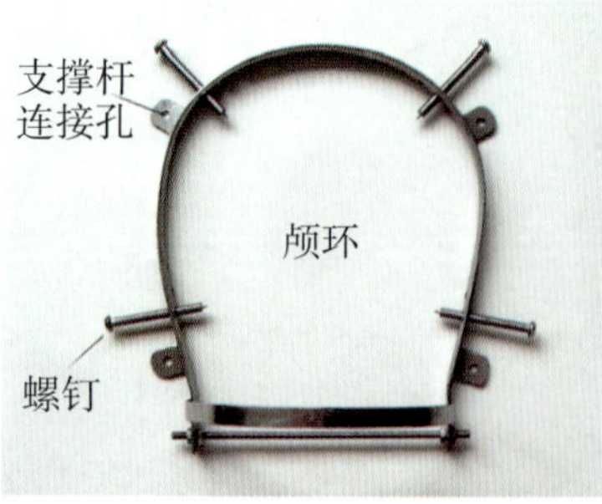


图6-5　颅环分大、中、小3种型号，枕弓上翘，枕后部有可调节的螺棍

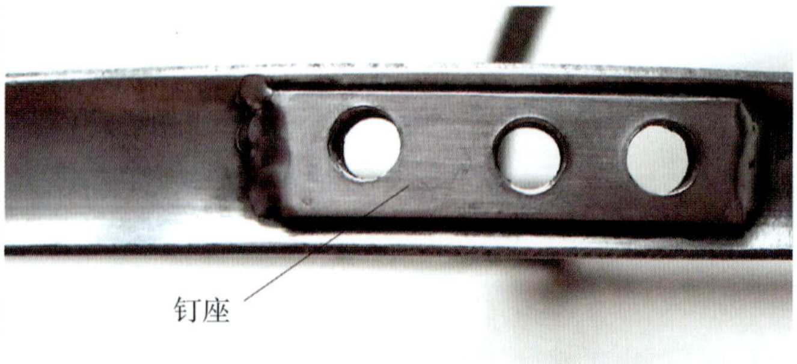


图6-6　加厚的钉座上有3个螺钉孔，可供选用

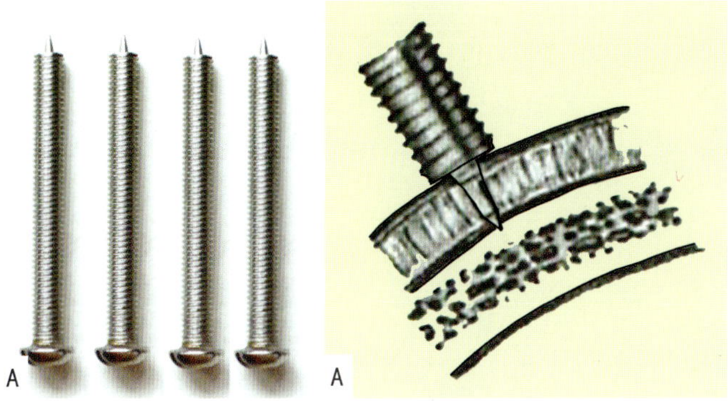


图6–7 颅环的螺钉

A. 4枚螺钉 B. 螺钉的尖端刺入颅骨外板，防止滑移

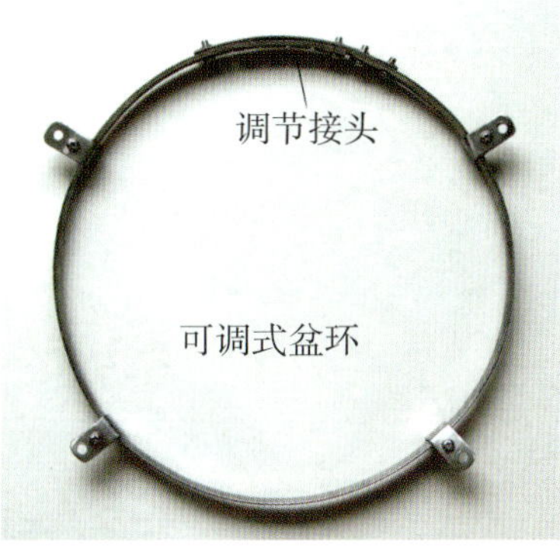


图6–8 可调式骨盆环

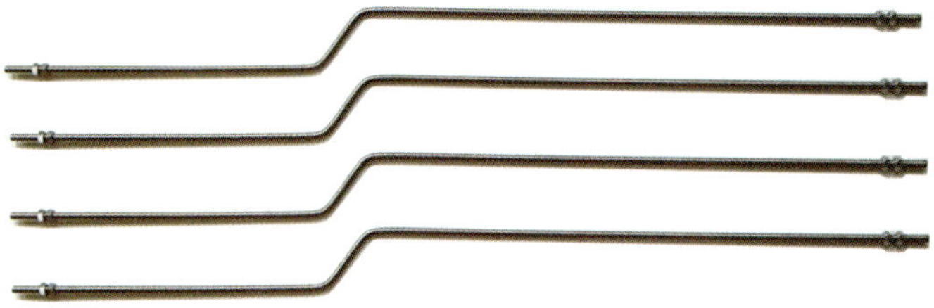

图6–9 4根支撑杆

个支撑杆接头。盆针与盆环的固定方法：先用细钢丝将盆针固定在盆环上，然后用骨水泥或牙托粉包埋固定。这种方法比盆针固定器方便可靠，可完全代替盆针固定器。

3. 支撑杆 其长度分大、中、小3种型号（图6–9），杆长50 ~ 80 cm，杆粗6 mm，上端螺纹长24 cm，下端螺纹长6 cm。上端穿于颅环上的支撑杆固定孔内，以上下螺母夹紧固定，作撑开之用；下端穿于骨盆环上的支撑杆固定孔内，以上下螺母夹紧固定。对侧弯重的病人，可任意将杆折弯，来适应脊柱的弯度。安装时4根支撑杆的力线应一致，使颅环位于水平位。

4. 盆针 直径3.5 ~ 4.0 mm的扁头骨圆针，长30 ~ 35 cm，各2根备用。先用导针（同样粗细的带手柄的骨圆针，长20 cm）自髂前上棘以上3 ~ 5 cm处，将导针自刺孔内击入骨质，然后调整方向，向着髂后上棘的方向用小锤轻轻打入，出针部位在髂后上棘或略偏髂后上棘的内侧即可，然后更换骨圆针，按照导针的方向击入，如果导针方向欠佳也可调整方向击入骨圆针。一般骨盆穿针技术掌握后，无需使用瞄准器，因为瞄准器并不能正确的指导进针方向，熟练掌握穿针技术是穿针成功的关键。

5. 盆环与盆针的连接法 以往盆环与盆针的连接是采用特制的连接固定器，用起来很不方便，安装困难，且不牢固。现今常用钢丝固定骨水泥或牙托粉包埋（图6–10），是简单而有效的固定方法。

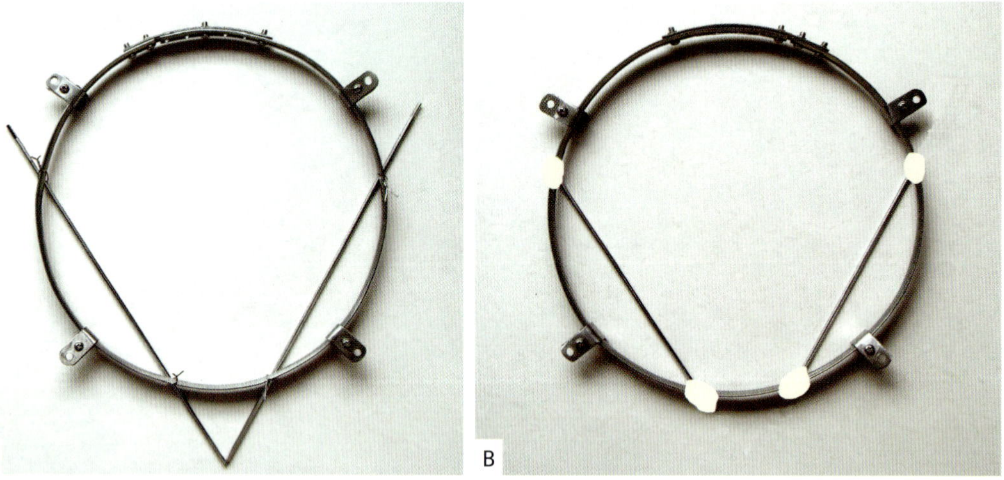


**图6-10 盆环与盆针固定法模拟图**

A. 先用直径1.0 mm的Luque钢丝将盆针与盆环相固定 B. 然后用骨水泥或牙托粉包埋固定

（田慧中 王 彪 吕 霞）

## 第五节 盆针与颅环的安装

1. 麻醉 采用短暂的小剂量静脉全麻，时间不需要过长，使病人回病房后即可清醒过来。

2. 麻醉前令病人取站立位，标记出进针点（髂前上棘以上3～5 cm）、出针点（髂后上棘顶点），才能知道有否两下肢不等长引起的骨盆倾斜，以便在骨盆穿针时考虑进针和出针的高低水平（图6-11）。

3. 骨盆穿针操作（图6-12A-G） 令病人取侧卧位，消毒铺单，自髂前上棘以上3～5 cm处，此处髂骨较厚容易穿针，只有在此进针，才能使盆针位于站立时的水平位，行走方便。用2支硬膜外穿刺针，沿着髂骨内外侧骨板，向着髂后上棘的方向刺入，作为示踪方向和固定皮肤防止滑动，再用尖刀在进针部位刺一小孔直达骨质，将导针自刺孔内击入骨质，然后调整方向，向着髂后上棘的方向用小锤轻轻打入，最初开始可用瞄准器，有经验后直接打入即可，出针部位在髂后上棘或略偏髂后上棘的内侧即可，第1根针穿好后，给病人翻身，将已穿好的针放在手术床的空洞内，重新消毒铺单，再用同样的方法穿第2根针。两根针穿完后，给病人取仰卧位，颈胸部垫高，以便安装颅环。

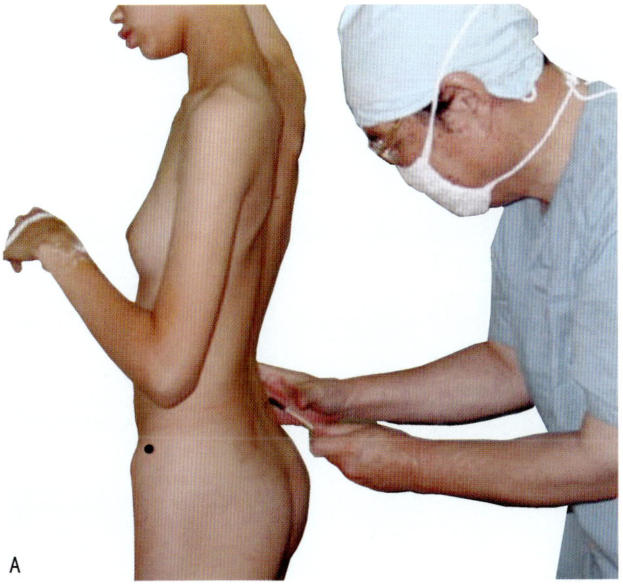


**图6-11 在站立位标记出进针点和出针点**

A. 侧面观 B. 背面观

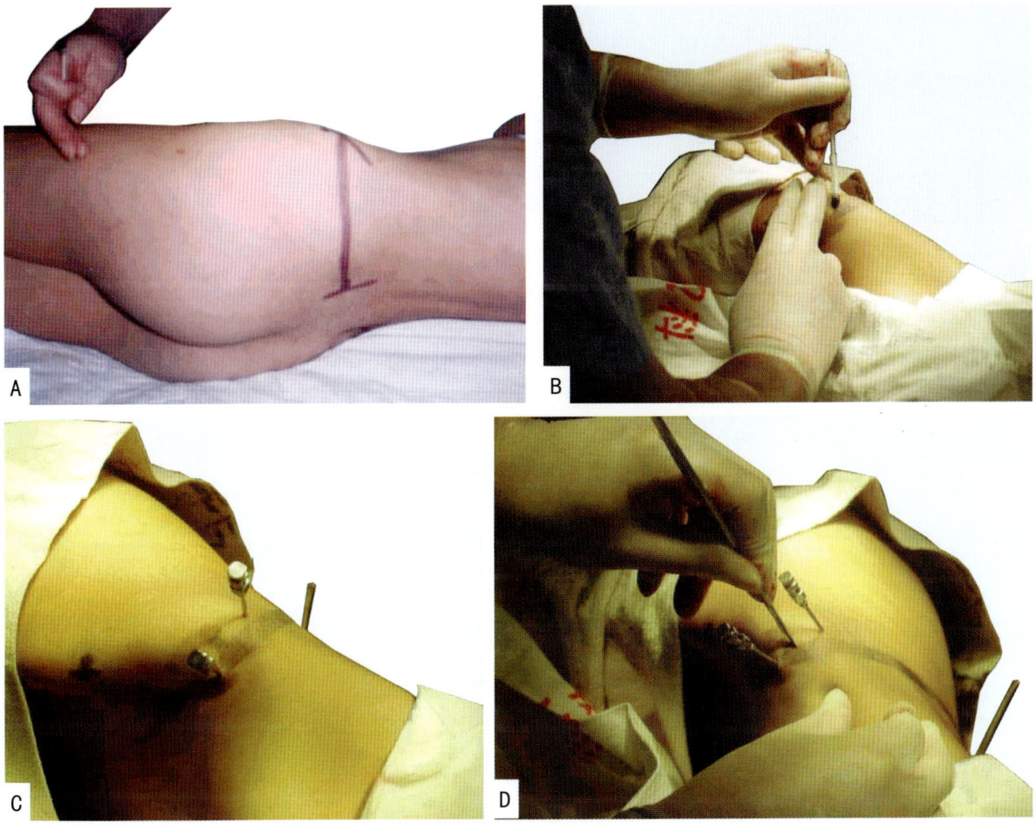


**图6-12A-D 骨盆穿针技术**

A. 病人取侧卧位，描记出进针点和出针点，两点之间作连线，以示进针和出针的方向 B. 进针点应在髂前上棘以上两横指，3～5 cm处 C. 先用硬膜外穿刺针插入骨盆外的骨膜下，引导进针方向和固定皮肤防止滑移 D. 在两针之间用尖刀刺入皮肤直达髂骨，然后，自此插入导针

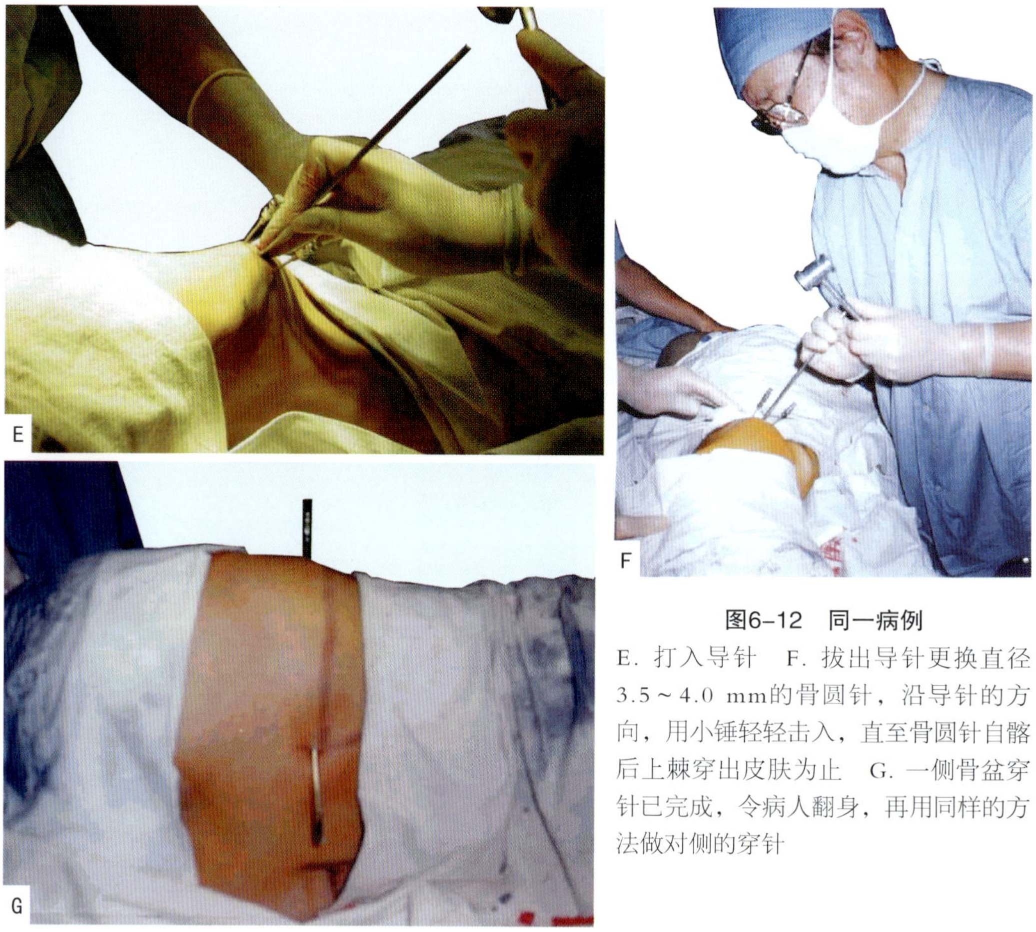

**图6-12　同一病例**

E. 打入导针　F. 拔出导针更换直径3.5 ~ 4.0 mm的骨圆针，沿导针的方向，用小锤轻轻击入，直至骨圆针自髂后上棘穿出皮肤为止　G. 一侧骨盆穿针已完成，令病人翻身，再用同样的方法做对侧的穿针

骨盆穿针方法分两种，一为直接穿针法，二为借助瞄准器穿针法。作者惯用直接穿针法，认为直接穿针法如能正确掌握其要领，靠手感，用小号骨锤锤击的方法能清楚地掌握进针的方向，不会偏离髂骨过远，安全可靠。用瞄准器和手摇钻钻入髂骨的方法（图6–13）过于复杂化，延误了时间，且骨圆针向前推进的方向也并非完全按照瞄准器所指的方向前进，其原因是当骨圆针的尖端遇到髂骨骨皮层的侧压力时，骨圆针的尖端也会偏离瞄准器的指引线，过分依靠瞄准器，有时还会出现更大的偏差，有损伤盆腔内其他重要脏器或大血管的可能性。为了安全起见，不主张采用瞄准器穿针法。

4. 颅环安装　颅环的前2枚螺钉应在眉梢外上方1.5 ~ 2 cm处固定，后2枚螺钉应在耳轮后上方1.5 ~ 2 cm处固定（图6–14），前后对角交替拧紧螺钉，调整颅环的四周，使其与皮肤间距保持一致。由颅环的弹性挤压力和4枚螺钉向外的撑力，使钉子固定在颅骨的外板上。因为钉子固定在颅骨最大直径的下方，使钉尖刺入颅骨外板，牵引中不会出现颅环上移及牵拉皮肤现象。螺钉拧紧后，再向后回退半圈，使钉周围的皮肤回复原位，然后再在钉子周围注射局麻药液，以防病人回病房后疼痛（图6–15）。

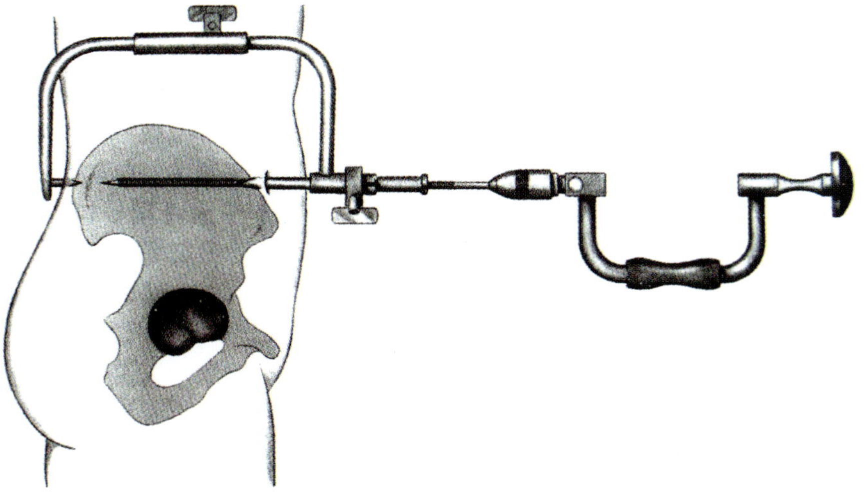

图6-13　用瞄准器和手摇钻钻入髂骨的方法

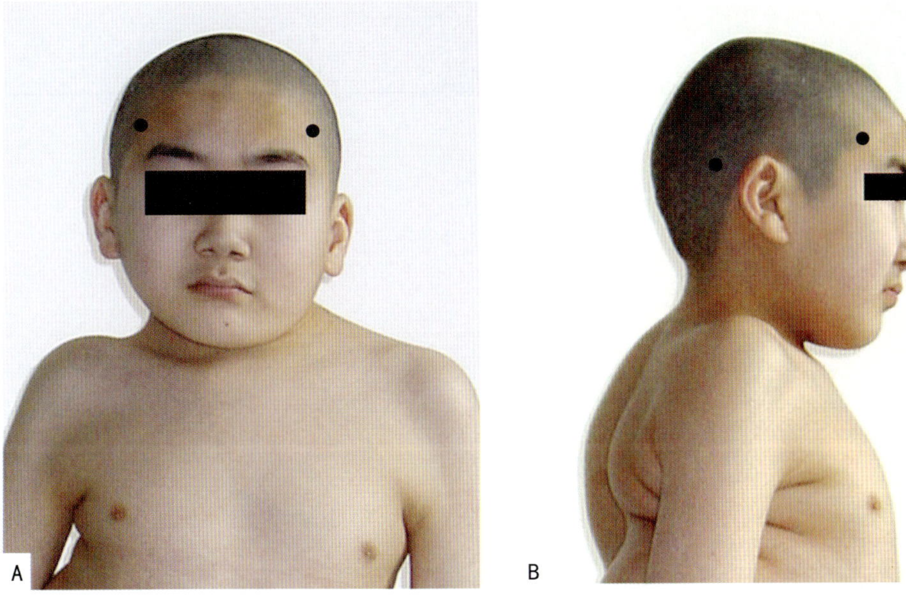


图6-14　颅环的前后2枚螺钉位置

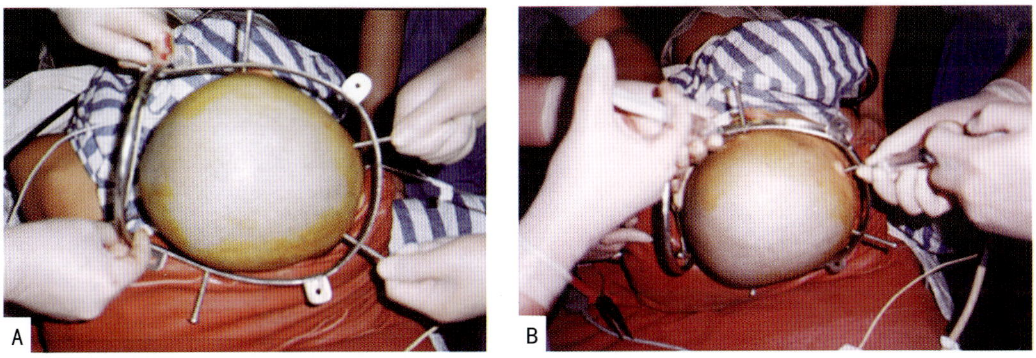


图6-15　在静脉麻醉下完成骨盆穿针后，再安装颅环

A. 颅环上的4枚螺钉拧紧固定　B. 在螺钉周围注射局麻药液

## 第六节　盆环与支撑杆的安装

装好颅环和盆针后，送病人回病房，1～2天后，再在病房内给病人安装盆环和4根支撑杆（图6-16）。先用细钢丝将盆针固定在盆环上，然后用骨水泥或牙托粉包埋固定，待其凝固后，再安装4根支撑杆，助手握住颅环向上牵引，使头保持中立位，不要有旋转、侧屈、后伸和前屈，使颈前后受力均匀，将4根支撑杆分别装入颅环和盆环的连接孔内，上端的支撑杆用两枚螺母夹持固定，下端的支撑杆也用两枚螺母夹持固定（图6-17），观察4根支撑杆的力线方向是否一致，否则需将支撑杆折弯使其力线一致。在上端螺纹的基底部用胶布条缠绕，作为以后每天升高测量的标记，以后每天向上旋转螺母，使4根支撑杆产生撑开作用。安装完以后病人开始下床活动，白天多做室内外活动，以防骨质脱钙，夜晚睡觉时应用枕头垫实，牵引4～6周后，再做内支撑内固定手术。

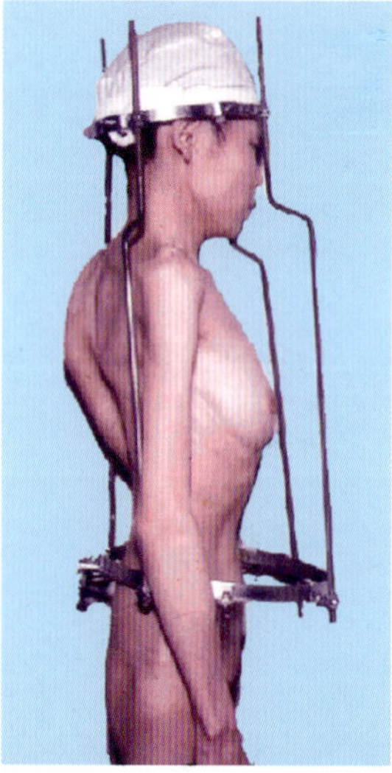

图6-16　安装盆环和4根支撑杆

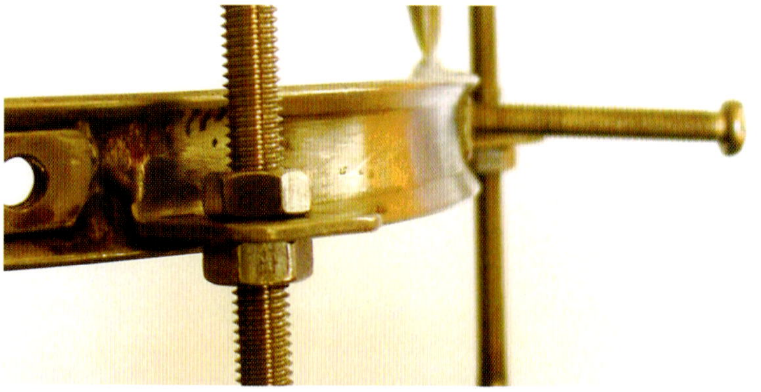

图6-17　支撑杆的上端插入颅环的连接孔内，用两枚螺母夹持固定

## 第七节　颅盆环支撑期间的调节与升高速度

颅盆环支撑牵引应先快后慢，最初每天3～5 mm，以后每天1～2 mm，最后每天不得超过1 mm，牵引速度切忌过快，应严密观察病人是否有过牵症状出现，如有伸舌困难、语言不清、流涎等现象出现，应立即停止牵引或下降5 mm，观察病人是否恢复，如无恢复还应再下调5 mm，继续观察，必要时应拆除颅盆环以利恢复。因为颅盆环牵引必须在漫长的过程中逐渐牵开，才能适应骨组织和软组织的松解延长，整个颅盆环牵拉过程应在4～8周内方能完成，决不能急于求成，切忌牵引的速度过快，以免造成不可逆性脊髓和神经过牵损伤。

颅盆支撑牵引期限的长短要根据欲达到的目的而定。如用于颅盆牵引作术前准备时，牵引期限一般为4～6周，待重度弯曲变为轻弯后，预计内固定器械可以置入时，即可完成牵引任务。如用于Ilizarov牵拉成骨的方法矫治脊柱侧弯时，则需要更长的牵引时间，利用其慢性牵拉的过程中，通过时间变量使弯曲的脊柱伸直，需采用牵引与外固定交替进行的方法。根据初步应用的结果，认为一般需要颅盆牵引10周、石膏外固定10周、休息1周，再重复进行1次，即需要1年左右的疗程方能达到矫正脊柱侧凸的目的，还必须是发育期间的儿童。

## 第八节　戴颅盆环期间的注意事项

1. 戴颅盆环可以在室内外活动（图6–18），但应有医护人员或家属陪同，应注意不能做剧烈的运动或打闹，不能跌倒损伤。

2. 戴颅盆环应多做站立、行走等户外活动，以防骨质脱钙。只有在不断活动中才能使椎间关节产生蠕变和松解，使弯曲的脊柱容易牵拉变直（图6–19）。

3. 戴颅盆环睡觉时，应用填料垫实（图6–20），不能让病人悬空在架子上，使病人得不到真正的休息。

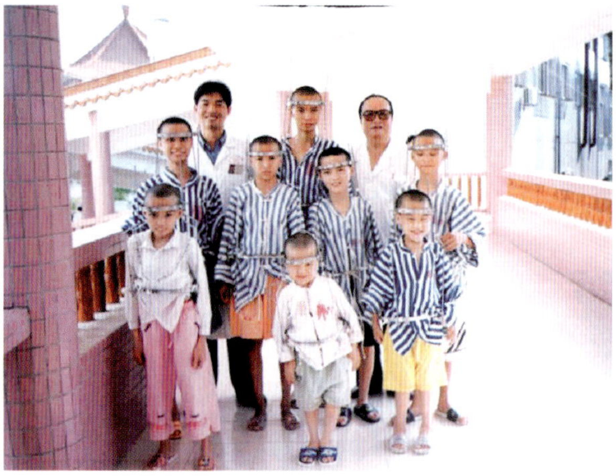

**图6-18　戴颅盆环做室外活动**

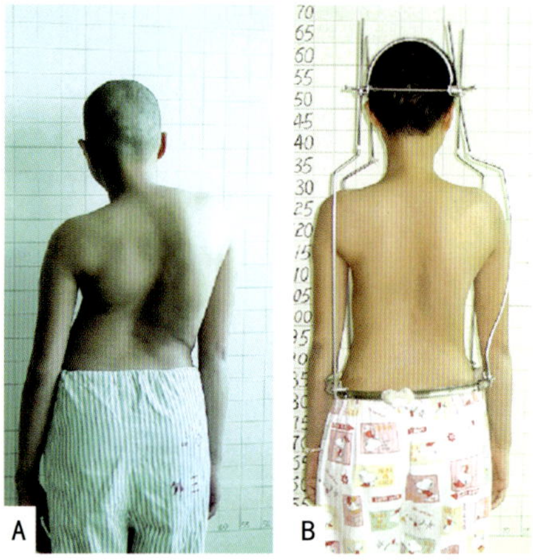


**图6-19　脊柱侧弯牵引前后对照**

A. 脊柱侧弯牵引前　B. 颅盆环牵引4周后，脊柱已变直

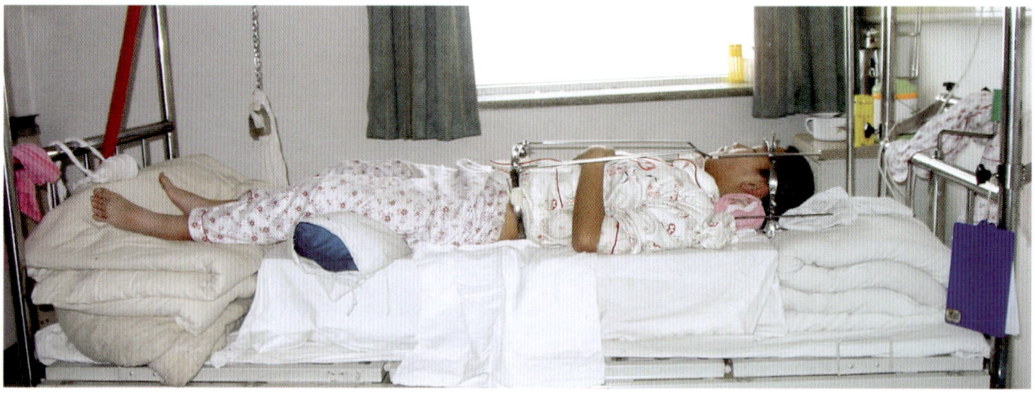

**图6-20　戴颅盆环睡觉**

4. 颅盆环牵引到3周以后，因牵开的高度逐渐增加，颈部受力过大，可在颅盆环牵引下使用提肩带（图6-21），减去两上肢的质量，使颈部受力减轻，加大胸腰椎牵引的力度。患者如感到吞咽困难、说话不便、颈部肌肉高度紧张时，则为过牵表现，应及时向医生反应，停止继续升高，休息数日，甚至降低5～10 mm，待病人症状消失后，再考虑是否继续牵引治疗。

5. 应将颅环上的4枚螺钉钉尖刺入骨皮质内防止滑动移位，随着固定时间的延长，可能会发生松动和移位，引起病人疼痛。应随时检查拧紧螺钉，防止松动和移位，即可解除病人疼痛问题。

6. 螺钉和盆针刺入皮肤的部位如无感染和分泌物，则使其保持干燥，无需滴酒精，因为酒精挥发后剩下来的是水，反而容易感染。如果钉眼和针眼有炎症和分泌物时，则应用新洁尔灭棉球，每日清洁伤口1～2次，也可用无菌纱布覆盖并同时应用抗菌素预防感染。

7．在撑开过程中如发现盆针有移位引起病人疼痛者，则应检查盆针是否被撑豁下沉，必要时则应更换盆针。

8．在颅盆环牵引过程中，如出现胸腔上口综合征（尺神经麻痹），则应调整撑开力使其缓解。当撑开力调整后，仍不能解决问题时，则应考虑做第一肋骨切除术，然后再继续牵引。

9．在颅盆环牵引过程中，如出现肠系膜上动脉综合征，则应令病人作头低俯卧位（图6–22），禁食或胃肠减压，待病人恢复正常肠蠕动和放屁后，再开始进流质饮食。

10．在颅盆环牵引过程中，如出现伸舌困难、语言不清、吞咽障碍则为$C_1$ ~ $C_2$过牵表现，应及时降低牵引高度直至病人症状恢复为度。

11．对胸廓畸形严重的病例，也可在此期间进行胸廓成形术。行胸廓成形术的患者有并发气胸的可能性，术后应拍胸部X线片和严密观察，如有气胸存在，应穿刺抽气或安装胸腔闭式引流管等处理。

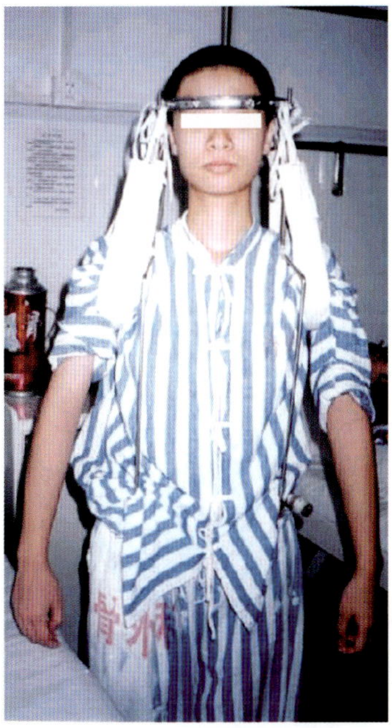

图6–21　使用提肩带

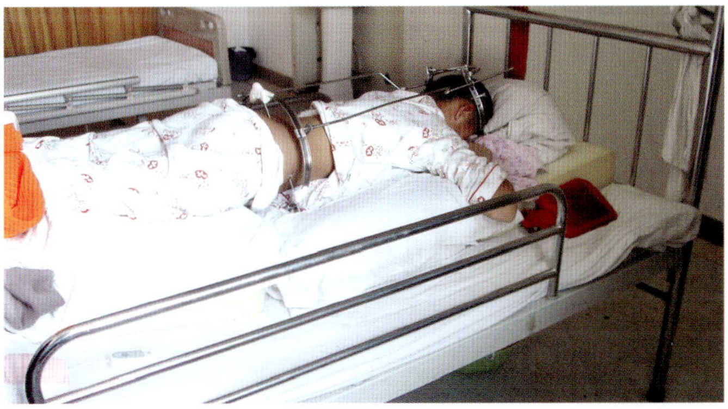

图6–22　头低俯卧位

## 第九节　颅盆环牵引期间更换螺钉和盆针

1．颅盆环牵引期间螺钉的更换　牵引期间如因螺钉穿透颅骨全层，则应及时更换螺钉。更换的方法是先将颅环上临近的钉孔和皮肤严格消毒，然后将2% 盐酸利多卡因通过钉孔刺入皮肤直达颅骨，边推麻药边拔出针头，注入药液3 ~ 5 mL，然后将已消毒好的螺钉通过钉孔拧入，使钉尖刺入颅骨外板，然后再将穿透颅骨的螺钉退出即可。如因螺钉松动后钉尖在颅骨上滑移，则应及时调整颅环的位置，拧紧螺钉，使其钉尖刺入颅骨外板内防止其滑移。若螺钉的尖端弯曲，则应更换螺钉。

2．颅盆环牵引期间盆针的更换　牵引期间如因骨质疏松或发育不良，引起盆针下沉或撑豁骨质的现象发生，引起疼痛，则应及时更换盆针。更换盆针应在手术室内进行，静脉麻醉下严格消毒器械和皮肤，在下沉盆针以上部位，自骨盆内、外沿髂骨内、外板插入硬膜外穿刺针，作为示踪标志和固定皮肤，然后再参考原盆针的进针方向打入导针，确认导针方向正确后，更换已备好的骨圆针，再拔除下沉的骨圆针，然后再将盆针与盆环用钢丝牙托粉进行固定。

## 第十节　拆除颅盆环的方法

拆除颅盆环的方法有两种，一为立位拆除法，二为卧位拆除法。

1．立位拆除法　令病人站立，先将颅环上的4枚螺母卸下，再将颅环下的4枚螺母向下各松开3 ~ 5 cm，第一助手双手稳住颅环并上提，然后彻底消毒盆针和皮肤，清除盆针上的创痂和分泌物，全部清洗干净后，这时第二助手稳住盆环，术者用大力剪剪断前后两端与盆环连接的骨圆针，将盆环和4根支撑杆一起向下脱出，这时第一助手向上提颅环，第二助手向下压盆环，使4根支撑杆的上端与颅环分开，即可将盆环和4根支撑杆自病人的脚下取出。然后，用老虎钳拔除盆针，用消毒敷料包扎针孔。最后由第一助手两手托住病人的颌枕部，术者和第二助手将颅环上的4枚螺钉退出，取掉颅环敷料包扎，让病人卧床休息。

2．卧位拆除法　令病人取仰卧位，先将颅环支撑杆上的4枚上螺母和盆环支撑杆的4枚下螺母卸下，再将颅环支撑杆下的4枚螺母向下各松开5 cm，分别去除4根支撑杆，然后彻底消毒盆针和皮肤，清除盆针上的创痂和分泌物，全部清洗干净后，用大力剪剪断前后两端与盆环连接的骨圆针。由助手托起病人的腰部和臀部，将盆环向下脱出，然后再拔除骨圆针，用消毒敷料包扎针孔。由助手托住病人的头和颈部，将颅环上的4枚螺钉退出，去除颅环给予消毒包扎。

（田慧中　吕　霞　王　彪）

## 参考文献

1．田慧中，曲龙，吕霞，等．牵拉成骨技术在发育期间脊柱畸形中的应用．中国矫形外科杂志，2006，14（13）：969～971

2．田慧中，刘少喻，马原．实用脊柱外科手术图解．北京：人民军医出版社，2008．107～120

3．田慧中，吕霞，马原．头盆环牵引全脊柱截骨内固定治疗重度脊柱弯曲．中国矫形外科杂志，2007，15（3）：167～172

4．田慧中，马原，吕霞．颅盆牵引加弹性生长棒内固定治疗发育期间的脊柱侧凸．中国矫形外科杂志，2008，16（21）：1660～1663

5．田慧中．头盆环牵引治疗侏儒症．中国矫形外科杂志，2003，11（6）：419

6．田慧中．脊柱侧弯合并漏斗胸的诊断与治疗．中国矫形外科杂志，2005，13（5）：393～396

7．田慧中，李佛保．脊柱畸形与截骨术．西安：世界图书出版公司，2001. 193～218

8．田慧中，刘少喻，马原．实用脊柱外科学．广州：广东科技出版社，2008. 87～102

9．陈安民，徐卫国．脊柱外科手术图谱．北京：人民卫生出版社，2001. 77～300

10．Tian Huizhong，Lu Xia，Tian Bin．Halo Pelvic Distraction in Combination with Total Spine Osteotomy and Internal Fixation for Treatment of Severe Scoliosis. Orthopedic Journal of China，2006，1（1）：11～16

# 第七章　颅盆环牵引的禁忌证

## 第一节　先天性脊柱弯曲合并脊髓纵裂

### 一、概　　述

先天性脊柱弯曲合并脊髓纵裂是颅盆环牵引的禁忌证；胸段重度先天性脊柱弯曲合并多节段脊髓纵裂是颅盆环牵引的绝对禁忌证；轻度先天性脊柱弯曲合并单节段或1～3节段脊髓纵裂者，可先行中央骨嵴切除术，二期再做颅盆环牵引和手术矫正脊柱弯曲，故为颅盆环牵引的相对适应证。

脊髓纵裂是一种少见疾病，常与脊柱侧弯或其他先天性畸形同时存在，在矫正脊柱侧弯之前应认真排除此病，否则会在颅盆环牵引或手术撑开矫正畸形时并发截瘫或神经系统损害。

本病的病理表现是自椎体后缘中央向背侧形成一骨性或纤维性纵隔或骨栓，使脊髓和硬膜管分成左右两部分，然后再合成一体，形成将脊髓固定在脊柱上的表现。因骨组织与神经组织的发育生长速度不同，骨组织生长快而神经组织生长慢，故随之而来的是神经症状逐渐加重，甚至造成截瘫。文献报道脊髓纵裂在先天性脊柱侧凸中占5%。作者在133例先天性脊柱侧凸患者中发现脊髓纵裂7例，也接近5%，其中5例切除骨嵴得到显著效果。另2例因胸弯Cobb's角均在100°以上，顶椎部位已形成U形袢，数节椎体之间已产生自发性骨融合（图7–1），在垂直悬吊下摄片无活动度，故放弃做颅盆环牵引和手术治疗。

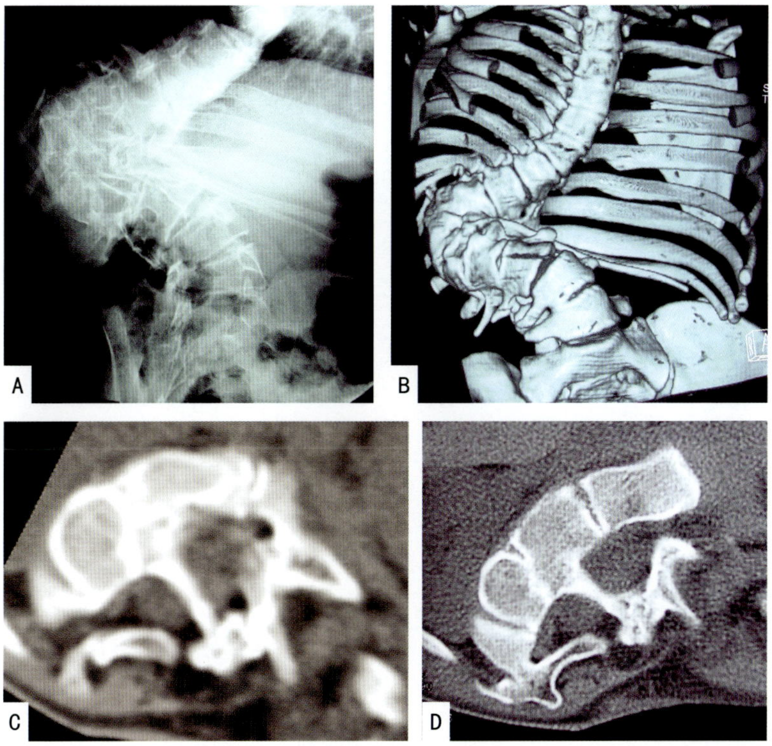

**图7-1 脊柱弯曲合并脊髓纵裂**

A. 重度胸弯Cobb's角124°，顶椎形成U形衶，椎体间骨性融合，合并多发性脊髓纵裂 B. 同一病例三维重建片 C. 由并列两节椎体骨化中心而形成椎体，两节相邻的椎弓根形成中央骨嵴 D. 由四节骨化中心并列形成椎体，中间相邻的椎弓根形成中央骨嵴。CT片上可见双脊髓阴影

## 二、中央骨嵴的形成

中央骨嵴的形成至今尚无定论，推断可能来自两节孪生椎相邻部分的残余椎弓根，两侧的残余椎弓根又互相融合而形成中央骨栓，垂直向后生长穿过脊髓与椎板相结合，若仅为一个节段则形成骨栓，若为多节段则形成骨嵴。孪生椎并非蝴蝶椎，而是两个左右并列孪生姊妹椎。蝴蝶椎是一节椎骨分成左右两块骨化中心而形成，而孪生椎则是两节整块的椎骨并列畸形。所以在并列椎之间留有椎弓根的残迹，这就是中央骨栓或骨嵴产生的根源，甚至还可见到小肋骨和神经根的残迹存在（图7-2）。

当重度脊柱弯曲合并多节段脊髓纵裂时，其孪生椎不仅是双胞，还可是三胞或四胞，这种严重的先天性异常把脊髓分成多股，是颅盆环牵引和手术治疗的绝对禁忌证。

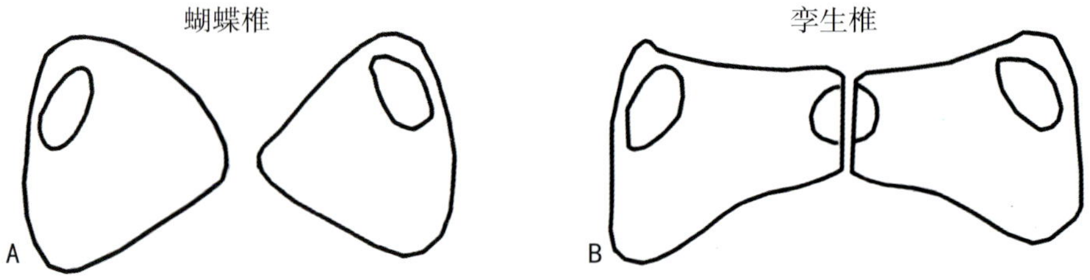


**图7-2　中央骨嵴的形成**

A. 一个椎体两个骨化中心未连接　B. 两个并列孪生椎，相邻的椎弓根残基合二为一形成骨栓，是脊髓纵裂中央骨栓或骨嵴形成的原因

## 三、脊髓纵裂的诊断要点

1. 相当于脊髓纵裂部位的病人背部常伴有皮肤皱褶或生毛区（图7-3）。
2. 脊髓纵裂段常伴有脊柱前凸或胸后凸消失（图7-4）。

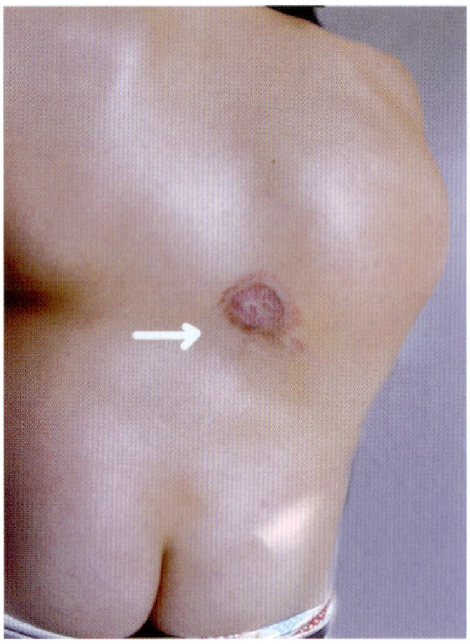

**图7-3　箭头所示：背部皮肤凹凸不平生毛区，即脊髓纵裂的部位**

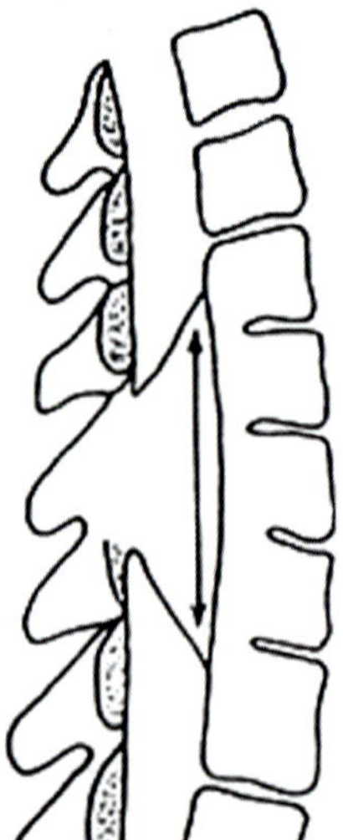

**图7-4　胸段脊髓纵裂常伴有胸椎前凸和椎体后缘闭合椎**

3. 脊髓纵裂常伴有先天性脊柱侧凸（图7-5），也常伴有蝴蝶椎、半椎体、闭合椎等先天性畸形同时存在，还常有两侧肋骨间距离缩小、密集或并肋现象。应认真检查双下肢有无皮感异常、迟钝、麻木及疼痛存在，当术前垂直悬吊牵引时上述症状有无加重（图7-6）。

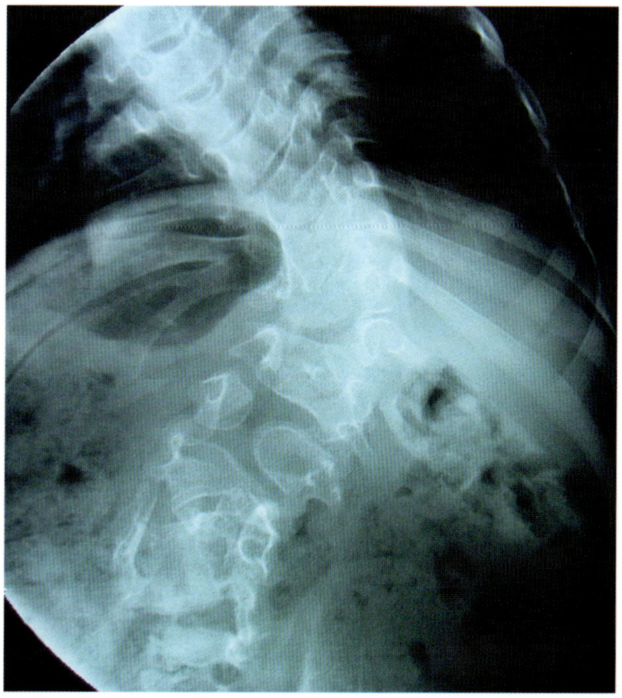

图7-5 脊髓纵裂伴有先天性脊柱侧凸、蝴蝶椎、并肋等畸形存在

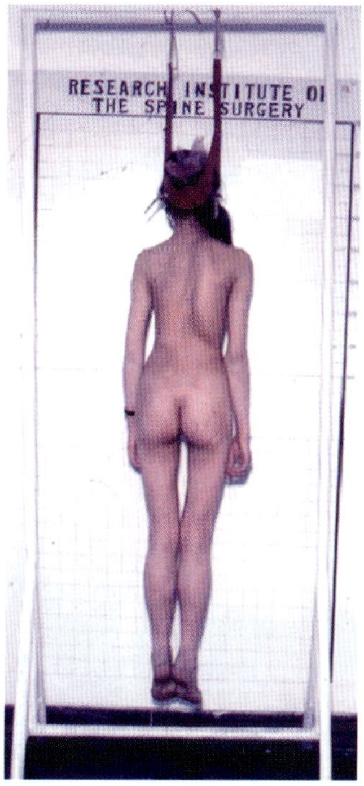


图7-6 脊柱侧弯患者经悬吊牵引后，下肢出现神经症状，应进一步检查有无脊髓纵裂存在

4. 脊柱正位X线片可见椎弓根间距离增宽，呈梭形膨大，有时在其中央可见纵行骨嵴或骨栓（图7-7）。

5. CT扫描有助于脊髓纵裂的进一步确诊，并能帮助确定手术方案（图7-8）。

6. 脊髓造影对诊断骨性间隔和软骨性间隔的范围大小很有意义（图7-9）。

7. 对合并脊柱侧弯带有脊柱旋转畸形的病例，应拍摄Stagnara 位片，对诊断脊髓纵裂有无中央骨栓或骨嵴帮助较大（图7-10）。

8. 应该对重度脊柱弯曲多发性脊髓纵裂有充分的认识，明确做出诊断，因为它是手术的绝对禁忌证（见图7-1）。

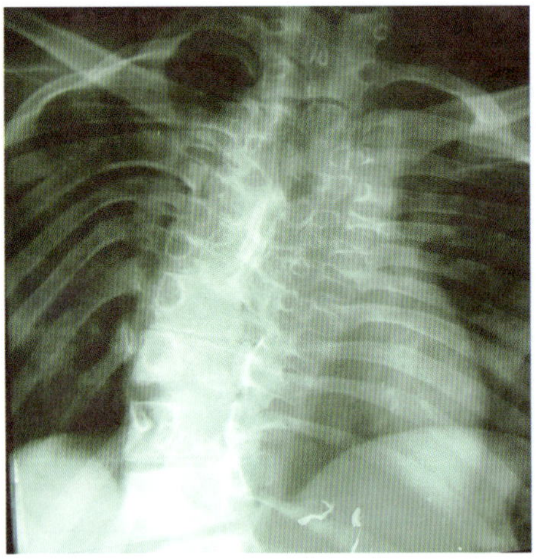

图7-7 X线片上可见椎弓根间距梭形膨大，中央骨嵴明显可见，两侧肋骨密集

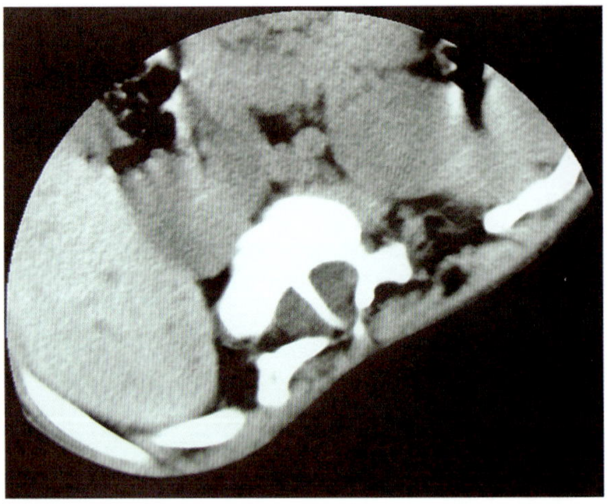

图7-8 CT扫描能清楚地看到$T_{11}$中央骨栓，自椎体后缘向着棘突的方向生长，$T_{11}$椎弓隐裂，骨栓的末端游离在隐裂椎板的中间

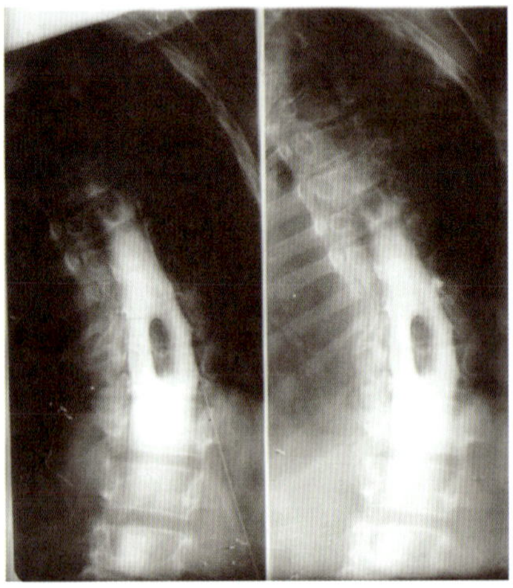

图7-9 脊髓造影能明确诊断脊髓纵裂和中央骨嵴或骨栓的存在，并有定位意义

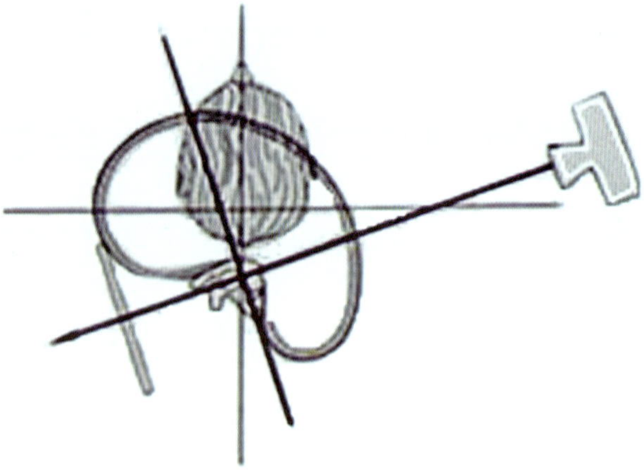

图7-10 Stagnara位即去旋转位拍片，片盒平行放在凸起肋骨的内侧，球管与X线片呈直角，能清楚地显示脊髓纵裂和中央骨嵴或骨栓

## 四、典型病例

例1，女性，14岁，因脊柱侧弯5年伴有腰腿痛，双下肢麻木感逐渐加重。于1991年8月20日入院，检查：见胸段脊柱右侧凸，右侧肋骨隆起，脊柱弯曲僵硬，活动受限。腰背部左侧皮肤感觉减退，两侧髂嵴不等高，骨盆倾斜，双下肢不等长，行走跛行。左下肢肌肉萎缩，肌力差，双下肢皮肤感觉减退麻木。当给予垂直

悬吊牵引时，腰及双下肢疼痛麻木明显加重，乃至病人无法忍受，去掉牵引后症状消失。化验：血尿常规正常，肝肾功能正常。胸透、心电图阴性。脊柱X线片显示：胸段脊柱右侧凸，$T_5$～$T_8$先天性半闭合椎，椎弓根间距离呈梭形增宽，椎体中央见纵形骨嵴，两侧肋骨密集靠拢，脊髓造影剂在$T_6$～$T_9$段碘油柱形成左右两股，至$T_{10}$又重新会合，中央骨嵴明显可见（图7-11）。在CT片上$T_6$～$T_9$段呈眼镜样表现（图7-12）。最后诊断：多发性先天性半闭合椎，胸段脊柱右侧凸合并脊髓纵裂，伴早期截瘫预兆。于1991年9月10日行中央骨嵴切除术，术后神经症状明显减轻而出院，预约半年后来院做脊柱侧弯矫正术。

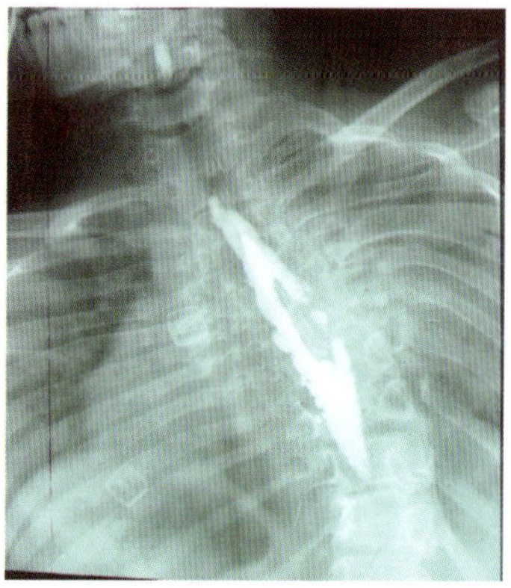

**图7-11　脊髓造影X线片表现**

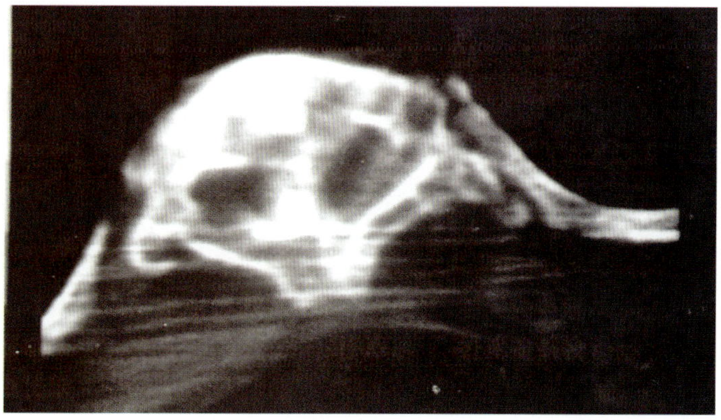

**图7-12　在CT片上$T_6$～$T_9$段呈眼镜样表现，中央骨嵴自椎体后缘至椎板均已骨化，两侧椎管狭窄**

例2，女，12岁，以重度脊柱畸形要求手术住院治疗。检查所见右背部包块，脊柱弯曲凸向右侧，躯干部缩短，相当于包块部位的下方，有皮肤凹陷和生毛区（图7-13）。入院后垂直悬吊牵引，测量自大椎至骶尾关节的距离为30 cm，牵引2周后为31.5 cm（图7-14、图7-15）。影像学诊断胸段重度脊柱侧弯Cobb's角124°，顶椎临近椎骨自发性骨性融合，伴有多发性脊髓纵裂，为颅盆环牵引和手术治疗的绝对禁忌证，故令其出院。

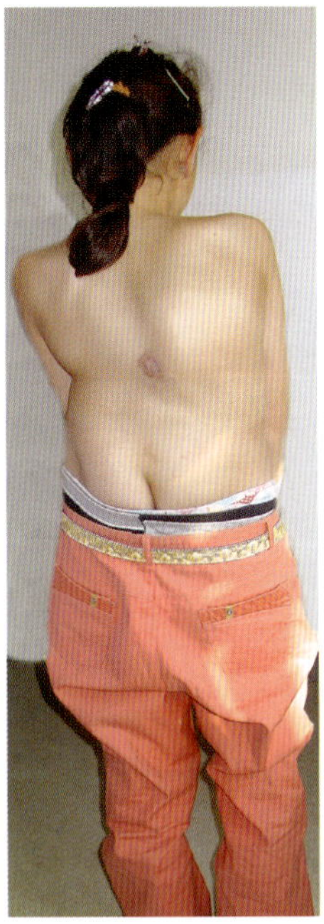

图7–13　重度先天性脊柱侧弯合并多发性脊髓纵裂

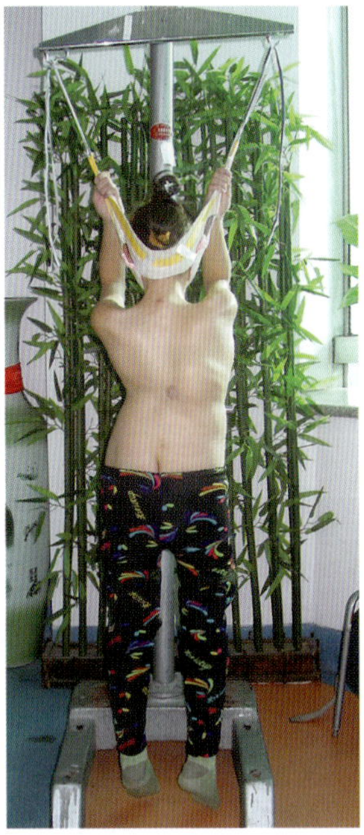

图7–14　入院后垂直悬吊牵引2周

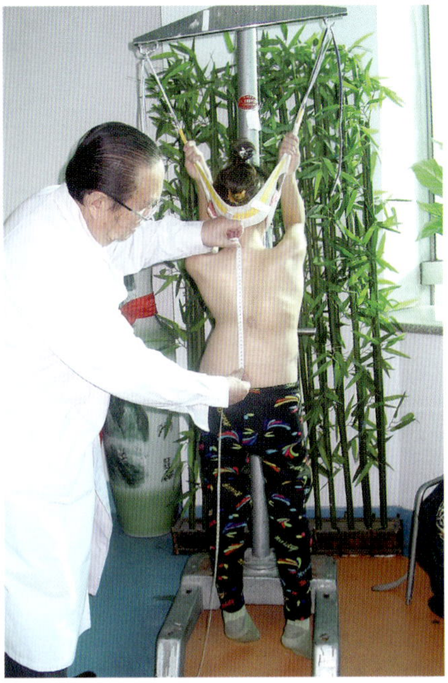

图7–15　测量自大椎至骶尾关节的距离与牵引前相差无几，牵引前30 cm，牵引后31.5 cm

（陈环球　田慧中　窦书和）

## 第二节　脊柱侧凸合并脊髓空洞症

脊髓空洞症是颅盆环牵引的相对禁忌证。如果脊柱侧凸病人在MRI检查中发现有脊髓空洞症，则应根据其影像学表现的轻重以及在垂直悬吊下有无症状出现，来决定是否选用颅盆环牵引治疗，因为脊髓空洞症也属于颅盆环牵引的相对禁忌证。脊髓空洞症常见症状为疼痛、麻木、上行性感觉、运动麻痹及感觉分离等。疼痛、麻木会因咳嗽、打喷嚏、用力等而加重，且坐位、立位较仰位更严重。依靠脊髓造影70%～80%可看到空洞的程度，脊髓造影后4～8 h内行CT检查更为清晰，MRI为最有效的检查手段（图7–16）。

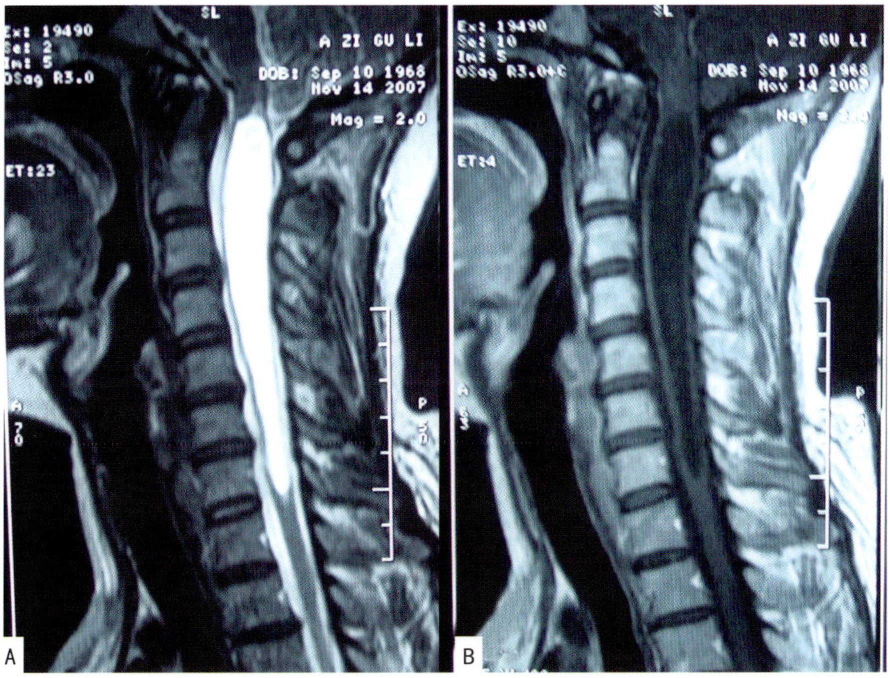


**图7-16　脊髓空洞症合并脊柱左侧凸**

A. MRI加权1图像　B. MRI加权2图像显示颈段脊髓空洞位于脊髓的中央管内，膨胀变宽，压迫颈脊髓组织，向后偏移接近脊髓表面

脊髓空洞症首先表现出脊柱侧凸，McRae和Standen在1966年报道了43例脊髓空洞症病人，其中27例有脊柱侧凸。所有的脊髓空洞症病人在16岁前都有症状出现，87%有脊柱侧凸，Williams在Midland中心总结了神经外科和神经病学的经验，发现73例脊髓空洞症男性患者中，53例有6°以上的脊柱侧凸，75例女性中，56例有侧凸。Huebert和MacKinnon报道43例脊髓空洞症中，27例（63%）有明显的侧凸，其中15例为0°～25°，5例为25°～50°中度侧凸，50°以上的重度侧凸为7例。

伴有侧凸的病人，在体格检查时应该想到脊髓空洞症这一疾病。Hall认为，脊柱侧凸伴脊髓发育不良的病人，几乎都是脊髓空洞症引起的。而Nordwall则认为，无论有无神经系统症状，都要考虑到此病。Coonrad最近报道，脊髓空洞症最易伴发左胸弯。

X线片颈椎管径增宽是最主要的征象。Williams的资料表明，如椎管与椎体的比值大于1.5，如果椎管大于椎体的一半以上，就应考虑内在性疾病。他认为，正常人仅有0.5%出现此比值增大。水溶性脊髓造影CT扫描可以确诊脊髓囊性扩张。造影剂滞流在上端是其特征。他同时描述了核磁共振的表现。

治疗脊髓空洞症性侧凸有一定的危险性，至今文献中对手术治疗的效果分析文章很少。Huebert和Mackinnon报道的2例仅做后路融合，而未用Harrington棍固定的病人术后出现瘫痪。Nordwall和Wikkelso报道了1例已出现截瘫的15岁男性患者，行

Harrington棍矫正侧凸手术，术后10天，病人诉说排大小便困难，此后6天，出现痉挛瘫痪。术后第17天，吸引脊髓空洞后，病人症状明显改善，随访时仍有肌无力和肌萎缩。作者认为，脊髓空洞性侧凸可以治疗成功，只要注意保护脊髓，手术治疗不像文献中所说的那样危险。先做囊腔引流治疗，再观察侧凸的继发性变化。如侧凸加重，可做融合稳定术，虽然作者也没有这方面的资料，但椎板下穿钢丝可增加对扩张脊髓的压迫，如果后期再行椎板切除术时，钢丝可给手术增添更大的麻烦。最好用Harrington器械固定，术中用唤醒试验监测脊髓（图7-17）。

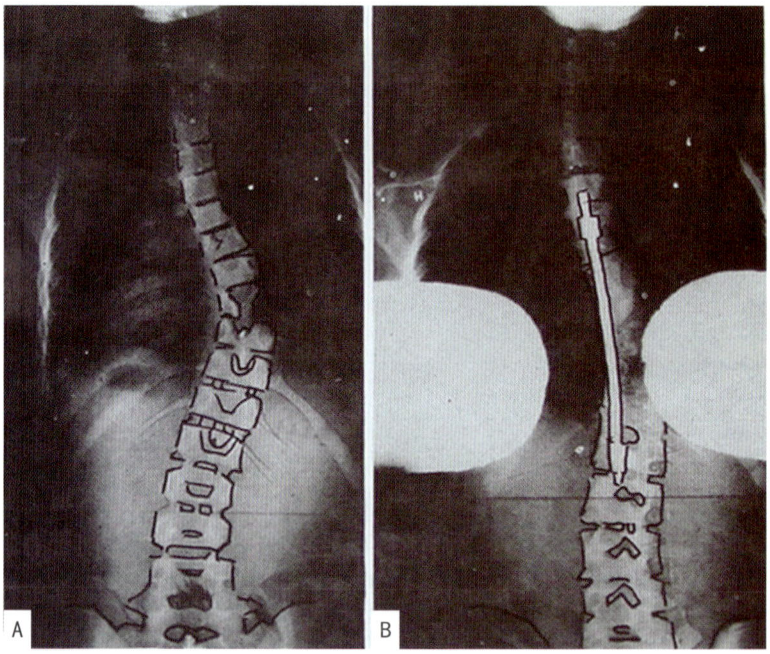


**图7-17　颈脊髓空洞症引起的脊柱侧凸**

A. 5岁，行椎板切除减压术，术后神经症状明显恢复　B. 用Milwaukee支具不能控制侧弯，又行哈氏棍固定脊柱融合术，术后矫正满意

综上所述，对那些侧凸迅速加重，无论有无神经功能异常，骨畸形主要在上颈椎，颈椎管径增宽的病人，要高度怀疑脊髓空洞症。这种病人的手术矫正危险性大，如果决定手术，在矫正手术之前，必须先行囊腔引流术。

对脊柱侧弯合并脊髓空洞症而无神经症状的患者，在矫正脊柱侧弯手术之前，也可先用垂直悬吊牵引或颅盆牵引做试牵，在牵引过程中如无任何症状出现，则可进行脊柱侧弯矫正手术。如在牵引过程中出现神经症状时，则应考虑先行囊腔引流术，治疗脊髓空洞症（图7-18）。

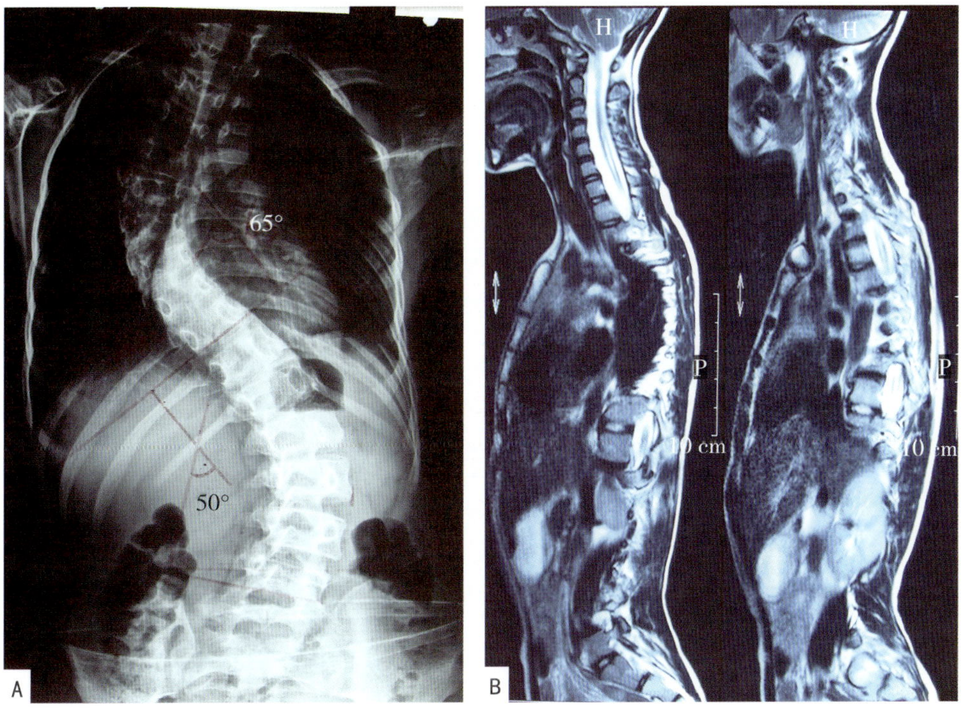


**图7-18　脊柱侧凸合并脊髓空洞症**

A. X线正位片显示胸腰双弯畸形　B. 同一病例，MRI矢状位显示颈段与胸段广泛性的脊髓空洞症表现，但临床上无神经症状表现

（骆兆配　田慧中　陈环球）

## 第三节　脊髓拴系综合征

Tether（拴系）的本意是将马或牛等动物拴在树上的意思。脊髓拴系综合征（tether syndrome）亦称圆锥拴系、圆锥低位、脊髓牵拉综合征、终丝综合征，是脊髓在其远端部位与骨组织相固定，或因其他病变而被固定于下方，当病人处于成长发育旺盛之季，受牵拉、延长、扭转和局部缺血而出现脊髓症状。

## 一、脊髓拴系的分类

引起脊髓拴系的疾患较多。James及Lassman对引起拴系的71例隐性脊椎管闭合不全进行解剖学病变及手术所见报道如下：

① 腰骶部脂肪瘤24例；② 脊髓纵裂18例；③ 单纯索状物牵引18例；④ 终丝紧张3例；⑤ 终丝有脂肪瘤1例；⑥ 皮窦1例；⑦ 尾骨囊肿1例；⑧ 脊膜膨出17例。

## 二、影像学诊断

过去，神经放射线学检查是通过脊髓造影及CTM对脊髓拴系进行诊断并观察脂肪瘤与脊髓的关系，均需要向蛛网膜下腔注入造影剂。与此不同的是MRI为非侵袭性，尤其对脂肪组织，能清晰绘出脊髓圆锥，对鉴别脊椎管闭合不全非常有用。MRI描绘非常清晰，于$T_1$及$T_2$增强像上也是呈鲜明的高信号强度，能清晰绘出脂肪瘤的范围、扩延、通过脊椎裂皮下脂肪瘤与椎管内脂肪瘤的连结状态，其间的椎弓缺损范围及已降低的脊髓圆锥与脂肪瘤的关系，硬膜腔的大小、硬膜缺损部的水平及大小、有无合并脊髓积水等。MRI具有X线CT及脊髓造影两者的优点，与X线CT一样能横断（水平断面）检查脊椎及椎管内情况，也与脊髓造影一样，能对全腰椎管做矢状断面或冠状断面上的观察，因此广泛用于脊髓疾患的诊断。尤其对脊髓拴系综合征及可疑低位脊髓圆锥的病例，MRI为影像诊断方法中的首选。

## 三、终丝紧张所致的脊髓拴系综合征

French曾记载过：由纤维索状物形成的终丝于胚胎52天方出现。Streeter有详细记载如下：胚胎第8～9周（体长30 mm）左右时，终室伸延至第3尾节（图7-19）之后随脊髓分化而内腔逐渐闭锁，上皮成分被置换为纤维性索状物。其前端有囊肿性扩大，构成尾髓遗迹的细胞集团，此细胞集团与终室之间的索状物称为终丝（图7-19）。脊髓与脊柱的长度在胚胎3个月时相等，之后的成长速度大不相同。成人脊柱长度为胚胎期的20倍而脊髓仅为胚胎期的12倍。此两者即由神经外胚叶发生的成分（神经组织、脊髓、神经根）与由中胚叶发生的成分（脊椎、脊髓覆盖物）的成长出现不平衡，使脊髓圆锥相对地移向头侧，初生时位于$L_2$～$L_3$水平，而生后2个月则达到成人水平的$L_1$～$L_2$处。

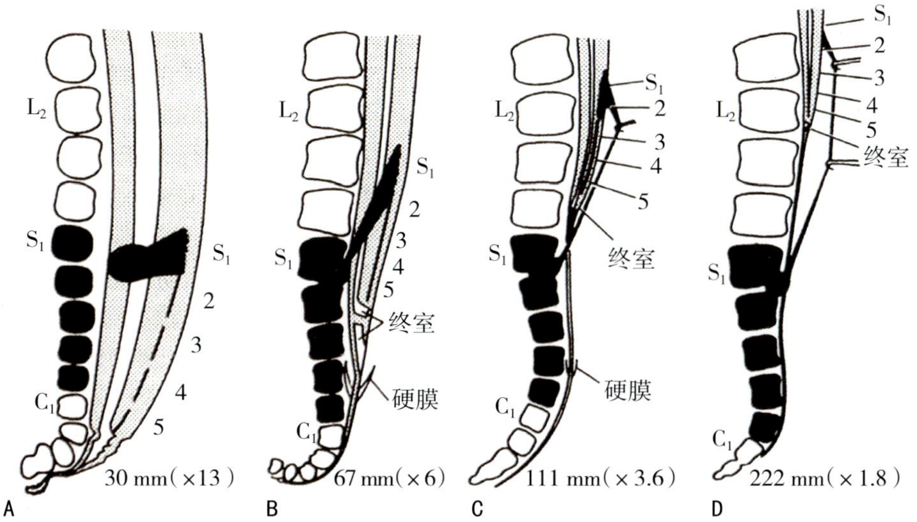


**图7–19　胎儿脊髓尾侧局部解剖图（胚胎第8～25周）**

A. 胎儿8～9周　B. 胎儿13～14周　C. 胎儿17～18周　D. 胎儿24～25周

本综合征是由于终丝妨碍了脊髓向头侧的移动而产生脊髓神经症状及骨性变化。终丝的肥厚也可妨碍脊髓的移动，正常终丝长约20 cm，厚度在2 mm以下，神经组织仅位于中枢侧5 cm，其他处则为结缔组织。中枢侧5～6 mm处尚有中央管存在。终丝近侧15 cm在髓腔内，其余5 cm在硬膜外，附着于第1尾节背侧。引起原发性脊髓拴系综合征的终丝厚度为2 mm以上。Sarwar等推测其肥厚的原因为：由中胚叶产生的脊柱在其形态尚未清晰、明确之前，胎儿期脊髓尾侧出现出血、炎症，修复的结果可能会引起出生后手术时所见到的由弹力纤维或结缔组织或脂肪组织形成的囊状物。

## 四、重度脊柱侧弯合并脊髓拴系因素的病例

当脊柱侧凸在90°以上，脊柱的顺应性较好，颅盆环牵引速度较快，在接受牵引3周以内身高增加至10 cm以上者，有并发脊髓拴系综合征的可能性存在，故颅盆环牵引应在漫长的过程中逐渐牵开，不能求之过急，应先快后慢，平均每日牵开高度不得超过2 mm，以免出现脊髓拴系，造成不可逆的神经功能损害。

典型病例：患者女性，15岁，胸段脊柱后侧凸125°，于2003年9月10日入院。主诉自幼开始背部有突出包块，6岁后逐年加重，要求住院手术治疗。查体：体温

36.5 ℃，脉搏70次/min，呼吸17次/min，血压100/60 mmHg。心肺功能未见异常，除重度脊柱侧弯外其他检查未发现异常。入院后开始垂直悬吊牵引2周，测量自大椎至骶尾关节的距离增加4 cm，无神经症状和其他不适出现，即更换颅盆环牵引，牵引过程中矫正效果满意，病人的父亲有时还未经医生的许可自行给病人调整升高，在3周过程中牵开12 cm，平均每日牵开5.7 mm，病人及家属对治疗效果十分满意。由于躯干部拉长后右侧胸廓明显塌陷，而在颅盆环牵引及局麻下进行胸廓成形术，即将4条肋骨折弯变圆，用丝线通过橡皮条吊在支撑杆上，手术进行顺利，胸膜未破、出血很少。术毕，患者走回病房卧床休息，但术后第2天清晨逐渐出现右侧胸腰及下肢疼痛不适，给予地塞米松10 mg，甘露醇250 mL，静滴后无效，继之出现右下肢至双侧下肢感觉运动消失。腹部自$T_{10}$以下有不典型的感觉平面，腹股沟以下痛觉消失。立即将颅盆环拆除，行脊髓造影检查，怀疑在$T_{10}$节段有脊髓拴系现象存在，立即进行右侧三节半椎板切除探查和松解硬膜外软组织和纤维带，手术进行顺利，术后观察治疗1个月，除症状有轻度改善外，截瘫未见明显恢复，出院后失访。

## 五、结　　语

脊髓拴系综合征为一各种原因所造成的脊髓的远端被固定在脊柱骨组织上的表现，起着慢性牵张脊髓的作用。当在颅盆环牵引下将弯曲的脊柱拉直时，其拉直的速度越快，越容易造成脊髓的过牵损伤。如同时有脊髓周围的纤维膜性组织挛缩时，也可出现脊髓的受压现象发生。其临床表现为受压脊髓分布区的感觉运动进行性加重或丧失，直至出现单侧下肢或双侧下肢的截瘫或不全截瘫。对可疑有脊髓拴系现象存在的病例，如能严格掌握缓慢的牵开速度，平均每天不超过2 mm，发生脊髓过牵损伤的可能性会相对减少。如牵开速度过快，平均每日牵开达5 mm以上，就有可能产生不可逆性的脊髓损伤，故脊髓拴系综合征是颅盆环牵引的禁忌证之一。

（骆兆配　田慧中　吕　霞）

# 第四节 颅盆环牵引的其他禁忌证

## 一、枕颌带试牵后出现脊髓神经症状

病人入院后经常规检查未发现颅盆环牵引的禁忌证，且为重度脊柱侧弯，行枕颌带垂直悬吊试牵2周后无脊髓神经症状出现者，方能进行颅盆环牵引治疗。如在枕颌带牵引期间，垂直悬吊两脚离地时，出现脊髓神经症状者，应是颅盆环牵引的禁忌证，则应放弃颅盆环牵引治疗。相反，如果牵引下使原有的神经症状减轻，那么，颅盆环牵引矫正畸形一般不会使症状加重。如果在枕颌带牵引下测量脊柱的长度（图7-20、图7-21），牵引前和牵引2周后差别不大，而且又是重度脊柱侧弯，顶椎附近的椎节已形成骨性连接，这些都应是颅盆环牵引的禁忌证。

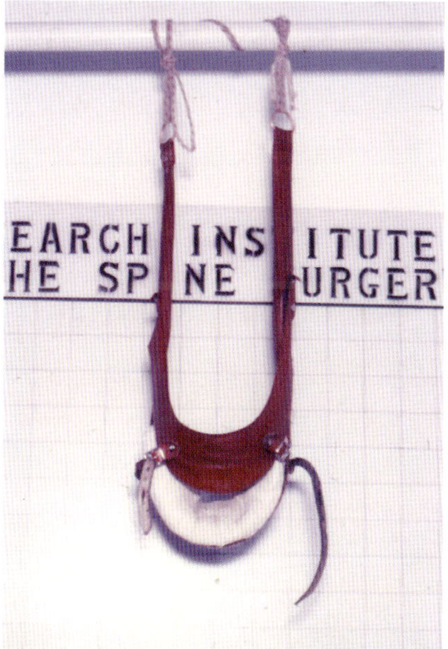

图7-20　颌枕吊带为一皮牵引吊带，前面的下颌兜带衬垫海绵，后面的枕兜带不需要衬垫海绵

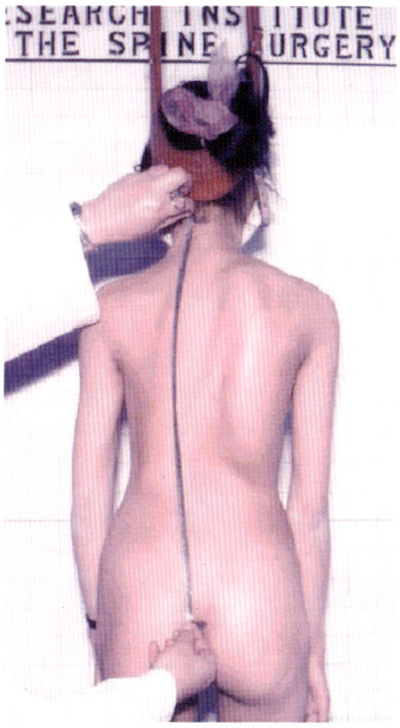

图7-21　垂直悬吊牵引开始以后，每日测量自$C_2$棘突到骶尾关节的距离，根据牵引情况来决定是否采用颅盆环牵引治疗

## 二、颅骨、骨盆发育不良或骨质疏松症

如患者的年龄小于3岁，颅骨的发育软骨成分较多，颅缝尚未完全闭合，或者有佝偻病、脑积水存在，都是颅盆环牵引的禁忌证。骨盆发育不良或年龄太小，盆针穿针困难，且支撑力不够，容易变形或骨盆的骨质疏松，或合并有骶髂关节其他病变，这些都是颅盆环牵引的禁忌证。否则，颅盆环安装后，颅骨和盆骨的对抗支撑力不够，在牵引过程中容易出现并发症，如螺钉穿透颅骨并发硬膜外局限性脓肿或脑膜炎；在颅缝尚未完全闭合的病例中，由于4枚螺钉的挤压力并发头痛或颅内压增高；骨盆的发育不良使盆针难以正确通过骨组织造成术后疼痛；骨盆的骨质疏松或佝偻病使盆针容易撑豁下沉，造成牵引失效和疼痛，以上这些都是颅盆环牵引的局部禁忌证。

## 三、头部及骨盆部穿针处感染

在颅盆环牵引前，应仔细检查拟置螺钉固定部位及盆针穿针部位有无皮肤感染、化脓性炎症、疖肿、头部黄癣、盆部牛皮癣等皮肤科疾病存在。如有这些问题存在，就应先治疗皮肤病，治好后再做颅盆环牵引，以免因螺钉或盆针的刺入而引起深部感染。头部如有皮肤病存在，就应剃掉头发进行治疗，最常见的头部感染是黄癣（即秃头病），应内服灰黄霉素，外用硫黄软膏治疗。如为化脓性感染，如金黄色葡萄球菌感染或其他细菌感染，则应一边换药，一边应用相应的抗生素治疗。总之应根据其不同的原因，进行不同的治疗，待其局部感染治愈后，方能进行颅盆环牵引治疗，故头部及骨盆部穿针处的感染也是颅盆环牵引的禁忌证。

（骆兆配　陈环球　田慧中）

## 参考文献


1. 田慧中，李佛保. 脊柱畸形与截骨术. 西安：世界图书出版公司，2001. 515～519

2. 周天健，李建军. 脊柱脊髓损伤现代康复与治疗. 北京：人民卫生出版社，2006. 94～110

3. 吴宏，戴力杨. 创伤性脊髓空洞症. 中国脊柱脊髓杂志，1995，3：137～139

4. 陈峰，陈兴. 脊柱裂与脊髓拴系综合征. 中国脊柱脊髓杂志，1997，5：219～220

5. 石志才，贾连顺，李家顺，等. 脊髓拴系综合征的并发症. 中国脊柱脊髓杂志，1998，5：296～298

6. 饶书城，宋跃明. 脊柱外科手术学. 第3版. 北京：人民卫生出版社，2007. 83～89

7. 田慧中，项泽文. 脊柱畸形外科学. 乌鲁木齐：新疆科技卫生出版社，1994. 97～196

8. 毛宾尧，应忠追，胡裕桐，等. 颈脊髓压迫与脊髓空洞症的形成和临床研究. 中国矫形外科杂志，2006，14（19）：1465～1467

9. Milhorat TH，Johnson WD，Miller JI，et al. surgical treatment of syringomyelia Based on magnetic resonance imaging criteria. Neurosurgery，1992，31：231～245

# 第八章　颅盆环牵引的并发症及其防治

## 第一节　钉眼、针眼感染的防治

颅环与颅骨之间靠4枚螺钉的尖端刺入颅骨的外板层连接固定。仅靠钉尖刺入皮肤直达颅骨外板，由锐利的钉尖刺入颅骨外板而防止滑移，不需要做皮肤切口，在局麻下或静脉麻醉下即可完成颅环的安装工作。由于未做切口，所以造成感染的机会不多，故术后不需要粘贴纱布敷料和包扎等工作，一般均采取暴露疗法。因为4个钉孔均位于发际之内，也无法粘贴纱布和包扎。

### 一、对头皮钉眼感染的防治

1. 安装颅环时不需要用尖刀片先在头皮上刺孔，这样容易造成出血和感染，给术后护理造成困难，应直接将钉刺入皮肤即可，最好是在静脉麻醉下安装颅盆，安装完毕后再在螺钉的周围注射局麻药液，以免术后疼痛。

2. 钉尖刺入皮肤和颅骨不能过深，以免钉尖的基部（图8–1）压迫皮肤产生坏死造成感染。

3. 螺钉拧入后连同皮肤产生旋转造成局部皮肤扭转错位，也有发生局部缺血坏死的可能性。如有皮肤错位的现象出现时，应该给予手法复位，或将螺钉回旋半圈，使钉周围皮肤平展后再回病房。

4. 如因配戴颅盆环时间过长造成钉周围软组织浸润，有炎症表现时，则为术后清洁护理欠缺的表现，应作好清洁护理，螺钉周围滴酒精，每日2～3次。

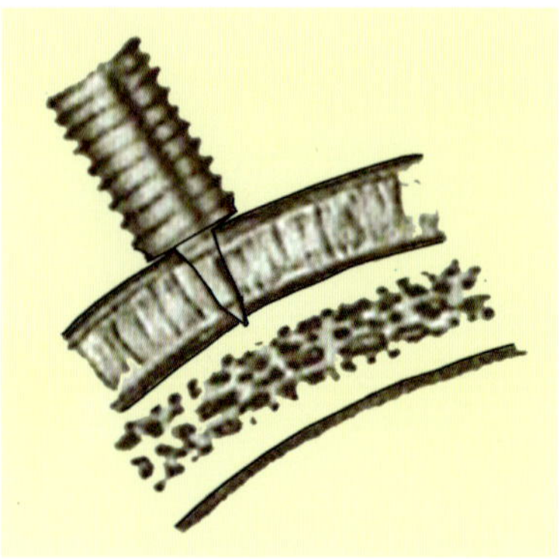

图8–1　螺钉的尖端刺入颅骨的外板层，螺钉尖端的基底不能挤压皮肤，应与皮肤略分开

## 二、对盆针针眼感染的防治

盆针针眼的感染比螺钉钉眼的感染多见，可能与盆针乃从前向后通过髂骨翼，为深部骨组织的穿针固定有关。

1．盆针进口端（前端）位于髂前上棘以上两横指的部位。一般术后均采取暴露的方法，使钉周围的皮肤结成硬痂，保持干燥即可，无需每天擦药或点滴消毒剂。

2．盆针的出口端（后端）位于髂后上棘部位。一般术后也采取暴露的方法，无需特殊处理。

3．对针眼周围有炎症、发红的病例，可以用每日3次滴酒精的办法，仍采取暴露观察。

4．对针眼周围有分泌物的病例，应给予换药敷料包扎，应用抗生素抗炎治疗。

5．对沿钉道的臀部软组织肿胀、压痛的病例，宜选用适当的抗生素治疗，一般均能消肿、止痛，症状消失。

6．沿针道形成脓肿需要切开排脓者，尚未见到。

7．一般盆针的针眼感染或针道感染造成脓肿蓄积者少见，主要原因可能是因为盆针的本身就是个有效的引流通道，故很少形成脓肿而需要做切开排脓。

8．作者的855例颅盆牵引病例拆除盆针后，穿针部位均能很快愈合，未见有遗留髂骨慢性骨髓炎者。

# 第二节　螺钉滑移和穿透颅骨的处理

应将颅环上的4枚螺钉钉尖刺入骨质内防止滑动移位，随着固定时间的延长，可能会发生松动移位，引起病人疼痛。应随时检查拧紧螺钉，防止松动和移位，即可解除疼痛症状。

如有螺钉拧入过深，外面剩余的螺钉部分比其他螺钉少，或者紧螺丝时感觉阻力消失，有落空感时，不宜过度向里推进螺钉，以免螺钉穿通颅骨后损伤硬膜或脑组织。如确感螺钉已穿透颅骨时，应立即更换螺钉。更换螺钉的方法是从颅环钉座上的3个孔（图8–2）中另选一个孔，在局部皮肤消毒、局麻下，先将已消毒好的一枚螺钉拧入固定在颅骨上，然后再去除已穿透颅骨的螺钉。更换螺钉的手术一般不需要进手术室，在病房或换药室即可完成。然后给予3～5天的抗生素治疗，预防感染。

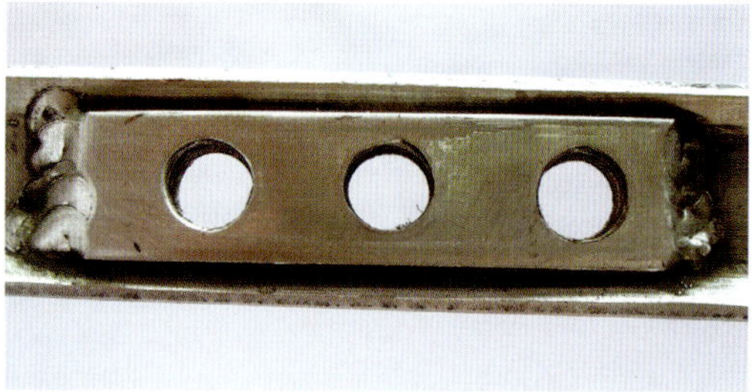

图8–2　颅环用4枚螺钉固定在颅骨上，每个颅环有4个钉座，每个钉座上有3个螺孔，其中2个是备用孔

## 第三节　盆针松动或下沉的处理

盆针松动或下沉的原因主要是骨盆骨质疏松或病理性骨质改变，当骨盆穿针后对抗牵引力时产生松动、撑豁、下沉造成颅盆牵引失败及病人疼痛难以忍受。其次也可因患儿年龄过小，骨盆发育不成熟，软骨成分过多，难以承受颅盆牵引的撑开力而造成松动下沉。但最常见的造成撑豁下沉的原因是术者的骨盆穿针技术不过硬，骨圆针没有真正从髂骨中心通过，太靠近髂骨的边缘，甚至没有通过骨质，只是在软组织内穿过。当术后加压撑开时，病人疼痛难忍，坚决要求将颅盆环去掉。这显然是技术操作上的错误，应重进手术室，重新穿针后即可解决。

一般发育较好的患儿，3岁以后即可接受颅盆环牵引治疗，但对年龄小的患儿，盆针的穿针法需要高度的手术技巧，方能将盆针正确通过两层髂骨的内外板之间起牢固的对抗牵引的作用。

## 第四节　$C_1\sim C_2$过牵表现的早期诊断及处理

颅盆环牵引承受力最大的部分为寰枢椎，当颅盆牵引到最后阶段垂直牵引力达到最大限度时，常常会出现$C_1\sim C_2$过牵现象。临床医生对这些早期症状应有足够认识，应及早发现问题，作出诊断，并及早进行处理，不能留待观察。如病人出现伸舌困难、言语不清、吞咽障碍、饮食呛咳、流口水，则为$C_1\sim C_2$过牵的早期症状，应及时降低牵引高度，直至病人症状恢复。降低牵引高度后，如仍未恢复者则应进一步降低牵引高度至恢复为止。实在不能恢复者宁愿拆除颅盆环放弃牵引治疗。一般只要能早期发现，及早降低牵引高度，绝大多数病人均能恢复。若不予重视，继续牵引下去有造成延髓麻痹、呼吸停止、死亡的危险。

（胡永胜　田慧中　孙玉清）

## 第五节　牵引过程中第1肋骨压迫臂丛神经的处理

### 一、概　　述

胸廓乃由脊柱、肋骨、胸骨构成，形成一鸟笼式结构，其顶端为第1胸椎、第1肋骨和胸骨柄组成一天窗式的出口，称之谓胸腔上口。在胸腔上口的外面和临近有颈椎、第1肋骨、前斜角肌、锁骨、胸大小肌、肩胛下肌、肱骨头等组织，这些组织间隙形成了胸腔出口外的间隙。当这些组织有异常、畸形或外伤后粘连时，压迫由此通过的臂丛神经、锁骨下动静脉，引起患侧上肢血管神经种种症状，称为胸腔出口综合征。

第1肋骨为扁平状，在上面的前中部有2个浅沟，沟间有一结节，前斜角肌附着于此。锁骨下静脉于前浅沟上，经前斜角肌与锁骨下肌之间穿过。锁骨下动脉及臂丛神经下干于后浅沟上，从前斜角肌与中斜角肌之间通过，故在本病的形成机制中，第1肋骨是构成夹压作用的重要因素。

颈肋是常见的病因，颈肋多起自第7颈椎，自椎旁向外再转向前下，其游离端位于前、中斜角肌之间，从后面压迫臂丛神经，前面又有前斜角肌阻挡而发生颈肋综合征（图8-3）。

由于第1肋骨异常肥大、畸形，前、中斜角肌肥大，腱样化，或附着部异常及异常的小斜角纤维带的存在等，使斜角肌三角的间隙变小，引起前斜角肌综合征（图8-4）。

上述原因也可形成肋锁间隙狭窄，特别是在肩向后伸、牵拉时，锁骨下动脉被挤压在锁骨及胸廓之间，引起肋锁综合征（图8-5）。

上肢过度外展时，胸小肌外侧缘压迫锁骨下动脉，引起过外展综合征（图8-6）。

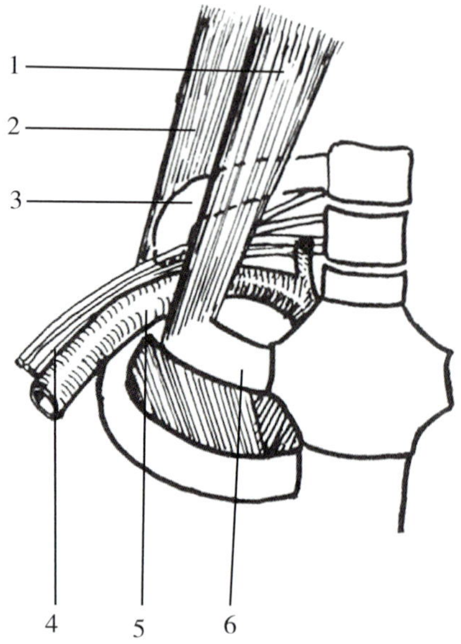


图8-3　颈肋综合征
1-前斜角肌　2-中斜角肌　3-颈肋　4-臂丛神经　5-锁骨下动脉　6-第1肋骨

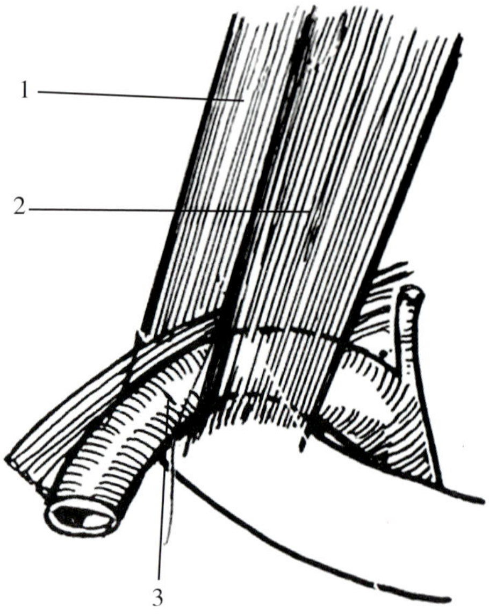


图8-4　前斜角肌综合征
1-中斜角肌　2-前斜角肌　3-锁骨下动脉

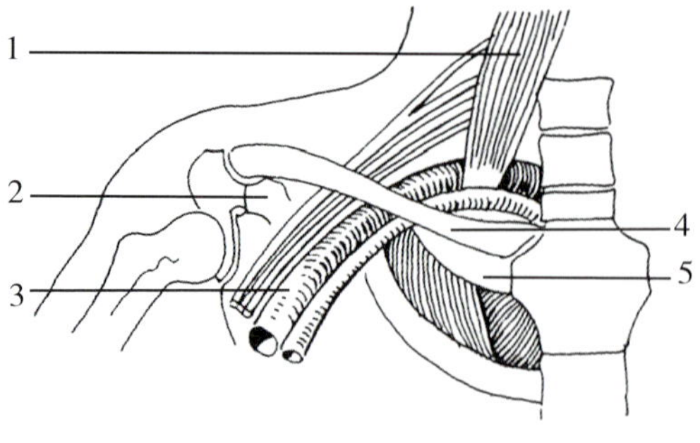


图8-5　颈锁综合征
1-前斜角肌　2-喙突　3-锁骨下动脉　4-锁骨　5-第1肋骨

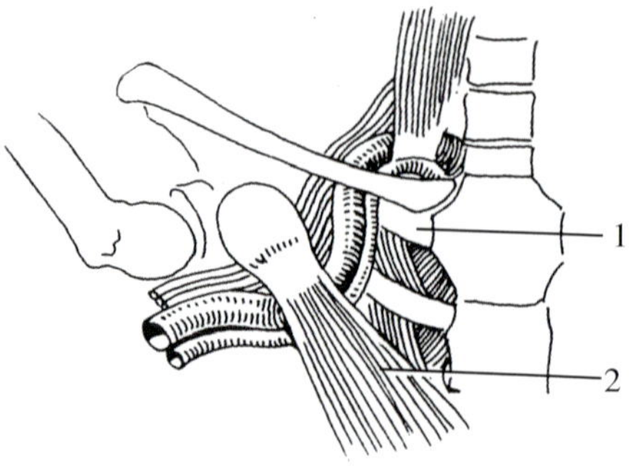


图8-6　过外展综合征
1-第1肋骨　2-胸小肌

后天性因素有颈部、上胸部外伤后，特别是锁骨、第1肋骨骨折愈合后骨痂形成，或肱骨头脱位、颈椎骨质增生、颈部淋巴腺肿大、肿瘤、血管硬化等均可引起。

上肢过度外展综合征有局部、神经、血管等症状。局部症状为锁骨上窝压痛，常可触到锁骨下动脉的狭窄后扩张膨大。神经症状是手指、手、腕、肩等处疼痛及感觉异常，多发生在尺侧。血管症状则根据锁骨下动脉受压的程度而不同，轻者有麻木感、发凉，有时出现Raynaud现象。持续性受压则会产生血流障碍，甚至形成动脉瘤，或在扩大处发生血栓。

当重度脊柱侧凸做颅盆环牵引时，随着轴向牵引使脊柱逐渐延长增高，造成胸腔上口上升，特别是脊柱凸侧的第1肋骨明显抬高，压迫臂丛神经和锁骨下动脉，造成患者的小指和环指麻痹或过敏性疼痛，有时桡动脉脉搏搏动减弱或消失，使颅盆牵引不能继续进行，必要时可做第1肋骨切除术，然后再继续进行颅盆环牵引治疗脊柱侧弯。

胸廓出口综合征的病例应先进行理疗，如加热按摩、颈部运动、斜方肌锻炼和提肩带等保守疗法，并注意保持良好的躯体姿态，防止肩胛部下垂。症状较重保守治疗无效者则需施行手术治疗，经锁骨上入路或腋入路，切断前斜角肌，切除第1肋骨全长，如有颈肋亦应切除。术后有90%以上的病例症状均能消失。

## 二、临床检查采用下述方法

1. 举臂活动试验（lift arm exercise test）（图8–7） 病人平举和外旋上臂，并快速做握拳和张开动作，如患有此症，在数秒内，前臂即出现疼痛和麻刺感，因疲劳和不适而自动将前壁落下。

2. Allen试验（Allen’s test）（图8–8） 紧压病人腕部桡动脉，令病人紧握拳，医生持续压迫桡动脉，令病人将手伸展开，如手的颜色恢复，说明尺动脉通畅，若手仍呈苍白色，说明尺动脉有阻塞。

3. Adson 试验（Adson’s test）（图8–9） 病人直立，深吸气后屏气，仰头伸颈，下颌转向患侧，桡动脉搏动减弱或消失，疼痛加重为阳性。深吸气使第1肋骨上抬，伸颈和转动颈部，可使斜角肌三角变窄。此试验用于检查前斜角肌综合征。

4. Eden试验（Eden’s test）（图8–10） 直立挺胸，两肩向后并下垂，感到臂和手麻木或疼痛为阳性。此实验主要用于检查肋锁综合征。

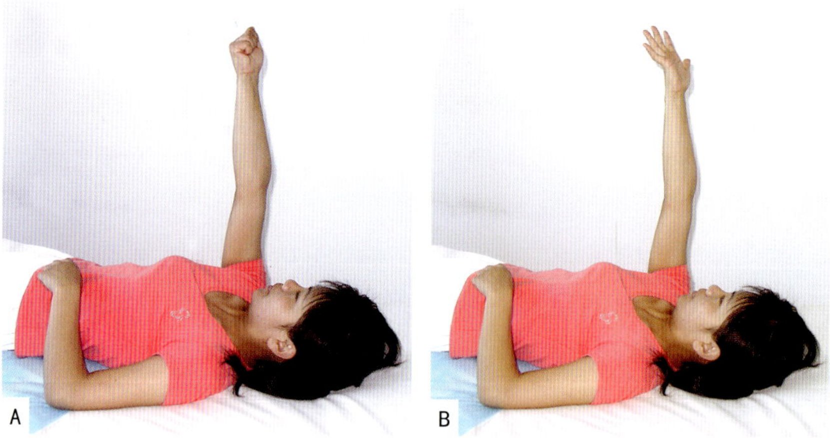


图8–7　举臂活动试验

A. 举臂握拳外旋　B. 举臂伸手外旋

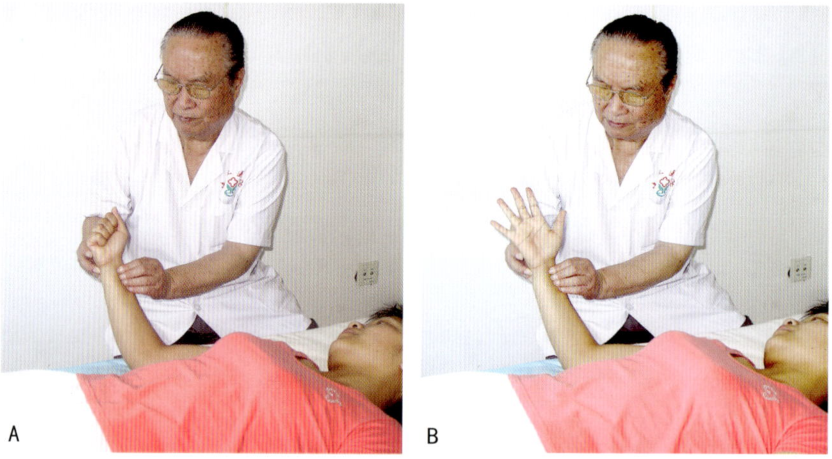


图8–8　Allen试验

A. 令病人紧握拳，医生持续压迫桡动脉　B. 令病人将手伸展开，如手的颜色恢复，说明尺动脉通畅

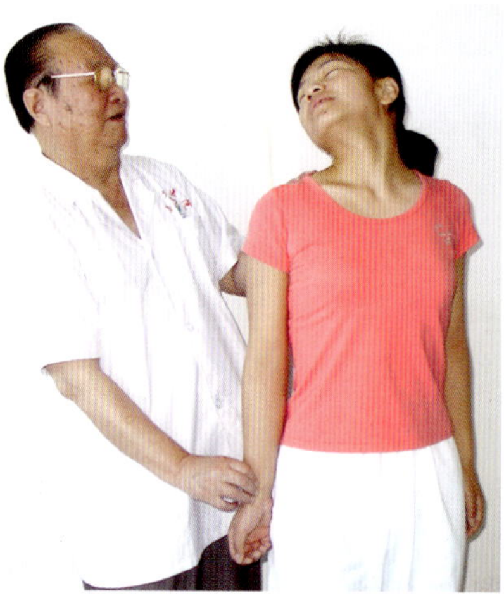

图8–9　Adson试验

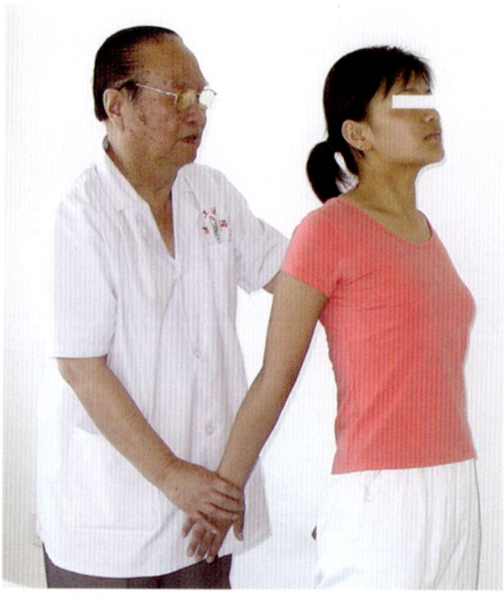

图8–10　Eden试验

5. Wright试验（Wright's test）（图8-11） 上肢外展90°，外旋90°，使臂丛和锁骨下动脉绕过喙突，压于喙突和胸小肌之下，造成桡动脉搏动减弱或消失。此实验主要用于检查过度外展综合征。

颈胸部X平片可发现颈肋或第1肋骨的异常情况。怀疑有血管梗阻时，可做选择性血管造影，明确血管梗阻的部位。

治疗上根据不同病因，采用不同的手术。

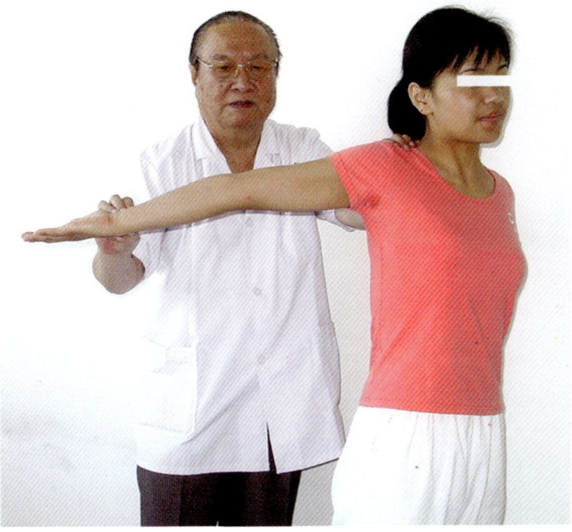

图8-11 Wright试验

## 三、适 应 证

因前斜角肌、颈肋、第1肋骨压迫等原因所致锁骨下血管或臂丛神经受压的病例，经非手术治疗无效，Adson试验阳性，尺神经传导速度小于60 m/s者。

## 四、前斜角肌切断及颈肋切除术

### （一）术前准备

明确诊断，制订手术方案。

### （二）麻醉

局麻或全麻。

### （三）卧位

仰卧位，患侧垫高，头转向对侧。

**（四）手术操作程序**

1．第一步　锁骨上横切口，长5～7 cm（图8-12）。

2．第二步　切开皮肤及皮下组织，显露胸锁乳突肌外侧缘。横断锁骨头肌腱，并将其向内侧牵拉，可见肩胛舌骨肌和脂肪组织，其后方就是前斜角肌（图8-13）。必要时，切断结扎颈横动脉或肩胛上动脉后，可彻底暴露前斜角肌。膈神经自外上至内下位于前斜角肌的前面，将其游离牵开勿损伤。仔细分离前斜角肌的远端，其后方为锁骨下动脉，其内侧为胸膜，将前斜角肌远端分离干净，通过1把长弯钳挑起切断（图8-14），并切除3～4 cm（图8-15）。然后探查有否颈肋存在，如有颈肋或纤维带存在，则应牵开臂丛和锁骨下动脉进行暴露并切除。

3．第三步　将臂丛神经向外上牵拉，将锁骨下动脉向内下牵拉，即可显露颈肋或纤维束带（图8-16）。

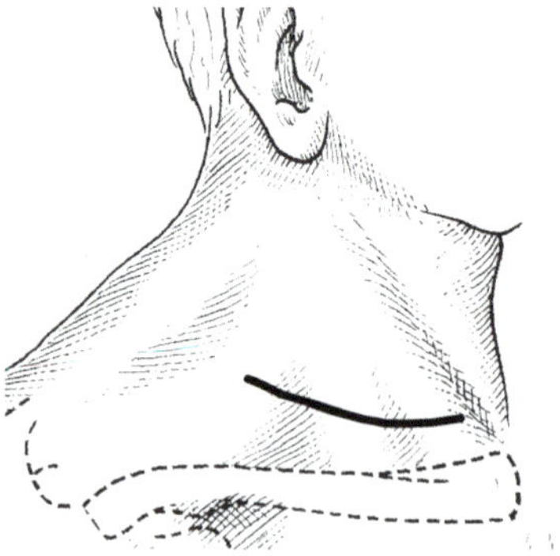

图8-12　切口线与锁骨平行，外端稍高，呈弧形，长5～7 cm

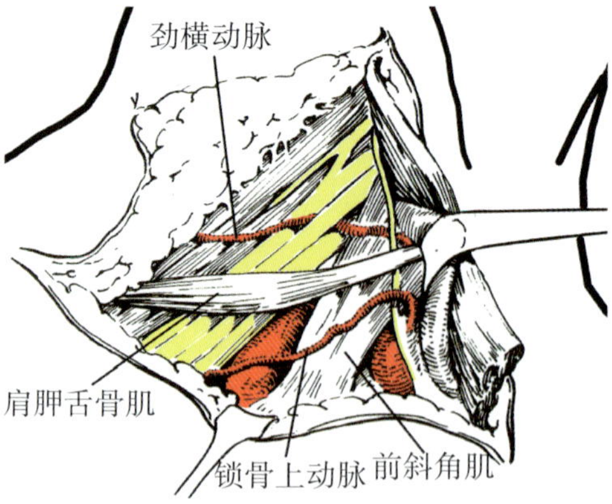


图8-13　横断胸锁乳突肌的锁骨头肌腱，显露肩胛舌骨肌、颈横动脉及锁骨上动脉，其深层即前斜角肌

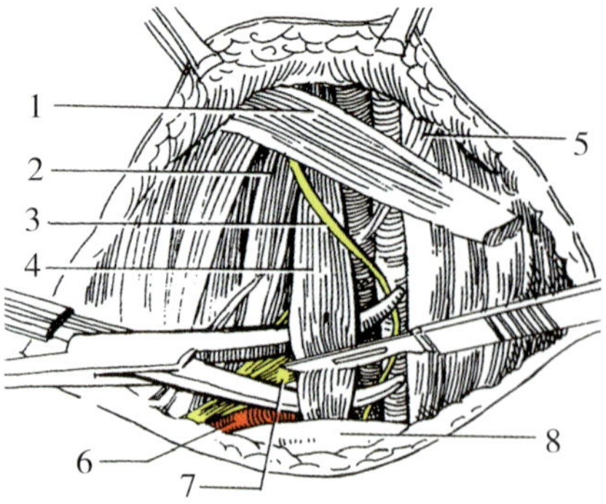


图8-14　切断前斜角肌

1-胸锁乳头肌　2-中斜角肌　3-膈神经　4-前斜角肌　5-肩胛舌骨肌　6-锁骨下动脉　7-臂丛神经　8-锁骨

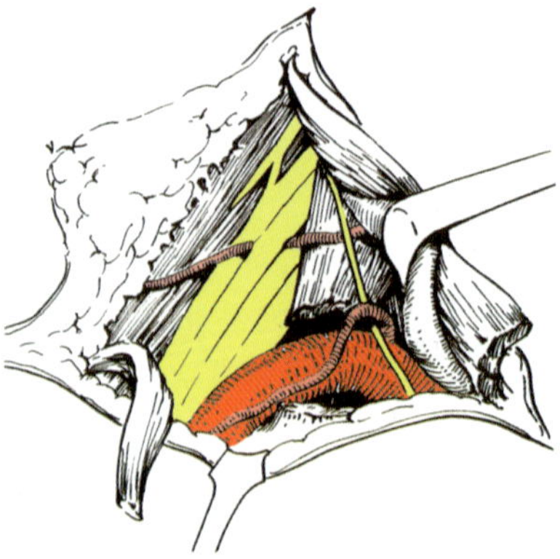

图8-15　前斜角肌已切除3 cm，暴露锁骨下动脉

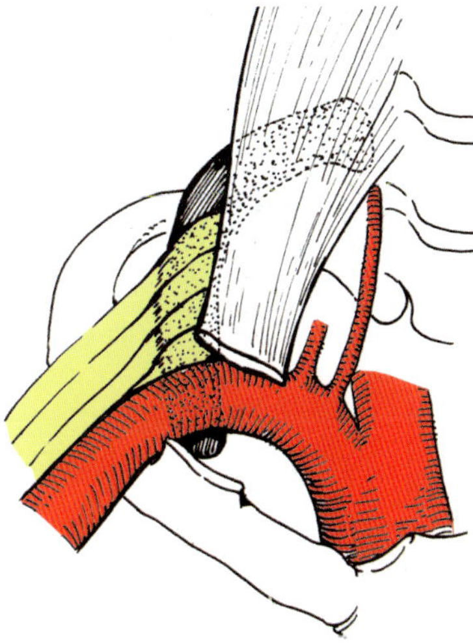

图8-16　自臂丛与锁骨下动脉之间，牵开暴露颈肋

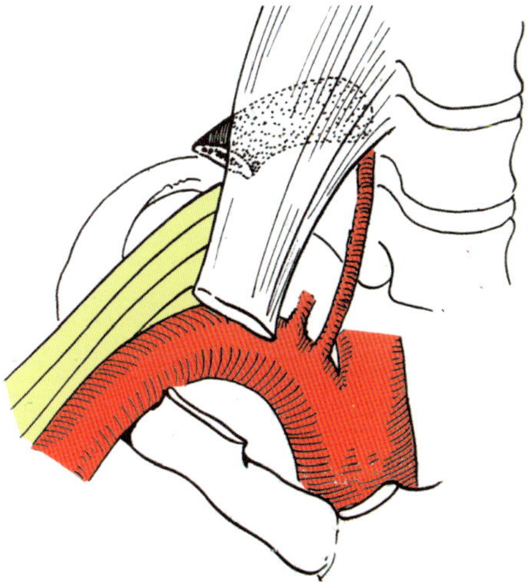

图8-17　颈肋已被切除，臂丛和锁骨下动脉得到松解

4. 第四步　充分显露颈肋并做骨膜下剥离，用咬骨钳咬除（图8-17）。颈肋切除的范围以解除神经血管压迫为度，减压彻底后放置橡皮膜引流，分层闭合伤口，手术结束。

### （五）术后处理

术后取半坐位，鼓励病人下床活动，24～48 h拔除引流片。

## 五、锁骨上第1肋骨切除术

### （一）术前准备

1. 同前斜角肌切断及颈肋切除术。
2. 特殊器械　第1肋骨剥离器、第1肋骨剪刀、田氏骨刀1套。

### （二）麻醉与卧位

一般采用局部浸润麻醉，个别病例行气管插管全麻。在颅盆环牵引下的病人取仰卧位，患侧背部略垫高，在局部浸润麻醉下进行手术。不进行颅盆环牵引的病人也可在气管插管麻醉下手术。

### （三）手术操作程序

1．第一步　锁骨上入路行第1肋骨切除的手术方法多用于颅盆环牵引下的病人，斜切口位于锁骨上2～3 cm外侧高内侧低，切口长约4～8 cm。

2．第二步　切开皮肤及皮下组织，结扎颈外静脉，分离暴露胸锁乳突肌后缘，向前牵开胸锁乳突肌，暴露前斜角肌，向外游离臂丛神经，向内游离锁骨下动脉和静脉，显露第1肋骨，将前中小斜角肌在肋骨上的附着点切掉，严格地从骨膜下剥离、游离第1肋骨（图8-18）。

3．第三步　相当于第1肋骨与肋软骨的连接处，用肋骨剪或咬骨钳将其切断，再在第1肋骨后方的近横突关节处将其切断（图8-19），然后将游离的第1肋骨取出。

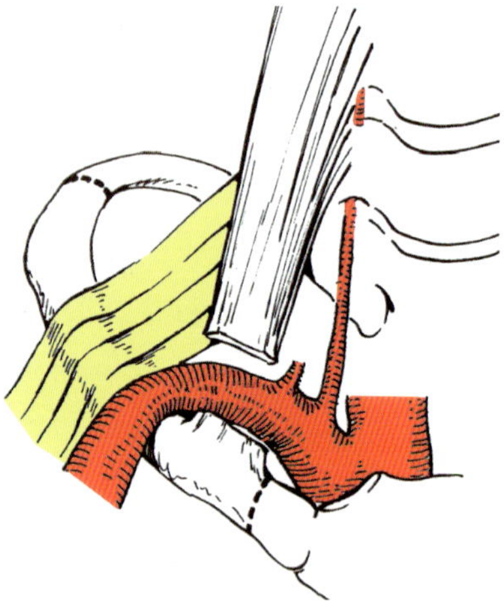

图8-18　已将前中小斜角肌的附着点切掉，从骨膜下剥离、游离第1肋骨

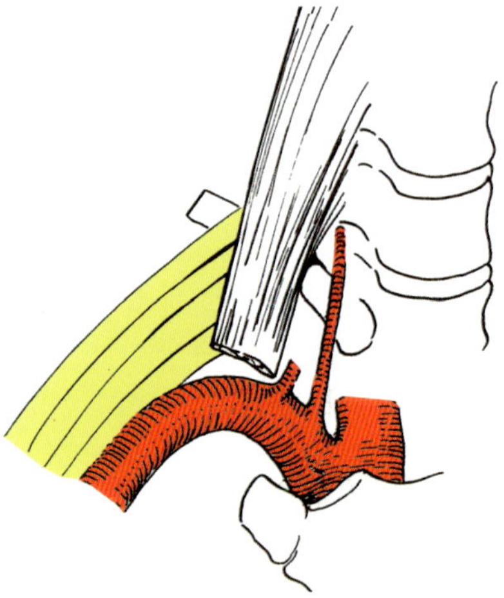

图8-19　第1肋骨已被切除，臂丛和锁骨下动脉得到松解

4．第四步　严格检查有无胸膜破裂，有无血管出血，如有大血管出血，则应进行缝合修补，小的出血点给予结扎止血，切忌用电烙止血，以免损伤胸膜。然后放置橡皮管或橡皮条引流，分层缝合切口，手术结束。

### （四）术后处理

回病房后按颅盆环牵引护理，允许病人早期下床活动，术后24～48 h拔除引流条，5～7天后拆除皮肤缝合线，观察手指疼痛、麻痹和桡动脉搏动的恢复情况。

## 六、典型病例

患者，女，22岁，患重度上胸段脊柱侧弯，凸向右侧，经头盆环牵引后，并发右侧胸廓出口综合征。右手握力降低，环指、小指感觉运动障碍，经用提肩带保守治疗无效，于2002年1月24日在局麻下经锁骨上入路切除第1肋骨，手术进行顺利，无胸膜破裂及血管神经损伤等并发症出现。术后右手握力、环指、小指感觉运动等均恢复正常，继续进行颅盆环牵引和手术矫正脊柱侧弯的常规治疗（图8-20）。

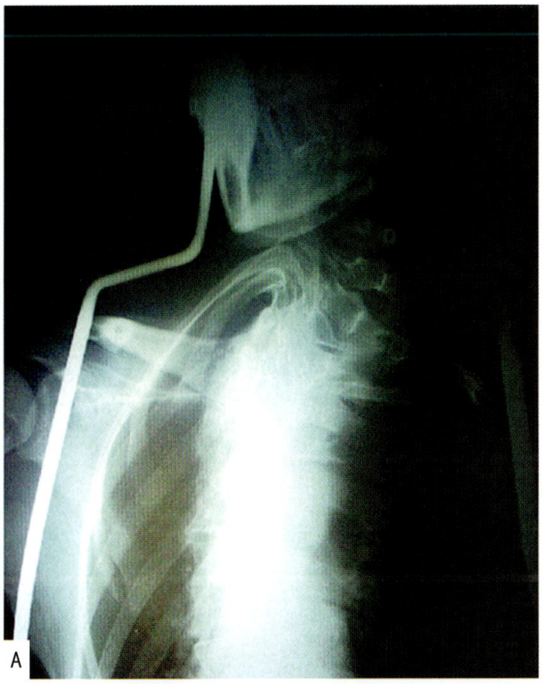


图8-20

A. 经颅盆环牵引后，右侧第1肋骨升高并发胸廓出口综合征
B. 箭头表示锁骨上切口（切除了第1肋骨） C. 第1肋骨切除后，继续进行颅盆环牵引

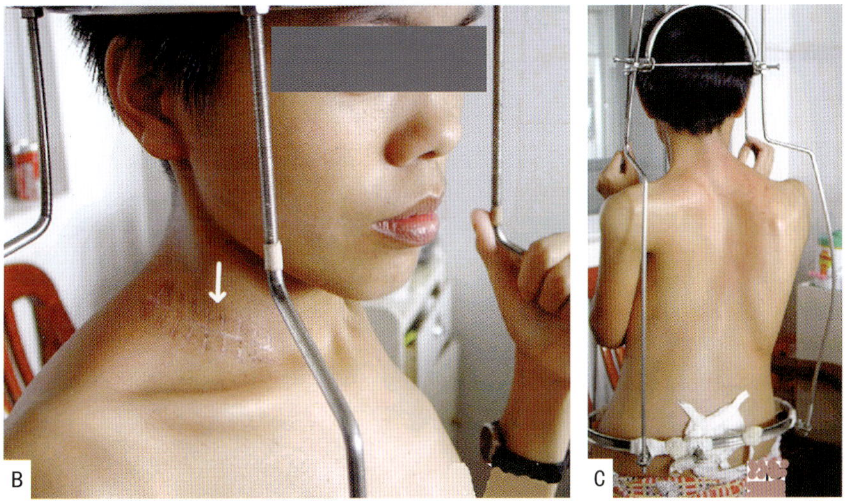

## 七、术中注意要点

1．切断前斜角肌或切除第1肋骨时，若发现颈肋或异常腱索，则应同时切除。

2．切除第1肋骨时，向前必须到达肋软骨，向后必须到达横突附近。

3．术中应注意不能损伤臂丛神经、锁骨下动、静脉和胸膜。切记离大血管和胸膜近的部位不能使用电刀。

4．腋下入路不易损伤臂丛神经和大血管，因为神经血管均位于后上方。但应细心剥离肋骨，勿用力过猛。

5．锁骨下动脉的损伤　锁骨下动脉位于前斜肌远端的深层，切断前斜角肌肌腱之前，应仔细分离、游离其肌腱，并通过弯钳挑起肌腱再切断，以免损伤锁骨下动脉，更不能用电刀切断，因为电刀距离血管近了容易造成误伤。

6．锁骨下静脉的损伤　锁骨下静脉位于前斜角肌肌腱的前方，静脉壁很薄，勿将它当作是膜样组织切破，造成出血。

7．膈神经的损伤　膈神经位于前斜角肌肌腹的前方，自外上斜向内下，应将其分离、游离后，用橡皮膜牵开以免损伤。

8．臂丛神经的损伤　切除第 1 肋骨时，对臂丛神经的牵拉要轻柔，不能粗暴，以免术后恢复困难。

（王　彪　田慧中　曾昭池）

# 第六节　肠系膜上动脉综合征的诊断和处理

## 一、概　　述

肠系膜上动脉综合征为一致命性并发症，延误诊断将会造成患者死亡。作者在1 732例手术治疗脊柱侧凸的病例中，有4例术后并发典型的肠系膜上动脉综合征，其中1例因延误诊断而死亡，其余3例均因及时得到正确的诊断和处理而治愈（图8-21）。但这4例均属于术前未经颅盆环牵引，直接进行植入器械内固定矫正的病

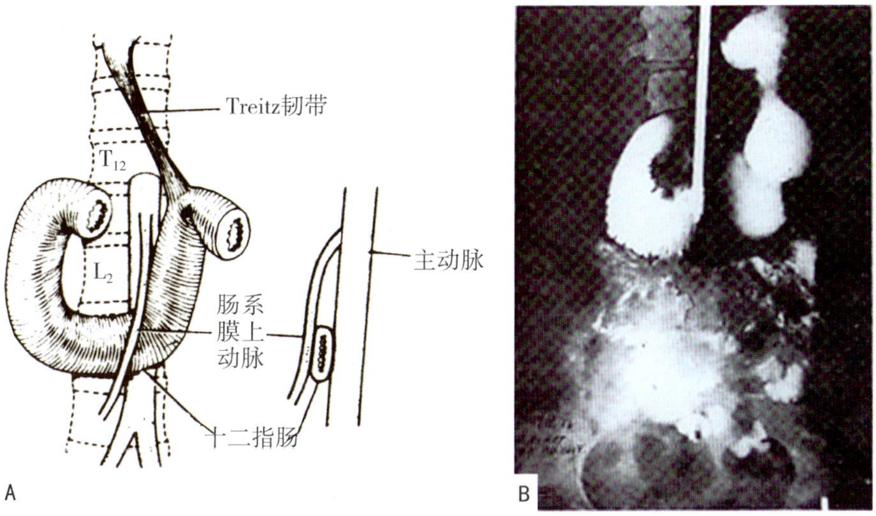


图8-21

A. 肠系膜上动脉综合征的病理机制　B. 钡餐透视见十二指肠横段梗阻

例。在经颅盆环牵引配合植入器械内固定的855例脊柱侧凸中，也有个别病例出现进食后反胃、呕吐等现象，用停止撑开高度或降低0.5～1.0 cm休息数日，并给予头低俯卧位每日3次后，均得到解决，未见有需要做胃肠减压者。看来颅盆环牵引的慢性撑开使身高增加对肠系膜上动脉的影响并不太大。但颅盆环牵引的作用力是纵向牵拉，如果撑开的速度快了，也有造成肠系膜上动脉综合征的可能性，故仍应将其列为颅盆环牵引的并发症之内。

## 二、典型病例

例1，女，13岁，患特发性脊柱侧弯，于1985年9月7日入院，全身检查无其他特殊异常。化验检查：肝、肾功能均在正常范围以内，血尿常规检查正常，血气分析是中度低血氧表现。心电图正常。正位X线片显示脊柱特发性侧弯，主弯位于下胸段，凸向右侧，Cobb's角55°。侧位X线片脊柱后凸不明显。入院后用垂直悬吊牵引作术前准备。于同年10月31日在气管插管加复合麻醉下行哈氏分离棍矫正植骨术，手术进行顺利，术中输血600 mL，术后病人恢复顺利，无恶心呕吐现象，饮食如常，伤口一期愈合，术后身高增加8 cm，Cobb's角变为8°，手术矫正了47°。于11月18日立位行石膏背心外固定，观察5天无不良反应，于11月23日出院。患者穿石膏背心，出院后饮食起居一切如常，12月22日因伤食引起急性上腹痛，剧烈呕吐，继而吐出大量黄绿色液体，最后吐血，没有及时送医院治疗，于发病后的第3天即12月24日在家中死亡。基层医生意见为急性胃扩张死亡。死后拆除石膏背心，见上腹部皮下组织淤血肿胀，从剑突下面石膏开窗处膨出。呕吐物为血性胆汁，家长不同意进行尸体解剖。

例2，女，12岁，因患脊柱侧弯病于1986年4月11日入院。查体：发育营养均中等，身高130 cm，脊柱弯曲位于下胸段凸向右侧。在胸骨正中有一纵向切口痕迹。既往史：患者1981年曾在上海某医院做过心脏补片手术，术后恢复良好，跑跳自如。心电图检查：窦性心律，心电图异常，呈不完全性右束支传导阻滞。血气分析：轻度低氧血症。肝、肾功能及血、尿常规均在正常范围。脊柱正位X线片诊断为特发性脊柱侧弯，主弯位于下胸段凸向右侧，Cobb's角95°；侧位片上有中度后凸畸形。术前给予垂直悬吊牵引，于1986年5月24日在局麻下行哈氏分离棍矫正植骨术，手术进行顺利，术后恢复较快。在立位牵引下石膏背心固定，观察5天无不良反应，于6月13日出院。回家后感觉饭后饱胀，以后症状逐渐加重，伴有恶心呕吐，烦躁不安，吐出物为黄绿色胆汁样流体，不能进食。于1986年6月16日即出院后的第4天以石膏背心并发肠系膜上动脉综合征二次入院。入院后即刻拆除石膏背心，取头低俯卧位，禁食、补液，症状立即消失，呕吐停止，开始放屁。第3天病人感到饥饿，进食后未见症状复发。于6月21日再次石膏背心固定后，上腹部疼痛，恶心呕吐症状又复出现，二次将石膏拆除，采用上次疗法症状又消失。以后每天操练头低俯卧位，17天后第3次立位上石膏背心后，无不适感出现，1986年7月14日出院后未再复发。

例3，女性，25岁，因患特发性重度脊柱侧弯，Cobb's角138°，主弯位于下胸段凸向右侧，于1986年5月1日入院，检查未发现手术禁忌证。入院后给予垂直悬吊牵引作术前准备。同年7月5日在气管插管加复合麻醉下行分叉棒矫正术，手术进行顺利，术后回病房卧平床，术后第2天主诉上腹部痛，阵发性加重，恶心反胃，给予阿托品肌注后减轻，第3天开始以上症状加剧，呕吐物为大量胆汁性液，不能进食，持续至术后第18天。处理方法：每日2～3次取头低俯卧位，将床的尾端垫高，病人立即感到舒服，呕吐停止。配合禁食补液、颈交感迷走神经封闭，必要时阿托品肌注，直到7月24日以上症状消失，允许病人下地站立。于8月14日在立位下行石膏背心固定，观察6天无不良反应而出院。出院前检查：术后Cobb's角变为60°，手术矫正了78°，身高增加10 cm。

例4，女性，22岁，因患重度脊柱侧弯于1986年6月4日入院。检查未发现手术禁忌证，脊柱X线片诊断为特发性脊柱侧弯，Cobb's角111°，身高150 cm。经术前垂直悬吊牵引至7月24日，在气管插管加复合麻醉下行分叉棒矫正植骨术，术后Cobb's角变为62°，身高增加6 cm。但患者于手术后第2天下午开始出现恶心呕吐，吐出物为胆汁样液体，第3天症状加剧，诊断为肠系膜上动脉综合征。按常规给予头低俯卧位，颈交感迷走神经封闭，禁食，补液，必要时肌注阿托品，症状逐渐改善，至术后第6天，症状消失，可进全流食，但不坚持俯卧症状就会复发，至术后第10天病人完全恢复。8月15日立位行石膏背心外固定，准备出院。

## 三、结　语

### （一）历史回顾

肠系膜上动脉综合征由Boernerus于1752年首先发现。Von Roditansky于1861年阐明了发病原因为肠系膜上动脉压迫十二指肠，胃肠液反流、食道上端括约肌松弛、空气吞咽等所致。第1例石膏综合征是Willett于1878年在1例17岁的男孩采用Sayre's石膏背心矫正驼背时发现。患者死于48 h以内，尸检见胃扩张，但未找到梗阻部位。1880年以后，Buzzard、Kelling、Conley和Miller均发现在石膏背心治疗脊柱结核或特发性脊柱侧弯时并发肠系膜上动脉综合征。以后又有Dorph、Kauffman、Gerbode、Waddell陆续报道了此类病例。但在国内对脊柱侧弯矫正术后并发肠系膜上动脉综合征的报道甚少。

### （二）病因的探讨

哈氏分离棍或分叉棒的作用都是利用轴向撑开力使脊柱伸直，躯干部拉长，位于脊柱前的软组织当然也由松弛变为紧张，十二指肠横段在脊柱与肠系膜上动脉之间的裂隙内通过，该裂隙也由宽畅变为狭窄，特别是侧弯脊柱的主弯位于下胸段凸向右侧的患者，随着侧弯的矫正和脊柱的伸直，Treitz韧带产生紧张上提，造成十二指肠梗阻的可能性就更大。4例并发肠系膜上动脉综合征者，其主弯均位于下胸凸向右侧。2例为术后未上石膏背心之前出现症状，2例为石膏背心固定出院后出现症状。有2例与手术矫正侧弯有直接关系，而后2例的发病原因可能与在垂直悬吊下固定石膏背心过紧或手法不当有关系，其次是病人回家后未能适当节制饮食而引起。

### （三）对脊柱侧弯并发肠系膜上动脉综合征的问题应该提高警惕

肠系膜上动脉综合征为一致命性并发症，应该重视，延误诊断和处理不当将会造成病人死亡。对脊柱侧弯矫正术后石膏背心固定出院的病人，应该详细告诉病人出院后的注意事项。如有恶心呕吐、上腹部疼痛等上消化道梗阻的症状发生，应迅速回院检查住院治疗。基层医生对这类病人应首先想到并发肠系膜上动脉综合征的可能性，切忌乱投药和延误时机，应及时送医院治疗。

**（四）对肠系膜上动脉综合征的处理**

如能正确掌握它的发病机制就不难作出正确诊断和果断处理，其处理如下：①肯定诊断后立即拆除石膏背心。②将床尾垫高取头低俯卧位。③禁食补液。④颈交感迷走神经封闭。⑤必要时胃肠减压。⑥个别病例需要剖腹探查，做胃空肠吻合术或Treitz韧带松解术。若能及时正确地给予处理，病人都能得到恢复。

（骆兆配　田慧中　曾昭池）

## 第七节　牵引期间脊髓和脊神经根受压表现的诊断和处理

对重度脊柱侧凸病例进行颅盆环牵引的过程中，由于逐日撑开使弯曲的脊柱被拉直，牵引力越来越大，当主弯顶点数节椎骨有骨性连接时，其上下段的椎间隙就会产生代偿性侧凸，加重了脊髓神经在椎管内的牵张力或单侧神经根的牵张力，产生单侧下肢的感觉、运动功能障碍。这种现象偶尔发生在颅盆环牵引4周后，脊柱侧凸已得到较好的矫正，病人及其家属均感治疗效果满意时，突然发生单侧下肢功能障碍，可能是由于脊柱侧弯被矫正，对脊髓神经受牵张现象逐渐加重，直到达到临界标准后，突然出现单侧下肢功能障碍。如能早期发现及时去掉颅盆环牵引，很可能还有恢复的希望。若发现不及时或仍在继续牵引中，则有造成不可逆性瘫痪的可能。

颅盆环牵引造成脊髓神经损伤的现象非常少见，一旦遇到则是个非常棘手的问题。如果经过去掉牵引后能够恢复者还好，如果去掉牵引后不能恢复时，则需要认真进行MRI检查或脊髓造影检查，如能找出机械性受压部位则进行手术减压，以利截瘫的恢复。

### 一、诊断要点

1. 颅盆环牵引4周后，突然出现单侧下肢感觉、运动障碍，不能自主活动，不听使唤者。

2. 在躯干部可以找出单侧感觉、运动麻痹平面者。针刺试验有严格的麻痹平面或不规则的节段平面出现者。

3. 重度脊柱侧弯患者颅盆环牵引效果较好，每日调高的速度过快，短期内升高达8～12 cm者，每日升高在3～5 mm以上者应当心有发生脊髓神经过牵损伤的可能性。

4. 在颅盆环牵引下难以进行MRI检查，必要时可做脊髓造影检查，看有无与感觉平面相符合的脊髓神经受压体征存在。

5. 在颅盆环牵引下同时做水平牵引矫正胸廓塌陷的病人，当肋骨悬吊后，由于肋间神经受牵扯、绷紧，造成束带性勒紧，使脊髓神经受到压迫，产生单侧性下肢截瘫的可能性也存在。

## 二、处理要点

1. 在颅盆环牵引过程中，不能急于求成，每日撑开速度不能求快，即便是其家属再三要求缩短牵引时间，也应按照颅盆环牵引的原则要求去做，平均每日撑开速度不能超过2 mm。不能为了缩短住院日而将疗程缩短。

2. 对重度脊柱侧弯牵引效果较好的病例，更要掌握牵引速度不能过快。

3. 管病人的医生要充分认识颅盆环牵引的危险性，要认真观察，细心询问牵引期间的病情，必要时尽早作出调整牵引速度的计划。绝不能急于求成而每天多调点，或不是每天升高而是隔几日调1次，每次多调，这种做法都是危险的。

4. 对配合好、牵引效果好的病人，绝不能无限度地升高，以免造成危险。

5. 对颅盆环牵引加水平牵引治疗胸廓塌陷，或治疗漏斗胸的病人更应认真观察，有无因肋骨的提起，使肋间神经绷紧，牵拉脊髓造成束带样压迫，如有这种现象发生，就应及时松解悬吊的肋骨，使其恢复后再重新进行。

总之，对颅盆环牵引病人在牵引期间的观察和护理是非常重要的，应该做到随时询问病情，了解病人在牵引下感受，发现问题要做到及时研究，及时处理。

（曾昭池　田慧中　吕　霞）

## 参 考 文 献

1. 党耕町，译. 脊柱外科技术. 北京：人民卫生出版社，2004. 102～245

2. 田慧中. 头盆环牵引治疗侏儒症. 中国矫形外科杂志，2003，11（6）：419

3. 田慧中，吕霞，马原. 头盆环牵引全脊柱截骨内固定治疗重度脊柱弯曲. 中国矫形外科杂志，2007，15（3）：167～172

4. 田慧中，曲龙，吕霞，等. 牵拉成骨技术在发育期间脊柱畸形中的应用. 中国矫形外科杂志，2006，14（13）：969～971

5. 田慧中，马原，吕霞. 颅盆牵引加弹性生长棒内固定治疗发育期间的脊柱侧凸. 中国矫形外科杂志，2008，16（21）：1660～1663

6. 李刚，秦泗河. 牵拉成骨技术的基础研究进展与带给骨科的启示. 中华外科杂志，2005，43（8）：540～543

7. 陈安民，徐卫国. 脊柱外科手术图谱. 北京：人民卫生出版社，2001. 77～300

8. 田慧中. 脊柱侧弯合并漏斗胸的诊断与治疗. 中国矫形外科杂志，2005，13（5）：393

9. 葛宝丰. 手术学全集（矫形外科卷）. 北京：人民军医出版社，1996. 45～1613

10. 田慧中. 脊柱外科医师要善于使用咬骨钳和骨刀. 中国现代手术学杂志，2002，6（1）：67

11. 黄卫江，田慧中，吕霞. 先天性脊柱侧弯合并重度胸廓畸形的手术治疗. 中国矫形外科杂志，2006，14（21）：1671～1672

12. 田慧中，姜苗，吕霞. 脊柱的修复与重建. 美国中华骨科杂志，2002，8（2）：81～83

13. 田慧中. 脊柱侧弯合并胸前凸重建胸后凸的手术治疗. 中国现代手术学杂志，2002，6（1）：52～53

14. 姜苗，田慧中. 田氏椎弓根定位器的临床应用. 中国矫形外科杂志，2003，11（7）：448～450

15. 田慧中，马原，吕霞. 颅盆牵引下肋骨成形术治疗胸廓塌陷. 中国矫形外科杂志，2009，17（11）：836～838

16. 田慧中. 我国脊柱畸形治疗发展史. 中国矫形外科杂志，2009，17（9）：706～707

17. 章亚东，侯树勋，史亚民. 顶压式颅盆环牵引术后并发症分析. 中国脊柱脊髓杂志，1997，7（4）：165～166

18. 任玉珠，吴之康. 脊柱侧凸伴不完全性截瘫的治疗，中国脊柱脊髓杂志，1991，1（1）：16

19. 赵建华，金大地，李明. 脊柱外科实用技术. 北京：人民军医出版社，2005. 220～236

20. 雷伟，李明全. 脊柱内固定系统应用指南. 西安：第四军医大学出版社，2004. 9～30

21. 周天健，李建军. 脊柱脊髓损伤现代康复与治疗. 北京：人民卫生出版社，2006. 380～386

22. 房国军，吴其常. Ilizarov 技术的临床应用. 中国矫形外科杂志，2005，13（20）：1579～1581

23. 徐月琼，吕霞，田慧中. 重度脊柱侧弯病人头盆环牵引中的护理. 中国矫形外科杂志，2003，11（17）：1217～1218

24. 胡军，李秋香. 骨和软组织松解颅盆环牵引治疗脊柱侧弯的护理. 中华护理杂志，2003，38（4）：273～275

25. 吴凤琴. 头盆环牵引在重度脊柱畸形矫形中的应用和护理. 内蒙古医学杂志，1997，29（5）：315

26. 仲青芳，杨秀珍，王海荣. 特发性脊柱侧弯矫形术的康复指导. 中国临床康复，2002，6（16）：2394

27. Tian Huizhong，Lu Xia，Tian Bin. Halo Pelvic Distraction in Combination with Total Spine Osteotomy and Internal Fixation for Treatment of Severe Scoliosis. Orthopedic Journal of China，2006，1（1）：11～16

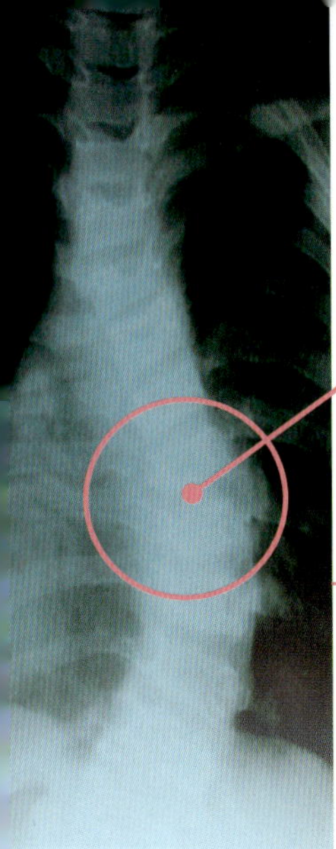

# 第九章　脊柱外科麻醉

## 第一节　病史的采集和监护

脊柱外科手术有了很大的发展，不仅是手术效果得到改善，而且以前认为不能手术的病人，现在也能治疗，当然，由于病人病情重、手术大而带来的麻醉并发症也会增高。

麻醉医生要了解病情，做体格检查，这样可提高麻醉成功率。每个病人都要了解手术目的、重要手术步骤，特别是手术中需要加深麻醉效果时，使麻醉能满意地配合手术。同样，手术医生也要了解麻醉情况，要考虑麻醉师的意见和操作计划。这种相互配合是为了使病人治疗成功。

### 一、了解术前情况

麻醉师术前了解病人的情况，其内容与手术医生所了解的不同，要了解病人全身各系统情况，尤其要注意心血管、神经肌肉、肾脏和呼吸系情况。脊柱畸形的发展、弯度和病因与呼吸系和其他器官疾病有密切关系。众所周知，脊柱侧凸可与先天性心脏病同时存在。先天性脊柱侧凸这种骨骼畸形仅仅是胚胎期异常的一种表现，其他表现可能会有心血管和肾脏畸形。

仔细检查病人神经系统，注意有无异常，失神经支配、肌无力和肌痉挛都可能对麻醉用药和呼吸功能有影响。了解呼吸道的解剖，复习以前的麻醉记录，这样有助于预防以前出现过的麻醉问题。事先还要考虑一些特殊操作问题（如有骨盆牵引针、头环，或肩和颈止动），以便能顺利地麻醉。

手术前要了解每个病人的医疗史，包括用药史、过敏史、既往史、住院史、手术史等。麻醉师应对既往有脊柱手术史的病人注意，手术中可能会大量失血。手术

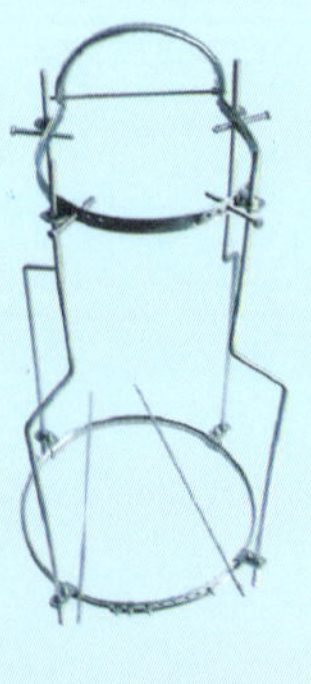

前看病人，使患者对手术有心理准备，这些工作从病人一入院就应着手解决。个别病人和家属对麻醉特别担心，在门诊接诊时就应对他们解释麻醉问题，使他们消除精神紧张。当然，手术前看病人也要做这些工作。有些特殊问题还要对病人交代清楚，如术前用药、术中配合唤醒试验和术后协助通气。术前要了解病人的肺部情况。手术后肺部护理情况也要给病人做适当交代。

术前要根据病人的病史和医疗条件做各种实验室检查。一个极端是对那些年轻健壮的青春期病人只做血红蛋白检查，另一个极端是伴有全身严重疾患的病人。这种病人要求做全血细胞计数（CBC）、凝血机制、血电解质、尿液分析、动脉血气、胸片、心电图、肺功能试验以及请专科会诊。所有病人术前都要检验血型，做交叉配合。

了解病人术前情况，最主要的是要了解肺功能有无异常。因此，麻醉师要了解侧凸的部位、侧弯的度数及病因、发病年龄、有无合并神经肌肉异常、病人锻炼的耐力、吸烟史、并发呼吸道疾病史、既往手术史、过去肺部感染史、动脉血气检查结果和综合分析肺功能等情况。

肺功能异常的最后结果就是呼吸衰竭，其症状加重常与肺性高血压相伴行。肺性高血压可伴有右心功能衰竭（有时也可有左心功能衰竭），心排出量减少、心律不齐、右心室肥大、冠状动脉供血不全。有人认为要确保安全，可用肺动脉导管，尤其是术中要大量血容量更换的大手术病人。用于监测输液情况，分别了解左心功能和右心功能，确定心脏排出量和肺动脉弹性，了解静脉内用收缩血管或扩张血管药的反应。

必须认识到长期重度侧凸病人，呼吸功能下降对麻醉药的敏感性下降。呼吸中枢对CNS（硫氰酸盐）的敏感性下降，包括全身麻醉剂和镇静剂。因此，Kafer认为，在麻醉药物作用失效之前，应控制通气。

### （一）恶性高热

这是一种侧凸病人在一定情况下所伴发的疾病，在各种并发症中恶性高热最为常见。恶性高热可能是由于迅速吸入麻醉剂或琥珀酰胆碱，使肌浆网钙再吸入受阻所造成。其结果引起肌肉持续收缩，无氧代谢和有氧代谢增高，试图使细胞内钙增高，这样引起了代谢性和呼吸性酸中毒，二氧化碳产量增加，心脏负担也增加。

1970年，一篇文章报道了89例恶性高热病人，其中6例为特发性脊柱侧凸。恶性高热发病率很低，小儿麻醉中发生率1/15 000，成人为1/50 000。脊柱侧凸病人中的发生率仍不清楚。

以前曾有恶性高热发病史的病人，或用肌肉取活检，对手术前预测是否发病无意义。以前用麻醉药后很平稳的病人也不能排除发生恶性高热的可能性。查肌酸磷酸酶（CPK）对预测也无意义。因此，必须在手术中预防发生恶性高热，包括缺乏肌肉松弛，用琥珀酰胆碱使肌肉强直性收缩，心动过速，心律不齐，气急，发绀和其他原因使二氧化碳产生过多，体温升高。

恶性高热综合征可造成病人死亡，应立即治疗，包括去除所有的抑制剂，迅速降温，维持心血管、呼吸、电解质和酸碱平衡，给液和利尿剂维持多尿并给吗啡吡咯酮对抗。初期治疗成功后，晚期并发症有弥散性血管内凝血、肌红蛋白坏死、急性肾功能衰竭、高血钾症、肺水肿或恶性高热症状复发。因此，在初期治疗24～48 h内，仍要持续ICU 观察，给吗啡吡咯酮药物治疗。

知道有恶性高热的病人，术前应给Dantrolene作为预防用药。当然，应避免一切抑制药物应用。Flewellen和同伴认为，术前15 min给静脉用每千克体重2.4 mg的Dantrolene效果较好。Gronert也讨论了恶性高热及其麻醉方法。

### （二）假性肥大性肌营养不良

假性肥大性肌营养不良（DMD）是肌营养不良中最常见、最严重的一种疾病，以肌肉组织退行性变为其特征。所有的神经肌肉性脊柱侧凸病人都可能影响肺功能，术后可出现呼吸困难，Inkley和同伴认为，这是因使肺收缩和扩张的肌肉无力造成的，再加上侧凸的限制，进一步使呼吸功能下降。

假性肥大性肌营养不良可伴有心脏受累。虽然很多病人都有肌纤维间隙异常，但仅有10%的病人有典型临床症状，可诊断为本病，心电图异常达90%，心脏超声波检查可诊断出此种病人心功能异常的程度。

假性肥大性肌营养不良麻醉分两大类：其一是病人本身无特殊问题，而另一种是有横纹肌溶解和肌红蛋白尿，心跳停止（可能与细胞外钾离子迅速升高有关）和恶性高热。

### （三）强直性肌营养不良症

强直性肌营养不良症（Steinert病）的特点是在随意活动或机械刺激后有持续性的肌肉收缩。这些收缩的肌肉在神经肌肉连接的末梢处有异常和肌肉组织本身的内在异常。强直性肌营养不良症麻醉困难的原因主要是他们对神经肌肉阻断药反应异常，很难预测琥珀酰胆碱的作用效果，可能引起全身肌肉持续几分钟强直性收缩，因为喉部肌肉、气管、腹肌和膈肌都有强直，造成通气困难。这种病人在用非去极化阻断药时，也可能出现异常的肌肉松弛和强直性肌收缩。手术操作可诱发肌肉强直，甚至电烙也能引起肌强直，严重时可妨碍手术进行。因为病变在肌肉组织内部，用神经肌肉阻断药、脊柱麻醉和周围神经阻断药均无效。必须针对肌膜问题进行治疗，方法有奎宁、普鲁卡因酰胺、激素、深吸入麻醉和直接肌肉内注射局麻药。加深全身麻醉虽然有效，但可引起严重的低血压，同时伴有心血管和呼吸系并发症。

此病影响心脏功能和心脏收缩不良，与骨骼受累程度不一致，心电图表现最常见的异常是PR间期延长。Stoke-Adams也开始针对这一点进行治疗，预防心脏泵血衰竭，密切注意心脏功能。

此病与脊柱侧凸本身都对呼吸功能有影响，既有侧凸影响呼吸运动，又有呼吸肌肉异常。这种呼吸异常用硫氰酸盐可反射性引起嗜睡，对二氧化碳的反应性降低，对药物作用的呼吸性低压十分敏感。病人有咽喉部异常和吞咽异常，很容易出现吸入性肺炎。



#### （四）脑瘫

脑瘫是上运动神经元损伤非进行性加重的一种疾病。根据神经肌肉受累的程度、范围和特点，脑瘫病人也可出现一些严重问题。智力低下使病人不配合治疗，也不配合唤醒试验。肌肉痉挛和关节畸形可影响手术的体位。有胃食管反流，同时有咽喉部分反射功能异常，即使手术中无吸入异物，这种病人术后并发症发生率也很高。脑瘫病人常有癫痫发作史，经药物治疗，这种药物可能影响麻醉作用。

#### （五）神经纤维瘤病

要注意神经纤维瘤病的患者，位于上呼吸道的神经纤维瘤使喉镜和插管十分困难。位于喉、颈或胸骨内的纤维瘤不仅影响呼吸，而且在麻醉诱导时还可能发生呼吸道阻塞。由于纤维性肺泡炎有原发性肺实质损害，可进一步引起肺功能下降和肺血管压力升高。这些病人伴发嗜铬细胞瘤约为1%，这可造成严重高血压，引起心律不齐。颈椎畸形时应注意可能伴有嗜铬细胞瘤，这时如姿势不良可造成颈脊髓损伤。个别神经纤维瘤病人可伴有颅内肿瘤，他们对肌松药的反应和敏感性不同，因此，应慎重使用去极化药和非去极化药。

#### （六）蜘蛛足样指（趾）畸形综合征

蜘蛛足样指（趾）畸形综合征（Marfan综合征）是一种全身性结缔组织疾病。麻醉师要注意的3个问题是心血管、呼吸和肌肉骨骼问题。动脉血管腔内壁坏死可引起动脉瘤，最为常见的为升主动脉瘤。严重时可因动脉瘤牵拉或解剖异样造成血管破裂。这些病也可累及心脏瓣膜，较为常见的是心脏瓣膜脱垂。有心脏瓣膜异常者可适当预防性使用抗生素，麻醉操作所要注意的就是防止血压升高，避免因高血压使那些薄弱的动脉破裂。

因侧凸影响呼吸运动，加上蜘蛛足样指（趾）综合征使呼吸功能更受影响。在麻醉中，控制通气时压力不能过高，因为自发性气胸发病率较高，高压通气更容易引起气胸。这种病人因为两臂平展间距比正常人长得多，所以，用臂间距量身高计算肺功能是不可靠的。病人的关节松弛，容易发生损伤和脱位，因此，摆体位时要注意，在用喉镜牵引颞颌关节时避免引起关节脱位。

### （七）脊柱外伤

脊柱骨折的病人常需要手术稳定脊柱和减压脊髓。有关麻醉问题与其他创伤病人一样，如了解有无其他合并损伤，颈椎是否稳定，呼吸道是否通畅或合并损伤，血容量是否正常，有无颅内损伤，腹部情况及既往医疗史。这种病人常伴有骨盆骨折和长骨骨折，有可能出现脂肪栓塞综合征。

需要行脊柱手术的创伤病人，常伴有不同程度的脊髓损伤。脊柱不稳定，影响摆体位和插管。通过肌肉痉挛来维持脊柱稳定，可先使病人睡眠，再插管、摆体位（见呼吸道操作）。如果需要，可在纵向牵引下，在喉镜直视下插管。低位颈椎损伤的病人，初期呼吸功能可正常，以后可发生呼吸窘迫症候群。这种病人的肋间肌和腹肌无力，没有足够的压力咳嗽和清除呼吸道分泌物。创伤后脊髓水肿，症状进一步加重，脊髓损伤向上颈椎发展，造成呼吸衰竭。无论是神经源性还是医源性肺水肿，都可加重呼吸衰竭。急性胃扩张也可影响呼吸。肌张力低下、止动、静脉扩张、血流郁滞可使病人肺栓塞发病率增高。

脊髓损伤病人因为脊髓休克和心脏交感神经张力丧失，心血管并发症增多。脊髓休克，血管张力丧失，末梢血管扩张，需要大量输液来复苏（不必升压）。如果心动加速纤维（$T_1 \sim T_4$）受损，就不能与心脏迷走神经相平衡，造成心动徐缓。这与血管弹性丧失一起，可造成严重低血压。这种病人还会出现低体温。因为在脊髓损伤的平面以下，不能调节皮下的血流量，大量的体温由此丢失。当损伤变为陈旧性时，另一些问题也会出现，如总体反射、自主反射异常，对琥珀酰胆碱反应性高血钾症，继发性淀粉样变和常见的尿路感染造成肾功不全、液体和电解质紊乱、营养不良和慢性贫血。

## 二、监　测

麻醉师的基本职责就是在手术中监测麻醉病人生命器官的功能。脊柱外科手术中监测的项目有血压、心电图、体温、神经肌肉功能、尿量、动脉血气指数、中心静脉压，脊髓功能以及心、肺听诊。

监测血压可直接表明器官的血液灌注量，最常用的方法是插入动脉监测法，可了解低压情况，有严重呼吸系受损害的病人，术中必须反复查动脉血气。通过精确监测血压和动脉波的形状和特点，可以了解心脏功能、心搏排出量、全身血管弹性和血管内容量。这里所强调的不是血压和心脏收缩压，而是保证器官的有效灌注。

测定中心静脉压，可了解术中的血容量，对输液和输血有指导作用。如心肌功能正常，用右心房压可推算左心室充盈压和血容量。如手术中需要了解病人的血容量和心室功能，用肺动脉导管测压比中心静脉压更能说明问题。但在实际中，不必同时测量肺动脉压和中心静脉压。

脊柱手术的另一种严重并发症就是截瘫。Schmitt复习了脊柱侧凸残亡社会调查协会的1971～1979年的资料，脊髓损伤的发病率为0.5%。近年来，随着Luque器械的广泛应用，这种并发症的发生率也在升高。脊髓损伤的因素有侧弯过重、先天性侧凸和后凸、放射后凸，以前就有神经症状的侧凸、神经纤维瘤病、骨牵引、Harrington器械矫正、脊柱截骨矫正术，低血压可能也是一个原因。脊髓监测的目的就是预测脊髓功能是否正常，有无损伤或损伤是否为可逆性的。在实际工作中也是这样。Hall和同伴报道了3例监测为可逆性脊髓损伤的病人，在松解和去除撑开力后，截瘫恢复。很清楚，几乎所有作者都支持术中必须脊髓监测，现在所用的监测方法有两种，即脊髓电生理监测（躯体感觉电位）和临床监测（唤醒试验）。

### （一）躯体感觉唤醒电位

脊柱手术中，近年来脊髓功能的电生理监测应用非常普及，监测器具也有改良，价格也有所下降。完整的监测器具应包括感觉刺激器、转换信号的滤过器和扩大器、探查对感觉刺激神经反应的电极、用于总结和平均信号及测量时间和振幅的计算机、储存和显示平均信号的设备、平均信号的描写记录器。记录躯体唤醒电位的电极放在头皮、硬膜外间隙、切口上端的棘间韧带或颈椎棘突上。每个病人都要有一个参考电极和地面电极。刺激电极常放在右下肢或左下肢的胫后神经上，有时放在右上肢或左上肢的正中神经上。通常皮质记录刺激率为每秒1～5个周期。刺激信号率增加，振幅下降，这种现象在皮质的表现比皮质下表现明显，这可能是高位神经元或突轴衰退引起的。

刺激唤醒反应产生的电压必须放大和滤过，做进一步加工，通常是连续100～500次平均的反应结果被引出显示在显波屏上。唤醒电位的迹象图是微伏和毫秒比。正常的唤醒电位在不同的时间内表现出不同的正负波振幅，时间间期在刺激和波形之间。躯体感觉唤醒电位表现在100 ms以内常有特殊意义，而时间大于100 ms则无意义。在手术中，主要监测的就是这种有意义的反应时间。

解释躯体感觉唤醒电位时，必须考虑到麻醉剂对唤醒反应的影响。吸入性麻醉剂、哒罗哌丁苯、芬太尼、硫喷妥钠、吗啡、安定都可引起躯体感觉唤醒电位振幅下降和时间延长。而杜冷丁的作用则相反，可使电位振幅升高。这些药物的作用也可使初波推迟。皮质电位比皮质下电位对麻醉剂敏感。除了麻醉剂外，其他因素有血液稀释、低血压、低体温，包括用冷水冲洗使脊髓局部降温，也可引起唤醒反应变化。

躯体感觉唤醒电位可完全反映出脊髓神经的感觉功能。Halliday和同伴分别研究了感觉丧失病人的大脑唤醒电位，结论为后柱是唤醒反应的主要传导通路，脊髓丘脑束有很重要的作用。Shufflebarger和同伴最近用脊髓切断方法研究躯体感觉唤醒电位表明：脊髓丘脑束在唤醒反应中起很重要的作用，是第二传导通路。

在部分医院内，对唤醒电位的标准测定，在麻醉前就记录自身的标准电位和最佳电极位置，Twin Cities中心认为没有必要这样做，除非病人以前就存在神经异常。Twin Cities中心都是在手术室内才开始做监测，这样做并不影响手术开始时间。在麻醉下，测定出标准电位，不管麻醉的作用对传导束有什么特殊的影响。这样有人会问“生理电位是多少？手术时脊髓功能怎样？脊髓是否完整？”因为手术操作是在麻醉下进行的，故以麻醉下的电位作为标准电位，用于手术中电位变化的基准更为合适。手术中最主要的步骤如脊柱撑开时，可影响脊髓血运，这时应持续监测，其他操作步骤也可影响脊髓功能，如低血压或穿Luque钢丝。

对唤醒电位波形的分析，要通过测量波峰与波峰之间的变化和刺激后峰波时间来决定。有的作者认为，与麻醉期的标准电位相比，波峰强度下降50%以上和（或）时间延长4 ms以上就有意义。而文献中关于究竟波峰强度和时间变化到什么程度是脊髓功能丧失的极限仍无清楚的论证。因为脊髓损伤的并发症较少，而这种论证又需要大量的病例。尽管缺乏这种资料，人们仍然一致认为，波形明显延长、减低或消失，是脊髓损伤的预兆。

无论用什么监测器，只要唤醒电位有明显的变化，就应该仔细查寻原因。各种原因包括操作监测器错误（电极移位、操作按钮不对、电干扰）、生理因素（全身或局部降温、低血压、缺血、血容量下降）、药物因素（大量用药后）及手术因素（操作失误直接钝性损伤、穿椎板下钢丝、结扎营养血管、神经根刺激或牵拉、装棍和撑棍损伤）。以上这些变化可反复出现，还要考虑其他刺激因素和记录器的情况。时间变化（是突然骤变还是逐渐开始）特别重要，尤其在考虑与其他因素有关时。如果认为躯体感觉电位明显变化可能是神经损伤造成时，应进一步证实，可用唤醒试验了解神经功能，其他方法有升高血压、吸氧、补充血容量、输血、放松撑开器、减少分离力。

一般的文献都认为，用躯体感觉电位监测脊髓，了解手术中的脊髓功能和预测脊柱脊髓手术后脊髓功能是否变差是十分可靠的。McCallum和Bennet对14例病人行脊柱或脊髓手术用电生理监测，有躯体感觉电位下降的所有7例病人术后脊髓功能都有下降。有1例术中振幅变化不明显，术后神经症状有改善。另1例术中振幅有下降，术后神经功能无变化。Engler和同伴对55例行Harrington棍矫正脊柱侧凸的病人监测了躯体感觉唤醒电位，术中监测振幅和时间无明显变化的病人术后均无神经症状出现。Lueders和同伴发现，在脊柱截骨，当止血直按压迫硬膜时，躯体感觉唤醒电位振幅有明显的变化。直接压迫去除后5～20 min，电位振幅恢复正常，这种病人术后无神经并发症。

在行脊柱和脊髓手术时，用电生理监测脊髓功能是可信的，但电位振幅和时间无明显变化的病人也有可能出现运动功能损伤或有感觉功能变化。这种产生损伤而监测为阴性结果者的原因可能是：①仅有部分完整的纤维束传导唤醒反应。②在手术室，对病人监测时这些传导束无损伤，而在监测后才将它们损伤。Ginsberg和同伴报道了1例行后路脊柱融合器械固定的病人，术中监测无明显变化，术后清醒时出现截瘫，再次探查术后3 h，才出现躯体感觉唤醒电位明显变化。Zalcske和同伴报道了1例因纵隔神经母细胞瘤使脊髓部分压迫，行前路减压的病人，在术中，躯体感觉电位振幅有升高，但术后出现了截瘫。这2例表明，在手术中仅靠电生理监测脊髓功能也可能出现失误。

### （二）临床监测

临床监测脊髓的方法是唤醒试验，由Vauzelle和同伴于1973年首先描述，在这以后，其他作者也有报道。用这种方法简单、安全、可靠。虽然有许多作者认为，这种方法可能会出现气管插管脱出，内固定器械移位和心理创伤，但在Twin cities中心的数千例唤醒试验的病人中，无1例出现这类并发症。手术中不能配合唤醒试验的智力低下病人，可选择踝阵挛试验。Twin Cities中心认为，对所有的脊柱手术病人都应做唤醒试验，以免手术中出现神经损伤。如果唤醒试验方法不对或唤醒试验后又置入内固定，那么就有可能出现假阴性的结果。在唤醒试验正常后，还可以出现动脉痉挛和脊髓缺血。

无论是监测唤醒电位，还是用临床唤醒试验都可能有一定的假阴性结果。因此，最好是两种方法联合使用。

## 三、术中失血和低血压

脊柱手术可伴有大量的失血，失血量与手术时间长短和手术显露的范围有关，如从椎旁剥离肌肉的范围，显露的范围和松质骨渗出情况。虽然手术操作是出血的主要因素，但不是唯一的因素。舒适的体位，腹部放松减小腹内压（防止Batson静脉丛分流、充血），防止高压通气有助于减少出血。许多手术者都认为，术中降低血压，可减少失血，改善手术条件，缩短手术时间。通过临床实践和研究，也支持这种看法。

降低血压有机械降压法，如头高脚低位，或呼吸末正压使平均呼吸道压力升高，减少静脉血的回流。这种方法，对脊柱外科既不合适，也不实用。因此，唯一可用的就是药物降压法。可用的降压药物很多，有吸入性麻醉剂、血管扩张剂（如硝普钠、硝酸甘油和肼苯哒嗪）、神经节阻断药（如阿福那特）、钙通道阻断剂（如那异搏停）、α受体阻断剂（如芬妥胺）、β受体阻断剂（心得安）、肾上腺皮质抑制剂（captopril），也可将这些药物联合使用。

术中降低血压，必须反复仔细地监测血压。一般需用动脉内导管持续监测动脉压，尤其要监测平均动脉压和动脉血气分析。还要附加一些其他基本监测，留置尿管，观察尿量，可直接了解肾脏的血液灌注量。

在血压的波动范围内，组织器官的血流一般不变。而在全身麻醉下，可减低组织器官的这种自身调节能力。血管床对不同的降压药敏感性不同。因此，在不同的器官内，血流量的重分布也会有差别。降低血压的极限也就是不使各器官受损伤的低血压值。

在动物和人类中，降压作用对局部血流和器官的功能影响，专家们已做了大量的研究。不幸的是，因研究方法不一（如麻醉方法、低血压维持的时间、血液稀释的程度），研究结论不一致。如Colley和Sivarajan用狗研究了硝酸甘油（NTG）和硝普钠（SNP）使平均动脉压下降45 mmHg对各器官影响的关系，硝酸甘油可维持脑、肾、肝、胃肠道和骨骼肌的血流，可使心肌的血流增加，而硝普钠可使脑血流减少14%～18%，肾脏血流减少44%。当平均动脉压（MAP）下降50 mmHg时，除肾脏外，硝普钠对全身其他各重要器官仍能维持血流，使其功能不受影响。而Leighton和同伴用硝普钠降压时发现，在初期可引起肾血流量下降，但在6 min后，肾血流量又恢复正常。Birch和Boyce认为这与血液稀释有关，如在降压前补充足量盐水，硝普钠就不会引起肾血流的改变。这并没有什么可吃惊的，有充足的证据证明，左心房压力对肾脏血管的张力和肾血流灌注起重要的作用。这也可以解释为什么Fan和同伴可将平均动脉压下降50%，而不影响脑、肾、肝、消化道和心肌的血运。在降压前，Fan和同伴给病人输入复方林格液，直到病人的肺动脉压接近9 mmHg，而Colley和Sivarajan只给液体维持。

这些资料证明，要避免组织器官缺血，降低血压的极限是（非低血压的病人）平均动脉压不低于50 mmHg。这个极限不仅通过实验室资料论证，临床实践也证明是可行的。Thompson和同伴用降压麻醉，行全髋关节置换术，对术中出血量和器官功能进行了研究，用高浓度三氟氯溴乙烷吸入麻醉和静注硝普钠降压，使平均动脉压降低50 mmHg。控制组平均动脉压保持在20%以内，降压组的病人失血量明显减少，通过实验室和临床评定脑、肝、肾和心肌功能，术后证明各器官无明显损害和功能异常。

降低血压对脊髓的血流有什么影响？低血压下行脊柱手术，对脊髓的血流是否有影响？Kling和同伴用三氟氯溴乙烷麻醉和硝普钠降压（使平均动脉压下降50%），对狗测定了脊髓的血运。降压初期，脊髓的血运明显减少，在降压30 min内，脊髓血运恢复到控制水平。在降压时，分离脊柱并不引起脊髓血运进一步减少。作者的结论是，在降低血压时，控制脊髓血流的自动调节机制是完整的，但调节作用较迟缓，约需30 min左右的时间。Jacobs和同伴的研究结果也和上述情况相似，对三氟氯溴乙烷麻醉的狗用硝普钠降压，当平均动脉压下降60 mmHg 1 h后，或平均动脉压下降50 mmHg 30 min后，脊髓血流无明显减少。作者认为，脊髓血流和二氧化碳分压之间呈直线关系，即血流减少，二氧化碳分压也应减少。因此，在降压过程中，避免换气过度和产生低碳酸血症是很重要的。

有的人认为，在侧凸矫正术中用降压麻醉，容易引起脊髓缺血。Brodkey和同伴通过直接压迫血管和降低血压，用唤醒电位观察猫的脊髓功能。在这项试验中，既不直接压迫，也不降低血压，传导束的唤醒电位就无变化。而用直接压迫刺激和降低血压，就可引起传导束电位唤醒有明显的变化。虽然这个资料表明，在降低血压时如牵引脊髓就有损伤的危险，但这个结果很难在临床上验证，因为用部分阻断腹主动脉降低脊髓血压与用血管扩张剂降压是两回事，不能混为一谈。Ponte报道了因过度矫正侧凸后引起截瘫的病人，用血液灌注纠正出血性低血压，使神经症状改善是不可能的。这些文章没有说明在手术中用降压麻醉安全性与危险性的关系。

综上所述，术中适当地降压，使血压保持在安全界线内，是不会出现明显的并发症的，相反，还会减少术中失血，缩短手术时间，改善手术条件。但不是所有的病人都能用降压麻醉，只有那些脑血管、肾脏、肝脏、冠状动脉或心脏无明显疾病的患者，才可考虑用降压麻醉。

## 四、术中的输液和输血

手术病人很少有液体或电解质紊乱，但因术前一天晚上就禁食，可出现缺液（主要是水）。这就要求在手术中应补充液体。用晶体液补充液体和维持平衡，任何年龄的病人都可用公式计算补液量。第1个10kg每小时4 mL/kg，第2个10kg每小时2 mL/kg，20 kg以上每小时1 mL/kg。对发热和消化道异常丢失还要适当调整。缺液量用维持率乘以禁食的小时数，一般应在第1个2 h或3 h内补充。补充液体和维持平衡可用低张盐水。但大手术需要大量输液扩容，开始就可用高张盐水。

如手术较小，术中只需要补充平衡液，如手术显露范围大，必须给其他液体，防止手术创伤的软组织继发性水肿。最近很流行三腔隙失液的理论，这是Shires早在1960年提出的，他认为，在手术中有功能性细胞外液量（ECF）丢失，这不仅取决于术中失血量，还与回收和手术创伤的程度有关。细胞外液可用平衡盐水，如复方林格液补充，这样多余的盐术后可由肾脏排出。这个理论仍有争论，但目前术中补液主要还是应用这种补液法。

外科手术和伴有的三腔隙失液量可根据组织损伤的程度分类。

1．小手术操作时，补平衡盐水，应稍大于维持量和丢失量，2～4mL/（kg·h）。

2．中等手术给4～6mL/（kg·h）。

3．大手术给平衡盐水6～10mL/（kg·h）。

大部分脊柱手术都属于第二类中等手术。为计算三腔隙的需要量方便，有许多不同的数据表可查阅，所有的这些理论数据都是为了使细胞外液量恢复正常和保护肾脏功能。有心肺功能异常的病人补液量应该限制，不能根据公式经验计算补液量，要以中心静脉压和肺动脉压的情况来调节补液速度。

计算手术中的失血量，用称量擦血纱布，加上吸引瓶内的引流量，再加上手术野敷料和手术衣等处的血量。虽然这种计算方法不那么精确，但最重要的是不要把失血丢弃。除了个别情况，如术前就贫血的病人外，失血很少用输红细胞补充，因为大部分病人都能允许中等程度的血液稀释而无不良反应。做红细胞压积，找出极限，在这个极限以上，计算出失血量和补液量，必须参考红细胞压积的基线并确定病人的失血量。

失血扩容用什么类型的液体是人们争论的主题。有人主张用晶体液，也有人主张必须用胶体液使胶体渗透压维持接近正常的水平。晶体液可扩充细胞外液间隙。因此，当大量失血时，给晶体液的比值就该接近3∶1。相反，如果用胶体液，比值应该是1∶1。在胶体渗透压下降时，应补充真性的胶体液，否则，可引起病人水肿。当胶体渗透压下降时，可出现周围组织水肿，如肺组织内有渗出，可影响气体交换。左心室充盈压下降，使水肿加重。无论是否有周围组织水肿，这种因素可以不考虑，这两种液体中，在Twin Cities中心主张常规使用晶体液，在失血量不大时用此液扩容更有效。

当必需输血时，大部分人都主张输全血，因为这样既可补充血容量，又可提高带氧细胞（红细胞）量。如果仅用细胞输血，就必须考虑一些协调因素。如失血量大于1/3的血容量（BV），做细胞输血时常加入各种成分的血浆蛋白和血清，或人工合成的胶体液，这样才能供给全血丧失。用冷冻新鲜血浆（FFP）没有这种作用。如果用晶体液代替，必须仔细地计算血浆缺失量，最少要用3倍的晶体液量才能补偿这种损失。

血液贮存超过24 h以上，血液内很少有存活的血小板。当病人输血超过一个血容积时，由于稀释，血小板下降，有继发性出血的危险，应集中补充血小板。70 kg体重，如要提高一个单位的血小板，需用5 000～10 000/μL，一次主张输入8～10个单位。病人失血在一个血容积时，应输入新鲜冷冻血浆补充凝血因子。

由于贮存血液均用4 ℃，所以，在手术输血前，都应将血液加温。输血必须用标准微孔（170 μm）滤过器滤过，将那些凝血块和巨型聚合物滤出。微孔滤过器的孔径应为20～40 μm，这样可以滤出更小的纤维蛋白、白细胞血小板微型聚合物。理论上认为，如不滤出这些微型聚合物是有害的，它们可储留在肺内，影响肺功能，或者可引起成人呼吸窘迫综合征（ARDS）。但也有人不同意这种看法，认为作用相反，因此，当输血大于血容量的一半时，应使用微孔滤过器。

手术病人还可采用自家输血法。自家供血有3种方法：①术前抽血后贮存。②术前立即静脉切开稀释血液。③术中将血液回收。自家输血比同种库存血有明显的优越性，确保输血安全，不会发生交叉感染。溶血和输血反应十分罕见，输血性肝炎不会存在。尽管同种输血对献血员查表面抗原做筛选，输血性肝炎（黄疸性或非黄疸性）发病率仍在7%。大部分非甲非乙型肝炎都很难筛选出，而慢性活动性肝炎，较容易发现。

### （一）术前抽血后贮存

健康的病人术前都可抽血，而不会增加手术的危险性。成年男性和绝经后的女性在术前3周，都可平均献血4个单位，这仅能引起轻微的血液稀释变化。血浆的再生速度很快。而红细胞生成则较慢，血液的保存与贮存同种异体血的条件相同，这就是在4 ℃枸橼酸磷酸葡萄糖液内（CPD），贮存时间在21天以内。近来主张在CPD内加入腺嘌呤抗凝液，使贮存时间能延长到35天。冷冻保存红细胞，可以贮存更长的时间，这样，术前就能采集更多的血。但是，保存时间过长，由于抗体因素，使得同种血交叉配合十分困难。

### （二）术前静脉切开，自体输血

稀释血液，就是用无细胞的液体代替血液参加循环，这种方法只限制在邻近手术失血时使用，在输血前，先要预测出稀释血液的程度。术前可通过静脉切开，将血液稀释20%～25%，降低带氧能力，减低红细胞浓度，使血液黏稠性下降，因此，减低了外周阻力。心功能正常的病人，出现反射性心排出量增加，为了维持循环，几乎所有的潜力都要发动，这时病人的心率和血压仍保持不变。用增加心排出量来抵消动脉氧含量下降，以维持组织的正常氧代谢。用氧电极研究局部组织氧化代谢，发现微循环血流变得更加均匀，这种变化是由于血液稀释后，改善了液流学的性质造成的。必须注意，只有在血量正常，血液稀释不超过20%的情况下，通过心排出量增加，才能完全代偿氧含量的减低。

血液稀释有3个主要优点，第一，因为伤口内的出血、纱布中的血和吸引瓶内的血都是稀释的血液，所以，减少了手术中红细胞的丢失。第二，输入新鲜自体血，可提供正常的凝血因子、血小板和氧合血红蛋白。第三，如果将静脉切开血持续保持在病人的循环内，这种方法与Jehovah's Witnesser的技术相近似。

麻醉诱导后，开始抽血，可用静脉或动脉导管抽血，将血装入标准保养液的血袋内，在室温下保存。采血时，将血袋放在称上，直接观察采血量，从另一个通道立即输入代血浆。可用晶体液，也可用胶体液，这些在前面讨论术中出血扩容时已经叙述。要密切观察心率和血压变化，心率增快或血压下降时，就要考虑血容量是否不足。血液淡化一般分两步进行，在手术中间要检查血液浓度。在手术中，当出血量接近300 mL时（成年人），开始输入最后采集的那袋血，停止采血，因为最后那袋血最稀，而凝血因子的浓度最高。

动脉采血也有一定的优越性，可提供检测红细胞压积和血气的血样，这样能更好地掌握血容量情况。中心静脉压和肺动脉压对输液的监测更为可靠。麻醉方法的选择，尽可用高浓度氧气吸入。在中度血液稀释时，很少使用低温（30～31 ℃）麻醉，在重度稀释时，（大于血容量20%），为了减少组织的氧耗量，可考虑用低温麻醉。用稀释血液法，禁止用降压麻醉，尤其是脊柱侧凸手术，这样可能会使脊髓缺血。

大部分外科病人，用急性正常血容量性血液稀释是安全有效的。但那些有重要器官异常或重度贫血，尤其是有心脏病的患者应禁用此法。对内科治疗的病人应注意，用这种方法是否有益只有靠术后血液稀释的浓度来决定。

### （三）术中回收血

术中回收血，也就是将手术野的出血重新回收，再给病人输入。这种方法从1960年开始使用，虽然此种方法从理论上是可行的，但实际中有许多问题，使这种方法不能广泛地应用。报道中血液学的不利因素有：溶血、红细胞成活时间缩短、血小板丧失、凝血不良、纤维蛋白原丧失、出现纤维蛋白溶解反应和微血栓形成。更严重的并发症有空气栓塞、脓毒血症及肿瘤传播。来自肠道的血液常有细菌污染，禁用此法；来自肿瘤组织的血液，可能有肿瘤细胞，也不能应用。最早的自家输血机为Bentley自家输血机，已经废弃，因为空气栓塞并发症发病率很高。现在使用的现代化设施使栓塞并发率下降了许多，由于改良了吸引设备和自动清洗系统以及红细胞收集系统，使血液学的不利因素也得到了限制。以前的机器一直需要人操作，而现在的机器几乎不需要人工操作。虽然这些血液不能持续维持血容量，但Jehovah's Witness的一些病人仍然采用术中回收输血。

## 五、呼吸道问题

保持呼吸道通畅是麻醉工作的基本目的。由于呼吸道受阻可引起严重的麻醉意外，是否能开展脊柱外科手术，麻醉起很重要的作用。虽然有多种气管导管和多种插管方法，但还要考虑到病人气管的内在异常。如病人颈部活动受限、颈椎有畸形，或两者都存在，插管操作会十分困难。常见的有短颈综合征、类风湿性关节炎、强直性脊柱炎、颈椎不稳和重度脊柱后侧凸。有时影响插管的可能是外固定架或石膏，这些外固定使你无法用喉镜观察喉部，更无法插管。

术前应讨论病人，研究如何防止和避免发生呼吸道问题。了解患者的病史（包括以前的麻醉记录）、查体结果、颈部的屈伸活动度、下颌的活动度和活动范围、呼吸和心血管情况、颈部前后位和侧位X线片、流量图和动脉血气。

一般来说，安全地清醒插管是很困难的，因为病人有呼吸运动和保护反射。对病人做好解释工作，用适当的镇静剂，将气管完全麻醉后再插管，几乎所有的病人都能接受。插管方法可经鼻或口腔，也可用盲插或直视插管，可根据病人的具体情况和麻醉师的习惯决定。直视口腔插管，管内可穿一根软的或硬的探针，大部分病人都可插管成功。盲目经鼻插管可能比口腔插管要容易，使病人过度换气，将舌头向前拉出，将头的位置摆好，插入很方便。如插管不成功，可用喉镜或不用喉镜经口腔帮助鼻导管插入气管。

近年来，纤维光学支气管镜几乎代替了这些插管，并能克服呼吸道不畅。尤其是最新使用的小儿纤维镜，可使其插入终末支气管，既能通气（将氧气吹入）又有优良的光源。这种纤维镜，无论是经口，还是经鼻插入都很方便。Ovassapian和同伴报道了200例用纤维镜经鼻清醒插管的病人，仅有个别病人出现血压升高和心率增快，有不适感觉的病人占4.5%。当普通插管有困难时，用这种纤维镜插入更有效，但是，如果反复插管操作已经将呼吸道损伤，即使用纤维镜也会遇到困难，成功的可能性也不大。因此，在插管困难时，更要熟练地操作，尽量避免反复插管使呼吸道损伤。如果怀疑或得知病人插管困难，就常规直接使用纤维镜清醒插管，但也有人持反对意见。

经口腔或鼻腔纤维镜插管，各有利弊。如果预料到病人要用机械通气，就应用经鼻腔插管，这样术后较方便。经鼻插管更容易通过喉部，不会受舌的影响，病人不会咬住纤维镜。而经口腔插管，也不会有多大困难，创伤和出血的可能性也很小。这两种方法很少引起心血管反应，如血压升高或刺激咽部组织。如经鼻插管，只有在鼻纤维导管通过气管时，可伴有心血管反应。

大部分病人无呼吸道异常，也不必清醒插管。即使有异常，也不一定都要清醒插管。对他们可以直接诱导，并维持自主呼吸。诱导完全后，可用Patel Syracuse面罩（有内窥镜的标准麻醉面罩）或单鼻或双鼻通气，再将纤维导管插入。可用硝苯呋海因做诱导，过度换气使插管更方便，可用盲插也可用直视插管法。反复插管失败或维持通气困难时，在呼吸道完全阻塞前，就应停止插管，要考虑催醒病人或行气管切开。气管切开，一般很少使用，除非在这以前，就有这个计划。

插入气管内插管后，要考虑用什么方法通气，正压通气可使平均气道压增加，平均胸内压升高，静脉回流受阻，结果使静脉压升高，增高了Batson静脉丛的压力，使手术中伤口静脉出血增加。相反，负压通气很少使用，因这样可能引起空气栓塞、低血氧症和肺不张。控制过度通气（使二氧化碳分压在25～30 mmHg），通过使周围血管收缩，可减少手术的失血量，但控制过度通气，使平均呼吸道压增加抵消了这种作用。如前所述，脊髓的血流与脑血流相似，对动脉二氧化碳分压十分敏感，尤其是当二氧化碳分压降低时。在降压麻醉、脊髓血流稀释、氧含量减少时，行前路手术结扎根动脉有可能影响脊髓的功能。如有低碳酸血症，可加重脊髓损伤的危险。所以，降压麻醉与低碳酸血症两者结合时对脑血流灌注是有影响的。因为，要求将病人通气的呼气终末的起点压维持正常的碳酸含量，尽可能减少正压吹气。

在行前路径胸入路手术时，可选择非手术的单侧肺通气麻醉，这样可使手术更为方便。当今，双腔气管导管已广泛使用，这样单肺麻醉就更简单。单肺麻醉的缺点是可能会出现低氧血症，这主要是因为无通气的肺仍有正常的血液灌注。对于单肺麻醉的具体事项和操作不在这详细论述。但必须观察病人的动脉波形和血气监测。最近，还要求在用单肺麻醉时，必须用经皮氧压监测和脉冲血氧计监测。后者的使用十分方便，可以提供连续的、精确的血氧数据。

## 六、体　位

病人在手术中合适的体位是很重要的，这对手术的显露和麻醉病人的生理影响都有关系。

取俯卧位，如果单纯地趴在床上，使整个腹侧面都贴在床上，这样会影响呼吸和心血管功能。病人的身体压迫腹部，影响了膈肌运动，因此而影响了通气。腹部压迫对下腔静脉回流也有影响，静脉回流量减少，而通过无瓣膜的硬膜外静脉丛分流量增加，血压下降。这些静脉充血使手术野不清晰，术中失血量增加。由于这些无瓣膜的Batson静脉丛与颅静脉相交通，这种充血可使大脑灌注量减少，这也是降压麻醉不良反应的一个表现。

为了克服这些问题，Relton和Hall设计了四点支撑的手术架，既可将病人固定，又可使病人的腹部悬空。虽然功能余气量会受一定的影响，但肺内通气血流比值和病人的呼吸运动很少受影响，甚至侧凸病人几乎也可以很舒适地俯卧在这种手术架上。实际上，无论成人和新生儿，俯卧在手术架上，用ICU测定肺功能都有改善。用手术架减轻腹部压迫，使心血管负担减轻，但也有不利一面，这种体位麻醉后病人双下肢下垂，可迅速脱水，降压麻醉时更为明显。

要防止这种现象，可给病人穿上压力长腿袜，在诱导时给足量的液体，减浅麻醉或减少血液浓度的稀释。

病人俯卧在手术架上，髂前上棘压在手术架下部的支托上，中胸的前侧部压在手术架的上部支托上。上方不要使腋部受压，下方不要压在肋下和腹部。以后有人将Hall和Relton手术架做了部分改良，将四个支托换成木制的，这样既不影响拍X线片，而且移动方便，能迅速地调整支托，各种畸形的病人几乎都能适用。

将病人从邻近的手术床上翻身，俯卧在手术架上，先在手术床上做诱导麻醉、气管插管、食管听诊器、尿管、护眼带、静脉和动脉穿刺及固定。翻身前，尽量使病人身上的管、线减少（如暂时将气管插管与麻醉机分离、动脉连线、血压计袖带和心电图电极线取开），以免在翻身时使它们缠绕在一起。将翻身所需要的设施全都准备好，翻身时麻醉师要持续监听食管听诊，以避免在这时出现意外。

病人的胖瘦不同，一般需要4～6人帮助翻身。当插管与麻醉机分开后，麻醉师应保持病人的头部稳定，防止插管移动或出现颈部扭伤。病人两侧备用1～2人，轻柔地将病人滚翻到手术架上，双上臂应注意保护，不要卡在手术架中（要避免肩关节脱位）。翻身后，迅速将气管插管与麻醉机接上，了解双侧呼吸音的变化，做各项监测工作。如体位合适，将病人固定在手术架上。

将头转向一侧，避免压迫眼、耳和鼻。要尽可能使面部得到支托，要避免过度扭转颈部，这是因为：①可能会出现椎动脉扭结或受压及颈静脉回流受阻，结果使脑血流灌注减少，颅内压升高，表浅组织水肿。②过伸可压迫或损伤脊髓，尤其是病人有增生性脊柱炎时更易出现。③扭转和后伸联合作用在$C_2$，使环椎受损。④使对侧臂丛牵拉损伤。

体位不良很容易损伤臂丛神经，无论是压迫还是牵拉都可能损伤它。另外，支托不能太近，头端到达腋部，上臂的外展和前屈不能大于90°。要注意保护好尺神经，臂下要垫合适，上臂的内侧要垫好，不要使质量都压在肘部。

女病人要注意不要使乳房受压。外生殖器也要保护，不能压迫和擦伤。要远离电烙板。病人腹部下沉，可能会接触床面，应在床面上铺毛巾或床单，防止腹部与床面直接接触受到擦伤。要在膝下垫小垫，防止局部皮肤受压缺血，双足背侧也要加垫，保护足趾和胫前神经，防止过度屈曲使神经受牵张。

病人的椎旁肌十分松弛，麻醉后病人自己无保护能力，加上术前曾有止动，这样在翻身时，很容易使脊柱和颈椎损伤，结果造成韧带、肌肉或神经的拉伤。所以，轻柔缓慢地翻身十分重要。如病人有特殊情况，像脊柱不稳，可以在插管后让病人清醒，自己协助配合翻身，这样不仅有助于安全，而且能使卧位、衬垫、固定位置都很舒适。在加深麻醉前，观察四肢活动都正常。

## 七、麻醉方法

根据病人的生理和心理状况、手术计划以及麻醉师的习惯，选择手术前用药。在Twin Cities中心，术前常给小量的镇静剂，如安定类和麻醉类药，不用抗胆碱能药物（对成人）。

整个麻醉计划和诱导剂的选用都是有联系的，不能将两者分开讨论。麻醉方法主要有药物麻醉和吸入性麻醉。由于药物麻醉剂容易监测脊髓（容易做唤醒试验，对唤醒影响较少），所以侧凸矫正手术常用此种方法。麻醉剂的选择，尤其是用药剂量，提高前负荷，加小量的口服药或持续静滴，都会出现一定的变化。现在，芬太尼的使用十分普遍，这是因为该药物见效快，对心血管影响小。

使用小剂量的芬太尼可使插管时对喉镜和插管操作的反应迟钝。近来，一种新的芬太尼类药物Sufentanyl也已被广泛地使用。Gourley用美散酮药物作用缓慢，术前用药也可增加前负荷。用这种药物，在术前较早的时间就应给药。要进一步加深麻醉，可滴注麻醉剂，也可吸入低浓度麻醉剂。Pathalt将小剂量负荷药加持续滴注芬太尼和吗啡（芬太尼2.5 μg/kg，每小时加1.5 ~ 2.5 μg/kg，吗啡250 μg/kg，每小时加

150 ~ 250 μg/kg）与同样小剂量负荷加适当的口服药作了对比。他们的结论是：持续滴注使病人平稳、简单、容易唤醒，可预测皮层躯体感觉唤醒电位。

镇静药的选用，要以术前给药来决定，但现在几乎都使用了3 ~ 5 mg/kg的硫贲妥钠。用硫贲妥钠静脉注入代替了吸入性麻醉剂。这样可使躯体感觉反应减少，更加平稳。有些人认为，用低浓度的吸入性麻醉剂也能达到这个目的。多用麻醉剂，而少用镇静剂，减少术中的反应。

脊柱手术的肌肉松弛不像其他手术那么重要，应减轻腹内压，使紧张的肌肉放松，这对减少手术出血有利。如果用唤醒电位监测，诱导麻醉后插管，可给琥珀酰胆碱非去极化药，因为这种药作用时间短，允许对局部神经刺激。对不适应用琥珀酰胆碱的病人，可在诱导前用刺激器做神经定位。插管后可给长效非去极化神经肌肉阻断剂。肌肉麻痹后使手术操作方便，当术中需要唤醒时，药效也已经消除。Jones和同伴认为，在矫正时使肌肉有轻度的张力是有利的，这样可防止过牵损伤。

吸入性麻醉药有笑气和卤素碳氢化合物，这些药已经使用了许多年。近年来，有人不主张用这种麻醉，因为它可影响唤醒电位的反应。相反，这种麻醉安全、可靠，由于它的不溶解性，即使在大量使用深度麻醉下，也能迅速地复苏。Twin Cities中心认为，用异氟甲氧氟烷或氟甲氧氟烷吸入剂比卤烷剂要好，因为它们能减少心肌对儿茶酚胺的敏感性，减少心律紊乱的可能性。在手术切口部位一般都用肾上腺素盐水浸润。由于异氟醚的不溶解性，所以作用迅速，在许多医院都喜好用此药。

近年来，在Twin Cities中心，主要在诱导时用芬太尼，在术中反复使用小量的复合剂，如有必要，可吸入50% ~ 70%的笑气和低浓度的异氟甲氧氟烷。虽然这种方法可靠，术中唤醒容易，但当用皮层唤醒电位记录时，SCEP明显受到抑制，这是吸入性麻醉剂的一个缺点。即使用高质量的描记仪也可受到抑制。刺激率增加，发出信息就减弱。

为此，Twin Cites中心使用硫贲妥钠、芬太尼混合静注（2 mg/mL的硫贲妥钠与2 μg/mL的芬太尼混合液，每小时每千克体重给1 ~ 2 mL）。为了镇静，使病人记忆消失和控制血压，在芬太尼用量10 ~ 12 μg/kg和硫贲妥钠用量3 ~ 4 mg/kg之后，可给氧气和低浓度的异氟甲氧氟烷（<0.5%）吸入。肌肉松药和降压也可应用。这种方法效果很好，监测刺激率升到5 Hz，SCEP十分稳定，术中唤醒试验既迅速，又不困难。

## 八、唤醒试验

因为用唤醒电位监测不能代替唤醒试验，所以术中常规做一次或多次唤醒试验。要使唤醒试验满意，就得使病人能反复主动地活动手、足和足趾，而又要使其无记忆，无痛觉。病人的主动活动可排除术中有无神经损伤。

做唤醒试验，麻醉师要提前做好准备。预测好时间，手术医生最好提前20～30 min钟与麻醉师联系，这时要逐渐减浅麻醉，将吸入麻醉剂减量或停药，停止给镇静、肌松复合剂。而Twin Cities中心认为，静滴的硫贲妥钠、芬太尼复合剂不必减量或停药，直到需要立即唤醒时再停药。如果用降压，麻醉较深，唤醒时间较长。Twin Cities中心与Hall的看法不同，如果认为神经肌肉阻断药效已消失时，就不再常规使用肌松对抗药。在唤醒前，不必要求恢复自主呼吸。如果唤醒后表现无力，可以静注小量的腾喜龙（一种速效抗胆碱酯酶药），直到病人握手有力为止。

做唤醒准备，应将上臂和头部固定，防止出现意外的插管脱出。停用所有的麻醉剂，给100%的纯氧吸入。抓紧病人的手，固定2 min，如果几分钟后仍无反应，可给小量的纳洛酮，一次给20 μg，直到病人出现反应为止。用小量的吗啡吡咯酮（20 mg，或1～1.5 mg/kg）也有这种复苏作用，而且复苏效果好，很少出现突然清醒、躁动。当病人能活动手指时，立即要求他活动双足。如果双足无活动或运动无力，应放松撑开矫正力后，再反复试验。大部分病人需要延长清醒时间，在清醒状态下，允许继续撑开矫正畸形，同时持续监测。这样，病人肌内有一定的张力可以对抗矫正力，从而防止过度矫正损伤脊髓。唤醒试验完成后，再给少量的硫贲妥钠重新加深麻醉，加用少量的安定，其作用是使病人遗忘唤醒试验。用硫贲妥钠或硫贲妥钠与芬太尼混合液短期内快速滴注，或加用吸入性麻醉剂，都能迅速加深麻醉。如加用镇静剂和机松剂，要重新控制通气。

## 九、术后的早期治疗

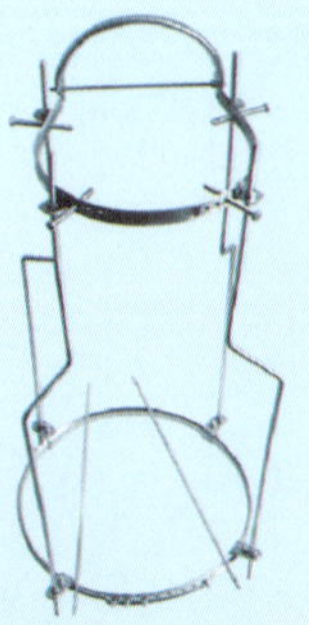

手术结束后，给病人100%的纯氧吸入，使其神经肌肉的阻断得到恢复。将病人翻过身来，放在平床上，注意事项与前面相同，去除各种线路和导管，将气管插管与麻醉机分开，同时还要监测，防止意外的插管脱出等。一般情况下，拔出插管后不会有严重的呼吸异常。个别病人手术后短期内要考虑T片试验。重度畸形的病人术后需要辅助通气，这项工作也很简单。

在复苏室内，要再次检查病人有无神经症状。前路脊柱手术术后应拍胸片，排除有无并发气胸，要密切注意观察生命体征和呼吸变化。术后短期内，常规给氧气吸入。注意了解有无继续出血及伤口引流量、输液情况，必要时应检查血气。病人一清醒，就可能感觉伤口剧烈疼痛，必要时可给镇痛剂。病人稳定后1 ~ 2 h，可转入特护室或加强室内治疗。对重点病人要求几个科合作（外科、麻醉科、肺科及护理人员），同时协商治疗，多数能取得成功。

（杜晓宣　田慧中）

## 第二节　局部浸润麻醉

已往在脊柱畸形截骨矫正术中多采用全麻插管，对脊髓功能的观察借助于唤醒试验或诱发电位监护。作者在185例全脊柱截骨加器械矫正的大手术中一律采用局部浸润麻醉，获得较好的麻醉效果，术中出血量较少，术后病人恢复顺利。最大的优点是病人清醒，可随时询问病人两下肢的感觉运行情况，术中对脊髓的任何碰触或牵拉，病人都能及时正确地向术者提示，这在围绕硬膜管做环形截骨术中是最可信的依据。唤醒试验的确是马后炮，诱发电位虽然能较早显示在波形图像上，但术者对图像的判断和下一步应采取的措施常常犹豫不决。

作者认为只有清醒病人的回答和随时进行的两下肢感觉运动试验才是避免术中脊髓损伤和保证完成手术过程的有利条件。

### （一）病例资料

选择185例术前没有脊髓神经症状的脊柱弯曲畸形病例，其中男85例，女100例。年龄范围：6 ~ 27岁，平均年龄14岁。诊断：先天性脊柱后凸、后侧凸67例，特发性脊柱后侧凸40例，结核性脊柱后凸（病灶已稳定）30例，外伤性脊柱后凸、后侧凸25例，脊柱侧弯矫正植骨术后畸形复发者23例。本组185例均属难以解决的病例，需要做全脊柱截骨和围绕硬膜管的环形切除截骨术再加器械矫正一次完成的大手术。这组病例的脊柱弯曲畸形术前平均Cobb's角 92.75°，术后Cobb's角27.53°，平均矫正率为70.32%。从本组病人采用的手术方法和矫正的百分率上来看均属于危险性较大、容易损伤脊髓神经的手术方法，但由于采用了局部浸润麻醉顺利地完成了手术全过程，术中无一例发生脊髓损伤造成截瘫和不全截瘫者。

### （二）麻醉药液的配制和用药

本组采用复方局部浸润麻醉剂，其中包含盐酸普鲁卡因2.5 g，盐酸利多卡因400 mg，盐酸布比卡因200 mg，杜冷丁100 mg，盐酸肾上腺素（1：1 000）0.5 mL，生理盐水加到1 000 mL。要求一次性将1 000 mL药液配好备用，不允许随用随配，以免在药量比例上发生问题影响麻药效果或出现中毒现象。用法和用量：局部浸润麻醉时分次进行皮内、皮下、肌肉和神经根周围注射。成人量500～1 000 mL，8岁以内的小儿药物量减半。

术前和术中用药：术前晚给苯巴比妥30～60 mg口服，小儿2 mg/kg口服。术中病人如有难以忍受的疼痛时，还可在3～5 h内再给予二次杜冷丁肌注，每次50 mg，8岁以内小儿酌情减半量。再加上局麻药液中的杜冷丁100 mg共计200 mg。根据本组病例用药经验，术中、术后无不良反应出现。杜冷丁的最大优点是镇痛作用强且不影响意识，病人能随时回答术者的问话。作者不主张给予影响病人意识的药物如氯胺酮之类。

### （三）局麻浸润技术和手术操作

由麻醉师在台下监护病人，术者和助手在台上进行局部浸润麻醉，其步骤如下：患者取俯卧位消毒铺单后开始沿棘突行皮内、皮下层的浸润麻醉，然后切皮止血直至暴露腰背筋膜后层，在切开筋膜之前再进行椎板后肌肉层的浸润麻醉，根据切口的长短需 250～500 mL麻药。然后沿棘突行正中切口暴露椎板，剥离清除椎板后软组织，用自动牵开器拉开肌肉层再进行第三层横突间和横突旁的深层浸润注射，并同时对自椎间孔发出的脊神经根周围做浸润封闭。三层共需要局麻药液600～750 mL，剩下的250～400 mL药液留作必要时补充麻醉用。一般所配麻醉药液宁可比所需要的量多些，但勿过少免得不够时重配。因为局麻药液是分层分次注入组织，一般不会因药量过大而产生古卡碱类药物中毒现象。

### （四）随访效果

本组185例均经术前、术中和术后追踪随访直至出院，术前查体无明显异常，唯有2例曾接受过先天性心脏病手术治疗，但心脏功能代偿较好，这次也能在局麻下顺利完成手术。连6岁的小儿均能做到较好地配合手术从而顺利地完成手术全过程。如能开始注意用小针头沿棘突做皮丘，再自皮丘部位用大针头做深部浸润即可在无痛下完成手术的全过程。术中如有局麻难以解决的疼痛出现，补加杜冷丁50 mL肌注，1～2次即可达到安静。术中尚未见有因躁动不安而使手术中止者，亦无产生药物中毒者。特别是当靠近脊髓截骨时，患者能正确回答出器械对脊髓的碰触或脊髓受到牵拉张力而出现的感觉症状。如1例结核性后凸患者在头盆环牵引下手术时当全脊柱截断后由于截骨间隙的增宽使脊髓受到纵长牵拉，当术者尚未发觉之前病人已向术者提出“我的两条腿麻了，不能动了”，提醒术者发现截骨间隙变宽，随即用两把持骨钳夹持棘突向一起合拢后病人立即回答：“现在好了，腿不麻了，也能动了。”然后用截骨近端压缩的方法闭合截骨间隙之后一切神经症状消失恢复正常。185例局麻患者术后恢复较快，疼痛较轻，渗血较少，没有全麻后的那些不良反应，能够较早进饮食，便于翻身护理和早日下床活动，术后恢复较全麻后顺利。

**（五）总结**

1．脊柱畸形惯用全麻　自从1945年Smith-Petersen采用椎板截骨矫正强直性脊柱炎所致的脊柱后凸畸形，1962年Harrington采用单纯器械方法矫正脊柱侧凸畸形以来，在麻醉上已经形成一个惯例，就是脊柱畸形的矫正手术必须在全麻插管下才能进行，对脊髓功能的观察又必须用唤醒试验或诱发电位等方法来间接进行观测。作者在矫正脊柱畸形的早期（1980～1985年）也未敢跳出全麻这个框框，总认为只有全麻才能克服肌肉的收缩力，才能使弯曲的脊柱变直。后来通过实践使作者认识到软组织的挛缩必须靠术前的慢性牵引（垂直悬吊、颅盆环牵引）才能解决，如果术前牵引做得好，挛缩的软组织已得到松解，局麻下手术也照样得到应有的效果。如果术前牵引做得不好，全麻下手术也不能得到应有的矫正度数。

2．对麻醉选择上的重新认识　在全脊柱截骨加器械矫正脊柱弯曲畸形中应采取哪种麻醉方法？全麻插管或硬膜外还是局部浸润麻醉？作者初步认为：

（1）全麻插管可用于单纯器械治疗如Harrington手术、分叉棍手术等不直接接触脊髓的手术，但用于全脊柱截骨加器械矫正术时对脊髓的观测则需靠唤醒试验或诱发电位监护，增加了手术的复杂性，不如在局部浸润麻醉下靠病人的直接回答更方便可靠些。

（2）硬膜外麻醉用于全脊柱截骨加器械矫正术缺点有二：①脊柱手术切口长而硬外麻醉的节段有限，难以达到整个术野内无痛。②使截骨部位的硬膜本身失去了敏感性，任何器械的碰触或牵拉过重都容易造成隔着硬膜看不见的脊髓损伤。

（3）局部浸润麻醉加专门手术器械和严谨的手术技巧才是完成全脊柱截骨术的最佳手段。

3．全麻下的清醒试验和诱发电位监护　唤醒试验一般是在手术完成之后再减浅麻醉至能够唤醒病人让他活动下肢以观察能否自主活动。用这种方法来发现脊髓损伤一般为时太晚，增大了脊髓损伤的不可逆性。诱发电位分为脊髓诱发电位

（SCEP）和体感诱发电位（SEP），根据北京中日友好医院张光铂等的报道，采用将电极放在硬膜外的方法能比较准确地反映出脊髓的缺血、牵拉、压迫或解除压迫的情况，而且在手术触及脊髓时能测出脊髓能承受的最大压力。因此诱发电位监护在脊柱脊髓手术中为一有效的监护手段，但一般医院所采用的诱发电位常有假阳性或假阴性的图像出现，使人一时难以判断。另外无论是何种诱发电位都是以图像间接地用波形显示。作者认为在全脊柱截骨术中最可靠的还是在局部浸润麻醉下听取病人的直接回答和随时令病人做下肢的功能试验是既方便又可信的依据。

4．局麻药液的配制及其作用　本组配制的复方局部浸润麻醉剂中包含有盐酸普鲁卡因、盐酸利多卡因和盐酸布比卡因3种局麻药物，这样可降低每一种药物的中毒量，增强渗透性，延长作用时间。药液中加有极微量的盐酸肾上腺素能使局部组织内的血管收缩而使局麻药物的吸收排泄变慢，延长了在局部的作用时间，减少了中毒现象的发生，将杜冷丁100 mL放入药液中拮抗肾上腺素引起的血压增高所致的松质骨面渗血过多，同时还起全身性镇痛作用，在3～5 h的手术过程中分次给予总剂量200 mg杜冷丁无不良副作用发生，但应注意术后不再用杜冷丁作为止痛药以免产生成瘾现象。

（田慧中　杜晓宣）

## 第三节　控制性降压麻醉

在210例脊柱侧弯病人的麻醉中，选择性地对其中20例患者采用了硝普钠控制性降压麻醉，因为硝普钠是一种作用迅速、可靠，易于调节的降压药。本组20例中利用硝普钠的降压特性来达到术中出血量减少，使手术容易进行的目的，20例均取得了较满意的效果。

### （一）临床资料

本组20例中，男5例，女15例，年龄14～50岁，体重40～55 kg。平均手术时间164 min，平均降压时间112 min，硝普钠平均用量7.346 mg。

1．术前情况　肝、肾功能均正常，血红蛋白均在100～120 g/L。心电图检查：正常12例，窦性心律不齐5例，窦性心动过缓3例。血气测定：中度低氧血症6例，轻度低氧血症14例。20例均存在胸廓发育不良。

2. 术前用药　常规给予安定10 mg，阿托品0.5 mg，术前30 min肌注，均在全凭静脉麻醉下进行手术及麻醉方法。麻醉诱导：咪唑安定0.15 mg/kg，静注丙泊酚2 mg / kg，芬太尼4 μg/kg，司可林1 ~ 1.5 mg/kg，待肌松完善后气管插管接麻醉呼吸机控制呼吸，RR为12 ~ 14次/min，吸呼比（1：E）为1：2，潮气量（VT）为8 ~ 10 mL/kg。单元复合溶液维持麻醉。

3. 降压过程　病人均取俯卧位，待麻醉达一定深度后，术者用肾上腺素盐水沿切口周围行局部浸润也能减少术中出血，开始切皮前1 min同时给予降压药（硝普钠50 mg，用5%葡萄糖500 mL稀释成0.01%的溶液）。开始时每分钟10 ~ 18滴，根据血压变动随时调节滴速，平均动脉压一般降低到90 mmHg，当手术进行到剥离椎板或椎体间截骨术易出血的主要步骤时，短时间降压至80 mmHg。在脊柱侧弯撑开矫正完成后，在暂停静脉麻醉药和作唤醒试验的同时也减慢降压药滴速，每分钟3 ~ 5滴，直到停药，使血压逐渐回升接近降压前水平，这时可以进行电烙止血。

**（二）降压期间基本监测**

1. 血压　本组20例均采用桡动脉直接测压法。静滴0.01%硝普钠液，2 min出现降压者18例，5 min出现降压者2例，平均动脉压波动在80 ~ 90 mmHg者8例，稳定于90 mmHg者12例，本组20例脉压均在20 ~ 30 mmHg。滴注硝普钠的时间为65 ~ 180 min，最大用量13 mg，17例停药2 min后血压回升接近原水平，3例出现反跳性血压升高，未见耐药性及中毒现象发生。

2. 心率和心律改变　降压期间心跳次数每分钟增加20 ~ 30次者7例，增加10次者8例，增加5次者2例，未增加者3例。术前均用阿托品。心电图监测未见心肌缺血、室性早搏等。

3. 呼吸　均作气管内插管，全凭静脉麻醉配合降压应用KR-Ⅱ型呼吸机行高频和常频交替进行通气。气道压力维持在5 ~ 15 $cmH_2O$，氧驱动压力1.5 ~ 2.0 $kg/cm^2$。20例病人未见通气不足、缺氧及二氧化碳蓄积征象。

4. 术野观察　平均动脉压下降20 ~ 30 mmHg时，肉眼见术野出血明显减少可达60%以上。本组术中均作等量输血，400 mL以内者13例，600 mL以内者4例，800 mL以内者3例，平均输血量500 mL。

5. 尿量　如每小时尿量25 mL以下，要分次静注呋赛米，每次5 ~ 20 mg。

**（三）术后情况及随访**

术毕均完全苏醒，恢复顺利，有3例血压反跳性增高，导致继发出血，术后切口内T形管引流量400 ~ 800 mL，超过一般引流量（300 ~ 500 mL），未见其他并发症。

硝普钠的降压作用，主要是对血管平滑肌起直接作用，产生血管舒张，降低外周阻力。从210例（除20例外）脊柱侧弯矫正术的实践中来看，脊柱手术的切口大，暴露广泛，出血较多，出血难以控制。采用0.01%硝普钠行控制性降压，脊柱手术出血量明显减少。既节约了病人的经济开支，又给手术者以清晰的术野，使术者更快更好地完成手术，缩短了手术时间，是脊柱手术较理想的麻醉方法。

但要注意以下几个问题：

1. 在降压前必须使全凭静脉麻醉深度合适，如麻醉平稳，麻醉过浅，由于交感神经张力增强，影响降压效果。

2. 硝普钠给药浓度0.01%（50 mg/500 mL 5%葡萄糖溶液），开始时滴速宜慢，否则可导致低血压危象。每观察2～5 min调节1次滴速，直到所需要的血压水平维持之后。本组病例每分钟10～18滴/min，相当于50～100 μg/min，能使收缩压下降20～30 mmHg，舒张压下降10～20 mmHg。

3. 如果血压突然下降，滴速应该减慢以免过量，如降压程度不够且有心跳增快出现时可静注心得安0.25 mg，直到总量2 mg。本组有1例降压时血压波动明显，心率增速，经处理后得以纠正。

4. 内固定手术完成后，停滴静脉麻醉复合液，降压药逐渐减至每分钟3～5滴，待5～10 min，进行唤醒试验，令患者活动双下肢，监测脊髓功能，在此期间进行植骨，充分止血。应避免立即停滴降压药，引起反跳性血压升高，导致术后继发出血，增加术后补血量。

5. 本组手术取俯卧位，应用静脉复合麻醉，再加上滴注硝普钠，使一部分血红蛋白形成正铁血红蛋白和氰正铁血红蛋白而失去携氧能力。呼吸的管理十分重要，如通气不足会导致缺氧和二氧化碳蓄积，因此要充分供氧，加强呼吸管理。

**（四）结 语**

硝普钠是一种超短效的降压药，作用迅速，可靠，易于调节，在脊柱侧弯手术中是一种理想的降压药。但值得注意的是，硝普钠剂量的个体差异较大，要适当掌握滴速，避免出现反跳性高血压和降压过度，及时补充血容量，注意选择适应证，加强术中监测。

（薛振海　田慧中）

## 参考文献


1. 田慧中. 局部浸润麻醉截骨矫正脊柱畸形. 美国中华骨科杂志，2001，7：102～104

2. 王世泉，王世端. 麻醉以外. 北京：人民卫生出版社，2001. 1～383

3. 田慧中，李佛保. 脊柱畸形与截骨术. 西安：世界图书出版公司，2001. 75～149

4. 田慧中，刘少喻，马原. 实用脊柱外科学. 广州：广东科技出版社，2008. 38～111

5. 田慧中，吕霞，马原. 头盆环牵引全脊柱截骨内固定治疗重度脊柱弯曲. 中国矫形外科杂志，2007，15（3）：167～172

6. 田慧中，马原，吕霞. 颅盆牵引加弹性生长棒内固定治疗发育期间的脊柱侧凸. 中国矫形外科杂志，2008，16（21）：1660～1663

7. 田慧中，刘少喻，马原. 实用脊柱外科手术图解. 北京：人民军医出版社，2008. 107～120

8. 田慧中. 头盆环牵引治疗侏儒症. 中国矫形外科杂志，2003，11（6）：419

9. 田慧中. 脊柱侧弯合并漏斗胸的诊断与治疗. 中国矫形外科杂志，2005，13（5）：393～396

10. 田慧中，马原，吕霞. 颅盆牵引下肋骨成形术治疗胸廓塌陷. 中国矫形外科杂志，2009，17（11）：836～838

11. 马景昆. 颅环牵引及局麻后路手术治疗脊柱侧凸，中华骨科杂志，1998，5：326～328

12. Tian Huizhong，Lu Xia，Tian Bin. Halo Pelvic Distraction in Combination with Total Spine Osteotomy and Internal Fixation for Treatment of Severe Scoliosis. Orthopedic Journal of China，2006，1（1）：11～16

# 第十章　颅盆环牵引病人的护理

## 第一节　颅盆环牵引病人的一般护理

### 一、术 前 护 理

#### （一）心理护理

因重度脊柱侧凸的患者外观畸形严重，多年来一直承受着心理和社会的压力，性格孤僻。患者期待与恐惧双重心理表现明显，一方面无视自身情况，对侧凸矫正的期望值过高，要求手术绝对成功；另一方面对连续两次手术及术后疼痛存在恐惧心理。患者及其家属对颅盆环牵引缺乏认识，错误认为牵引治疗既痛苦又损伤脑组织及盆腔脏器。对于此种心理，要做好详细的解释，介绍治愈成功的例子，利用颅盆环牵引治疗后病人的生活录像及幻灯片解除病人及家属的顾虑，同时让他们深入病房接触正在接受颅盆环牵引治疗的病人，并进行围手术期知识讲解，让其明白配合要点和应对措施，使病人及家属接受治疗，配合护理。

#### （二）肺功能锻炼

重度脊柱侧凸胸廓畸形严重，呈明显的剃刀背，肺功能差，均存在不同程度通气功能障碍。还有第2次手术切除剃刀背，加重呼吸功能障碍，给患者制订肺功能锻炼计划。头盆环牵引前后，要求患者每日爬楼梯2次，上、下午各1次，每次持续20 min，矫形内固定手术后5～7天鼓励患者下地行走且运动量逐渐加大，并进行综合呼吸操锻炼：①缩唇呼吸。②膈肌呼吸。③吹气球或吹瓶子。上述方法由指定护士对患者专门指导，每个动作练习20 min，每日3次，定时进行肺功能复查（图10-1、图10-2）。

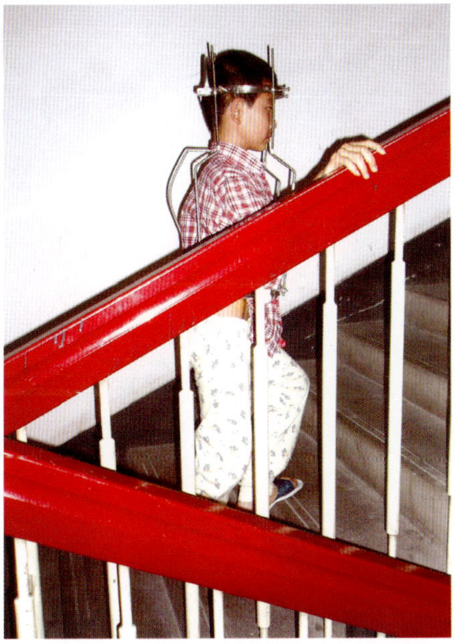

图10-1　戴着颅盆环爬楼梯，练习功能活动

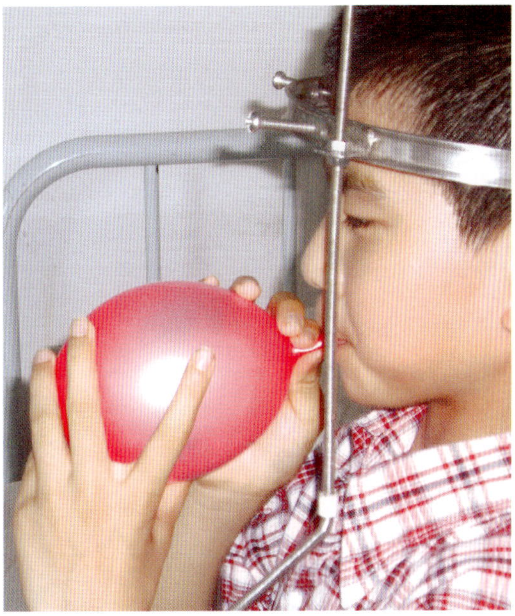

图10-2　吹气球练习肺功能



### （三）术前饮食指导

重度脊柱侧凸患者身体发育畸形，营养状况差，并在短期内接受2次手术，术前对患者及家属进行营养知识宣教，让其明白合理的饮食对术后的康复有着十分重要的作用，同时因人制宜，因地制宜，指导患者做好饮食调整，嘱食高热量、高蛋白、高纤维、多维生素食物。

## 二、术后护理

### （一）生活起居指导

颅环及盆针固定应在手术室进行，完成后返回病房，卧床休息1～2天，再将盆环和立柱安装好，每日进行分次撑开。牵引后，鼓励病人多站立、行走，以防骨质脱钙，只有在不断活动中才能使椎间关节产生蠕变和松解，使弯曲的脊柱容易牵拉变直。户外活动可在家属的陪同下，但要注意安全，不能做剧烈运动或打闹，更不能跌倒损伤。戴着颅盆环卧床时，使用特制海绵睡垫，托起悬空的躯体，增加人身体的平衡，应用填料垫实，不能让病人悬空在架子上，保证身体在牵引力的轴线上，即位于颅盆环中的直线位置上，起到牵引和预防压疮的效果，同时让病人得到充分的休息（图10-3、图10-4、图10-5）。

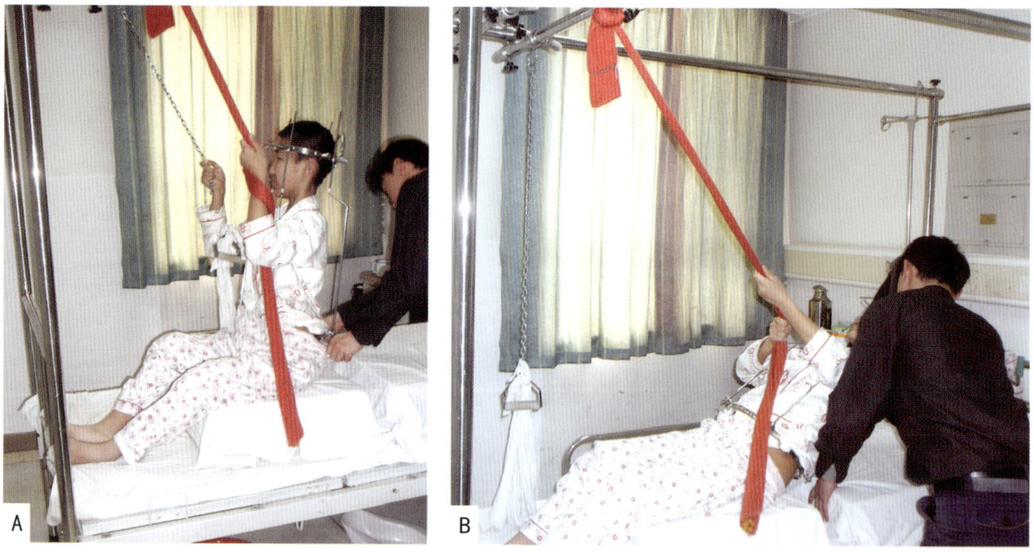


**图10-3　特别海绵睡垫**

A. 戴着颅盆环躺下时，应紧拉住牵引绳，慢慢躺下　B. 盆环对准两块海绵垫的间隙

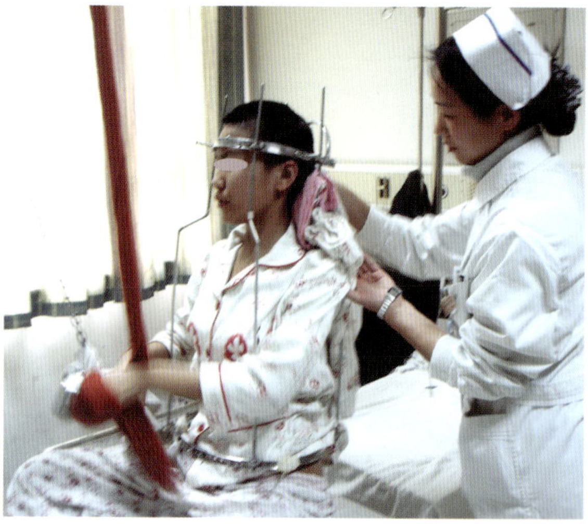

**图10-4　起床时应拉着绳子慢慢坐起来，最好有家属或护士协助**

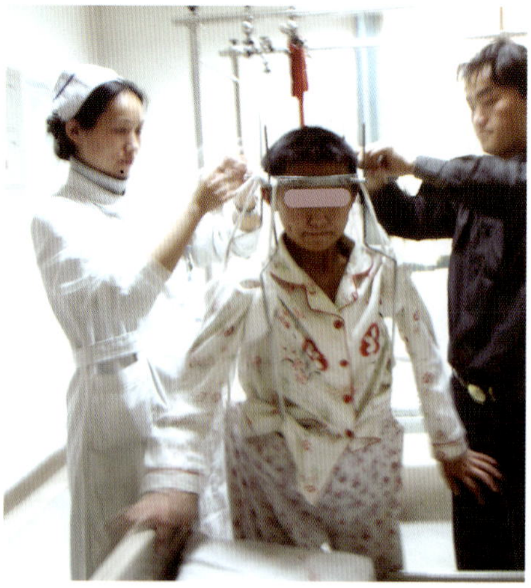

**图10-5　颅盆环牵引3～4周后，因颈部受力过大，最好给予提肩带帮助，以减轻颈部的受力**

### （二）牵引过程中的注意事项

在牵引开始时，在4根支柱上端的螺纹根部用胶布作标记，以便测量。牵引时，向上旋转撑开杆上螺母，同时固定住颅环，使病人头部保持中立位，无旋转、侧屈、后伸和前屈。开始3～5天，每天撑开5～10 mm，以后牵引速度放慢。如病人有不适，休息3～5天后再继续缓慢牵引，如病人颈部的肌肉因牵拉而绷紧时减慢牵引速度为1～2 mm/天。如出现过牵表现，即刻放松牵引，退回5～10 mm，让病人

休息数天，症状缓解后再继续牵引。如症状反复出现，则已达到牵引治疗的最大限度，即停止牵引，待病人完全恢复正常后准备做内固定手术，并记录撑开高度（图10-6至图10-9）。

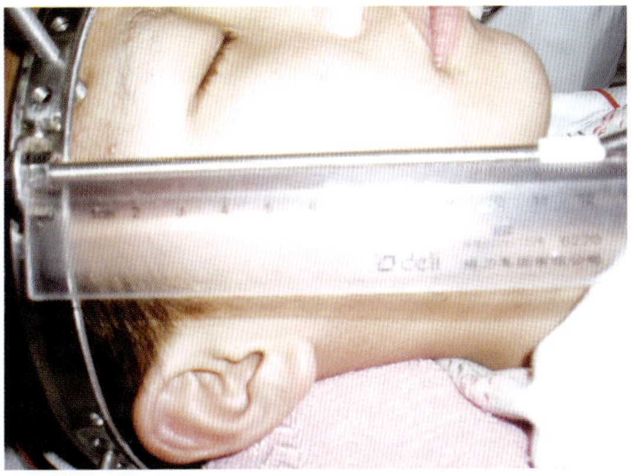

图10-6　4根立柱每日各升高1次，每次1～2 mm，升高后进行测量并作记录

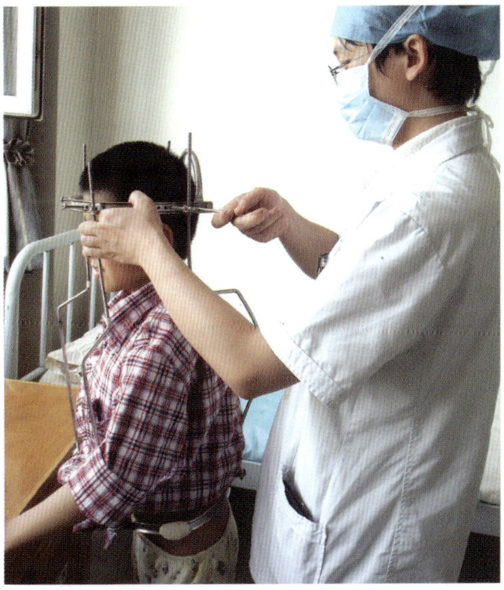

图10-7　牵引时，向上旋转撑开杆上螺母，同时固定住颅环，使病人头部保持中立位

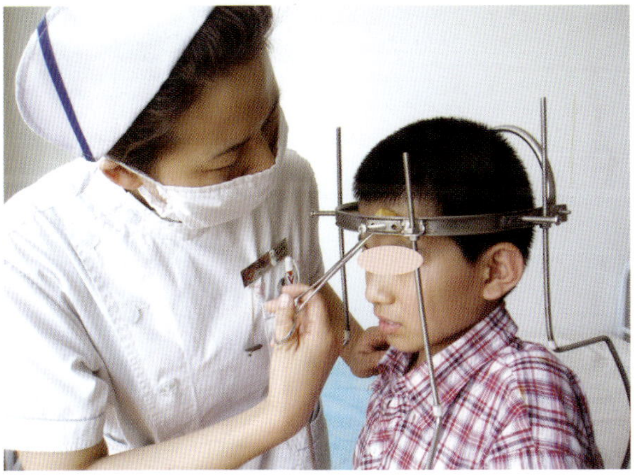

图10-8　为患者进行清洁消毒

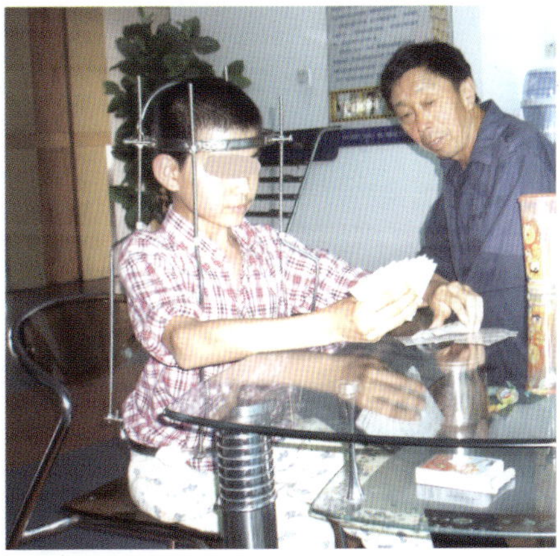

图10-9　戴颅盆环可打牌、看书、下棋等自由活动

（三）胃肠道护理

胸腰段脊柱侧凸的矫正，手术过度牵拉迷走神经、肠系膜上动脉，少数患者会出现恶心、呕吐等胃肠道反应。及时让患者头偏向一侧，嘱其深呼吸，缓解紧张情绪，并给予止吐治疗。如出现严重的胃肠道麻痹，腹胀严重，给予持续胃肠减压，适当延长进食时间，为患者做术后饮食指导，术后6 h后饮水，第1餐以咸流质为主，术后3天内少吃或不吃较甜食物。

### （四）发热护理

重度脊柱侧凸患者在接受矫形内固定手术后，因手术时间较长，创伤大且内植入物较大，并且有植骨，术后感染的概率大大增加。术后切口内的负压引流管一定要保持通畅，引出的血量在200～400 mL时方可放心。否则引出量过少，有残留血肿是术后伤口感染的主要原因。另外由于剃刀背的切除，患者胸廓完整性受损，咳痰困难，因此术后必须严密监测并控制体温，以防术后切口及肺部感染并发症的发生。术后常规使用抗生素，体温高于39 ℃时，应观察切口有无红肿渗出，皮肤有无压伤，并且观察患者有无胸痛、咳痰等症状，及时通知医生给予处理。术后病房紫外线消毒30 min，每天2次，有效的房间通风，保持空气的新鲜、清洁，适当控制探视。

### （五）去除颅盆环后的护理

在矫形内固定术后10～15天拆线后，行石膏背心固定。因长期牵引，患者颈部及胸腰部椎旁肌肉软弱无力，只有待其肌力恢复后才能抬头，坐立，行走，此阶段一定要注意协助翻身、拍背等，保持呼吸道通畅，防止褥疮形成。另外，鼓励病人做颈部、腰背部、胸腹部的肌肉主动收缩锻炼。石膏干燥后，在医院观察数日，待病人适应后即可出院在家休息，石膏背心固定期限为6～8个月。穿石膏背心回家后应注意不能暴饮、暴食，以免产生肠系膜上动脉综合征或胃扩张等并发症。如因患者发胖石膏变紧或石膏破损失效，应及时来院更换石膏。拆除石膏之前，应来院拍X线片，由医生决定能拆除石膏时，方可将石膏拆除，不得在家自行拆除石膏，以免畸形复发。与颅盆环牵引的相关并发症预防及护理见表10–1。

表10–1　与颅盆环牵引的相关并发症预防及护理

| 并发症 | | | 处理 |
|---|---|---|---|
| 与颅盆环器械的相关并发症 | | 针道感染 | 抗生素治疗，碘伏消毒针眼 |
| | | 盆针不稳，盆圈挤压皮肤 | 调整盆针及盆圈，消毒包扎压伤皮肤 |
| | | 螺钉穿透颅板 | 退出螺钉，更换螺钉，防治脑膜炎 |
| | | 螺钉滑脱 | 拧紧螺钉或更换螺钉 |
| 过牵症状 | （1）神经系统症状 | 外展神经症状 | 暂停牵引，减退牵引0.5～1 cm，应用神经营养药物 |
| | | 臂丛神经牵拉症状 | |
| | | 舌咽神经症状 | |
| | | 枕大神经症状 | |
| | （2）其他 | 肠系膜上动脉综合征 | 减退牵引0.5～1 cm，头低俯卧位，禁食，必要时胃肠减压 |
| | | 侧突顶点及剃刀背处肿胀不适 | 止痛、按摩、理疗、心理护理 |

## 三、健康宣教

1. 病人及家属对颅盆环牵引知识的了解不够，常常会认为，一旦牵引装置安装完毕，就无需任何观察和处理，从而影响牵引效果。对此，应向病人及家属宣教颅盆环牵引的知识。

2. 颅盆环牵引治疗时间长，病人情绪波动大，应在整个牵引治疗过程中根据病人的心态，对病人进行精神上的安慰、支持、疏导等，使病人保持身心健康。

3. 应向穿石膏背心回家的病人及家属详细说明有关石膏的护理知识，如石膏的保护、石膏的清洁，应严格按照穿戴石膏背心的注意事项去做，必要时可带病人来院复查。

## 四、结　语

颅盆环牵引支架系马景昆、田慧中教授在我国首先创用，20世纪70年代末期至80年代初期，由田慧中教授将传统的颅盆环牵引工具改革为轻便式颅盆环牵引装置，专门用于治疗发育期间的脊柱侧弯病人。20世纪80年代至90年代，新疆脊柱外科研究所创用的颅盆环牵引治疗重度脊柱侧弯的方法已传入日本和美国，当今美国乃至东南亚各国，也用这种方法治疗脊柱侧弯。颅盆环牵引术利用了缓慢牵拉作用的原理，逐渐将脊柱伸直，达到以最大的安全限度来矫正脊柱畸形，纠正骨盆倾斜的目的，充分改善心肺功能，为脊柱畸形的治疗奠定基础，方便术中及术后患者的管理。

施行颅盆环牵引治疗是使椎旁挛缩的肌肉、韧带及关节松弛，防止一次性内固定矫正对脊髓的损伤。它不仅能使软组织松解，提高手术的矫正效果，还是一种试验性治疗，如在牵引后病人出现神经症状或原有的神经症状加重，应禁忌直接行手术矫正畸形。在颅盆环牵引术的护理中，护理人员要了解牵引的原理、目的、手术操作区解剖结构，还要了解患者和家属的心理及患者全身情况，以便进行相关牵引并发症的观察、预防和护理。

（张　勤　牛瑞红　孙玉清）

# 第二节　重度脊柱侧弯病人颅盆环牵引的护理技术

## 一、概　　述

用颅盆环牵引作术前准备，一般为3～5周，利用每日逐渐升高的方法来达到脊柱延长和伸直的目的。撑开的速度应先快后慢，平均每日升高1～5 mm。白天鼓励病人多下床活动，戴颅盆环睡觉时，应用填料垫实，不能让病人悬空在架子上，这样才能使病人得到真正的休息。颅盆环牵引3～5周后，身高增加8～15 cm，术后继续配戴颅盆环，有利于早期下床活动，病人无疼痛，切口愈合快。颅盆环牵引对重度脊柱侧弯病人是个有效的治疗方法，能使不治之症变成可治之症，值得推广应用。

采用田慧中教授设计的轻便颅盆环牵引装置，适用于发育期间的重度脊柱侧弯病人，做术前、术中、术后的连续牵引，能达到矫正效果好、安全可靠、无痛苦、病人容易接受的目的。颅盆环牵引能把大手术变为小手术，大大增加了手术的安全性。病人创伤小，无痛苦，戴上颅盆环后，可以在室内、外自由活动，生活自如。病人自入院颅盆环牵引至手术后出院为30～45天。效果好，术后患者一般能增高8～15 cm，个别病例增高22 cm，达到人体外形端正、内脏功能改善的目的。费用低，住院费、手术费、治疗费、药费总和仅为各大医院用单纯器械手术费用的1/3。

颅盆环牵引疗法：由于颅盆环牵引是夜以继日的持续性牵引，人体挛缩的软组织在持续性牵引的作用下，能产生纤维疤痕组织的蠕变、松解和延长，从而使脊柱侧弯的挛缩软组织得以松解，随着每日的逐渐撑开而达到脊柱侧弯伸直、延长的目的，牵引4周后身高将会明显增加，脊柱侧弯将会被伸直。病人戴着颅盆环可以自由活动，应多做室内外活动，有利于弯曲的脊柱被拉直。采用轻便颅盆环牵引治疗重度脊柱弯曲的方法，是在缓慢牵开的过程中，逐渐将弯曲的脊柱牵直，然后轻松地进行内支撑内固定手术。这种方法大大简化了手术过程，可以在颅盆环牵引下进行手术，不需要气管插管麻醉，仅在局部浸润麻醉下即可完成手术，减少了全身麻醉的并发症。手术后继续配戴颅盆环，术后第2天即可下床活动，而无痛苦。术后10天拆线，用石膏背心固定，待石膏凝固干燥后，病人即可出院。

## 二、颅盆环牵引的适应证

①上胸段重度脊柱侧凸；②合并早期瘫痪预兆的脊柱侧凸；③$T_{10}$ ~ $L_3$范围内需要全脊柱截骨的脊柱后凸；④软骨发育障碍型脊柱弯曲；⑤结核性角型脊柱后凸病人；⑥双主弯脊柱侧凸；⑦对侏儒症的病人能产生躯干部延长的作用。

## 三、颅盆环牵引的禁忌证

颅盆环牵引不适用于年龄过小的儿童，因小儿头颅和骨盆发育尚未成熟，软骨成分较多，针的固定作用不大，故一般3岁以下的儿童，不宜用颅盆环牵引的方法进行治疗。伴有先天性心脏病或Marfan综合征的病例，选择手术时应该慎重。伴有脊髓纵裂的病例，术前应做脊髓造影和CT检查确定诊断后，应先切除椎体后缘骨嵴，然后再做颅盆环牵引矫正脊柱弯曲，故非本手术的绝对禁忌证。

## 四、护理技术

患者入院后，应先做颌枕带悬吊牵引准备，待病人适应后，再更换颅盆环牵引。颅环及盆针固定应在手术室进行，完成后返回病房，休息1 ~ 2天，再将盆环和立柱安装好，逐日进行分次撑开。首次撑开应达到病人能接受的撑开高度，在4根立柱上端的螺纹根部，用胶布作标记，准备以后测量撑开的高度。以后每天撑开1 ~ 5 mm，应先多、后少，根据病人的耐受情况及颈部的松紧度，决定升高的快慢。一般在3 ~ 5周的牵引过程中，能增高8 ~ 15 cm，个别病例能增高到22 cm。

戴颅盆环可以在室内外活动，但应由家属陪同，应注意不能做剧烈的运动或打闹，不能跌倒损伤。戴颅盆环病人应多做站立、行走等户外活动，以防骨质脱钙。只有在不断活动中才能使椎间关节产生蠕变和松解，使弯曲的脊柱容易牵拉变直。戴头盆环睡觉时，病人的背部要用填料垫实，不能让病人悬空在架子上，否则会使病人得不到真正的休息。

颅盆环牵引到3周以后，因牵开的高度逐渐增加，颈部受力过大，患者如感到吞咽困难、说话不便、颈部肌肉高度紧张时，则为过牵表现，应及时向医生反应，停止继续升高，休息数日，甚至降低2～5 mm，待病人症状消失后，再考虑是否继续撑开或进行手术治疗。3～5周后，根据牵引的效果和病人的具体情况，即可决定手术治疗。对胸廓畸形严重的病例，也可在此期间进行胸廓成形术。

手术应在颅盆环牵引下进行，用局部麻醉即可完成手术，避免了气管插管全麻的并发症，而且术后2～3天即可下床活动，给病人带来许多方便。术后继续配戴颅盆环，直到拆线后用石膏背心固定。石膏背心固定后，在医院观察数日，待病人适应后即可出院在家休息，石膏背心固定期限为6～8个月。穿石膏背心回家后，如因患者发胖石膏变紧或石膏破损失效，应及时来院更换石膏。拆除石膏之前，应来院拍X线片，由医生决定能拆除石膏时，方可将石膏拆除，不得在家自行拆除石膏，以免疾病复发。

（孙玉清　张　勤　井　梅）

### 参考文献

1. 徐月琼，吕霞，田慧中. 重度脊柱侧弯病人头盆环牵引中的护理. 中国矫形外科杂志，2003，11（17）：1217～1218

2. 田慧中，吕霞，马原. 头盆环牵引全脊柱截骨内固定治疗重度脊柱弯曲. 中国矫形外科杂志，2007，15（3）：167～172

3. 田慧中，马原，吕霞. 颅盆牵引加弹性生长棒内固定治疗发育期间的脊柱侧凸. 中国矫形外科杂志，2008，16（21）：1660～1663

4. 田慧中，曲龙，吕霞，等. 牵拉成骨技术在发育期间脊柱畸形中的应用. 中国矫形外科杂志，2006，14（13）：969～971

5. 田慧中，刘少喻，马原. 实用脊柱外科手术图解. 北京：人民军医出版社，2008. 706～710

6. 田慧中. 头盆环牵引治疗侏儒症. 中国矫形外科杂志，2003，11（6）：419～420

7. 田慧中. 脊柱侧弯合并漏斗胸的诊断与治疗. 中国矫形外科杂志，2005，13（5）. 393～394

8. 胡军，李秋香. 骨和软组织松解颅盆环牵引治疗脊柱侧弯的护理. 中华护理杂志，2003，38（4）：273～275

9. 吴凤琴. 头盆环牵引在重度脊柱畸形矫形中的应用和护理. 内蒙古医学杂志，1997，29（5）：315

10. 仲青芳，杨秀珍，王海荣. 特发性脊柱侧弯矫形术的康复指导. 中国临床康复，2002，6（16）：2394

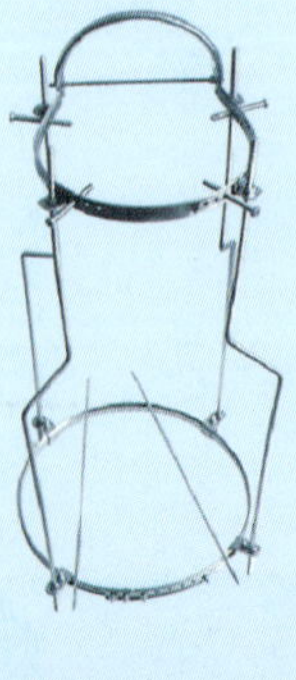